Haug

Arzneimittelpersönlichkeiten in Wort und Bild

Eine homöopathische Arzneimittellehre zur schnellen Orientierung in der Praxis

Bruno Vonarburg
Sonja Burger (Zeichnungen)

3., unveränderte Auflage

106 Abbildungen

Karl F. Haug Verlag · Stuttgart

Bibliografische Information
der Deutschen Nationalbibliothek

Die Deutsche Nationalbibliothek verzeichnet diese Publikation in der Deutschen Nationalbibliografie; detaillierte bibliografische Daten sind im Internet über http://dnb.d-nb.de abrufbar.

Anschriften:
Bruno Vonarburg
Hechtstr. 2
CH-9053 Teufen

Sonja Burger
Schürlimattring 52
CH-5103 Wildegg

1. Auflage 2005
2. Auflage 2010

Wichtiger Hinweis: Wie jede Wissenschaft ist die Medizin ständigen Entwicklungen unterworfen. Forschung und klinische Erfahrung erweitern unsere Erkenntnisse, insbesondere was Behandlung und medikamentöse Therapie anbelangt. Soweit in diesem Werk eine Dosierung oder eine Applikation erwähnt wird, darf der Leser zwar darauf vertrauen, dass Autoren, Herausgeber und Verlag große Sorgfalt darauf verwandt haben, dass diese Angabe **dem Wissensstand bei Fertigstellung des Werkes** entspricht.

Für Angaben über Dosierungsanweisungen und Applikationsformen kann vom Verlag jedoch keine Gewähr übernommen werden. **Jeder Benutzer ist angehalten,** durch sorgfältige Prüfung der Beipackzettel der verwendeten Präparate und gegebenenfalls nach Konsultation eines Spezialisten festzustellen, ob die dort gegebene Empfehlung für Dosierungen oder die Beachtung von Kontraindikationen gegenüber der Angabe in diesem Buch abweicht. Eine solche Prüfung ist besonders wichtig bei selten verwendeten Präparaten oder solchen, die neu auf den Markt gebracht worden sind. **Jede Dosierung oder Applikation erfolgt auf eigene Gefahr des Benutzers.** Autoren und Verlag appellieren an jeden Benutzer, ihm etwa auffallende Ungenauigkeiten dem Verlag mitzuteilen.

Unsere Homepage: www.haug-verlag.de

Printed in Germany

Zeichnungen: Sonja Burger, Wildegg
Umschlaggestaltung: Thieme Verlagsgruppe
Umschlagillustration: Sonja Burger, Wildegg
Satz: Druckhaus Götz GmbH, Ludwigsburg
gesetzt in QuarkXPress
Druck: FIRMENGRUPPE APPL, aprinta druck, Wemding

ISBN 978-3-13-240444-1 1 2 3 4 5 6

Inhalt

Arzneien A–Z

Anhang

Einleitung

Homöopathen lernen nie aus. Immer wieder sind sie bestrebt, die einzelnen Arzneimittelbilder besser kennen zu lernen. Denn nur durch die richtige Medikamentenwahl führt die Homöopathie zu erstaunlichen und einzigartigen Heilerfolgen. Aufmerksames Beobachten ist bei der Fallaufnahme unabdingbar, ebenso intensives Studium der Materia medica.

Informative Literatur über die einzelnen Arzneimittelbilder steht zahlreich zur Verfügung. Es gibt phantastische Werke und umfassende Computerprogramme, die kein Symptom eines Arzneimittels unerwähnt lassen.

Neben all diesen profunden Dokumentationen der Materia medica war es mein Bestreben, ein neues Nachschlagewerk zu schaffen, welches einerseits die einzelnen Persönlichkeitsstrukturen homöopathischer Arzneien anhand von kunstvollen Bildern illustriert und andererseits die besonderen Merkmale der individuellen Arzneimittelbilder leicht erfassbar dokumentiert.

Es wurde eine Darstellung der einzelnen Texte gewählt, mit welcher die besonderen Kriterien von 50 verschiedenen Arzneimittelbildern akkurat, übersichtlich und praktisch nutzbar hervorgehoben werden. Mit dieser schematischen Aufstellung eignet sich das neue Kompendium als so genannter „Guide" sowohl für die homöopathische Praxis als auch zur Vertiefung der Materia medica. Charakteristische Merkmale von homöopathischen Arzneimittelbildern können durch das vorliegende Nachschlagewerk rasch und unverzüglich eruiert werden, womit sich ein zeitraubendes Literaturstudium erübrigt.

Jedes der 50 Arzneimittelbilder gliedert sich in folgende Rubriken: Ursubstanz, Typus, Verhaltensmerkmale bei der homöopathischen Anamnese, Psyche, Leitsymptome, Modalitäten, absonderliche Symptome, bewährte Indikationen, Analogie und Kinderheilkunde. Die einzelnen Charakteristiken dieser Kolumnen sind entweder durch Fettdruck, farbige Haupt- und Untertitel sowie gerahmte Textpassagen gekennzeichnet. Eine klare Übersicht ist damit gewährleistet.

Die einzelnen Monografien beginnen mit der Beschreibung der homöopathischen Ursubstanz, deren Verarbeitung und Grundthemen. Anschließend wird der Persönlichkeits-Typus mit seiner spezifischen Charakteristik, Verhaltensweise und den Krankheitsneigungen vorgestellt. Eine Neuheit in der Literatur der Materia medica bildet die Rubrik „Verhaltensmerkmale bei der homöopathischen Anamnese". Diese Kolumne verdeutlicht das Gebaren des Patienten während der homöopathischen Konsultation. Deren Kennzeichen bleiben bei der Fallaufnahme oft zu wenig berücksichtigt, können aber für die Mittelfindung wichtige Hinweise liefern. Synonym sind die Merkmale der psychischen Eigenheiten, Leitsymptome und Modalitäten, die mittels einer binären Gliederung (farbige Haupt- und Untertitel) aufgeführt werden. Auch diese besitzen in der differenzierten Wahlanzeige einen großen Stellenwert.

Von besonderer Wichtigkeit ist auch die Auflistung der absonderlichen Symptome, welche die Eigenwilligkeit eines Arzneimittelbildes hervorheben und oft bei der Repertorisation das „Zünglein an der Waage" spielen; sie sind im Kopf-zu-Fuß-Schema aufgeführt.

Die Vollständigkeit eines homöopathischen Arzneimittelbildes wird durch die Rubrik „Bewährte Indikationen" gewährleistet. In dieser Kolumne finden sich die Krankheiten, die für das entsprechende Homöopathikum typisch sind.

Bedeutsam sind Beschreibungen, die das jeweilige Heilmittel in der Kinderheilkunde vorstellen. Es sind besondere Charaktereigenschaften, welche den Einsatz beim Säugling, im Schulalter und in der Pubertät kennzeichnen.

Den Abschluss der einzelnen Monografien bildet die Rubrik „Arzneianalogie". Es handelt sich hierbei um Erscheinungsbilder (Signaturen) homöopathischer Ursubstanzen, welche einen Dialog zum Energiemuster des entsprechenden Arzneimittelbildes herstellen. Das Studium der Arzneimittellehre gewinnt durch diese Betrachtung eine neue Dimension.

Einmalig sind die kunstvollen Illustrationen, welche die 50 individuellen Persönlichkeitstypen mit ihren spezifischen Charaktereigenschaften und Kennzeichen veranschaulichen. Durch diese Visualisierung lassen sich die Bilder der Arzneien sehr gut einprägen und das Verständnis der Materia medica wird nachhaltig gefördert.

Der Künstlerin, Frau Sonja Burger, welche diese eindrucksvollen Porträts mit großem Talent und tiefem Einfühlungsvermögen geschaffen hat, bin ich zu großem Dank verpflichtet. Ganz herzlich möchte ich aber auch allen danken, die mich bei der Bearbeitung dieses Werkes inspiriert und unterstützt haben, allen voran Frau Gabriele Müller, die die Verwirklichung dieser Arbeit beim Haug Verlag zusammen mit Frau Anneliese Schäffner und Herrn Dr. Sverre Klemp mit Begeisterung an die Hand nahm. Einen besonderen Dank entbiete ich der Homöopathin Frau Kathrin Fischer und Herrn Dr. Bruno Weber für die verdienstvolle Überprüfung des Manuskripts und die freundschaftliche Beratung.

Letztlich wünsche ich Ihnen, liebe Leserin, lieber Leser, dass Sie dieses Buch inspirieren und Ihren homöopathischen Alltag bei der Symptomen- und Mittelfindung erleichtern möge.

Teufen, Sommer 2005 *Bruno Vonarburg*

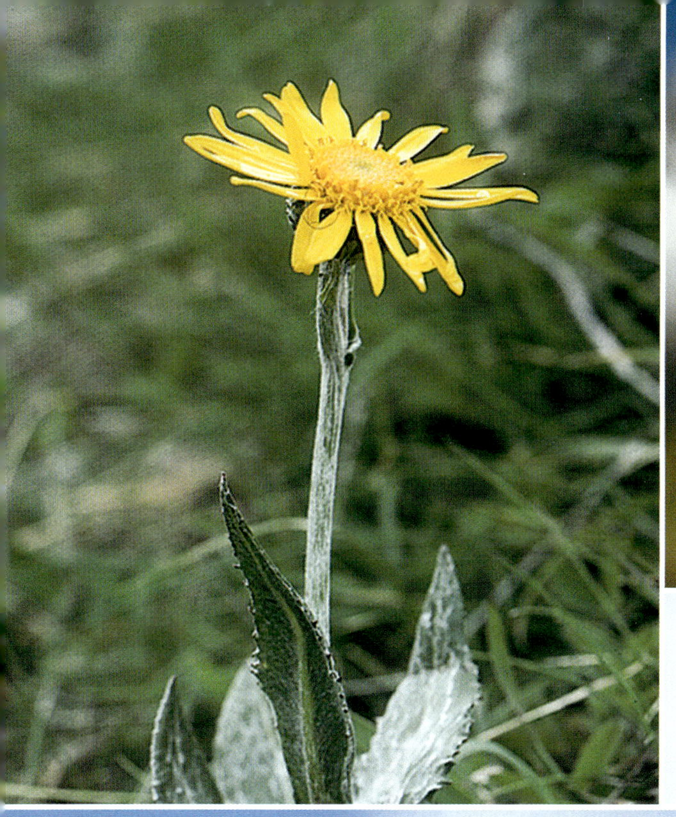

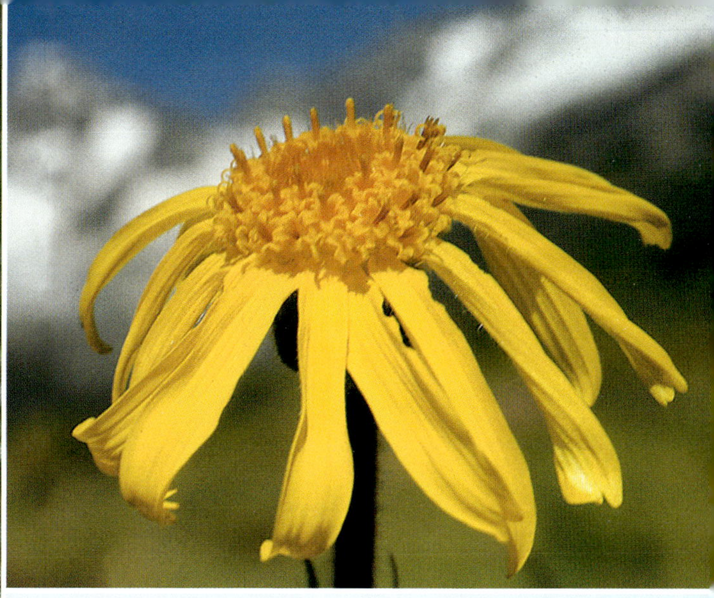

Arzneien A–Z

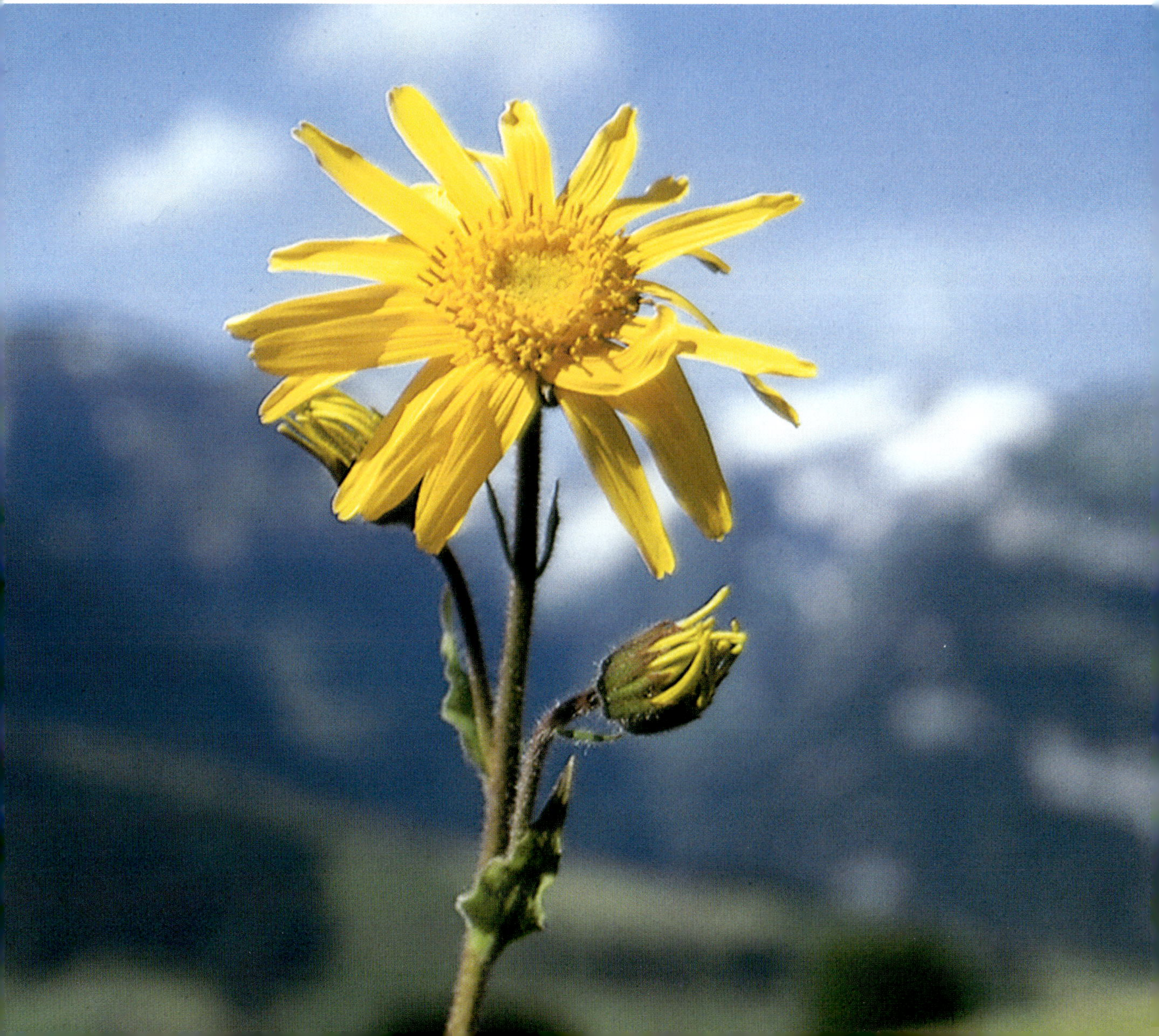

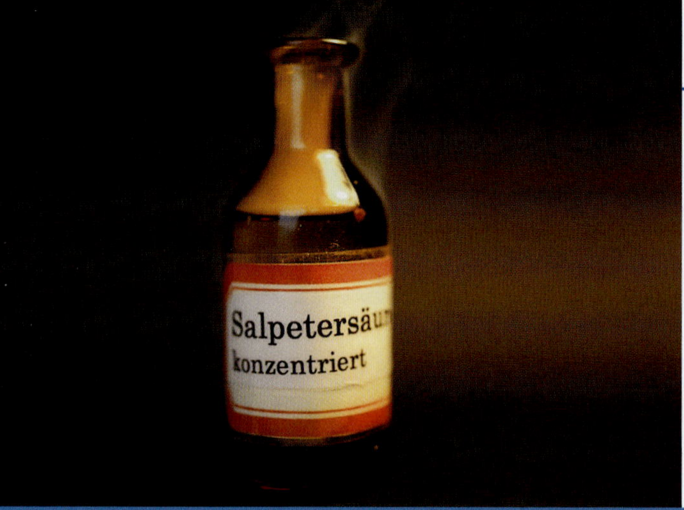

Acidum nitricum

Allgemeines

Acidum nitricum oder Nitri acidum (Salpetersäure, HNO_3), auch Aqua fortis genannt, ist eine stechend riechende Flüssigkeit, welche an der Luft braunrote Dämpfe entwickelt. Die deutsche Bezeichnung stammt aus dem lateinischen „Sal petrae", was „Salz des Steins" bedeutet und das kalinitrathaltige Gestein charakterisiert, aus dem die Salpetersäure durch Zersetzung mit Schwefelsäure gewonnen wird. In freier Form ist sie in der Natur nicht verfügbar.

Die Arznei wird durch Potenzierung der konzentrierten Salpetersäure hergestellt. Es handelt sich bei Acidum nitricum um ein tief und rasch wirkendes Mittel, welches Ähnlichkeit mit Mercurius solubilis hat und ebenfalls zu den Hauptmitteln des syphilitischen Miasmas zählt.

Themen: *Hass, Grausamkeit, Egoismus, Pessimismus, Gewalt, Splitterschmerz, Risse und stinkende Ergüsse.*

Typus

Die Acidum-nitricum-Persönlichkeit (mehrheitlich Männer) kennzeichnet sich durch einen dünnen, sehnigen Körperbau mit straffer Faser. Der Teint ist eher dunkel; die Augen sind braun und das eingesunkene Gesicht mit Furchen auf der Stirn hinterlässt einen ärgerlichen, hoffnungslosen, ängstlichen Eindruck. Es sind Menschen, die alles erleben, erfahren und genießen möchten. Ihr Wahlspruch lautet **„Alles oder nichts"**. Sie sind immer in Spannung, in Aktion, wobei ihre Unersättlichkeit nicht im Geringsten eingeschränkt werden darf. Das Ego ist stark ausgeprägt und wird beherrscht durch die entartete, morbide Selbstsucht und Genusssucht. Mit großem Starrsinn sind sie stets mit sich selbst beschäftigt und nehmen keine Rücksicht auf andere. Wegen ihres **schwierigen Charakters** kommt es in ihrem Umfeld (Familie, Arbeitsplatz, Freundeskreis, Nachbarn) immer wieder zu großen polemischen Auseinandersetzungen, wobei sie sich durch ihr uneinsichtiges Verhalten (Synth.: hinterhältig, verschlagen: hep., nat-m., nit-ac.) von den Angehörigen und der Gesellschaft entfremden. Als Eigenbrötler fällt es ihnen schwer, neue Kontakte zu knüpfen, andererseits möchten sie selbst mit niemandem etwas zu tun haben. Trotzdem gibt es aus geringsten Anlässen (schnell beleidigt, verletzt) immer wieder **Streit mit bösartigen Ausbrüchen**. Sie explodieren wie eine Bombe, geraten in Raserei, zittern vor Wut und fluchen dabei was das Zeug hält (Synth.: nit-ac., anac., verat.). Der Groll ist manchmal so groß, dass sie **gewalttätig** werden. So kann es z. B. in der Partnerschaft zu Drohungen und Gewalt (Vergewaltigung) kommen. Sie sind misstrauisch, eifersüchtig und können ihre fehlgeleiteten Gefühle nicht mehr beherrschen. Sie haben kein moralisches Empfinden und es fällt ihnen ausgesprochen schwer, zärtlich und gefühlvoll (Synth.: Abneigung liebkost zu werden: nit-ac. 2) zu sein. Ihre körperlich animalische Ausrichtung mit

Triebhaftigkeit und Lüsternheit führt sie oft zu Prostituierten.

Mürrisch, gereizt und unzufrieden (Synth.: immer unzufrieden: hep. 3, merc. 3, lach., nit-ac.) haben sie an allem etwas auszusetzen. Sie konzentrieren sich ständig auf den Splitter im Auge des Nächsten, übersehen aber selbst den eigenen Balken vor dem Gesicht. Durch ihre negative, pessimistische, destruktive Einstellung zum Leben und zur Umwelt werden sie von allen gemieden. Enttäuschungen und Streitereien können sie weder vergessen noch verzeihen, im Gegenteil, sie streuen immer wieder Salz auf alte Wunden. „Das verzeih' ich Dir nie", können sie selbst nach Jahren noch ausrufen und hartnäckig das Gespräch verweigern. Der Hass ist manchmal so groß, dass sie von rachsüchtigen Gedanken beherrscht werden.

Die Betroffenen können nach außen gefühlskalt und unnachgiebig erscheinen, innerlich aber werden sie von Ängsten geplagt. Ganz ausgeprägt ist die Furcht vor schweren Krankheiten, insbesondere vor Krebs. Sie reagieren überempfindlich bis hypochondrisch auf die geringsten verdächtigen Symptome. Die Angst um ihre Gesundheit zwingt sie auf der Hut zu sein vor ansteckenden Krankheiten. Dieses verdrießliche Verhalten wirkt sich auf die Familie und das weitere Umfeld nervend aus. Entgegen ihrer üblichen Garstigkeit können sie gegenüber hilflosen oder kranken Menschen Mitleid zeigen, dies jedoch weniger aus Anteilnahme, sondern vielmehr aus der Vorstellung heraus, selbst einmal von diesem Schicksal getroffen werden zu können.

Die andauernden psychischen Spannungen führen mit der Zeit zu extremen **Schwächezuständen**: mag nicht, kann nicht, will nicht mehr, wobei die genervten Patienten wie zerschlagen auf dem Boden liegen. Sie sind äußerst faul und haben große Abneigung gegen neue Ideen (Synth.: hep., kali-c., lyc., nit-ac., sil.).

Körperlich haben die Betroffenen mit den verschiedensten Beschwerden zu kämpfen. Typisch ist, dass oberflächliche physische Symptome plötzlich verschwinden, wenn die Pathologie in tiefere Ebenen vordringt. Zum Beispiel bessert sich der stinkende Fußschweiß oder das krankhafte Verlangen nach Fett und Salz, wenn eine massive Prostatitis auftritt, die mit großer Angst um die Gesundheit (glaubt hartnäckig, an Krebs erkrankt zu sein) verbunden ist.

Es besteht die Veranlagung zu **Kopfweh** und **Migräne** mit drückenden Schmerzen (von innen nach außen) oder dem Gefühl, als ob der Kopf eingebunden wäre. Die Schmerzen treten bereits morgens nach dem Aufstehen in Erscheinung und bessern sich nach Erbrechen oder ruhigem Fahren im Wagen, werden aber bei Erschütterung oder durch das Tragen des Hutes schlimmer.

Geringster Luftzug kann zu Erkältung führen. Sobald der eine Katarrh abgeheilt ist, kommt bereits der nächste, dabei ist eine ätzende, wundmachende, brennende Schleimabsonderung typisch, die mit wunden Nasenlöchern, Nasenbluten, Rissen und Geschwüren um die Nase verbunden ist. Die Entzündung breitet sich rasch in den Hals aus mit scharfen, **splitterartigen**

Verhaltensmerkmale bei der homöopathischen Anamnese

Es empfiehlt sich, den Patienten nicht zu früh am Morgen zur Konsultation zu bestellen, da er in den ersten Stunden des Tages sehr gereizt und wortkarg ist. Im ersten Kontakt kann er liebenswürdig und umgänglich sein, doch wenn man seine Beziehung zur Umwelt anspricht, spürt man schnell, dass da ein gestörtes Verhältnis besteht. Möchte man die Probleme tiefer ergründen, berichtet der Betroffene mit großer Empörung von Streitereien, Auseinandersetzungen, Beleidigungen und Verletzungen aus dem näheren Umkreis, die ihn mit unverzeihlichem Hass und Rache erfüllen. Der behandelnde Homöopath muss mit seinen Ratschlägen sehr vorsichtig sein, da jedes gute Wort als Vorwurf und Tadel empfunden werden kann.

Charakteristisch ist die hypochondrische Angst vor schweren Krankheiten. Unbedeutende Symptome werden als größte Gefahr eingestuft, speziell mit großer Furcht vor Krebs. Manchmal ist er derart in sein vermeintliches Krankheitsschicksal verbohrt, dass er überzeugt ist, man könne ihm nicht mehr helfen. Gegenteilige Äußerungen beurteilt er als Fehldiagnose. Dies ist auch ein Grund, weshalb er oft schon eine Ärzte-Odyssee hinter sich hat.

Nicht selten berichtet er in der Folgekonsultation, dass seine Beschwerden (trotz Simillimum) sich verschlimmert hätten und macht dem Homöopathen große Vorwürfe. Bei gründlicher Abklärung wird aber ersichtlich, dass sich bereits erste Symptome nach der Hering'schen Regel verbessert haben. Bei Acidum nitricum braucht es viel Geduld und Ausdauer, bis endlich die Lebenskräfte wieder harmonisch funktionieren. Man darf sich von den schwierigen, unangenehmen Reaktionen des Patienten nicht entmutigen lassen.

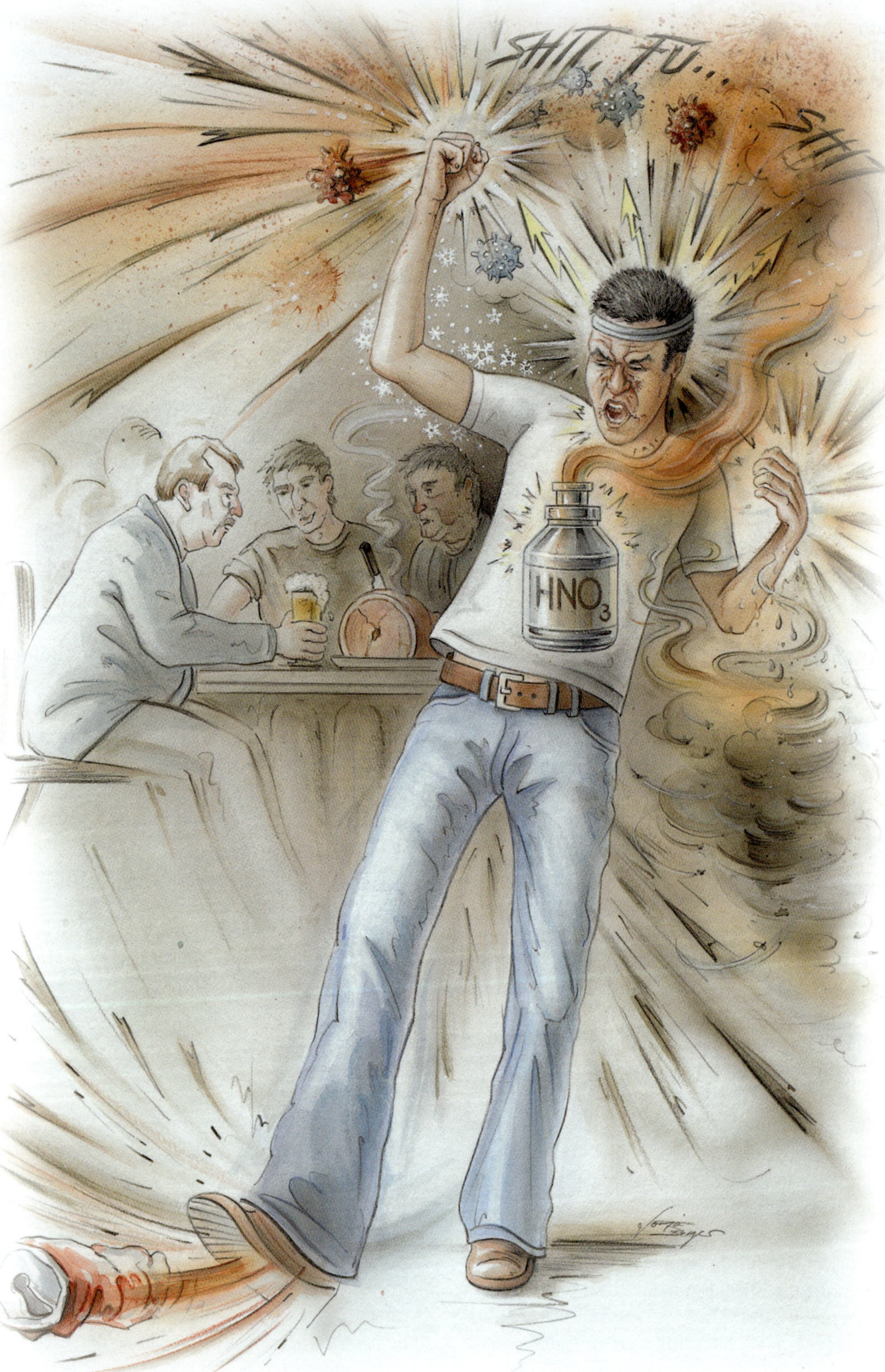

Abb. **1** **Acidum-nitricum-Persönlichkeit:** dunkler Teint, dünne, sehnige Statur, auffallende Stirnfalten, Eigenbrötler, explosiv, streitsüchtig, unbeherrscht, flucht was das Zeug hält, mürrisch, unzufrieden, rücksichtslos, exzessiv, hypochondrisch veranlagt, fürchtet sich vor Krebs und ansteckenden Krankheiten, frostig. Neigung zu Erkältungen mit brennend wundmachenden Sekreten, stinkende Schweißausbrüche, splitterartige Schmerzen, Kopfschmerzen mit Bandgefühl um den Kopf, rissige, geschwürige Haut, Risse an den Gelenkbeugen, Brustwarzen, Analfissur, rissige Warzen an den Fingerspitzen, Verlangen nach Geräuchertem.

Schmerzen, ausstrahlend bis in die Ohren, wobei das Schlucken sehr schmerzhaft ist (verzerrt das Gesicht).

Die Nieren der Patienten scheinen nicht mehr richtig zu funktionieren, weshalb viele Abbaustoffe über die Haut mit dem **Schweiß** ausgeschieden werden. Deshalb kommt es zu dem stinkenden Körpergeruch (wie Pferdeharn) und zu den Haut- und Schleimhautsymptomen mit Tendenz zu Rissen, Geschwüren, Herpes, Rhagaden, Aphthen, Akne, Hautausschlag, Ekzem, Mykose, Psoriasis und Schleimhautallergien.

Das Acidum-nitricum-Arzneimittelbild ist geprägt durch sykotisch-syphilitische Symptomatik: **Feigwarzen** (genital, rektal), Geschwüre, Herpes im Genitalbereich, leicht blutend und schmerzhaft (wie Splitter) sowie Urethritis mit chronischem Ausfluss (blutig) aus der Harnröhre (wird bei jeder Erkältung gestoppt), Kältegefühl in der Harnröhre beim Wasserlassen (eiskalt beim Durchlauf des Urins) und Splitterschmerzen; **Hämorrhoiden** (blutend, treten heraus) mit stechenden, splitterartigen, lang anhaltenden Schmerzen nach dem Stuhlgang (selbst bei weichem Stuhl); Analfissuren (Fistel, Abszess) chronischer Art (Gefahr zu maligner Entartung), blutend mit Splitterschmerz, wund juckend, brennend; langsame Wundheilung (Narben brechen leicht auf und bluten) und gezackte oder rissige Warzen, überall auf der Haut.

Psyche

Pessimismus

- hat eine negative Einstellung zum Leben, schimpft über alle und alles

Egoismus

- ist nur auf seine eigenen Bedürfnisse ausgerichtet

Reizbarkeit

- verdrossen, morgens beim Erwachen, ist nicht ansprechbar, man darf ihn nicht einmal grüßen, wird sonst mürrisch
- grimmig nach Trost oder Kritik
- ärgerlich aufgebracht wegen Kleinigkeiten, erträgt keinen Druck oder Zwang
- nach Stuhlgang (Synth.: nit-ac. 2, graph., nat-c., rheum)

Schlechte Manieren

- benutzt anstößige Wörter, flucht was das Zeug hält

Groll

- hasst Menschen, die ihn beleidigt haben
- nimmt keine Entschuldigung an
- kann nicht verzeihen, ist rachsüchtig, akzeptiert keinen Fehler

Zorn

- wird gewalttätig mit Raserei
- droht zu töten

Empfindlichkeit

- gegenüber Lärm, Geräuschen, Erschütterung, Rattern über Pflastersteine, Schmerz, Tragen von Hüten, Kälte, Temperaturextremen, wird dadurch griesgrämig
- gegen plätscherndes Geräusch von Wasser (Synth.: lyss. 2, nit-ac. 2, cham., stram.)
- Abneigung berührt zu werden (Synth.: nit-ac. 2)

Depression

- ist niedergeschlagen, verzweifelt

Suizidgedanken

- Selbstmordgefahr infolge Angst vor schwerer Krankheit, wünscht sich den Tod

Furcht

- irgendetwas könnte das homöopathische Mittel antidotieren
- ist lebensmüde, hat aber Angst vor dem Sterben
- vor Gerichtsprozess, droht aber anderen mit Strafverfolgung

Angst

- neurotisch betreffend Gesundheit, hypochondrisch vor Krebs, AIDS
- vor Armut
- in engen Räumen, im Flugzeug
- qualvoll durch den Verlust (Tod) seines Freundes

Wahnidee

- Gefühl, kopflos zu sein (Synth.: asar., aur-ar., calc-i., nit-ac.)
- glaubt, die ganze Welt sei gegen ihn
- er wäre in einen Prozess verwickelt
- er hätte zwei Willen
- dass er bald sterben müsse, todkrank zu sein

Leitsymptome

Kälte

- Mangel an Lebenswärme, fröstelt ständig, selbst im warmen Bett

Schmerzen

- stechend splitterartig (wie von Glassplittern) bei Halsweh, Angina, Tonsillitis, Zystitis, Urethritis, in den Knochen, unter den Fingernägeln, im Rektum (selbst bei weichem Stuhl), Hämorrhoiden, bei Geschwüren

Fissuren

- Risse: Lippen, Mundwinkel, Zunge, Brustwarze, Finger, Gelenkbeugen, After, leicht blutend

Urin

- riecht nach Pferdeharn (Synth.: nit-ac. 3, benz-ac. 2, nat-c. 2, absin., phos.)

Absonderung

- stinkend, dünnflüssig, wundmachend: Schnupfen, Otitis, Ausfluss aus der Harnröhre, Geschwüre, Fluor, Kondylome

Geschwüre

- an Stellen, wo die Haut in Schleimhaut übergeht: Mundwinkel, Augenlid, Nasenöffnung, After, Vulva, Harnröhre, Anus
- Ulzeration Mund, Zunge, Tonsillen, Ulcus pepticum, Genitalien, Haut, Ulcus cruris (mit Splitterschmerzen)

Blutungen

- fleischfarbig, dünn: Zahnfleisch, Geschwüre, Warzen, Risse, Hämorrhoiden

Schweiß

- riecht wie Pferdeharn (Synth.: nit-ac. 3, nux-v. 2), wundmachend
- äußerst ekelhaft stinkender Fußschweiß

Fieber

- intermittierend mit stark riechendem Schweiß, große Frostigkeit, eiskalte Fußsohlen

Modalitäten

Verlangen

- nach Fett (Synth.: nit-ac. 3, nux-v. 2, sulph. 2, ars., hep.), isst das Fett der Tischgenossen, gebratener Speck, Schinken, Wurst (setzt aber kein Gewicht an)
- nach Hering (Synth.: nit-ac. 3, puls. 2, verat. 2, cist.)
- nach Butter, Salz, Käse, Brot, Kreide, Kalk, Unverdaulichem

Abneigung

- angesprochen zu werden, insbesondere morgens
- gegen Arbeit, Kämmen der Haare, Kopfbedeckung, Musik
- gegen Eier, Brot, Käse mit kräftigem Geschmack, Fleisch

Unverträglichkeit

- Milch (Übelkeit)

Durst

- am Morgen, sonst durstlos

Seiten

- mehrheitlich links

Zeiten

- abends, nachts (Verschlimmerung der Schmerzen)
- morgens (ist gereizt, apathisch)

Besserung

- Fahren im Wagen, Reiten, nach Gefühlsausbruch, heiße Umschläge, Lockern der Kleider, Liegen auf dem Bauch, mildes Wetter, nach Essen

Verschlechterung

- Kälte, Wind, Zugluft, Nässe, Gewitter, feucht-kalte Umschläge, Wetterwechsel zu kalt, Haareschneiden, nach Stuhlgang, Schlafmangel, Nachtwache, Ärger, Denken an die Beschwerden

Absonderliche Symptome

Schlaf

- träumt von Tagesgeschäften, Verbrechen begangen zu haben, von Tod, Leichen, Trinkgelage, Streit, erotisch
- Gefühl von elektrischen Schlägen beim Einschlafen
- erwacht um 2 Uhr nachts

Kopf

- Haarausfall büschelweise
- schmerzhafte Empfindlichkeit der Kopfhaut
- Ekzem an der Stirn (Synth.: hydr., nit-ac., sulph.)
- Gefühl von einem Band um den Kopf
- Gefühl, als wäre der Kopf am Scheitel von einem Ohr zum anderen wie in einen Schraubstock gespannt
- Schmerz durch Geräusche beim Fahren im Wagen (Synth.: nit-ac. 3)
- drückende Schmerzen beim Fahren im Wagen (Synth.: nit-ac. 2, cocc.)
- Schmerz erstreckt sich von einem Ohr zum anderen (Synth.: chel., naja, nit-ac., pall.)
- wunder Schmerz durch Druck des Hutes (Synth.: nit-ac. 3, sil. 2, carb-v.)

Augen

- stechende Schmerzen wie von einem Splitter (Otitis)
- Hautausschlag an den Lidrändern (Synth.: sars. 2, carb-s., nit-ac.)
- brennende Schmerzen während der Menses (Synth.: nit-ac. 2, castm., mag-c., nicc.)

Ohren

- stechende Schmerzen erstrecken sich zum Hals
- Schwerhörigkeit bessert sich beim Fahren im Wagen
- Nachhallen der eigenen Stimme
- Eiterung hinter dem Ohr (Synth.: nit-ac. 2, kali-c., phyt.)
- Hautausschlag im Gehörgang

Nase

- Nasenbluten beim Weinen (Synth.: nit-ac.)
- scharfes Nasenbluten (Synth.: kali-n., nit-ac., sil.)
- Nasenbluten mit kaltem Stirnschweiß
- Stinknase mit stechenden Geschwüren
- Gefühl, als ob ein Splitter in der Nase wäre
- Herpes an den Nasenflügeln (Synth.: nit-ac. 2, nat-m.)
- Warzen auf der Nase (Synth.: caust. 3, thuj. 3, nit-ac. 2)

Mund

- stinkende Geschwüre (Synth.: bapt. 2, merc. 2, nit-ac., nux-v., plb.)
- Geschwüre um den Mund (Synth.: nit-ac. 2, nat-c.)
- Zunge tiefe Mittelfurche, Risse in alle Richtungen
- Geschwüre an den Lippen mit Splitterschmerz (Synth.: nit-ac. 3, bor.)
- Warzen auf den Lippen (Synth.: nit-ac. 3, caust., kali-s., thuj.)
- Knacken des Kiefergelenks beim Kauen

Brust

- Husten mit blutig gefärbtem Auswurf und Stichen in der Brust

Magen

- bitteres Erbrechen bei Kopfschmerzen (Synth.: sang. 2, form., nit-ac., sulph., thuj.)
- anfallsweise Schmerzen (Synth.: carb-v. 2, coloc. 2, kali-c. 2, nit-ac., sil.)
- Sodbrennen nach fetten Speisen (Synth.: caust., nit-ac., nat-c., nux-v., phos.)

Bauch

- Schmerzen, muss gebückt gehen (Synth.: coloc. 2., nit-ac. 2, rhus-t. 2, calc., sulph.)

Verdauung

- periodische Blutungen aus dem Anus (Synth.: mur-ac. 2, nit-ac. 2, merc.)

Nieren

- Urin geht kalt ab

Genitalien

- Menses braun wie Kaffeesatz (Synth.: nit-ac. 2)
- Menses zu früh, reichlich, wässrig, hell, dünnflüssig (auch dunkel und dick), danach wundmachender Fluor
- Schwäche während der Menses, muss sich hinlegen (Synth.: nit-ac. 2, apoc., bell., ip.)
- Jucken der Scham nach Intimverkehr
- blumenkohlartige Kondylome der weiblichen Genitalien (Synth.: nit-ac. 3, kali-ar., phos.)
- Risse der weiblichen Genitalien (Synth.: nit-ac. 2, carb-v., graph., nit-ac.)
- übel riechende Geschwüre am Penis (Synth.: nit-ac. 3, ars., hep., merc.)
- bläschenartiger Hautausschlag am Penis geschwürig (Synth.: merc. 3, nit-ac. 3, caust., thuj.)
- blumenkohlartige Kondylome am Penis (Synth.: nit-ac. 3, lac-c.)
- blumenkohlartige, blutende Kondylome (Synth.: nit-ac. 3, cinnb. 2., thuj. 2, sulph.)
- Geschwüre an männlichen Genitalien mit Splitterschmerz (Synth.: nit-ac. 3, thuj. 2, arg-n., hep.)

Haut

- Wunden, Narben schmerzen bei Wetterwechsel
- Warzen an den Fingerspitzen (Synth.: nit-ac. 4)
- Stechen in den Warzen (Synth.: hep. 3, nit-ac. 2, bor. 2)
- weiche Warzen (Synth.: nit-ac. 3, ant-c. 2, calc. 2, thuj. 2, sil.)
- Schmerzen wie Splitter im großen Zehen (Synth.: nit-ac. 2, agar.)

Glieder

- Hühneraugen schmerzen wie Splitter
- gekrümmte Fingernägel (Synth.: nit-ac. 2)
- Herpes zwischen den Fingern (Synth.: nit-ac. 2, ambr., graph., merc., plat., stram.)
- Zittern während der Menses (Synth.: hyos. 2, nit-ac. 2, nat-m., cob.)

Rücken

- Schmerzen nach Koitus (Synth.: nit-ac. 3, sabal, cann-i.)

Besondere Anzeigen

- Primärmittel bei Heuschnupfen ohne besondere Symptome

Vergleiche

- ars., nux-v., sulph., hep., rath., lyc., agar., merc., aur-m., anac., thuj., nat-c., benz-ac., paeon., kreos.

Bewährte Indikationen

Vaginalpilz

- wundmachender, blutender, stinkender Ausfluss mit Rissen, Herpes und starkem Juckreiz nach Intimverkehr (auftretend nach häufigem Partnerwechsel)

Arzneianalogien

Die Salpetersäure ist eine äußerst ätzende, an der Luft rauchende Flüssigkeit. Ihre Eigenschaft widerspiegelt das aggressive, zerstörerische Potenzial der Acidum-nitricum-Persönlichkeit, weshalb das Mittel auch eines der Hauptmittel des syphilitischen Miasmas ist.

Acidum nitricum in der Kinderheilkunde

Acidum-nitricum-Kinder sind nicht gerade pflegeleicht, da sie bei geringsten Kleinigkeiten gereizt reagieren und den Streit suchen. Sie haben oft eine Hassliebe gegenüber dem Vater oder der Mutter. Auch mit den Geschwistern gibt es häufig Zänkereien, wobei sie sehr eifersüchtig und rachsüchtig sind. Frieden ist für sie ein Fremdwort, auch bei Entschuldigungen bleiben sie ungerührt. Während ihrer tobsüchtigen Ausbrüche haben sie die Neigung, sich selbst zu beißen; es sind Jugendliche, die oft fluchen. In der Schule sind sie sehr faul und verabscheuen anstrengende, geistige Arbeit.

Sie sind chronisch erkältet mit wiederkehrendem wundmachendem Schnupfen (Konjunktivitis, Kehlkopfentzündung) bei geringstem Luftzug, es besteht die Neigung zu Rhagaden, Geschwüren an den Mundwinkeln, Rissen an den Fingerspitzen und Hautausschlägen am Kopf. Bei Otitis bilden sich übel riechende Sekrete, bei Scharlach treten Geschwüre mit stinkendem Atem auf (übel riechender Schweiß). Sie leiden häufig unter Analfissuren, wobei sie während und nach dem Stuhlgang vor Schmerzen (wie von Splittern) kreischend aufschreien.

Hervorzuheben ist, dass Acidum-nitricum-Kinder die Milch nicht vertragen und ein starkes Verlangen nach Fett besitzen; sie bleiben aber hager und schlank. Sie haben auch die Neigung, Kreide, Lehm und Steine in den Mund zu nehmen, wodurch Wurmerkrankungen gefördert werden.

Aconitum

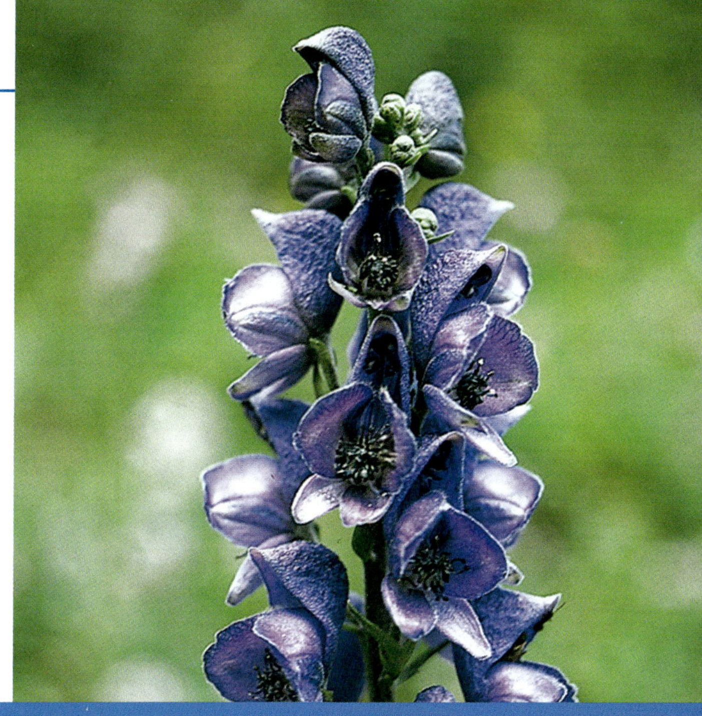

Allgemeines

Der Blaue Eisen- oder Echte Sturmhut (Aconitum napellus) ist eine bis 150 Zentimeter hohe, mehrjährige Staude aus der botanischen Familie der Hahnenfußgewächse (Ranunculaceae), welche im Mittel- und Hochgebirge Europas bis auf 3 000 Meter Höhe wächst. Wenn man ihre blau schimmernden Einzelblüten von der Seite betrachtet, wird klar, weshalb die Pflanze ihren Namen trägt. Diese zeigen die charakteristische Form eines eisernen Helmes (Hirnhaube), wie ihn die Ritter und Landsknechte des 15. und 16. Jahrhunderts getragen haben. Deshalb wird die Pflanze auch als Sturm- oder Eisenhut bezeichnet.

Der Gattungsname „Aconitum" stammt von Theophrastus von Eresos 372 v. Chr., der als Begründer der wissenschaftlichen Botanik gilt. Er nimmt mit dem Namen Bezug auf die Stadt Aconae, wo die Pflanze in der Antike verbreitet war. „Napellus", der Beiname, ist lateinischen Ursprungs aus „napus" (= Steckrübe), entsprechend der rübenförmigen Wurzel des Sturmhutes.

In der Homöopathie wird die Arznei aus der ganzen Pflanze inklusive der Wurzel hergestellt. Aconitum wird vor allem bei akuten Erkrankungen mit heftig plötzlichem Charakter, oftmals bei stürmisch auftretenden Infektionen mit hohem Fieber (typischerweise ohne Schweiß) eingesetzt. Die Krankheit kommt wie ein Sturm und verblasst wie ein Sturm. Die Arznei kommt mehr beim Laien mittels homöopathischer Hausapotheke zum Einsatz als in der professionellen Praxis, da der Patient zum Zeitpunkt des Praxisbesuchs meistens das hochakute Aconitum-Stadium überschritten hat.

Das Mittel bewährt sich also vor allem im ersten Stadium, wenn akute Erkrankungen plötzlich, stürmisch, hoch fiebrig und trocken in Erscheinung treten. Entzündungen dagegen, die langsam entstehen, zu Eiterungen neigen und mit Schweißausbrüchen verbunden sind, deuten kaum auf Aconitum hin.

Die Arznei wirkt am besten in den ersten 24 Stunden nach Einsetzen der akuten Symptome. Sobald bei einer akuten Erkrankung mit beginnender Trockenheit und hohem Fieber, reichlich Schweiß in Erscheinung tritt, ist Aconitum nicht mehr indiziert.

Die Themen der Arznei sind: *Plötzlichkeit, Heftigkeit, Panik, Schock, Tod.*

Wie oben erwähnt wird Aconitum üblicherweise vorwiegend bei akuten Beschwerden eingesetzt. Nach Clarke und Sankaran ist das Spektrum dieser Arznei wesentlich breiter. Sie empfehlen es durchaus auch für chronische, lange bestehende Zustände, die geprägt sind von großer innerer Unruhe mit Furcht – bis hin zu Panikattacken. Die chronische Komponente von Aconitum begegnet uns in der Praxis doch noch sehr häufig. Sie ist charakterisiert durch Zustände wie: heftige nervöse Erregung, Furcht vor dem Tod, Ruhelosigkeit, leichtes Erschrecken, plötzlich auftretende Beschwerden, quälende Ängste, Hast und Eile, unbeständige Stimmung, Reizbarkeit usw. Alle diese Befindlichkeiten sind typisch für das Arzneimittelbild von Aconitum, wobei die Beschwerden nicht andauernd vorhanden sein müssen, sondern periodisch in heftigen Schüben aufflackern können.

Typus

Der Aconitum-Bedürftige wirkt **robust,** abgehärtet, vital und fröhlich mit lebhaftem Geist, athletischem Körperbau und **sanguinischem Temperament.** Er ist leicht erregbar, extrovertiert und redet gerne (Synth.: offenherzig, mitteilsam: acon. 2, alum., bar-c.). Ein zentrales Thema dieser Persönlichkeit ist die Auseinandersetzung mit dem **Sterben.** Die Angst davor kann sich bis zur Panik steigern und kann groteske Formen annehmen, bis zur festen Vorahnung und Zeitangabe des bevorstehenden eigenen Todes (Synth.: prophezeit den Zeitpunkt des Todes voraus: acon. 3, agn. 2, arg-n. 2, thea).

Im Falle eines **Schock- oder Schreckzustandes** kommt es im Organismus zu einer drastischen arteriellen Durchblutungssteigerung. Die Folge kann eine Ohnmacht, Zittern, Fehlgeburt, Amenorrhöe u. Ä. verursachen. Zum Beispiel können nach Miterleben eines Unfalls (Synth.: Beschwerden durch Anblick eines Unfalls: acon. 4, op. 4, calc.), von Gewalt, Überfällen, Katastrophen (Erdbeben) oder nach plötzlichem Verlust eines Familienmitgliedes nächtliche Angstträume, Auffahren aus dem Schlaf mit ängstlicher Unruhe, Schlaflosigkeit usw. in Erscheinung treten. Hier kann Aconitum sehr hilfreich sein, auch wenn das schockartige Ereignis schon vor Tagen, Wochen oder Monaten stattgefunden hat. Bei plötzlich auftretenden Krankheiten verändert sich das Aussehen des Patienten auf typische Art und Weise. Charakteristisch ist der **ängstliche Gesichtsausdruck** – die Furcht steht dem Patienten im Gesicht geschrieben, oft mit starrem Blick und **erweiterten Pupillen.**

Es besteht die Neigung zu stürmisch auftretenden und **plötzlich erscheinenden Infektionen,** wobei von einem Moment auf den anderen hohes **Fieber bis 40 °C** mit **trockener Hitze (kein Schweiß)** auftritt. Kennzeichnend werden die stürmischen Entzündungszustände wie Grippe, Katarrh, Schnupfen (Synth.: durch kalten, trockenen Wind: acon. 3, spong. 2), Otitis, Bronchitis, Zystitis, Nephritis, aber auch Neuralgien und Ischias durch Aufenthalt im kalten, trockenen Wind verursacht. Obwohl es robuste Konstitutionen sind, können sie trotzdem bei leichter Bekleidung unter Einfluss von Kälte, trockenem Nord- und Nordostwind schnell erkranken. Begleitsymptome sind Frösteln und Schauern, im Wechsel mit Hitzewallungen und Gesichtsröte. Ein weiteres typisches Kennzeichen des Mittels ist der Umstand, dass der Kranke beim Aufsitzen vom Liegen **totenblass** wird (Synth.: acon. 3, puls. 2, verat-v. 2, verat. 2).

Ein großartiges Arzneimittel ist Aconitum bei **kruppartigem Husten,** besonders wenn er abends und nachts (vor Mitternacht) in Erscheinung tritt, mit ängstlicher Atemnot und kräftigem Puls. Bei den Hustenattacken greift sich der Patient aufgrund der Erstickungsangst an den Hals. Es kann auch vereinzelt zu blutig tingiertem Schleimabhusten kommen. Ansonsten besteht ein trockenes Gefühl und Hitze in der Brust, im Hals und im Kehlkopf.

Häufig wird ein heftiges **Verlangen nach kaltem Wasser** beobachtet. Der Kranke kann nicht genug davon bekommen und er erfährt dadurch etwas Linderung. Charakteristisch ist auch, dass außer Wasser alles **bitter schmeckt.**

Ein *großes* Merkmal von Aconitum sind die **intensiven Schmerzen.** Die Patienten schreien vor Schmerzen, werfen sich hin und her und wollen nicht berührt werden. Nash erwähnt Aconitum in der Trias der stark empfindlichen Schmerzmittel neben Chamomilla und Coffea. Die Schmerzattacken sind charakteristischerweise mit Taubheitsgefühl, Kribbeln oder Ameisenlaufen verbunden. Im Übrigen ist der Schmerzcharakter **brennend** wie von heißen Drähten.

Verhaltensmerkmale bei der homöopathischen Anamnese

Meistens hat die Aconitum-Persönlichkeit eine akute Infektion (auch Neuralgie oder Ischias) hinter sich, die sehr stürmisch und heftig verlief. Sofern die akuten Zustände in periodischen Abständen immer wieder mit kurzfristigem hohem Fieber, Trockenheit, Unruhe und brennender Schmerzhaftigkeit in Erscheinung treten, handelt es sich um einen chronischen Aconitum-Fall. Auffallend ist, dass die rezidivierenden Beschwerden nicht in Ruhe und Gelassenheit ertragen werden, sondern zu panikartiger Erregung des Gemüts führen.

Es kann aber auch sein, dass der robust wirkende Patient mit ängstlich erregtem Gesichtsausdruck (verbunden mit Todesfurcht) seit einem vergangenen Schockerlebnis sein ursprüngliches, vitales Wohlbefinden verloren hat. Er berichtet dem Homöopathen vom Verlust seiner bisherigen Lebensfreude und dass sich sein Zustand massiv verändert habe – er ärgere sich über Kleinigkeiten, sei schreckhaft und reizbarerer geworden, reagiere empfindlich auf Lärm, Menschenansammlungen, grelles Licht und starke Gerüche und besitze einen unruhigen Schlaf mit bösen Träumen. Vor allem aber sei er immer wieder mit Todesgedanken beschäftigt und von Albträumen geplagt.

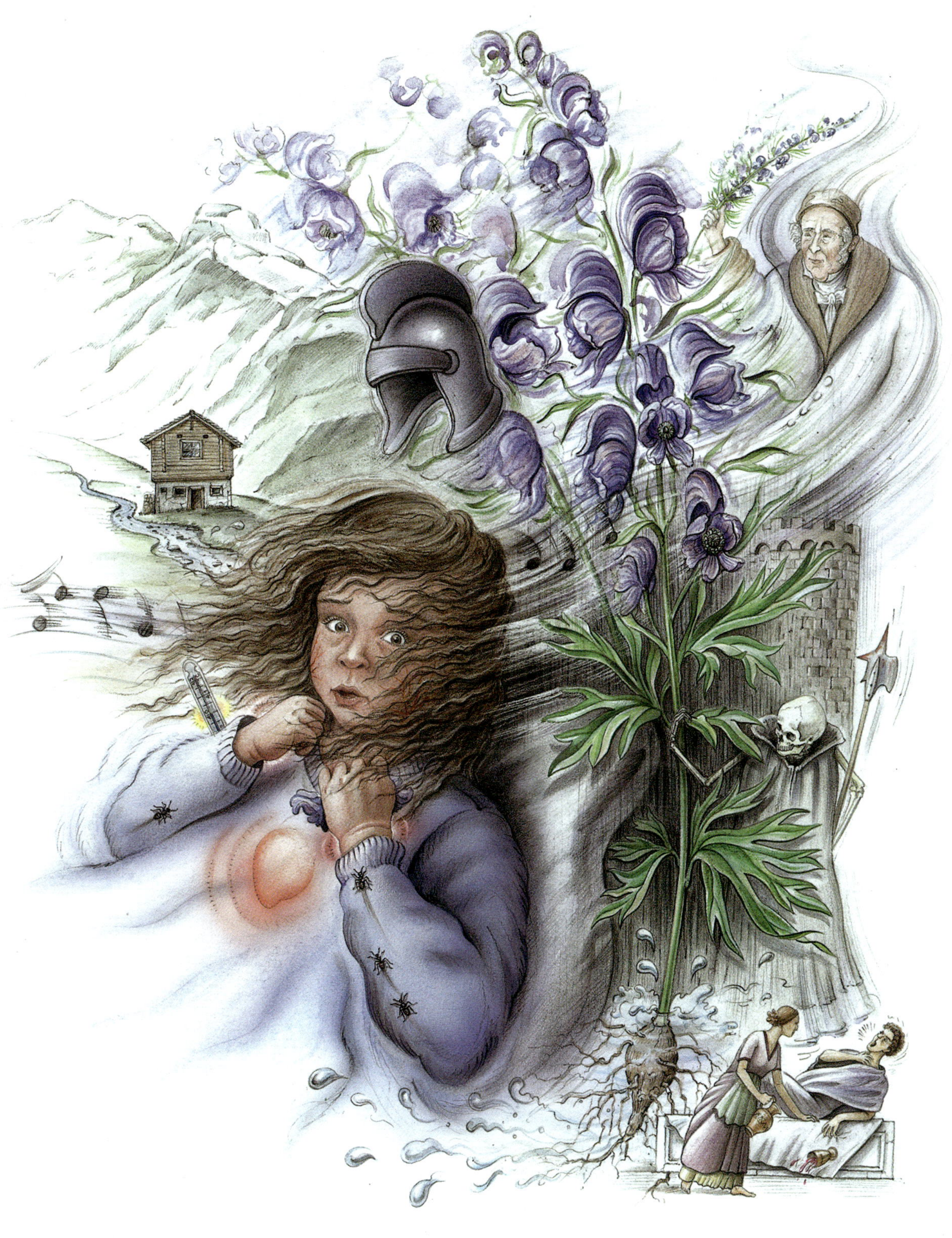

Abb. 2 **Aconitum-Kind:** robuste Natur, kräftig, muskulös, sanguinisch veranlagt, empfindlich auf kalten, trockenen Wind, akute Entzündungen, plötzliches Auftreten, hohes, trockenes Fieber mit Hitze und Röte des Gesichts, wird totenblass beim Aufrichten, kein Schweiß, Frösteln, Pseudokrupp, schmerzempfindlich, wird zornig, rasende Kopfschmerzen, schreckhaft, Herzklopfen, kräftig beschleunigter Puls, Schock, Angst vor dem Tod, fürchtet zu sterben.

Psyche

Ruhelosigkeit

- kann nicht ruhig bleiben, wirft sich umher
- alles wird mit großer Hast und Hetze verrichtet
- stürmische Unruhe bei Schmerzen, Dysmenorrhöe, während Entbindung (Trias Unruhemittel: acon., ars., rhus-t.), in der Schwangerschaft (Synth.: colch. 2, nux-m. 2, acon., ambr., verat.)

Angst

- Todesangst, glaubt zu sterben, prophezeit sogar den Zeitpunkt des Todes voraus (Synth.: acon. 4, aloe 2, alum., arg-n. 2, cench., hell., lac-d. 2, thea)
- mit rotem Gesicht (Synth.: acon. 2, cupr. 2, kali-i. 2, sep.)
- in einer Menschenmenge, in engen Räumen, ist außer sich, treibt von einer Stelle zur anderen

Furcht

- beim Überqueren der Straße
- in der Dunkelheit, im Tunnel
- vor dem Fliegen mit großer Unruhe und Todesangst
- vor dem Tod in der Schwangerschaft (Synth.: acon. 3)
- vor der Geburt, glaubt zu sterben (Synth.: acon. 3., coff. 2, plat.)
- vor dem Besuch beim Zahnarzt, ist extrem unruhig und reizbar
- vor Operation, ist außer sich, nervös und hat Todesangst

Reizbarkeit

- ärgert sich über Kleinigkeiten
- rasend, zornig durch Schmerzen (Synth.: acon., arg-met., ars., cham., glon.)
- durch Musik, Lärm, Gerüche, grelles Licht
- fährt auf bei Berührung
- duldet keinen Widerspruch, ist leicht beleidigt, explodiert

Schreckhaftigkeit

- erschrickt bei Kleinigkeiten
- Schreck führt zu Ohnmacht, Zittern des ganzen Körpers

Wahnidee

- glaubt, die Gedanken würden aus dem Magen kommen
- sieht immer größer werdende Gegenstände
- glaubt, der Kopf sei zu groß
- glaubt vor dem Tod zu stehen

Wahnsinn

- durch unerträglichen Schmerz (Synth.: acon. 3, verat. 3, colch. 2, hyper. 2)

Leitsymptome

Kälte

- äußerst empfindlich auf kalte, trockene Luft (Wind, Nord-, Nordostwind)
- ist extrem frostig bei Angst (Synth.: tub. 2, acon., ars., gels.)

Heftigkeit

- Beschwerden treten schlagartig, heftig, stürmisch mit großer Intensität in Erscheinung, sowohl bei akuten Erkrankungen als auch bei chronischen und psychischen Störungen

Trockenheit

- Entzündungen bilden wenige Sekrete (keine Eiterbildung)
- trockene hitzige Haut und Schleimhäute (Nase, Mund, Hals, Brust)
- brennend, glühende Hitze mit Durst auf kalte Getränke (Synth.: acon. 3)
- trockenes Fieber ohne Schweißausbruch
- trockener Husten (greift sich an den Hals) evtl. mit Blutspuren

Röte

- des Gesichts: eine Wange rot, die andere blass
- das errötete Gesicht erblasst beim Aufsitzen vom Liegen
- Gesicht abwechselnd rot und blass
- der entzündeten, trockenen Schleimhäute

Fieber

- plötzlich auftretendes hohes (bis 40 °C) Fieber (häufig nachts – vor Mitternacht) mit großer Hitze, im Wechsel mit Schaudern und Frost, ohne Schweißausbrüche, großer Durst auf kalte Getränke, Neigung sich abzudecken, rasender und voller, harter Puls

Schmerzen

- sind heftig und unerträglich, schreit auf, können den Kranken außer Rand und Band bringen, springt aus dem Bett
- sind so heftig, dass der Patient es nicht mehr aushält, machen fast wahnsinnig
- brennend, scharf oder wie Messerstiche
- mit Taubheit, Kribbeln oder Ameisenlaufen verbunden

Modalitäten

Verlangen

- nach Gesellschaft, kalten Getränken, Bier, Saurem

Abneigung

- gegen Wein, Kaffee, geistige Anstrengung, Lesen

Zeiten

- vorwiegend nach dem Einschlafen, erwacht nach 1 bis 2 Stunden (vor Mitternacht)

Seiten

- mehrheitlich links

Besserung

- beim Auftreten von reichlich Schweiß, im Freien (ohne kalten Wind), Ruhe, aufrechtes Sitzen

Verschlechterung

- kalter Wind (Nord-, Nordostwind), Zugluft, Nasswerden, Kälte, Sonnenhitze, warmes Zimmer, abends, nachts (vor Mitternacht), Berührung, grelles Licht, Gerüche, Lärm, Musik, Menschenmenge, enge Räume, nach Schock

Absonderliche Symptome

Schlaf

- unruhig nach Schreck (Synth.: acon. 3, ign. 2) oder Schock
- unruhig, wirft sich hin und her
- unmöglich einzuschlafen, der Geist arbeitet unaufhörlich
- schreckliche Albträume mit Erwachen

Kopf

- Schwindel (Ohnmacht) beim Aufrichten im Bett, wird totenblass
- Schwindel (Ohnmacht) nach Schock, Zorn, während Urinieren
- Schwindel nach Schreck (Synth.: acon. 2, op. 2, crot-h.)
- Gefühl, als ob die Haare am Scheitel hochgezogen würden
- Kopfhitze, wie ein heißes Band um den Kopf
- Blutandrang zum Kopf mit trockener Hitze und Gesichtsröte
- Schmerzen in der Stirn, über den Augen bei trockenem, kaltem Wind (Synth.: acon. 3, lac-c.)
- Schmerzen besser bei reichlicher Harnabsonderung
- Schmerz, als wolle der Schädel auseinander platzen
- brennende Kopfschmerzen, als ob kochendes Wasser im Gehirn brodeln würde
- Schmerzen sind kaum auszuhalten, zum Wahnsinn treibend

Augen

- Schmerzen so intensiv, dass man sich den Tod wünscht
- empfindlich gegen kalte Luft, Zugluft, Sonnenlicht
- Entzündung bei kaltem, trockenem Wind (Synth.: acon. 3, caust. 2)
- akute Entzündung nach Verletzung (Synth.: acon. 2, arn. 2)

Gesicht

- rot, heiß, gedunsen, Gefühl wie vergrößert
- eine Seite blass livid, die andere rot
- tödliche Blässe beim Aufrichten im Bett
- Zucken der Gesichtsmuskeln mit Taubheitsgefühl
- Schmerz wie von heißen Drähten
- Gesichtslähmung durch Einwirkung von kalter Luft

Ohren

- außergewöhnlich empfindlich gegen Geräusche, Lärm, Musik
- Gefühl, als sei ein Tropfen heißes Wasser im linken Ohr
- Röte im Gehörgang (Synth.: puls. 3, acon. 2, cham. 2, mag-c. 2, pic-ac. 2)

Nase
- überempfindlich gegen unangenehme Gerüche (Synth.: sulph. 3, acon. 2, all-c., pall., phos.)
- Gefühl, als ob heißes Wasser aus der Nase fließen würde
- Ohnmacht durch Blutungen, Nasenbluten (Synth.: acon. 2, ip. 2, lach. 2, cann-s., crot-h.)

Mund
- Trockenheit und Röte in Mund und Hals mit heftigem Durst
- Gefühllosigkeit der Zunge, der Lippen, des Mundes
- alles außer Wasser schmeckt bitter (Synth.: acon. 3, stann. 3)
- Zahnschmerzen nach kaltem, trockenem Wind (Synth.: acon. 3, caust. 2)
- Zahnschmerzen nach Ärger, Verdruss (Synth.: acon. 2, cham. 2, staph. 2, rhus-t.)
- Zahnfleisch heiß entzündet

Brust
- kann im Liegen kaum atmen, muss aufsitzen
- als ob kochendes Wasser in die Brust (Lunge) gegossen würde
- heißes Gefühl in der Brust (Synth.: acon. 3, hep. 2, cic.), heißer Atem
- Husten bei kaltem, trockenem Wind (Synth.: acon. 3, hep. 3, cham., spong.)
- Krupp nach kaltem Wind (Synth.: acon. 3, hep. 3, kali-bi.)
- stürmisches Herzklopfen mit beschleunigtem Puls und großer Angst
- Hypertrophie des Herzens mit Kribbeln im linken Arm (Synth.: acon. 3, rhus-t. 3, cimic., puls.)

Magen
- Entzündung durch Kaltes nach Überhitzung (Synth.: acon. 2, kali-c. 2)

Bauch
- morgens eingezogener Nabel
- Entzündungs-, Wundheitsgefühl der Leber

Verdauung
- Durchfall durch Zugluft (Synth.: caps. 3, nux-v. 3, acon. 2, sil. 2, bry.), Nasswerden (Synth.: rhus-t. 3, acon. 2, calc. 2)
- Durchfall nach kaltem Wind (Synth.: acon. 2, dulc. 2)
- Gefühllosigkeit des Anus
- vorübergehende Lähmung des Schließmuskels
- Stuhl wie gehackter Spinat (Synth.: acon. 3, arg-n. 2, cham. 2, merc. 2)

Nieren
- Harnverhalten nach Schreck
- Harndrang durch kalte Luft, Nasswerden
- Angstgefühl bei Beginn des Urinierens

Genitalien
- Amenorrhöe nach Schreck
- wahnsinnig machende Schmerzen bei Dysmenorrhöe
- Nasenbluten während der Menses
- Kribbeln, Taubheit der Geschlechtsteile

Haut
- trockene, heiße Haut mit Gefühl von Brennen, Schaudern und Kribbeln
- Gefühl wie von Eis, eiskalten Nadeln oder Eiswasser auf der Haut (Synth.: acon.)

Glieder
- Taubheitsgefühl in Fingern, Zehen, Armen
- Hände und Füße kalt wie Eis
- Gefühl von Kälte wie Eis oder von heißen Drähten
- trockene Hitze in den Handflächen
- Ameisenlaufen in den Fingern beim Schreiben

Rücken
- brennendes Gefühl wie von Pfeffer
- krabbelndes Gefühl wie von Käfern

Besondere Anzeigen
- Harnverhaltung bei Neugeborenen oder Müttern unmittelbar nach der Entbindung
- bei Neugeborenen mit Atembeschwerden nach Zangengeburt
- nach langsamer, schwerer Entbindung mit heftigen Nachwehen und Neigung zu Fieber, hellroten Blutungen und Todesangst
- Wochenbettfieber mit Ohnmacht, Unruhe und Todesangst
- Schmerzempfindlichkeit bei den Wehen, glaubt zu sterben
- drohender Abort nach Schreck, Ärger
- Sonnenstich mit heftig beschleunigtem Puls
- trockenes Wundfieber nach Operation (im Wechsel mit Arnica)
- plötzliches Fieber nach Impfung

Vergleiche
- bell., apis, pyrog., gels., ferr-p., hyos., ign., agar., verat-v.

Bewährte Indikationen

Apoplex

- bei Hypertonie nach Ärger, Aufregung mit Gesichtslähmung (links), Bewusstlosigkeit

Meningitis

- plötzlich auftretend, rasch fortschreitend mit Gefühl, als ob ein heißes Eisenband um den Kopf gespannt wäre oder das Gehirn durch siedendes Wasser bewegt würde

Konjunktivitis

- nach kaltem Wind (Fahren im Cabriolet), dünne Sekrete, hitzig

Augenverletzung

- Notfallmittel, Fremdkörper im Auge

Trigeminusneuralgie

- links, nach kaltem Wind, Schmerzen wie von heißen Drähten

Otitis

- plötzlich auftretend nach Aufenthalt im kalten Wind (links) heftige Schmerzen, äußeres Ohr heiß, Trommelfell dunkelrot, unruhig, ängstlich

Tonsillitis

- hellrot, trocken, plötzlich auftretend mit hohem Fieber, starker Durst nach kalten Getränken, Schmerzen sind unerträglich

Lungenentzündung

- plötzlich auftretend mit großer Unruhe, Angst und Atemnot, kirschrotes Sputum, scharfe Schmerzen (links)

Krupp

- mit nächtlichem Erwachen (vor Mitternacht), Angst, Ruhelosigkeit, trocken, heiserer Husten, hält die Hände an die Kehle, Atemnot, muss aufsitzen

Angina pectoris

- hypertone Krise, Taubheitsgefühl im linken Arm, große Angst

Myokardinfarkt

- mit hochgradigen Brustschmerzen, Schmerzen strahlen in den linken Arm aus, Schock, entsetzliche Furcht vor dem Tod

Tachykardie

- paroxysmal mit Todesangst nach plötzlichem, unerwartetem Todesfall von geliebten Personen

Zystitis

- durch Aufenthalt im kalten Wind, akut auftretend, mit Unruhe
- und Angst sowie Harnverhaltung

Arthritis

- plötzlich einsetzend nach kaltem Wind

Ischias

- akut auftretend durch kalten Wind mit Taubheit und Kribbeln im linken Bein

Röteln

- mit plötzlichem, hohem, trockenem Fieber, Ausschlag hellrot

Arzneianalogien

Umstrahlt von der siegenden Sonne stehen die Sturmhut-Blütentrauben am aufrechten Stängel, während tief unten um die Wurzeln ständig kaltes Quellwasser fließt. Immer und überall steht die Pflanze mit einem Fuß im Wasser und mit dem Kopf in der Hitze. Sie gibt uns ein signaturenhaftes Indiz für die homöopathische Indikation: trockene Kopfhitze mit ängstlichem, tiefblauem Schaudern und kalten Füßen. Die kräftige Wuchsform verrät auch die robuste, vollblütige Konstitution, während die helmartigen Blüten die stürmische Reaktion repräsentieren.

Aconitum in der Kinderheilkunde

In der Kinderheilkunde ist Aconitum eines der wichtigsten Akutmittel, vor allem bei Katarrhen, Erkältungen und Infektionen. Die Jugendlichen haben draußen bei kaltem Wind gespielt, kommen nach Hause, sind sehr hungrig beim Abendbrot und gehen gesund ins Bett. Doch dann plötzlich in der Nacht (oft vor Mitternacht) wie aus heiterem Himmel, werden sie mit ängstlicher Unruhe aus dem Schlaf gerissen und leiden an trockener Hitze mit raschem Temperaturanstieg bis zu 40 °C. Sie werfen sich im Bett hin und her und klagen über unerträgliche, fürchterliche Schmerzen, sei es im Zusammenhang mit einer akut auftretenden Grippe, Erkältung, Hals-, Kehlkopf-Mandelentzündung, Mittelohr- (Synth.: Ohrenschmerzen bei Kindern: puls. 2, acon., aur., cic., ferr-p.) oder Blasenentzündung. Dabei ist das Gesicht hochrot, wird aber beim Aufrichten im Bett leichenblass. Tritt Husten in Erscheinung, ist er trocken und heiser, wobei sich das Kind bei den Attacken an den Hals greift. Ansonsten ist es aufgeregt und kreischt vor Schmerzen und Angst. Es hat dumpfe Vorahnungen, dass sich der Zustand verschlimmern würde und fürchtet sich, es müsste bald sterben. Bei auftretender Blasentzündung besteht Harnverhalten (Synth.: jedes Mal, wenn sich das Kind erkältet: acon. 3., dulc. 2, cop., puls., sulph.) oder vergeblicher Harndrang (Synth.: acon. 3, apis 2, lyc. 2, camph., eup-per.), wobei sich die Kinder an die Genitalien greifen und aufschreien (Synth.: acon. 3, merc.). Ansonsten sind sie berührungs- und lärmempfindlich, ebenso können sie sehr zornig werden (Synth: cham. 3, acon. 2, phos. 2, carc., hep.). Ferner haben sie einen unstillbaren Durst auf kalte Getränke.

Die Arznei ist aber auch hilfreich bei Konvulsionen von zahnenden Kindern mit Rucken und Zucken einzelner Muskeln und trockener, heißer Haut; ferner ist sie angezeigt, wenn das Kind vor einer Operation außergewöhnlich ängstlich und erregt ist. Nicht zuletzt ist Aconitum gemäß obigem Arzneimittelbild häufig bei Krupp, Masern, Mumps, Windpocken, Asthma oder Schockzuständen (nach Unfall) indiziert.

Aesculus

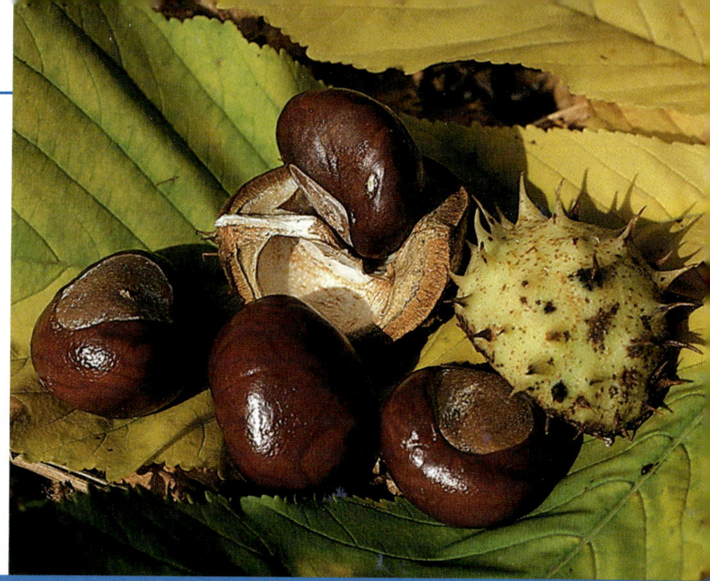

Typus

Aesculus-Persönlichkeiten (Frauen und Männer) können sich mit **verwirrtem Gesichtsausdruck** präsentieren (Synth.: lyc. 3, aesc. 2, ars. 2, bufo 2, cupr-ac., hyos., nat-m., phos., plb.). Es sind **Morgenmuffel,** die lange dahindösen, bis sie sich an den Tag gewöhnt haben. Bis zum Vormittag trödeln sie vor sich hin, bleiben apathisch und haben eine ausgesprochene Abneigung gegen Arbeit. Langsam aber geraten sie in Zeitnot, ihre täglichen Pflichten bis zum Abend erfüllen zu können. Sobald sie sich aufraffen, fühlen sie sich gestresst und überfordert, wobei sie sehr **mürrisch** und reizbar reagieren. Es fällt ihnen außerdem schwer, sich zu konzentrieren. Sie sind verwirrt und haben das Gefühl, ein Brett vor dem Kopf zu haben.

Um ihre Gesundheit ist es nicht zum Besten bestellt. Viele Beschwerden stehen in engem Zusammenhang mit **Stauungen der Leber** und des **Pfortadersystems**. Sie klagen über Verdauungsbeschwerden mit anfänglich harten, später weichen, weißen Stuhlabgängen. Die Leberseite ist schmerzempfindlich, verbunden mit Ausstrahlungen zur rechten Schulter. Außerdem leiden sie unter **Völlegefühl** auf der Leberseite.

Es besteht auch eine starke Veranlagung zu varikösen und hämorrhoidalen Erkrankungen. Die Patienten leiden häufig unter prallvoll angestauten **Hämorrhoiden** (selten blutend), welche sehr schmerzhaft sind und entlang der Wirbelsäule nach oben ausstrahlen. Der After selbst brennt und ist trocken mit dem Gefühl, als ob scharfe Holzstückchen im Rektum stecken würden.

Ferner machen sich **variköse Stenosen** bemerkbar mit purpurrot farbenen Krampfadern, deren Beschwerden sich im Liegen und während des Schlafes verschlechtern (besser bei sanfter, fortgesetzter Bewegung).

Allgemeines

Die Rosskastanie (Aesculus hippocastanum L.) aus der botanischen Familie der Kastaniengewächse (Hippocastanaceae) ist ein bis 30 Meter hoher Baum, der sich im Wonnemonat Mai in ein Meer von orchideenartigen, weißen Pyramidenblüten kleidet. Nach der Blütezeit bilden sich bis zum Herbst Früchte mit stacheligen grünen Schalen, die im Innern mehrere braun glänzende Samen verbergen.

Der Baum stammt ursprünglich aus dem Himalajagebiet und wurde im 16. Jahrhundert nach Europa importiert. Heutzutage findet man ihn in Parks und Ziergärten. Der Name „Aesculus" ist griechischen Ursprungs und heißt übersetzt „das Pferd". In der Antike wurden die Rosskastaniensamen als Pferdefutter verwendet. Auch die lateinische Artbezeichnung „hippocastanum" nimmt auf die behuften Vierbeiner Bezug: hippos = Pferd.

In der Homöopathie wird die Urtinktur aus der frischen Schale der Samen hergestellt.

Die Themen der Arznei sind: *Trägheit, Kongestion, pralle Völle, Trockenheit und Rauheit der Schleimhäute.*

Auch die Adern im Rachenraum sind sichtbar angestaut und purpurrot koloriert, insbesondere bei **Infektionen in Hals** und Kehlkopf mit trockener, brennender, roher Empfindung wie bei Arsenicum album.

Eine weitere Schwäche der Patienten ist der **Rücken**. Es bestehen anhaltende Kreuzschmerzen bis zu den Hüften ausstrahlend, die sich beim Bücken und Aufsitzen jeweils verschlechtern, jedoch beim behutsamen, fortgesetzten Gehen bessern.

Verhaltensmerkmale bei der homöopathischen Anamnese

Die Aesculus-Persönlichkeit wirkt sehr konfus, fast ein bisschen kopflos. Sie hat große Mühe sich zu artikulieren und benutzt falsche Wörter. Auffallend ist, dass sie die Beschwerden an der falschen Körperseite anzeigt, z. B. wird bei Brustschmerzen die Hand auf den Bauch gelegt, oder bei Magenschmerzen auf den Unterleib. Die betroffene Person sitzt wie gelähmt im Stuhl und hat große Mühe beim Aufsitzen. Das Kreuz ist der Sitz vieler Leiden. Es zeigt sich vor allem am Vormittag eine Schwerfälligkeit, die weder mit Vitaminen noch mit Aufputschmitteln, chemischer oder pflanzlicher Art, zu beheben ist. Mitunter gähnt sie dauernd und streckt sich viel.

Psyche

Reizbarkeit

- mürrisch, vor allem wenn etwas erledigt werden muss, was nicht behagt

Verwirrung

- morgens beim Erwachen, erkennt die gewohnte Umgebung nicht mehr (Synth.: aesc., alum., puls.)
- kommt schnell aus der Fassung, hat kein inneres Gleichgewicht

Flucht

- Neigung, aus dem Bett oder aus dem Fenster zu springen (Synth.: aesc. 2, bell. 2, bry., calc-sil., glon., valer.)

Furcht

- dass etwas Negatives geschehen würde

Wahnidee

- muss bei Schwindel den Kopf balancieren

Leitsymptome

Stenose

- purpurrot prall angeschwollene Hämorroiden bis zum Bersten (selten blutend), verbunden mit Kreuzschmerzen entlang der Wirbelsäule, nach oben ausstrahlend
- purpurrote angestaute Krampfadern
- rot gefärbte, angestaute Blutäderchen im Rachenraum oder in den Augen

Kongestion

- Gefühl von angestautem Blut (Plethora) in verschiedenen Körperteilen
- Blutvöllegefühl in Lunge, Brust, Herz, Rektum oder Gehirn
- Empfindung von übergroßer Menge angestautem Blut in den weiblichen Unterleibsorganen, Bauchhöhle und Becken, oft mit klopfenden, hämmernden, pulsierenden Beschwerden

Trockenheit

- der entzündeten Schleimhäute mit rohem, brennendem Gefühl (Rachen, hinterer Nasenraum, Augen, Anus)

Schmerzen

- fliegender Art über den ganzen Körper wandernd von einer Stelle zur anderen (Gelenke, Muskeln)

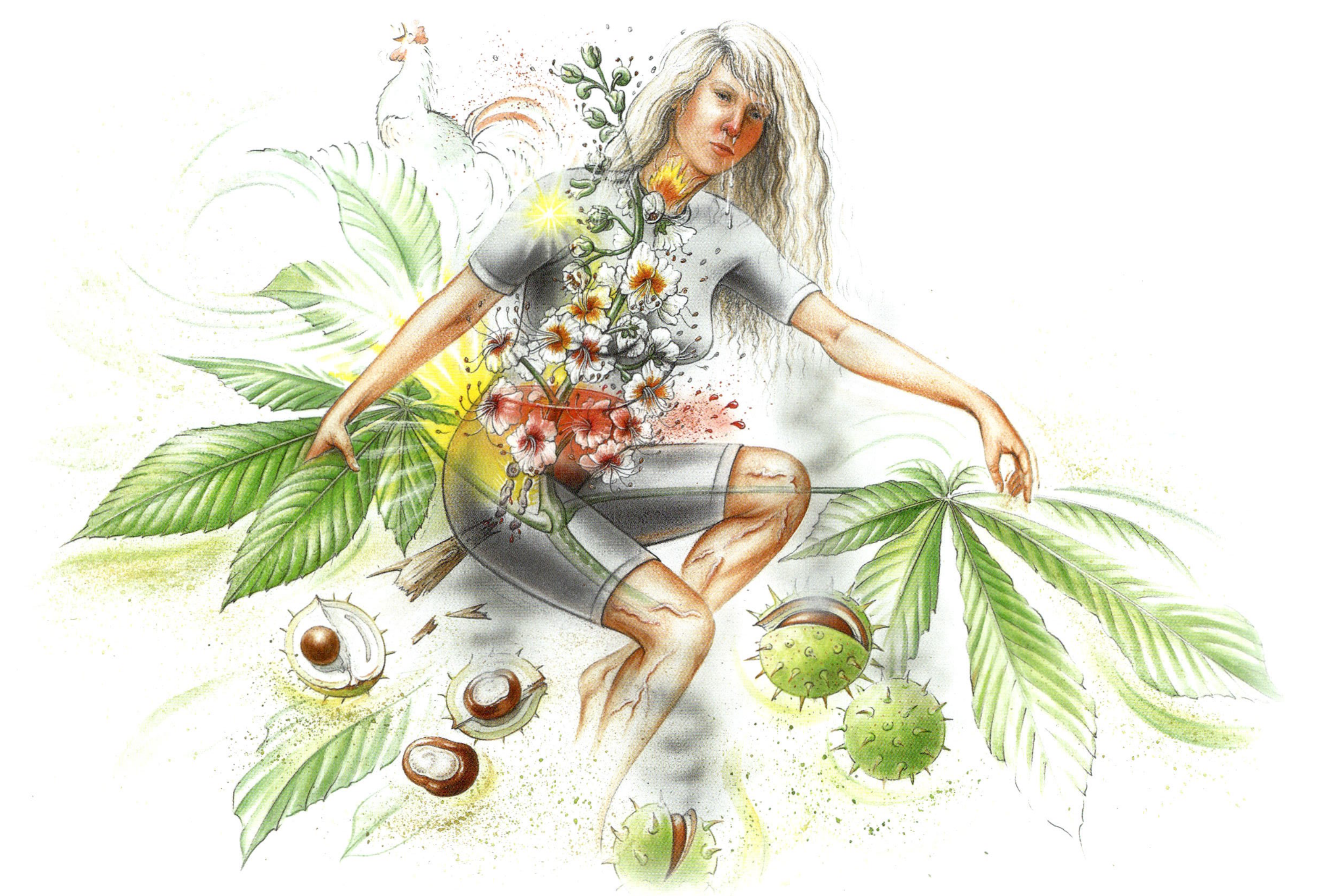

Abb. 3 **Aesculus-Persönlichkeit:** verwirrter Gesichtsausdruck, Röte der linken Gesichtshälfte, wässriger Schnupfen mit Rohheitsgefühl, Rachenkatarrh mit trocken brennender Empfindung, prall angeschwollene Hämorrhoiden, verbunden mit Rückenschmerzen und dem Gefühl von einem Holzstückchen im Rektum, purpurrote Krampfadern, Leberschmerzen ausstrahlend zur rechten Schulter, Völlegefühl in den Körperteilen, Verschlimmerung morgens beim Erwachen, fliegende Schmerzen über den ganzen Körper.

- im Kreuz bis zu den Hüften und entlang der Wirbelsäule nach oben, ausstrahlend mit Verschlimmerung beim Aufsitzen oder Bücken
- stechend wie von Holzsplittern im Rektum, ausstrahlend in den Rücken

Lähmung

- in der Sakralregion

Schwäche

- im Beckenring, als ob die Beine versagen würden

Modalitäten

Abneigung

- gegen Arbeit

Besserung

- alles, was venöse Stauungen lindert: kühle Luft, im Freien, sanfte, fortgesetzte Bewegung

Verschlechterung

- alles, was venöse Stauungen fördert: Stehen, Liegen, warmes Wetter, heißes Bad, übertriebene Bewegung, ferner morgens beim Erwachen, beim Aufsitzen, Bücken, nach Stuhlgang, nach Essen, beim Einatmen von kalter Luft im Winter

Absonderliche Symptome

Schlaf

- schläfrig, schläft im Sitzen ein und ist schwer zu wecken
- gähnt und streckt sich viel

Kopf

- Schwindel mit dem Gefühl, als würde der Kopf balancieren
- Kopfschmerzen, als würde das Gehirn herausgepresst
- Kopfschmerzen, kann fast nicht vom Sitzen aufstehen
- Quetschungsgefühl der Kopfhaut wie geprellt

Ohren

- Schmerzen erst links dann rechts (Synth.: aesc., arn., brom., merc.)

Nase

- wässriger Schnupfen mit Rohheits- und Trockenheitsgefühl im hinteren Nasenbereich und im Gaumen
- empfindlich gegen eingeatmete Luft

Gesicht

- fliegende Hitze, Röte der linken Gesichtshälfte
- nach dem Waschen schwillt das Gesicht stark an (Clarke)
- rote Flecken nach dem Waschen

Mund

- verbrühtes Gefühl im Mund, auf der Zunge dicker Belag
- Zähne sind wie mit Öl bedeckt
- Brennen wie Feuer im Rachen, trocken, roh ohne Schwellung
- chronische Halsentzündung, verbunden mit hämorrhoidalen Beschwerden
- Gefühl, als ob etwas im Schlund stecken geblieben wäre

Brust

- heißes Gefühl, Völle im Brustkorb
- Völlegefühl in der Herzgegend, oft mit Brennen
- Puls hämmert die Extremitäten hinunter
- funktionelle Herzstörung bei hämorrhoidalen Beschwerden

Magen

- Gefühl eines Steins im Magen mit Schmerzen 3 Stunden nach dem Essen
- Zittern und Beben im Magen nach dem Essen

Bauch

- Völlegefühl, Schmerzen in der Lebergegend, ausstrahlend zur rechten Schulter

Verdauung

- wundes Brennen im Anus mit Frösteln den Rücken hinauf
- Schmerzen der Hämorrhoiden wie von einem hin und her sägenden Messer
- Hämorrhoiden sind so schmerzhaft, dass der Kranke weder liegen, sitzen noch stehen kann – nur knien (Tyler)

Genitalien

- Gefühl, als ob der Uterus geschwollen wäre (Blutfülle)
- Gefühl von Klopfen, Brennen, Hämmern oder Pochen im Becken

- anhaltendes Pulsieren hinter der Schamgegend
- Absonderung von Prostatasekret nach Stuhlgang
- vergrößerte Prostata mit Rückenschmerzen

Glieder

- Gefühl, als ob Hände und Füße geschwollen wären (Ballongefühl)
- Füße schwellen beim Gehen an
- Lahmheitsgefühl: Arme, Beine, Rückgrat, kann nicht gehen
- überfüllte Venen, Völlegefühl, purpurrote Varizen

Rücken

- Rückenschmerzen ausstrahlend in die Hüften, machen das Gehen zur Qual
- ist kaum in der Lage, sich vornüber zu beugen oder vom Sitzen aufzustehen (Synth.: puls. 3, rhus-t. 2, aesc. 2, agar. 2, bell. 2, berb. 2, calc. 2, phos. 2, am-c.)

Besondere Anzeigen

- Kreuzschmerzen bei Schwangeren
- Hämorrhoiden, Varizen in der Schwangerschaft
- Hämorrhoiden auftretend im Klimakterium
- Fluor albus mit Kreuzschmerzen

Vergleiche

- aloe, coll., nux-v., sulph., ign., mur-ac., ham., puls., fluor-ac., calc-f., sep., lach., lyc., arn., paeon., helon., rat., nit-ac.

Bewährte Indikationen

Kopfschmerzen

- welche von Beschwerden im Rektum und von Hämorrhoiden begleitet werden

Rhinitis

- mit wässrig brennenden Absonderungen (wie ars.), wunden Nasenlöchern und rohem, trockenem Gefühl im hinteren Nasenbereich, Empfindlichkeit gegen eingeatmete Luft

Rachenkatarrh

- trocken, brennend, ohne Anschwellung mit purpurrot angestauten Adern

Uterusknickung

- mit anhaltenden Schmerzen von den Hüften zum Kreuz

Hämorrhoiden

- prallvoll, selten blutend, mit ausstrahlenden Rückenschmerzen nach Stuhlgang

Ischias

- Wirbelsäule steif wie eingefroren

Rheuma

- mit starkem Sodbrennen, insbesondere um 18 Uhr (Voegeli)

Ulcus cruris

- variköse Geschwüre mit dunkelrotem Rand, torpider Verlauf

Arzneianalogien

Wenn die Samen der Rosskastanie angehäuft gelagert werden, beginnen sie oft schon nach ca. zwei Stunden zu dampfen, weil sie sich selber erhitzen und sich dabei ausdehnen, spreizen und ballen. So vermittelt die Frucht ein Bild der Völle, während die stacheligen Schalen bei geringstem Druck aufplatzen. Hier zeigt sich eine Analogie zur Aesculus-Persönlichkeit mit entsprechenden Stauungsbeschwerden wie prallvollen Hämorhoiden, Krampfadern, Völlegefühl im Becken und stechenden Schmerzen im Rektum.

Aesculus in der Kinderheilkunde

Aesculus ist in der Kinderheilkunde selten indiziert, einzig wenn Jugendliche frühzeitig an Hämorrhoiden oder Krampfadern erkranken oder wenn sie gestört und verwirrt aus dem Schlaf steigen (Synth.: Erwachen mit Verwirrung: chin.).

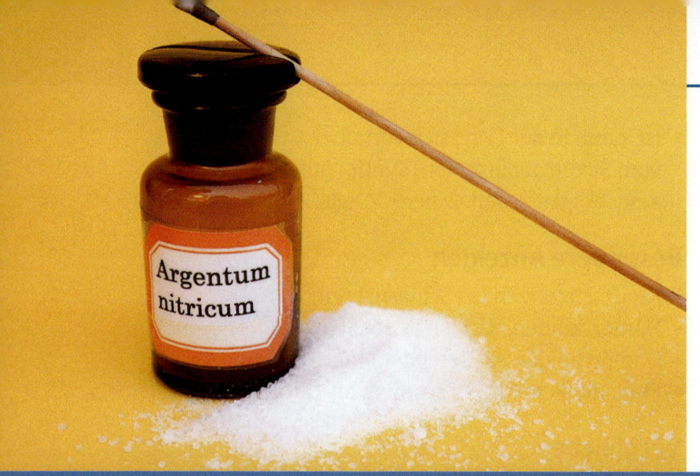

Argentum nitricum

Allgemeines

Argentum nitricum (Silbernitrat, $AgNo_3$), das Silbersalz der Salpetersäure – geschmolzen und in Form gegossen auch Höllenstein (Lapis infernalis) genannt – befindet sich in geringen Mengen im Akanthit, dem mineralischen Schwefelsilber, welches in Norwegen, in den USA und in Mexiko abgebaut wird. Das salpetersaure Silber (grau schimmernde Kristalle) kann auch chemisch gewonnen werden (Versetzen von metallischem Feinsilber mit Salpetersäure). Diese Anwendung wurde früher bei der Spiegelherstellung benutzt. Medizinisch wird die 1 %ige Lösung (Credé'sche Lösung) bei Neugeborenen gebraucht, um sie vor entzündlichen Erkrankungen der Augen zu schützen.

Homöopathisch zeigt Argentum nitricum (potenziert aus Silbernitrat) ausgesprochene Wirkung auf das Nervensystem.

Die Themen des Mittels sind: *Nervosität, Ruhelosigkeit, Hast, Unsicherheit und viele Ängste.*

Typus

Das Argentum-nitricum-Erscheinungsbild ist geprägt durch ein erdfahles, ausgezehrtes, **frühzeitig gealtertes Aussehen** mit **eingefallenem**, ängstlichem Gesichtsausdruck und dünner, **magerer**, untergewichtiger Statur. Die Arznei passt sowohl für Frauen wie auch für Männer, wobei das weibliche Geschlecht weniger exzentrisch veranlagt ist als die maskulinen Vertreter. Die **Exzentrizität** des Patienten betrifft vor allem seine impulsive, **hektische**, manchmal hemmungslose Art zu kommunizieren und zu handeln. Er scheint seine Impulse nicht kontrollieren zu können.

Bei diesem Typus handelt es sich meistens um einen fröhlichen, entgegenkommenden, aufgeschlossenen, extrovertierten, offenen und **geselligen** Menschen, der häufig seine Kräfte überschätzt und sich selbst in unnötigen Stress bringt. Er bürdet sich zuviel auf und verrichtet mehrere Tätigkeiten gleichzeitig. Sein Verhalten wird stark geprägt durch die **Wahnidee**, dass er verachtet oder ausgestoßen ist, wenn er nichts leistet. Daraus entwickelt sich eine Manie, alles **perfekt** zu machen. Er wird zum idealen Krisenmanager, zum hervorragenden Organisator, der alle möglichen Störfaktoren und Eventualitäten schon im Voraus erahnt und Vorsichtsmaßnahmen trifft. Dabei kommt ihm seine große **Phantasie** und Vorstellungskraft zu Hilfe. Dies kann mitunter auch zur Qual werden, wenn er von abstrusen Gedanken geplagt wird, die ihn nicht mehr loslassen und zu fixen Ideen werden.

In Bezug auf Familie und Beruf zeigt er großes **Verantwortungsbewusstsein**, nimmt alles ein bisschen zu ernst und möchte bei seinen Verpflichtungen ja nichts falsch machen (Synth.: überprüft zweimal, muss alles kontrollieren: arg-n., carc., caust., luna, syph.). Sein Engagement und **Enthusiasmus** (jede Idee muss sofort verwirklicht werden) ist wie ein Motor, der auf vollen, übersetzten Touren läuft. Er ist immer in **Eile** (Arbeit, Gehen, Essen, Trinken, Denken, Schreiben), macht alles in Hast und Ruhelosigkeit. Wird er in seinem Tempo behindert (Zurückhaltung und Schwerfälligkeit kann er nicht ausstehen), wird er sehr wütend mit unkontrollierbaren, impulsiven Zornausbrüchen, die er aber bald wieder bereut. Die Zeit vergeht ihm zu schnell – nichts darf aufgeschoben werden. Er ist geistreich, **intellektuell** begabt, von schneller Auffassungsgabe, sprunghaft und hat ein gutes Allgemeinwissen. Er ist ein Querdenker, der oft keine Rücksicht auf das Verständnis der Allgemeinheit nimmt. Er hat Interesse an unkonventionellen Themen. Mit seinem ausgefallenen Verhalten kann er unberechenbar werden (unerklärliche, fast törichte Impulse und indiskretes Benehmen).

Durch die dauernde Überforderung sinken seine Kräfte, es kommt zu zittriger Schwäche und **Gedächtnisstörungen**. Er wird ungeschickt, unbeholfen und zerstreut. Er kann sich nicht mehr konzentrieren, hat ein „Brett vor dem Kopf", regelrechte Blackouts (vor allem in Prüfungssituationen). Sein Denk- und Erinnerungsvermögen ist blockiert, und mit der Zeit entsteht eine Neigung zu Demenz. Gleichermaßen machen sich diverse Ängste und **Gewissenskonflikte** bemerkbar. Der Kranke hat das Gefühl, den Anforderungen nicht mehr gewachsen zu sein. Sein Selbstvertrauen sinkt und er wird von Panik geplagt. Man hat den Eindruck, als ob der Patient Furcht vor seinem eigenen Schatten hätte. Die **Verängstigung** zeigt vielerlei Facetten: Höhen-, Erwartungs-, Prüfungs-, Platzangst, Lampenfieber, Furcht vor Krankheiten, Reisen, Tunnels, neue Unternehmungen usw., oft begleitet von Kopfschmerzen, Durchfall, Verdauungsstörungen oder anderen gesundheitlichen Beschwerden. Auffallend ist, dass die bangen Emotionen den Betroffenen zu einem schnellen, hastigen Gehen und Reden zwingen, vielfach verbunden mit Stolpern und Stottern. Sein gesundheitliches Wohlbefinden ist stark angeschlagen mit chronischer Neigung zu mannigfachen Beschwerden: **Verdauungsstörungen** mit ausgeprägtem Flatus (Rumpeln im Bauch), Durchfall nach Süßigkeiten (ist verrückt nach Süßem) oder Aufregung, aufgetriebenem Bauch, explosivem Aufstoßen, **Kopfschmerzen** bei geistiger Überanstrengung, Angst und Spannungen (mit dem Gefühl, als ob sich der Schädel ausdehnen würde) sowie **zittrige Schwäche** bei emotionalen und mentalen Belastungen.

Verhaltensmerkmale bei der homöopathischen Anamnese

Der erste Eindruck, den man von der Argentum-nitricum-Persönlichkeit gewinnt, ist geprägt von Aufruhr. Sie kommt gehetzt und in Eile zum vereinbarten Termin (Synth.: Hast, Eile, hastet um zur verabredeten Zeit zu kommen: arg-n. 3, sul-ac.). Vor lauter Furcht, das Arrangement nicht pünktlich einhalten zu können, ist sie zu früh zur Stelle (bis zu einer halben Stunde und mehr). Die Erwartungsspannung steht ihr ins ausgezehrte Gesicht geschrieben. Entgegenkommend und offen, aber etwas ungestüm und lebhaft schildert sie ihre gesundheitlichen Beschwerden, wobei sie von einem Thema zum anderen springt. Bald gibt sie zu erkennen, dass sie von einer großen Furcht vor schlimmen Krankheiten beherrscht wird.

Der Patient ängstigt sich, seine Symptome könnten mit einer Krebserkrankung in Zusammenhang stehen (Synth.: Furcht vor Krebs: agar. 3, ars. 3, calc., calc-p., carc., chinin-ars., fl-ac., ign., kali-ar., mag-m., nit-ac. 2, phos., psor. 3). Diese Ängste werden auch nicht durch normale klinische Befunde und eindeutig positive diagnostische Resultate beruhigt. Er bekommt Gewissensbisse, durch seine ständigen Befürchtungen die Anamnese in die Länge gezogen zu haben und entschuldigt sich dauernd beim Homöopathen. Möglicherweise bittet er, dass die Fenster geöffnet werden, da es ihm zu heiß ist und er zu wenig Luft bekommt. Er versucht sich mit Umhergehen etwas zu beruhigen. Dabei kann während des Gesprächs unerwartet und explosiv ein lautes, unkontrolliertes Aufstoßen passieren, das ihm sehr peinlich ist. Dies ist ein auffallendes Symptom seines Krankheitsbildes, das durch Verdauungsstörungen (Blähungen, aufgetriebener Bauch, Aufstoßen, Durchfall), Angst und zittrige Schwäche geprägt ist. Diese Symptome verschlimmern sich bei Sorgen, Problemen und Stress. Als äußere Merkmale sind auch oft Papillome und Warzen sichtbar, vor allem am Hals (Kehlkopf).

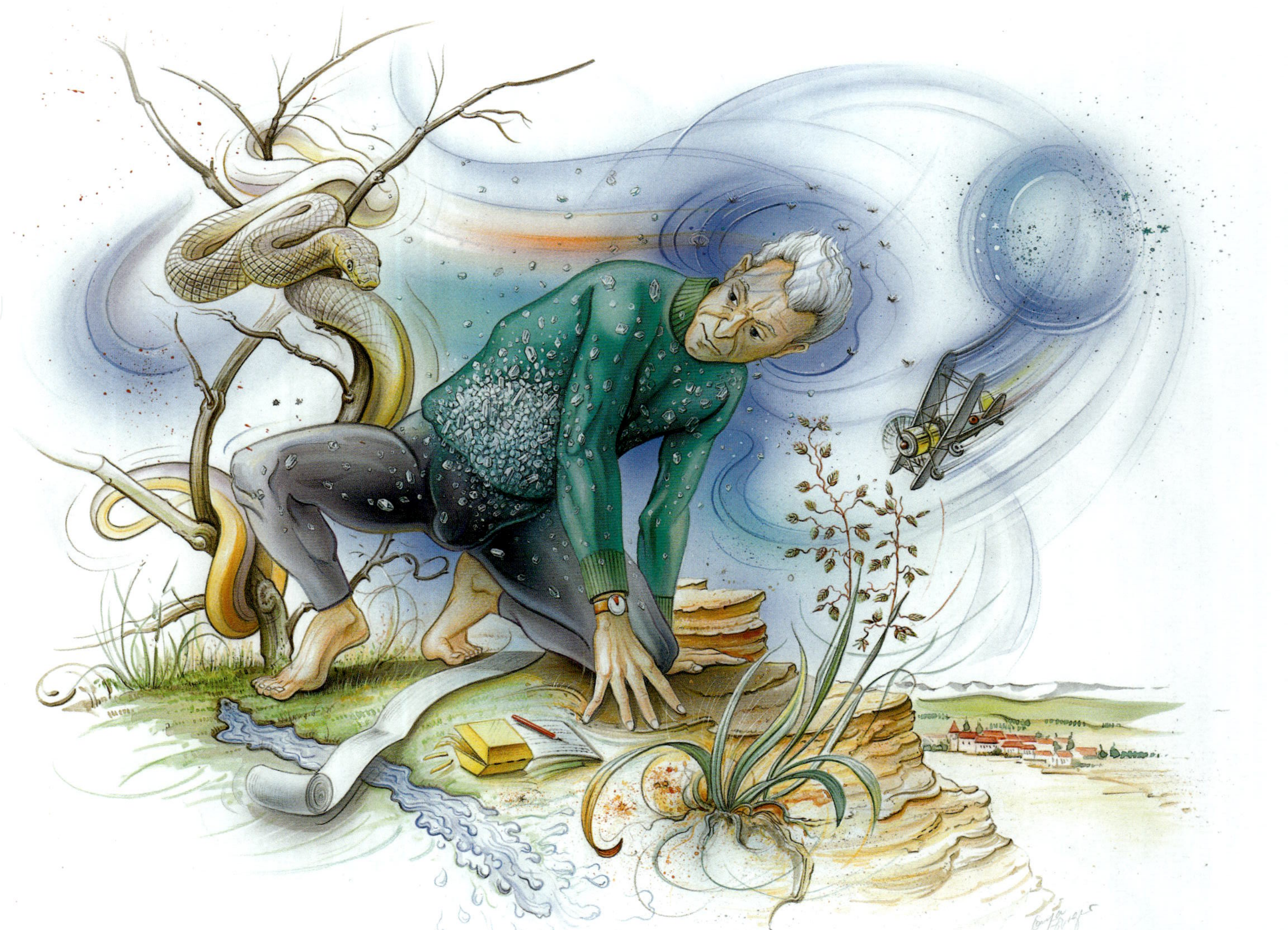

Abb. **4** **Argentum-nitricum-Persönlichkeit:** frühzeitig gealtertes Aussehen, ängstlicher Gesichtsausdruck, mager, warmblütig, Hitze ist unangenehm, frische Luft bessert, hektisch, stressig, immer in Eile, Perfektionist, verantwortungsbewusst, enthusiastisch, ideenreich, Planer, ungeschickt, verwirrt im Kopf, panische, neurotische Angst, Furcht vor dem Fliegen, Höhenangst, vor Krankheiten, Krebs, schreckliches Lampenfieber vor Prüfungen, Schwindel beim Schließen der Augen, Gefühl, der Kopf dehne sich aus, Verdauungsstörung mit ausgeprägtem Flatus, Durchfall nach Süßigkeiten oder Aufregung.

Psyche

Angst

- morgens nach dem Aufstehen (Synth.: arg-n., carb-an., mag-c., rhus- t.)
- in der Höhe, an hochgelegenen Orten
- auf Brücken oder von Hochhäusern hinunterzuschauen
- in der Menschenmenge (Klaustrophobie)
- vor Krankenhäusern
- vor öffentlichen Auftritten, zittert beim Sprechen, kann den Zuhörern nicht in die Augen schauen
- vor Prüfungen, ist zittrig erregt und bekommt Durchfall oder Kopfweh

Furcht

- vor Aufzügen, im Flugzeug (Synth.: arg-n., calc., phos.)
- vor dem Alleinsein, braucht Gesellschaft
- vor unheilbaren Krankheiten
- vor Tunnels (Synth.: stram. 3)
- der Ausgang im Kino, Theater könnte blockiert sein, sitzt nahe an der Tür
- vor unbekannten Situationen, etwas Neues zu unternehmen
- beobachtet zu werden
- den Erwartungen nicht genügen zu können
- einen Fehler zu machen
- vor geschäftlichem Misserfolg
- vor Räubern, Einbrechern, sichert und kontrolliert alle Türen und Fenster
- einen Anfall zu bekommen, ohnmächtig zu werden

Einbildung

- auf der Brücke stehend oder aus dem Fenster blickend zwanghafte Gedanken, sich hinunterstürzen zu müssen
- glaubt, wenn er an hohen Gebäuden emporblickt, sie würden herunterstürzen
- er würde beim Überqueren der Straße in einen schlimmen Unfall verwickelt
- einen Schraubenzieher in die Steckdose stecken zu müssen
- das eigene Kind verletzen zu können
- dem Vorgesetzten etwas vor die Füße werfen zu müssen
- sagt seine Todesstunde voraus (Synth.: acon. 4, aloe 2, alum., arg-n. 2, cench., hell., lac-d.2, thea)

Wahnidee

- von Freunden oder Angehörigen im Stich gelassen zu sein
- von allen zurückgewiesen, verachtet zu werden
- als würde sich ein Körperteil ausdehnen
- sich schuldig gemacht zu haben, etwas Schlechtes gemacht zu haben

Leitsymptome

Wärme

- warmblütig (eines der heißesten Arzneimittel – manchmal auch Mangel an Lebenswärme)
- Hitze verschlimmert

Kälte

- kalte Anwendungen, frische, kühle Luft bessert

Unruhe

- immer in Eile, isst, redet und läuft hastig, gehetzt
- verstärkt sich bei Angst und Problemen, kommt ins Zittern

Unberechenbarkeit

- verhält sich bisweilen unlogisch, unvernünftig, unkonventionell, sonderbar, närrisch, rücksichtslos (Schlüsselsymptome)

Schmerzen

- splitterartige Schmerzen der entzündeten Schleimhäute (Hals, Brust, Harnröhre, Rektum)

Geschwüre

- Neigung zu Geschwürsbildung der Schleimhäute (Rachen, Kehlkopf, Magen, Zwölffingerdarm, Dickdarm, Harnröhre, Uterus, Bindehaut der Augen (mitunter kanzerogene Entartung oder eitrige Sekrete)

Verdauung

- heftiges Aufstoßen (Synth.: arg-n. 3, lycop-v., mosch. 2)
- Meteorismus mit Rumpeln und Kollern im Bauch, aufgebläht bis zum Platzen
- Trommelbauch nach geringstem Essen
- Neigung zu Durchfall wie zerhackter Spinat (Synth.: Stuhl wie gehackter Spinat: acon. 3, arg-n. 2, cham. 2, merc. 2)
- Durchfall nach Essen oder Trinken

- Durchfall nach Erregung des Gemüts
- Durchfall nach Erwartungsspannung (Synth.: arg-n. 2, gels. 2, ph-ac. 2)

Schwäche

- periodisch auftretend, vor allem während der Menses
- auf der geistigen Ebene, besonders nach Belastung
- mit ununterbrochenem Zwang zum Gähnen

Modalitäten

Verlangen

- nach Süßigkeiten (macht aber Beschwerden: Durchfall, Blähungen, Sodbrennen), nach Zucker (Synth.: am-c., arg-n. 3, calc. 2, kali-c. 2, Sec. 2)
- Salz, Käse, Eis, frische Luft

Abneigung

- gegen Fett, Käse, Schweinefleisch

Unverträglichkeit

- enge Kleider, Rolltreppe, Fahrstuhl, Sesselbahn

Besserung

- Kälte, kalte Anwendungen, frische Luft, Liegen auf der linken Seite, Festbinden (Kopfweh), Druck (Magenschmerzen), Ruhe

Verschlechterung

- Hitze, warme Bäder, Süßigkeiten, Liegen auf der rechten Seite, nachts, morgens, beim Denken an die Beschwerden, hochgelegene Orte, bei Erwartungsspannung, während der Menses

Absonderliche Symptome

Schlaf

- entsetzliche Albträume: Absturz, zu spät zu kommen, von herabfallenden Gegenständen, Gehen über wackeliges Gerüst
- träumt, von Schlangen verfolgt zu werden, das Haus sei voller Schlangen
- kann nur links liegend schlafen

Kopf

- Schwindel beim Schließen der Augen (Synth.: Schwindel, kann nicht mit geschlossenen Augen gehen: alum. 2, arg-n., ars., stram. 2, thuj.)
- ängstlicher Schwindel an hochgelegenen Orten: Hochhaus, Berge, Lift, Brücken
- Schwindel mit Ohnmachtsneigung
- Kopfschmerzen, die sich allmählich verschlimmern und plötzlich verschwinden
- Kopfschmerzen, besser durch Einbinden des Kopfes oder Tragen des Hutes
- Kopfschmerzen mit Gefühl von Vergrößerung des Kopfes, als ob der Kopf sich ausdehnen würde
- Kopfschmerzen beim Tanzen (Synth.: arg-n. 2)
- Kopfschmerzen bohrend Stirnhöcker links (Synth.: arg-n. 3, ol-an., thuj.)

Augen

- leuchtend roter Fleck auf der Sklera, sieht aus wie rohes Fleisch

Ohren

- Schmerzen um das Ohr, morgens nach dem Aufstehen

Nase

- Nasenbluten nach dem Essen (Synth.: am-c., kali-c., zinc.)

Mund

- Schmerz der Zungenspitze
- Gefühl beim Schlucken wie Splitter im Hals
- innerer Hals Kondylom (Synth.: arg-n. 2, merc-c. 2, nit-ac. 2, thuj. 2)
- blaue Lippen während der Menses (Synth.: arg-n. 2, cedr. 2)

Brust

- Brustschmerz wie durch einen Splitter (Synth.: arg-n. 3)
- Husten beim Hören von hohen Tönen
- Heiserkeit mit Kitzelhusten
- heftiges Herzklopfen beim Liegen auf der rechten Seite

Magen

- Aufstoßen verursacht Ohnmacht (Synth.: arg-n. 2, carb-v. 3, nux-v.)
- Aufstoßen nach Süßigkeiten
- muss aufstoßen, wenn man auf den Bauch drückt

- Schmerzen zu Beginn der Menses
- Schmerzen verschlimmern sich beim Liegen auf der rechten Seite
- Gefühl, als wolle der Magen beim Gähnen zerbersten

Bauch

- Blähungen verschlimmern sich durch Süßigkeiten (Zucker)
- Gefühl, als ob eine Kugel vom Bauch in den Hals hochsteigt

Verdauung

- Durchfall durch kaltes Wasser, durch Schreck
- grüner Stuhl wie gehackter Spinat

Nieren

- Harnröhre stechender Schmerz wie Splitter

Genitalien

- rechtsseitige Ovarialschmerzen
- Entzündung Hoden rechts (Synth.: arg-n. 2, chel., clem. 3, puls. 2, rhod. 3)

Glieder

- kalte Unterarme (besonders während der Menses)
- Blaufärbung der Fingernägel während der Menses
- spürt elektrische Schläge zu Beginn der Bewegung

Rücken

- Schmerz wird durch Flatus besser (Synth.: arg-n., berb., coc-c. phos., ruta)

Besondere Anzeigen

- Durchfall während Abstillen
- Durchfall bei Säuglingen, wenn die stillende Mutter Süßigkeiten isst
- eitrige Ophthalmie bei Neugeborenen
- platzendes Gefühl im Magen während Schwangerschaft
- Vergrößerungsgefühl des Kopfes in der Schwangerschaft (Synth.: arg-n. 3)

Vergleiche

- phos., sulph., gels., acon., lyc., agar., apis, zinc., arg., merc., aur.

Bewährte Indikationen

Epilepsie

- mit erweiterten Pupillen vor Anfall (Synth.: arg-n. 3, bufo), ruhelos vor Konvulsionen (Synth.: arg-n. 3, bufo, caust.), Aufstoßen vor Konvulsionen (Synth.: arg-n. 2, lach. 3, nux-v., psor., sulph.)

Apoplex

- mit Rucken des gelähmten Armes, Demenz, merkwürdige Gedanken

Parkinson

- mit Stolpern und ruckartigem Zittern

Multiple Sklerose

- mit Stolpern und ruckartigem Zittern

Konjunktivitis

- granulierend, mit Gefühl, als ob die Hornhaut abgestoßen würde, eitrige Sekrete

Flügelfell

- Pterygium am inneren Augenwinkel

Heiserkeit

- Stimmverlust bei Rednern, Sängern mit großer Erregung

Halsentzündung

- wie Splitter im Hals, oft mit Heiserkeit, besser durch kalte Getränke

Tonsillitis

- mit Geschwürsneigung und eitrigen Sekreten

Masern

- mit chronischer Bindehautentzündung

Angina pectoris

- kann nur auf der linken Seite liegen

Magen-Zwölffingerdarm-Geschwür

- mit Schmerzen nach dem Essen, Hyperazidität, Blähungen, Schmerzen strahlen in alle Richtungen aus

Gastritis

- mit Hyperazidität, Blähungen, Schmerzen strahlen in alle Richtungen aus

Arzneianalogien

Argentum nitricum als „Höllenstein“ versinnbildlicht die „höllischen“ Ängste des Patienten. Das Silbernitrat ist eine ätzende Substanz, welche die Geschwürsneigung der Schleimhäute beim Kranken analogisiert. Die Lichtempfindlichkeit der salpetersauren Silberkristalle charakterisiert ferner die Lichtphobie des Argentum-nitricum-Patienten. Das Silber bildet die Grundlage für fotografische Platten, es spiegelt die Realität, die zuweilen auch überzeichnet und verzerrt empfunden wird und zu Ängsten führen kann.

Argentum nitricum in der Kinderheilkunde

Bei Argentum nitricum handelt es sich um welk aussehende, magere, tiefäugige Kinder, die älter erscheinen als sie wirklich sind und immer wieder über die eigenen Füße stolpern. Sie sind sehr unruhig, nervös und zittrig bei geringsten Aufregungen (Zappelphilipp). Auffallend sind die Tics im Gesicht und der etwas schnelle Gang. Bei Nervosität beginnen sie zu stottern. Sie essen sehr hastig und schlucken dabei Luft hinunter. Als Schleckmäuler für Süßigkeiten leiden sie unter Verdauungsbeschwerden: Trommelbauch, Magenbrennen, Bauchweh, Verdauungsstörungen, spinatartigem Stuhl, Blähungen und Aufstoßen mit lautem Knall (Synth.: Flatulenz bei Kindern: arg-n., lyc.). Hitze vertragen sie schlecht. Wenn Neues auf sie zukommt, beginnen sie sich zu ängstigen. Sie haben große Angst vor Prüfungen und reagieren sofort mit Durchfall oder Kopfschmerzen. Vor jedem Examen haben sie das Gefühl, als ob der Kopf leer sei, obwohl sie den Stoff am Vortag gründlich gelernt haben (intellektuell begabt und voller Phantasien). Erwartungsdruck können sie nicht ausstehen und reagieren darauf mit indiskreten Bemerkungen oder unsinnigen Handlungen. Beim Turnen in der Schule befürchten sie von den Turngeräten herabzustürzen. Außerdem haben sie ständig das Gefühl zu spät zum Unterricht zu kommen. Mannigfache Ängste machen sich im Laufe der Jugend bemerkbar: Angst in der Höhe, vor Menschenmengen, vor Tunnels, vor Reisen, Krankheiten, Räubern, Schlangen.

Arnica montana

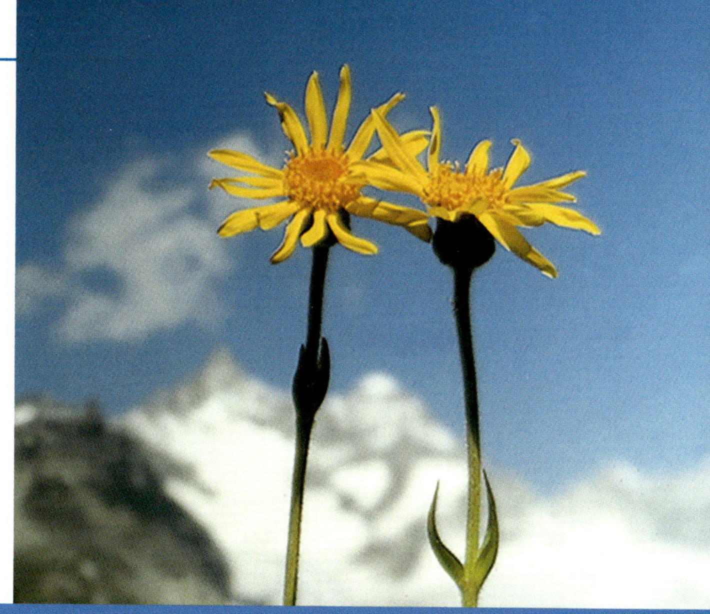

Typus

Das Arnica-Erscheinungsbild charakterisiert **sanguinische, plethorische** Personen mit **rotem Gesicht, heißem Kopf, kalten Gliedern und muskulösem**, kraftvollem Körperbau. Typisch sind der lebhafte Ausdruck und die **rote Nasenspitze**. Trotz großer Spannkraft und Energie leidet der Patient bei geringsten Beschwerden unter **Zerschlagenheitsgefühl** und **Schmerzempfindlichkeit**.

Verletzungen

Arnica ist ein **Hauptmittel bei stumpfen Verletzungen**, selbst wenn das Trauma (Sturz, Schlag, Stoß, Schnitt, Fall, Hieb, Stich mit offenen Fleischwunden und Blutaustritt – Hämatome, blaue Flecken) schon längere Zeit (Jahre) zurückliegt. Die Arznei wirkt schmerzstillend, entzündungshemmend, wundheilend. Sie ist auch angezeigt, wenn **Unfälle schon Jahre zurückliegen** und immer noch Probleme verursachen. Prophylaktisch kann sie vor Operationen, Zahnextraktionen, Entbindungen oder bei der Einrenkung von Luxationen, Knochenbrüchen, Kopfverletzungen, Gehirnerschütterungen, Schleudertraumen, Schlägen auf Augen, Nase und Ohren mit Blutung, bei Fremdkörpern im Auge, nach Trommelfellperforation oder Knalltrauma verabreicht werden.

Arnica ist hilfreich nach **Schockeinwirkungen** mit starker seelischer Erschütterung: Schock nach Unfall (traumatische Ereignisse) oder durch Stromschlag. Nicht zuletzt ist die Arznei ein hervorragendes Mittel bei **psychischen Verletzungen** mit Auftreten von „seelischem Zerschlagenheitsgefühl".

Allgemeines

Die Arnika ist ein mehrjähriges, 30 bis 60 Zentimeter hohes Korbblütlergewächs (Composita) mit gelben, am Rande gezähnten Strahlenblüten, welche auf kalkarmem, saurem Boden der Bergregionen von 600 bis 2800 Meter Höhe gedeiht. Blütezeit ist von Juni bis August. Der Gattungsname stammt wahrscheinlich vom griechischen „arnion" (= Pelz) ab und charakterisiert die feinen Haare des Blattwerks und des Stängels. Im Volksmund wird die Pflanze auch „Bergwohlverleih", „Fallkraut" oder „Kraftrose" genannt. Zur Herstellung der Urtinktur wird die Wurzel verwendet.

Bei Arnica montana handelt es sich um eines der wichtigsten homöopathischen **Notfallmittel**, welches bei Verletzungen, Schock und Blutungen zur Anwendung kommt. Die Arznei wirkt schmerzstillend; sie wird deshalb auch als „Aspirin der Homöopathie" bezeichnet.

Die Themen des Mittels sind: *Trauma, Schock, Röte, Hitze/Kälte, Stase, Zerschlagenheit und Berührungsempfindlichkeit.*

Verhaltensmerkmale bei der homöopathischen Anamnese

In der Krankheitsgeschichte der Patienten finden sich aktuelle oder Jahre zurückliegende traumatische Zustände und Schockerlebnisse, welche die Gesundheit und das Wohlbefinden stark belasten. Die Kranken sehen blühend und voller Energie aus, sind aber schmerzempfindlich und sehr ängstlich. Ihre mannigfaltigen Beschwerden charakterisieren sie, wie wenn sie geprügelt worden wären. Zu starke Zuwendung oder Hilfsbereitschaft weisen sie jedoch energisch ab. Mitunter können sie auch stark dissimulieren, sodass trotz offensichtlichem Leidenszustand stets die Beschwerden verniedlicht oder sogar verneint werden (Synth.: sagt er sei gesund, obwohl er sehr krank ist).

Psyche

Abweisung

- weigert sich, bei Beschwerden den Arzt zu konsultieren oder lässt sich nicht untersuchen und behauptet, dass er, trotz markanter Symptome, nicht krank sei (Synth.: eigensinnig, starrköpfig, dickköpfig, erklärt, es fehle ihm nichts: apis, arn. 3; sagt sei gesund, wenn er krank ist: androc., apis 2, arn. 3, ars., atro., bell., cham., cinnb., coff., colch., hyos, iod., kreos., merc., op. 3, puls., pyrar.)
- weist jede Hilfe ab, will keinen Trost und kein Mitleid
- Annäherung und Zärtlichkeiten werden energisch zurückgewiesen
- ist bedrückt, niedergeschlagen, geistig abwesend, spricht kein Wort, beantwortet keine Fragen, hat keine Lust, sich mit jemandem zu unterhalten
- lässt sich nicht zurechtweisen, sieht keine Gefahren, trotz häufigen Fehlschlägen

Reizbarkeit

- möchte nicht gestört werden, ansonsten gebärdet er sich eklig, mürrisch und abweisend
- gereizt (Synth.: Reizbarkeit, schickt den Arzt nach Hause und sagt, sei nicht krank: apis 2, arn. 3, cham. 3)
- man kann ihm nichts recht machen, er ist eigensinnig, diktatorisch, streitsüchtig
- regt sich bei geringstem Widerspruch auf

Furcht

- berührt zu werden, der Patient will nicht, dass man ihm zu nahe kommt (Synth.: Furcht Näherkommen, Annäherung, von anderen berührt zu werden: acon., arn. 3, rhod.)
- von Herankommenden geschlagen zu werden
- vor Fahren nach einem erlebten Autounfall

Angst

- vor Grausamkeit, könnte geschlagen, verletzt werden
- er könnte vergiftet werden (Arznei)
- dass er von der Gesellschaft abgelehnt wird
- dass etwas Schreckliches passieren wird
- vor Operation, Zahnarzt (Synth.: Furcht vor dem Gang zum Zahnarzt: calc., gels. 2, mag-c., phos. 2, tub. 2), Arztbesuch
- vor Herzkrankheit, an einem Schlaganfall sterben zu müssen

Selbstgefälligkeit

- ist von sich überzeugt, Selbstüberschätzung, kultiviert das eigene Ich
- narzisstisch veranlagt, spricht dauernd von sich selbst, kann stundenlang vor dem Spiegel stehen und sich selbst bewundern

Leitsymptome

Zerschlagenheit

- Mattigkeit des Körpers und der Glieder mit Schmerzen, als ob man Prügel bekommen hätte
- große Ermattung nach Verdruss, Kummer oder psychischem Trauma
- äußerst angegriffen, nach körperlicher Anstrengung

Hitze

- Kopf hitzig mit rotem Gesicht, gleichzeitig Kältegefühl in Körper und Gliedern; Kopf und Gesicht sind innerlich und äußerlich sehr heiß

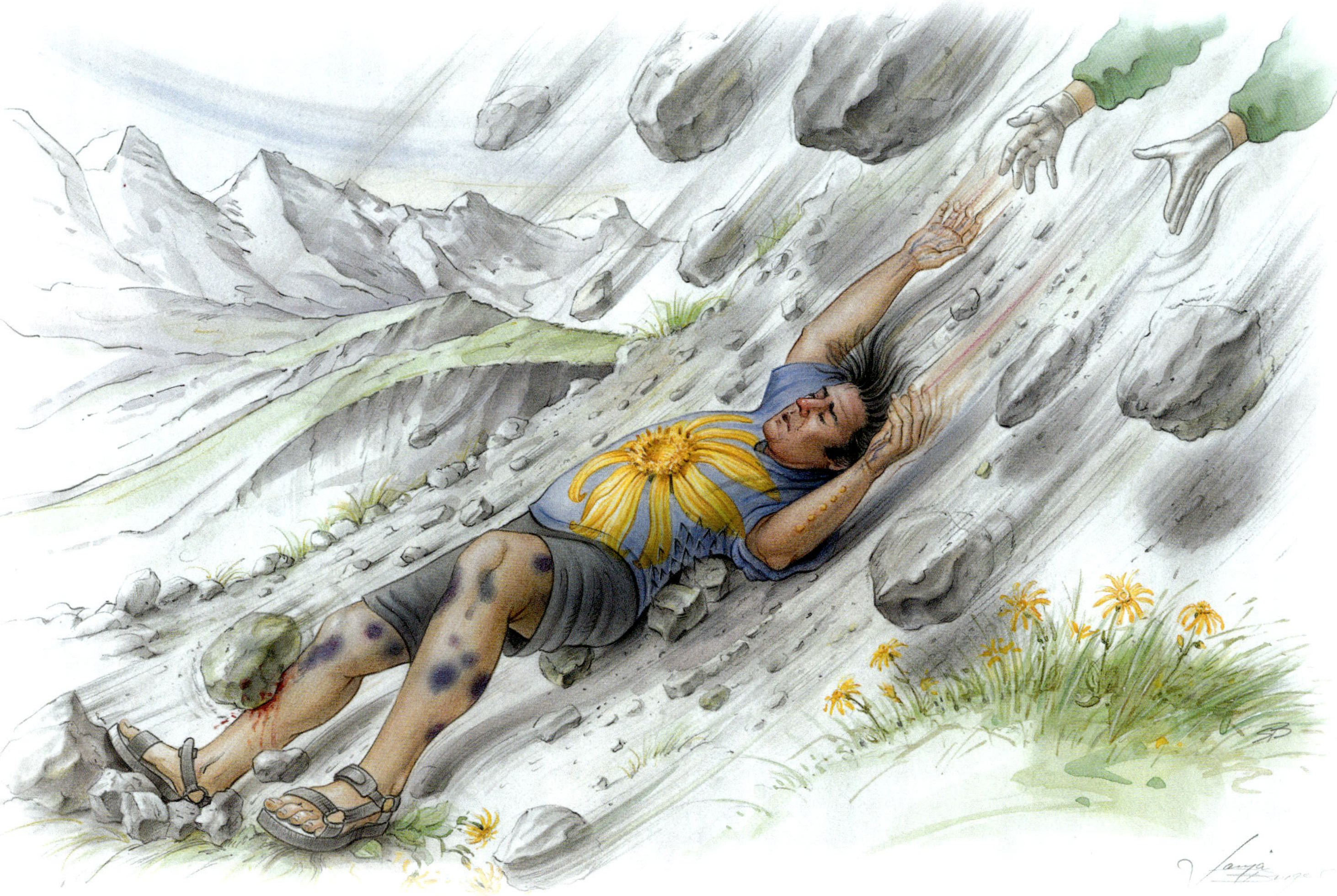

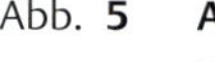

Abb. **5** **Arnica-Persönlichkeit:** sanguinisches Temperament mit rotem Gesicht, heißem Kopf und kalten Gliedern, muskulöser Körperbau, rote Nasenspitze, erweiterte Venen an den Händen, blaue Hautflecken, Neigung zu Furunkeln, Hauptmittel bei stumpfen Verletzungen, Hämatomen, Prophylaxe vor Operation, Zahnextraktion, Entbindung, Nachbehandlung von Kopfverletzungen, Gehirnerschütterung, Schleudertrauma, Apoplex, Schock nach Unfall, Gefühl, zu hart zu liegen, Zerschlagenheitsgefühl, Muskelkater, berührungsempfindlich, weist jede Hilfe ab, distanziert.

Empfindlichkeit

- Bett, Kissen, alles worauf man liegt, scheint zu hart zu sein, alles tut weh, muss häufig die Lage wechseln
- enge Kleidungsstücke sind unerträglich
- berührungsempfindlich, Angst berührt zu werden
- kann Schmerzen nicht ertragen, wird nervös und reizbar
- erwacht nach einem Unfall plötzlich mit Schreck aus dem Schlaf

Blutungen

- hämorrhagische Diathese, Neigung zu blauen Flecken bei geringster Einwirkung (blaue Mäler bei leichtestem Stoß)
- Nasenbluten, Bluthusten, Uterusblutungen nach geringsten Anstrengungen

Fieber

- intermittierend oder schleichend mit Zerschlagenheitsgefühl und hitzig rotem Kopf – kalte Glieder, Frostschauer beim Aufdecken im Bett

Modalitäten

Verlangen

- Essig, Whisky

Abneigung

- Milch, Fleisch, Suppe, Berührung, Annäherung, Trost

Besserung

- Liegen mit Kopftieflage, weiche Unterlagen, Ruhe, kleine Schlucke Wasser, kalte Wickel

Verschlechterung

- abends, nachts, Berührung, Annäherung, Druck, Bewegung, Überanstrengung, Erschütterung, Hitze

Absonderliche Symptome

Schlaf

- fährt nachts auf und greift mit Todesfurcht nach dem Herzen
- träumt von Tod, verstümmeltem Körper, Ersticken, Blitz, Gewitter, Gräbern oder Unfall

Kopf

- Schwindel, als ob Gegenstände herumwirbeln würden
- empfindlich gegen Kämmen der Haare
- Gefühl, als ob sich das Gehirn zusammengerollt habe
- Kopfhaut fühlt sich zusammengezogen an
- Kopfschmerz brennend mit Kälte des Körpers

Ohren

- Schmerz im Knorpel wie geprellt
- schwerhörig als Folge einer Gehirnerschütterung, durch Lärmbelastung

Augen

- Blutungen bei Husten, Keuchhusten
- Neigung zu Netzhautblutungen, geplatzten Äderchen bei Überanstrengung

Nase

- Nasenbluten nach Hustenanfall
- Nasenbluten während Gesichtswäsche
- Nasenbluten nach körperlicher Überanstrengung
- Kältegefühl der Nase

Mund

- Geschmack (Atem) wie von faulen Eiern
- Zahnschmerzen durch Kauen harter Speisen
- Zahnschmerz nach einer Füllung, nach Zahnbehandlung

Brust

- Heiserkeit bei Überanstrengung der Stimme
- Husten mit Gefühl, als seien die Rippen gebrochen
- alle Knorpel, Knochen der Brust sind schmerzhaft (zerschlagen)
- Gefühl, als ob das Herz zu schlagen aufhöre mit unerträglicher Angst

Magen

- Aufstoßen nach faulen Eiern
- Gefühl, als sei eine Kugel im Magen
- Gefühl, als ob der Magen an die Wirbelsäule gedrückt würde
- Erbrechen durch Bewegung des Fötus

Verdauung

- unwillkürlicher Stuhlabgang im Schlaf
- Blähungen riechen nach faulen Eiern
- muss sich nach dem Stuhlgang hinlegen, fühlt sich zerschlagen
- Durchfall (Verstopfung) nach Verletzung

Nieren

- Harnverhalten nach körperlicher Überanstrengung

Genitalien

- Zerschlagenheitsgefühl der Uterusgegend
- Uterusblutungen nach Intimverkehr
- Schmerzen in den Genitalien beim Stillen
- Gefühl, als ob der Fötus quer liegen würde
- empfindlich gegen die Bewegungen des Fötus

Haut

- viele kleine Furunkel, einer nach dem anderen
- symmetrische Hautausschläge

Glieder

- Myalgie durch Überanstrengung, Muskelkater
- erweiterte Venen an den Händen

Rücken

- Krampf im Rücken beim Stillen
- Muskelkaterschmerz wie zerschlagen durch Überanstrengung wie nach einem schweren Sturz

Besondere Anzeigen

- Bewusstlosigkeit nach Gehirnerschütterung (Synth.: arn. 3, hyper. 2, nat-s. 2)
- Schwerhörigkeit nach Gehirnerschütterung
- nicht reifende Abszesse
- wenn der Ausschlag bei Scharlach nicht herauskommen will
- Fieber nach Unfall
- Folgen von Verletzungen mit dem Katheter
- drohender Abort durch Sturz
- Atemstillstand bei Neugeborenen mit bläulich-roter Haut nach schwerer Geburt
- ständiges Harntröpfeln nach Entbindung
- Zerschlagenheitsgefühl nach der Geburt
- Geburtsvorbereitung ein paar Tage vor der Entbindung, um traumatische Komplikationen zu verhindern, verhindert Wundheit und heftige Nachwehen

Bewährte Indikationen

Apoplex

- mit rotem Gesicht, gleichgültig oder ängstlich besorgt, unfreiwilliger Stuhl- oder Harnabgang

Bewusstlosigkeit

- nach Gehirnerschütterung (Synth.: arn. 3, hyper. 2, nat-s. 2)

Meningitis

- nach Verletzung, Sturz oder Gehirnerschütterung

Epilepsie

- nach Unfall

Depression

- aufgrund von körperlicher Verletzung, die evtl. Jahre zurückliegt

Konjunktivitis

- durch Zugluft, Klimaanlage, im Flugzeug, beim Autofahren

Jetlag

- mit Zerschlagenheitsgefühl

Hörsturz

- akut, plötzlich wie ein Schlag

Schwerhörigkeit

- infolge Lärmbelastung

Angina pectoris

- mit dem Gefühl, als würde das Herz zusammengedrückt, als bekäme es einen Stoß, roter, heißer Kopf, Enge, keuchender Atem, Angst, Anfälle meistens nachts

Herzkrampf

- akute Behandlung mit 10 Tropfen Arnica D1 in Wasser

Hypertonie

- mit rotem, hitzigem Kopf, Blutandrang nach Überanstrengung oder Verletzung und bei Herzkrankheit

Sportlerherz

- muskuläre Hypertrophie des Herzens bei Spitzensportlern, Schwerarbeitern

Ulcus cruris

- Unterschenkelgeschwür (Ekzem) nach Verletzung bei plethorischen Patienten

Gicht/Rheuma

- mit großer Furcht berührt oder angestoßen zu werden

Erschöpfung

- wie zerschlagen nach Wandern oder Bergsteigen

Ischias

- nach Überanstrengung, Schmerzen wie geprügelt, gequetscht, Kühle lindert

Arzneianalogien

In Bergregionen, wo Geröll und abgestürzte Felsen eine triste Landschaft bilden, wird die Arnika oft von Steinmassen zerschlagen, trotzdem richtet sie sich immer wieder auf und lässt stolz auf aufrechtem Stängel ihre zerzausten Blüten erstrahlen. Sie gedeiht und blüht unter wiederholten Verletzungen und signalisiert damit ihre Kraft, verschiedensten Traumata standzuhalten. Es ist das Verletzungsmittel „par excellence“. Aber auch in psychischer Hinsicht steht Arnika als Entsprechung für „gefallene Menschen“, die kaum die Kraft finden, nach emotionalen Verletzungen wieder aufzustehen. Sie sind völlig zerschlagen, liegen in Trümmern umher – bohren Löcher in die Luft.

In ihrem Habitus strahlt die Pflanze voller Lebenskraft und charakterisiert Energie und Vitalität.

Arnica in der Kinderheilkunde

Arnica-Kinder sind vital, kräftig und muskulös. Sie können eigensinnig und selbstbewusst sein. Aus Angst vor Verletzung haben sie eine Abneigung berührt zu werden. Man darf ihnen nicht zu nahe treten, sie schreien auf, wenn man sich ihnen nähert und reagieren sehr gereizt. Typischerweise lehnen sie Hilfe ab, denn sie möchten alles selbst ausprobieren und bewältigen. Mit ihrer überschießenden Energie verletzen sie sich oft selbst, wehren sich aber, wenn man die Wunden kontrollieren will. Im Krankheitsfalle möchten sie allein gelassen werden und weigern sich, einen Arzt aufzusuchen. Sie haben Angst vor medizinischen Eingriffen, vor dem Zahnarzt (gels.) und vor therapeutischen Behandlungen, generell vor jeglicher Berührung. Nach Weinausbrüchen bekommen die Kinder Hustenanfälle und nach körperlicher Überanstrengung tritt oft Nasenbluten auf. Bei Überforderung liegen sie energielos herum, wie zerschlagen – sie sind erschöpft.

Arsenicum album

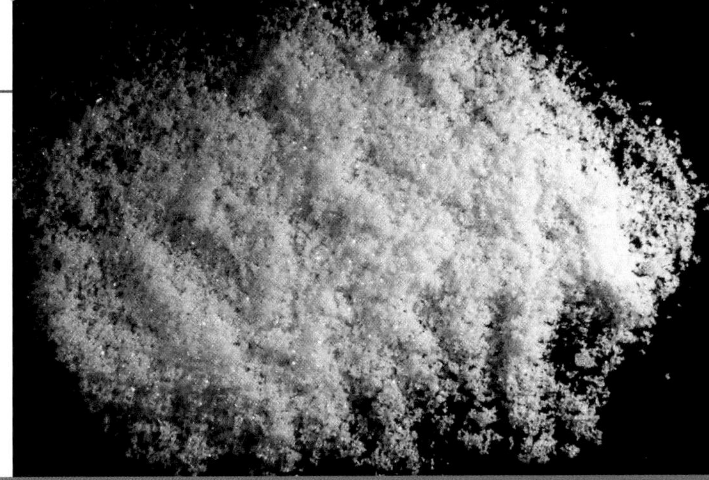

Typus

Arsenicum-Persönlichkeiten (Frauen und Männer) haben einen zarten, dünnen, zierlichen Körperbau (es gibt auch stämmig gebaute Typen) mit bleichem Teint, aristokratischen Gesichtszügen, **kachektischem Aussehen** (wird bei Krankheit aschgrau), wachsamem Blick und funkelnden, durchdringenden Augen. Sie sind **elegant gekleidet**, hüllen sich in modische Gewänder der teuersten Marke (möchte makellos, schick, gepflegt erscheinen), was Hering veranlasste, die Betroffenen als „Männer mit dem goldenen Spazierstock" zu bezeichnen.

Sie sind **kultiviert**, haben Sinn für das Schöne (Ästhetik) mit Liebe zum Detail. Ihre Wohnungen sind stilvoll eingerichtet, alles ist in perfekter Ordnung und blitzblanker Sauberkeit.

Intelligent mit scharfem Verstand und Schlagfertigkeit, haben sie einen speziellen Sinn für das Praktische, gepaart mit guter Urteilskraft und analytischem Feingefühl. Sie sind geistig sehr agil, haben einen reichen Wortschatz (diskutiert gewandt) und zeichnen sich durch eine präzise, aber kleine Handschrift aus.

Die Lebensart wird von konservativer, **ernsthafter, nüchterner, sachlicher**, berechnender Haltung dominiert, wobei Vorschriften, Gesetze und Autoritäten ernst genommen werden (Synth.: lächelt niemals: ars. 3, alum., ambr., verat.). Sie sind zuverlässig, korrekt, möchten im Beruf Höchstleistungen vollbringen (alles oder nichts), was sie zu Gewissenhaftigkeit und sorgfältiger Planung veranlasst. Ehrgeizig (züchtigt sich selbst) und mit disziplinierter, pflichtbewusster Vorgehensweise halten sie ihre Karriere, ja sogar ihr ganzes Leben unter Kontrolle. Dabei sind sie sehr **pedantisch** veranlagt. Alles wird übergenau, akribisch perfekt, „auf's Tüpfelchen genau" erledigt, kategorisiert oder katalogisiert. Darüber hinaus werden sie von einem **zwanghaften Sauberkeitstick** beherrscht (Synth.: Reinlichkeitswahn: ars., sil., sulph.). Ihr Putzfimmel lässt sie keinen Schmutz ertragen und ununterbrochen

Allgemeines

Weißes Arsentrioxid (As_2O_3), auch weißes Arsenik, Acidum arsenicum anhydricum (arsenige Säure) genannt, wird aus dem natürlichen Vorkommen bestimmter Erzlager mit Arsenpyrit (FeAsS) gewonnen. Die Nomenklatur stammt aus dem griechischen „arsenikon" (= gelbfarbenes Pigment), was die aus Arsentrisulfid hergestellte Farbe für Kunstmaler charakterisiert. Das lateinische „album" (= weiß) verdeutlicht das trockene, weiße Pulver der Ursubstanz. Die homöopathische Arznei wird aus dem toxischen, sauer schmeckenden, puderzuckerähnlichen Pulver (Verreibung bis zur 3. Potenz in Milchzucker) hergestellt. Bei diesem Mittel handelt es sich um ein tief wirkendes Polychrest , das auf alle drei Miasmen tiefgreifende Wirkung ausübt (trimiasmatisches Mittel).

Die Themen des homöopathischen Arzneimittelbildes sind: *quälende Ängste, Ruhelosigkeit, Kräftezerfall, nächtliche Verschlimmerung (nach Mitternacht) und brennende, durch Wärme gelinderte Schmerzen.*

sind sie mit Abstauben, Reinigen, Waschen und Desinfizieren beschäftigt. Insbesondere werden Toiletten, Badezimmer, Waschraum, Küche und Arbeitsräume absolut keimfrei gehalten, und sie haben die Neigung, sich immer wieder die Hände zu waschen.

Die Betroffenen machen sich **ernsthaft Sorgen um ihre Existenz**, weshalb sie sich genötigt sehen, möglichst viele Versicherungen abzuschließen (Leben, Wohnung, Diebstahl, Unglück usw.) (Synth.: Sorgen um Kleinigkeiten: ars. 2, chin. 2, aur., granit-m.). Sie fürchten sich vor Armut und sind deshalb sehr knauserig, knickerig und sparsam („spare in der Zeit, so hast du in der Not"). Mit ihrer berechnenden Art geht ihnen jegliche Großzügigkeit ab und falls doch einmal ein Hauch von Spendierlaune aufkommt, steckt immer ein Eigennutzen dahinter. Sie versuchen ihren Besitz zusammenzuhalten und haben die Gewohnheit, alles aufzubewahren (sorgfältig zu versorgen), denn vielleicht könnte man irgendeinmal wieder Verwendung dafür finden.

Trotz ihrer **Selbstbezogenheit** (denkt nur an seinen eigenen Vorteil) und exakten Budgetierung in finanziellen Unternehmungen (rechnet ständig, gewinnsüchtig) fühlen sie sich im Grunde genommen sehr **unsicher** und sind abhängig von anderen Menschen (braucht Gesellschaft). Sie sind allerdings gegenüber Freundschaften sehr misstrauisch und wählerisch, da sie unwillkürlich von der Idee besessen sind, alle hätten es nur auf ihr Geld abgesehen.

Vor allem im Krankheitsfall entwickeln sie ein großes Bedürfnis nach Kommunikation, Verständigung und Geborgenheit. Symptome können nämlich extreme **Panikattacken** auslösen, verbunden mit den schlimmsten Befürchtungen und nervöser Ruhelosigkeit. Sie sind extrem **hypochondrisch** veranlagt. Um Krankheiten zu verhindern, lassen sie sich gegen alles Mögliche impfen. Schnell greifen sie auch zu Antibiotika oder anderen chemischen Arzneien. Zur **Gesundheitsvorsorge** beteiligen sie sich intensiv (fast überfordernd) an Fitness- und Wellnessprogrammen. Auch die Ernährung wird peinlich genau geplant (kauft nur im Reformhaus ein, Vegetarier). Ihre große Beeinflussbarkeit bezüglich Gesundheitsinformationen lassen sie bei jeder entsprechenden Sendung im Fernsehen Krankheitssymptome an sich selbst erkennen und spüren, was sie unbedingt ärztlich abklären müssen. Schon bei Ankündigung einer Grippeepidemie können bald schon die ersten Symptome aufkeimen.

Ihr Verhältnis zur **Sexualität** (hält Geschlechtsverkehr für schmutzig) ist gestört, da sie sich übermäßig vor Geschlechtskrankheiten und AIDS fürchten (Safersex).

Während den jeweiligen Angstattacken werden die Betroffenen von **hektischer Unruhe** erfasst (wechselt von einem Stuhl zum anderen). Bei Bettlägerigkeit können sie es nicht ertragen, ruhig im Bett zu liegen und fordern die Angehörigen auf, sie anders zu lagern oder in ein anderes Zimmer zu bringen (möchte mal hierhin, mal dorthin).

Akute oder chronische Beschwerden sind von **raschem Sinken der Kräfte** (Synth.: Schwäche schnell zunehmend: ars. 3, verat. 3, sep. 2, aur.), Erschöpfung (muss sich immer wieder hinlegen), Abmagerung, Gewichtsverlust und Unzufriedenheit begleitet (pessi-

Verhaltensmerkmale bei der homöopathischen Anamnese

Arsenicum-Persönlichkeiten erscheinen überpünktlich (meist zu früh) zum vereinbarten Termin. Sie sprechen sehr leise (ist erschöpft, Synth.: Gesichtsausdruck müde: ars. 2, acon., arg-met., cimic., stram.) und dokumentieren ihre Beschwerden in allen Einzelheiten sehr genau und ausführlich. Für den Bericht haben sie sich alles perfekt notiert und die Angaben mit Daten und Tabellen versehen. Auch der Fragebogen ist korrekt und detailliert ausgefüllt, wobei die pingelig beobachteten Symptome überbewertet werden und die hypochondrische Angst verstärken. Hinter jedem Symptom befürchten sie etwas Schlimmes und glauben sogar an Krebs erkrankt zu sein. Ihre Angst vor Krankheiten (läuft von Arzt zu Arzt) führt sie zum totalen Zusammenbruch (ist am Ende). Sie bestehen darauf, dass sich der Homöopath ernsthaft mit ihren Krankheitszeichen auseinander setzt und verschiedenartigste Diagnosemöglichkeiten in Betracht zieht. Sie möchten mit besonderer Aufmerksamkeit behandelt (hat eine einnehmende Art) und ausführlich über ihren Zustand orientiert werden. Trotz aller Bemühungen des Therapeuten geben sie sich skeptisch und hinterleuchten kritisch jeden Bericht. Auch gegenüber dem verordneten Mittel sind sie sehr misstrauisch, aus Furcht, es könnte sich um eine toxische Substanz handeln. Den Dynamisationsprozess von homöopathischen Arzneien (Potenzierungsverfahren) muss man ihnen genauestens erklären. Letztlich befolgen sie pedantisch genau alle ihnen erteilten Ratschläge (Diät, Unterstützungsmaßnahmen, Korrekturen in der Lebensführung). Haben sie einmal das Vertrauen gewonnen, schleppen sie die ganze Familie zu einer Behandlung mit.

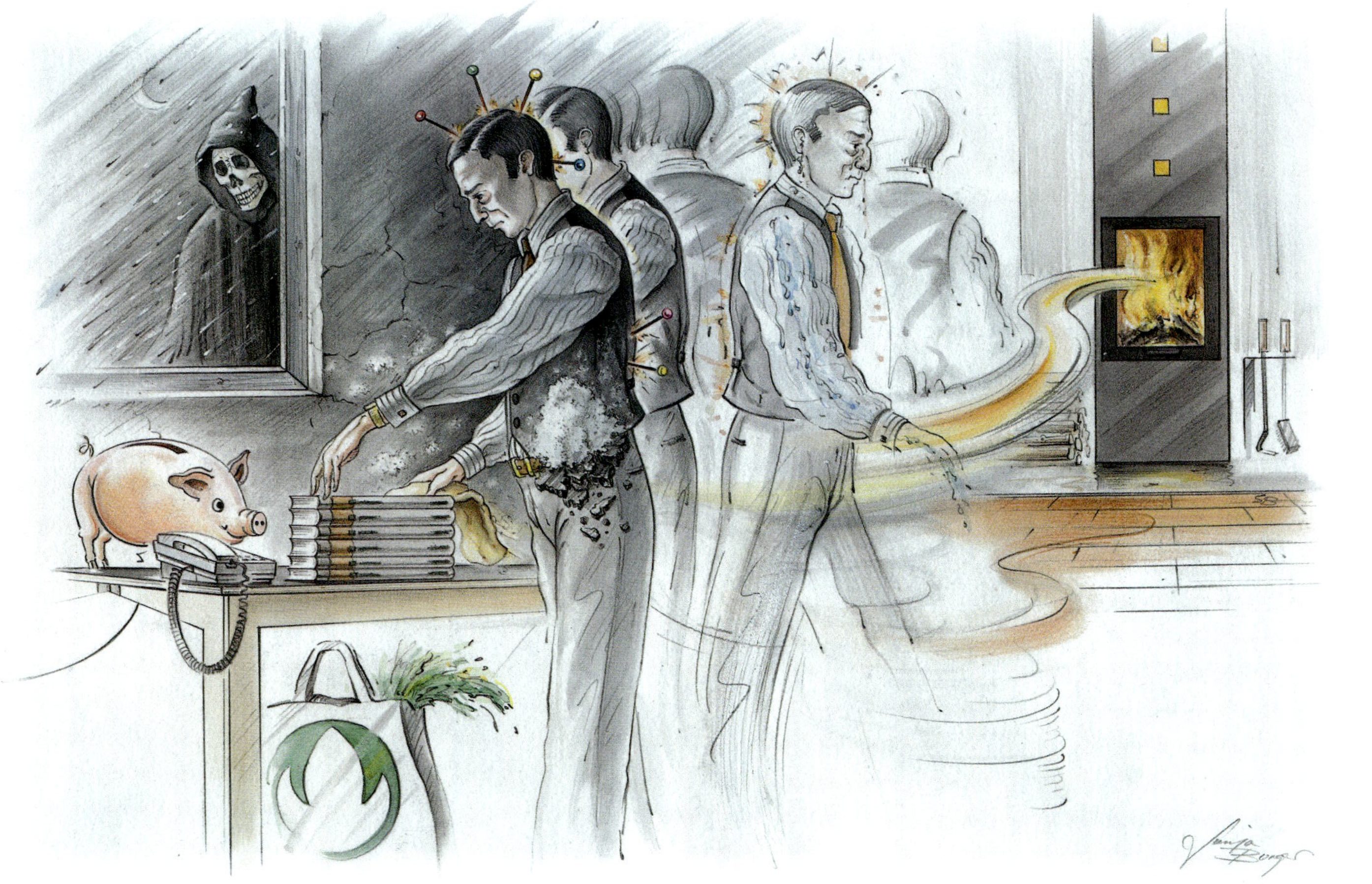

Abb. **6** **Arsenicum-album-Persönlichkeit:** kachektisches Aussehen, abgemagert, blasser, aschgrauer Teint, elegant gekleidet, ernsthaft, gebildet, ehrgeizig, pflichtbewusst, pedantisch, sparsam, Sauberkeitstick, zwangsneurotisch, nervös, hektische Unruhe, hypochondrisch veranlagt, fürchtet sich vor Krebs, ansteckenden Krankheiten, Vergiftung, kauft nur im Reformhaus ein, Todes- und Existenzangst, Schwellung der unteren Augenlider, Tränensäcke, Kopfschmerzen wie von glühenden Stecknadeln, brennende Schmerzen, Neigung zu Erkältungen mit wundmachenden Sekreten, übel riechende Absonderungen aus den Ohren, brennende Empfindungen, Brennen beim Wasserlassen, Gefühl wie Eiswasser in den Adern, Verschlimmerung der Beschwerden bei nasskaltem Wetter, nach Mitternacht, Allergien, Heuschnupfen, Magenbrennen, aashaft stinkende Durchfälle, Endmittel für terminale Stadien.

mistische Stimmung). Selbst in gesunden Tagen haben die Betroffenen die Neigung, an allem herumzunörgeln. Sie sind sehr **kritik- und tadelsüchtig**, intolerant, rechthaberisch und reden dauernd über die Fehler anderer (Synth.: Neigung zu verleumden, denunzieren: ars., lach., nat-c., nat-m.).

Arsenicum-Persönlichkeiten sind aufgrund ihrer Kälteempfindlichkeit (immer frostig) **anfällig für Erkältungen**, welche meistens mit brennendem, **wundmachendem Fließschnupfen** (Gefühl von verstopfter Nase) und nächtlichen Hustenanfällen (meistens um Mitternacht bis 2 Uhr) beginnen. Die Infektionen können sich schnell auf Ohren, Bronchien und Hals (Pharyngitis mit brennenden Schmerzen, warme Getränke bessern) ausbreiten. Es besteht auch die Veranlagung zu **Asthma** (bisweilen auftretend infolge Unterdrückung von Hautausschlägen) mit nächtlicher Atemnot (Hustenanfälle zum Ersticken) um Mitternacht bis 2 Uhr. Die Patienten müssen sich aufrichten (sitzt im Bett; Liegen verschlimmert) oder laufen infolge quälender Angst andauernd im Zimmer umher.

Die Tendenz zu **Allergien** ist stark gesteigert, sei es gegen Staub, Schimmel, Tierhaare, Seife, Parfüm, Haarfarbe, Nickel, Antibiotika, Medikamente, Lebensmittel, Weizen, Nüsse, mit Auftreten von Urtikaria, Neurodermitis oder Asthma.

Nicht selten tritt **Heuschnupfen** in Erscheinung (selbst bei kühlem Wetter, fröstelt) mit wässrigem, ätzendem, brennendem Fließschnupfen (Gefühl, die Nase sei verstopft) und wundmachenden Tränen, juckenden Ohren, asthmatischer Atmung sowie schmerzendem Hals (Wärme bessert, im Freien und bei Kälte schlimmer).

Häufig (in periodischen Abständen, täglich, wöchentlich, alle 14 Tage) können **Kopfschmerzen** plagen mit brennender Empfindung im Gehirn, welche sich durch frische Luft oder kalte Umschläge bessern (der Körper muss aber warm bleiben) und sich bei Lärm, nach Essen oder durch Alleinsein verschlimmern. Oft beginnen die Schmerzen (Halbseitenkopfschmerz) morgens um 7 Uhr und haben um 11 Uhr vormittags sowie nach Mitternacht ihren Höhepunkt.

Auch der Magen ist empfindlich mit brennenden, nächtlichen (nach Mitternacht) Schmerzen und Angstgefühl in der Magengrube (Essen verschlimmert), sei es bei **Gastritis**, verbunden mit starkem Sodbrennen, Aufschwulken in die Speiseröhre oder bei Neigung zu brennenden Magengeschwüren (Ulcus pepticum) mit intensivem Verlangen nach kaltem Wasser oder Milch, in kleinen Schlucken getrunken (größere Mengen werden nicht vertragen), aber auch mit Linderung durch warme Getränke (schlimmer bei kalter Nahrung).

Arsenicum album bewährt sich bei **Lebensmittelvergiftung** (verdorbenes Fleisch, Wurst, Fisch, Salmonelleninfektion) mit akuter Gastroenteritis, Brechdurchfall, Angst, innerer Unruhe, eiskaltem Körper und brennenden Schmerzen in Magen und Bauch. Das heftige Erbrechen wird schlimmer durch Trinken oder Essen, vor allem durch kalte Getränke (warme Getränke besser).

Diarrhöe ist ein häufiges Begleitsymptom verschiedenster Beschwerden wie Sommer- und Reisedurchfall, Amöbenruhr, aber sie folgt auch nach Genuss von Eis, wässrigem Obst und unverträglichen Nahrungsmitteln. Der scharfe, übel riechende Durchfall ist oft wässrig, unverdaut, schleimig oder blutig und führt zu Wundheit des Afters und brennenden Schmerzen im Mastdarm.

Oft sind die Patienten geplagt durch **Hämorrhoiden** mit brennender Empfindung wie von Feuer, als säße man auf glühender Kohle (Synth.: besser durch äußerliche Wärme: ars. 2, mur-ac. 2, sep. 2).

Bei Frauen tritt die **Regelblutung** meistens zu früh und zu reichlich auf mit Abgang von schwärzlichem Blut und scharfem, wundmachendem, übel riechendem Fluor.

Bei Zystitis mit glühenden, brennenden Schmerzen während dem Wasserlassen besteht die Bereitschaft zur Wundheit der Genitalschleimhäute.

Eine häufige Indikation für Arsenicum album sind **Hautausschläge**, welche meistens trocken (wie Pergamentpapier) sowie schuppig sind (selten nässend oder pustulös), stark jucken und nach Kratzen zur Ulzeration der Haut führen (warme Anwendungen bessern).

Oft besteht die Gefahr der Bildung von **Geschwüren**, sei es an den Beinen (Ulcus cruris), Füßen (diabetisches Gangrän), Fingerspitzen, in Magen und Darm, am Zahnfleisch, im Hals oder an den Genitalien. Sie sind jedes Mal mit den charakteristisch brennenden Schmerzen (Wärme lindert) verbunden.

Letztlich wird die Arznei auch bei perniziöser **Anämie** in Betracht gezogen, insbesondere, wenn die Betroffenen totenblass (kachektisches Aussehen), abgemagert und frostig kalt sind und ihre Lebenskräfte sichtlich sinken.

Psyche

Reizbarkeit
- bei Kleinigkeiten, Kälte, Krankheit

Sorge
- um Kleinigkeiten (Synth.: ars. 2, chin. 2, aur., granit-m.)

Unruhe
- geringste Beschwerden führen zu intensiver Ruhelosigkeit, treiben ihn trotz Schwäche von Ort zu Ort, wirft sich im Bett hin und her

Misstrauen
- skeptisch, möchte auf Nummer sicher gehen

Unsicherheit
- möchte alles sicherstellen, Vorsorge treffen

Kritik
- tadelsüchtig, rechthaberisch, arrogant, fühlt sich immer im Recht, weiß alles besser, Intrigant (Synth.: ars. 3, alum., ambr., verat.)

Pessimismus
- sieht alles von der negativsten Seite

Selbstsucht
- schaut auf sein eigenes Wohlbefinden

Empfindlichkeit
- gegen Geräusche, Gerüche, grelles Licht

Depression
- Schwermut mit Selbstmordgedanken (Erhängen, Vergiften, Messer), möchte sterben

Furcht
- vor dem Tod, vor unheilbaren Krankheiten, Krebs (Synth.: agar. 3, ars. 3, calc., calp-p., carc., chinin-ar., fl-ac., ign., kali-ar., mag-m., nit-ac. 2, phos., psor. 3)
- vor ansteckenden Krankheiten (Synth.: calc. 3, lach., med., sulph. 2, syph.), wäscht sich dauernd, desinfiziert alles, hält Distanz zu Kranken
- vor Vergiftung, vergifteten Lebensmitteln (kauft nur im Reformhaus, in Naturkostläden ein), toxischen Arzneien
- sich schmutzig zu machen, duscht sich dauernd
- vor Verarmung, ist sparsam, hält sein Geld zusammen, legt sich einen großen Notvorrat an
- vor Einbrechern, verschließt alles, kontrolliert mehrmals
- allein gelassen zu werden, braucht menschlichen Kontakt, um von der Ängstlichkeit abzulenken, Verlangen nach Gesprächen (Synth.: ars., chen-a., narcot.)

Angst
- mit Ruhelosigkeit (Synth.: acon. 4, ars-i. 4, ars. 4, bism. 4) und Panik
- um das Wohlergehen seiner Angehörigen, fürchtet, seine Liebsten zu verlieren

Wahnidee
- sieht Tag und Nacht Diebe, Gespenster
- sieht Käfer, Würmer im Bett herumlaufen
- glaubt beobachtet zu werden, Verfolgungswahn
- glaubt ermordet zu werden
- glaubt Menschen beleidigt zu haben
- aus dem Bett zu fallen
- sieht einen Polizisten kommen

Leitsymptome

Kälte
- Mangel an Lebenswärme, friert schnell, braucht Wärme, hat nie warm genug, stellt sich an den Ofen
- Gefühl, als ob Eiswasser in den Blutadern fließen würde

Schwäche
- rasches Sinken der Kräfte bei akuten und chronischen Beschwerden, magert ab
- der vorherrschende Vitalitätsverlust steht in keinem Verhältnis zur Intensität der Krankheit

Brennen
- wie von glühenden Nadeln, Kohle, Feuer oder heißem Wasser: Kopf, Augen, Nase, Mund, Hals, Magen, Darm, Hämorrhoiden, Blase, Nieren, Ovarien, Genitalien, Herz, Wirbelsäule, Blutgefäße, Geschwüre, Varizen, Haut, Karbunkel, Tumoren (besser durch Wärme, Hitze)

Schmerzen
- periodisch wiederkehrend, sind unerträglich, führen zu Ruhelosigkeit, Unzufriedenheit
- äußerlich brennend, Hitze bessert (Synth.: ars. 3, caps. 2, carb-v., lyc.)

Entzündungen

- sind wundmachend, ätzend (Hals, Nase, Augen) mit stinkenden Absonderungen (septische Infektionen)

Sekrete

- ätzend scharf, wundmachend, übel riechend (aashaft)

Blutungen

- aus den Schleimhäuten, die sich schwarz verfärben und übel riechen

Ausscheidung

- fühlt sich dadurch erleichtert

Ödem

- Schwellung unter den Augen, morgens, Gesichtsschwelllung

Erbrechen

- nach Kalttrinken, Eis

Fieber

- intermittierend zur selben Stunde mit Ruhelosigkeit
- brennende, glühende Hitze mit unlöschbarem Durst (Synth.: ars. 3, phos. 3, bell., colch., hep.)
- brennende, glühende, innerliche Hitze, Blut scheint vor allem in den Venen zu brennen (Synth.: ars. 3, rhus-t. 3, bry. 2, med. 2)

Modalitäten

Verlangen

- nach Gesellschaft, Kommunikation, alles unter Kontrolle zu haben, Hygiene, Sauberkeit, Ordnung, Disziplin
- nach Fett, Öl, Saurem, Zitrone, Brot, Alkohol, Wein, Whisky, warmen Speisen

Unverträglichkeit

- Alleinsein
- Eis, kalte Getränke, wässrige Früchte (Erbrechen, Durchfall)

Abneigung

- gegen Unordnung, Schmutz, fremde Toiletten, Unpünktlichkeit
- gegen Geruch von Speisen (Ekel), Mehlspeisen, Bohnen, Erbsen, kalte Nahrung, Süßigkeiten

Durst

- durstlos oder unstillbar, brennend in kleinen Schlucken
- möchte kalte Getränke, verträgt sie aber schlecht (Erbrechen)

Hunger

- appetitlos, Ekel beim Geruch von Speisen

Seiten

- mehrheitlich rechts lokalisierte Symptome

Zeiten

- nächtliche Verschlimmerung (nach Mitternacht bis 2 Uhr)

Periodizität

- der Beschwerden, jeweils zur selben Zeit auftretend: um Mitternacht, 1 bis 2 Uhr nachts, am frühen Nachmittag, zur selben Stunde, jeden 2., 4., 7., 14. Tag, jährlich

Besserung

- durch Wärme, Hitze, warme Anwendungen, heiße Bäder, Ofenwärme, Sonne, warme Getränke, Gesellschaft, Gespräche, Aufsitzen, Hochlagern des Kopfes, Bewegung

Verschlechterung

- durch Kälte, Zugluft, kalte Räume, kaltes Wetter, Alleinsein, am Meer, im Liegen

Absonderliche Symptome

Schlaf

- träumt ängstlich, schrecklich, zu spät zu kommen, von Räubern, Sorgen, Kristallsteinen
- erschrickt leicht nachts beim Erwachen um 3 Uhr (Synth.: ars. 3, cham., con.)
- Ruhelosigkeit der Beine beim Einschlafen (Synth.: ars. 3, kali-c. 3, lyc. 2, nat-m. 2)
- Erschütterungen, Schläge der Beine im Schlaf (Synth.: ars. 3, agar. 2, zinc.)
- Zucken der Extremitäten nachts im Bett

(Synth.: ars. 3, merc-ns., stry.)
- Erwachen mit Schmerzen um Mitternacht (Synth.: ars. 3)
- ruhelos nachts um Mitternacht bis 3 Uhr (Synth.: ars. 3, dulc. 2, sulph.)
- Schlaflosigkeit durch Müdigkeit (Synth.: ars. 3, chlol. 2, cact., helon.)

Kopf

- Schwindel, kann bei geschlossenen Augen nicht gehen (Synth.: alum. 2, stram. 2, arg-n., ars., thuj.)
- Schwindel vor Frost (Synth.: ars. 2, bry. 2, com-f., nat-m.)
- Ohnmacht nach Diarrhöe (Synth.: nux-v. 3, aloe, ars., colch.)
- ständige Bewegung (Synth.: ars., cocc., op.)
- Hautausschläge, geschwürige Krusten, Schorfe (Synth.: psor. 3, mez. 2, ars.)
- Schmerzen, auftretend im Abstand von 2, 4, 7 oder 14 Tagen
- Schmerzen beim Baden am Meer (Synth.: ars. 2, rhus-t. 2, sep.)
- Schmerz nach Eiscreme (Synth.: puls. 3, ars. 2)
- Schmerz durch sauren Wein (Synth.: ant-c. 2, ars., ferr., sulph.)
- pulsierender Schmerz über der Nasenwurzel (Synth.: ars. 3)
- brennender Schmerz nachts in der Stirn über den Augen (Synth.: ars. 3)
- Schmerzen mit dem Gefühl, als ob am Haar gerissen würde (Synth.: sulph. 2, ars., bell., caps., prun.)
- Schmerzen bessern sich durch kühle Auflagen

Augen

- morgendliche Schwellung unter den Augen
- wiederkehrende Entzündung (Synth.: calc. 3, sulph. 2, ars., bry.)
- Entzündung während der Menses (Synth.: zinc. 4, ars. 2)
- Photophobie durch Schnee (Synth.: ars. 3, ant-c., cic., con.)
- sieht Funken während Kopfschmerzen (Synth.: mag-p. 3, chel. 2, am-c., ars.)

Ohren

- übel riechende, aashafte Absonderungen (Synth.: ars. 2)

Nase

- ablösende Krusten, Schorfe in der Nase, die roh und blutend werden, bilden sich dauernd neu (Synth.: ars. 2, nit-ac. 2, brom.)
- Nasenbluten durch Wein (Synth.: ars.), durch Zorn (Synth.: ars. 2)

Gesicht

- stechend brennende Schmerzen wie von Nadeln (Synth.: ars. 3, aur. 2, spig. 2, caps.)

Mund

- beißt beim Trinken ins Glas (Synth.: ars. 3)
- brennende Aphthen
- Zahnschmerz bei Ofenhitze besser (Synth.: ars. 3)
- Zahnschmerz im warmen Zimmer besser (Synth.: ars. 2, phos. 2, nux-v., phel., sulph.)
- brennende Halsschmerzen bessern sich durch warme Getränke (Synth.: ars. 2, alum., calc-f., hep.)

Brust

- asthmatische Atmung nach Mitternacht bis 2 Uhr (Synth.: ars. 3, kali-bi. 2, rumx. 2)
- asthmatische Atmung, abends nach dem Hinlegen (Synth.: cist. 2, meph. 2, ars. 2, senec.)
- Asthma durch unterdrückten Hautausschlag
- Husten abwechselnd mit Hautausschlägen (Synth.: crot-t. 2, psor. 2, sulph. 2, ars., mez.)
- Husten beim Liegen, muss sich aufsetzen (Synth.: ars. 3, con. 3, puls. 3, sang. 3, sep. 3)
- Auswurf reichlich bei alten Menschen (Synth.: bar-c. 3, ammc. 2, ant-t. 2, senec.)
- Gefühl von etwas glühend Brennendem in der Brust
- Schmerzen Lungenspitze rechts (Synth.: ars. 3, cimic.)
- Herzklopfen um Mitternacht bis 3 Uhr (Synth.: ars. 3, am-c., chin., nit-ac.)
- Herzklopfen nach Stuhlgang (Synth.: ars. 3, con. 3, agar. 2, caust., grat.)

Magen

- schluckweises Aufstoßen von brennender Flüssigkeit
- Brennen wie Feuer im Magen, kalte Getränke verschlimmern
- Erbrechen nach Eiscreme (Synth.: ars. 3, calc-p. 2, ip. 2, puls. 2)
- Schmerzen nach Eiscreme (Synth.: ars. 3, arg-n. 2, ip. 2, calc-p.)
- Übelkeit nach Eiscreme (Synth.: puls. 3, ars. 2, ip. 2, rhus-t.)
- verdorbener Magen nach Eiscreme (Synth.: ars. 3, puls. 3, calc-p. 2)

Bauch

- Schmerzen nach Eiscreme (Synth.: ars. 3, puls. 2, bell-p., calc-p., sep.)
- Hitze in der Leber (Synth.: chin. 2, plat., nux-v.)
- Hitze in der Milz (Synth.: carb-v. 4, nat-m. 2, nux-v. 2, ars., borx.)

Verdauung

- Durchfall nach Angst (Synth.: ars. 2, camph., phos., sil., tab.)

- zittrige Schwäche nach Stuhlgang (Synth.: ars. 3, con. 3, carb-v., caust.)

Nieren

- unwillkürliches Urinieren nach Entbindung (Synth.: ars. 3, arn. 2)
- Urin wie dunkles Bier, fauliger Geruch

Genitalien

- Brennschmerz im ganzen Urogenitalbereich
- drückende Schmerzen am rechten Eierstock (Synth.: ars. 2, iod. 2, ang.)
- sich ausbreitende Geschwüre an männlichen Genitalien (Synth.: ars. 3, merc-c. 3, nit-ac. 2)

Haut

- Geschwüre mit schwarzen Rändern (Synth.: lach. 3, ars. 2, con., sel., sulph.)
- Geschwüre besser durch Wärme (Synth.: lach. 3, sil. 3, ars. 2, syph. 2)

Glieder

- Ausfallen der Nägel (Synth.: ars., hell., ust.)
- Nagelbetteiterung mit Abwerfen der Nägel (Synth.: antraci. 3, ars. 2, carb-an. 2, euph. 2, lach. 2)
- gangränöse Geschwüre an den Beinen (Synth.: ars. 3, lach. 3, lyc. 3, sec. 3, carb-v. 2)
- gangränöse Geschwüre an den Unterschenkeln (Synth.: antraci. 3, ars. 3, carb-v. 2)

Rücken

- Hitzewallungen, warme Luft entlang der Wirbelsäule nach oben (Synth.: ars. 2, sumb. 2); Hitze entlang der Wirbelsäule nach oben (Synth.: ars. 2, lyc. 2, phos. 2, podo. 2, sarr.)
- eisige Kälte, Frost vor epileptischem Anfall (Synth.: ars. 2, agar.)
- brennende Schmerzen im Sitzen (Synth.: zinc. 3, ars., asar., borx., kali-n.)

Besondere Anzeigen

- Leberzirrhose bei Alkoholikern
- Komplikationen nach Dialyse
- Wespenstich mit Kräfteverlust

Vergleiche

- phos., hep., acon., nux-v., rhus-t., nit-ac., bism., lyc., verat., carb-v., sil., merc., cench., iod., chin., kali-p.

Bewährte Indikationen

Tonsillitis

- lakunäre Eiterung mit schmierig-dunklen Belägen auf den Mandeln, die sich ausbreiten und gangränös werden mit brennenden Schmerzen, fauligem Mundgeruch, trockenem Mund (verlangt häufig nach kleinen Mengen warmem Tee), kann fast nicht schlucken

Trigeminusneuralgie

- oft linksseitig brennend, stechend, neuralgische Schmerzen wie von glühenden Nadeln (Synth.: ars. 3, caps. 2, spig.), gegen 13 Uhr oder um Mitternacht verstärkt auftretend, periodisch wiederkehrend, schlimmer im Freien, in kalter Luft, besser durch intensive Wärme

Herpes labialis

- ausgeprägter Brennschmerz, Bläschen werden rasch trocken, erschöpft nach geringster Anstrengung

Herpes zoster

- nächtlicher Brennschmerz verstärkt nach Mitternacht
- Bläschen werden rasch geschwürig, schwärzlich, Linderung durch warme Anwendungen

Hypotonie

- bei hageren, blassen Personen mit ängstlichem Gesichtsausdruck, kälteempfindlich, Erschöpfungszustände

Urtikaria

- mit intensivem Brennen, Jucken und Ruhelosigkeit, Wärme bessert (oft nach Genuss von Fisch oder Schalentieren)

Sonnenbrand

- heftiges Brennen der Haut, brennender Durst, trinkt nur in kleinen Schlucken, äußerst ruhelos

Verbrennungen

- mit brennenden Schmerzen, besser durch heiße Anwendungen; schwarze, gangränöse, eitrige Entzündung, nächtliche Unruhe

Ulcus cruris

- brennende Geschwüre, Wärmeanwendungen lindern, unruhig, Verschlimmerung nach Mitternacht, scharf ätzende Sekrete

Abszesse

brennende Eiterungen (Synth.: ars. 3, verat. 2, lob., phys., ric.)

Varizen

- Brennen wie Feuer (Synth.: ars. 3, apis 2, calc. 2), Neigung zu varikösem Ekzem, schuppige, kleieartige, abschilfernde Haut

Krebsleiden

- als Palliativum bei brennenden Beschwerden (euphorb. von Ovarien, Hoden, Uterus, Mammae (Kräftezerfall)

Arzneianalogien

Arsen ist ständig in einem Zustand der Auflösung und des Zerfalls, entweder erdig fest oder gasförmig. Diese Eigenschaften analogisieren das schnelle Sinken der Kräfte oder die wechselhaften Bedürfnisse des Kranken. Alles oder nichts – bringt Höchstleistung oder gar nichts – , die ausgewogene Mitte fehlt. Das puderige, trockene Arsenpulver versinnbildlicht außerdem die trockene, humorlose, „staubige Stimmung" des Patienten.

Arsenicum album in der Kinderheilkunde

Arsenicum-Kinder sind schlank, zierlich (hübsche Erscheinung), mit feinen Haaren und gepflegtem Aussehen. Sie legen Wert auf ihr Äußeres, sind immer sauber, adrett und möchten dauernd neue Kleider tragen. Zudem haben sie eine Abneigung, mit schmutzigen Gegenständen (Erde, Sand oder Steinen) zu spielen. Bei geringster Verunreinigung möchten sie sofort die Hände waschen. Schon frühzeitig haben sie einen überdurchschnittlich entwickelten Sinn für Ordnung und Sauberkeit. Spielsachen, Kleider und Sammelobjekte werden sorgfältig verwahrt. Die Kinder sind perfektionistisch veranlagt und drangsalieren diesbezüglich ihre Geschwister oder Kameraden. Außerdem haben sie selbstsüchtige Bedürfnisse, können nicht mit anderen teilen und horten allerhand Besitztümer (habsüchtig), von denen sie der Meinung sind, diese später noch gebrauchen zu können. Beim Alleinsein fühlen sie sich unsicher und ängstigen sich vor der Dunkelheit, vor Dieben (kontrolliert mehrmals, ob die Türen verriegelt sind) oder vor Gespenstern. Abends können sie kaum einschlafen, haben Albträume während der Nacht und schlüpfen beim Erwachen ins elterliche Bett.

Trotz Talent und Intelligenz haben sie in der Schule vor Prüfungen Gewissensbisse, weil sie glauben zu wenig vorbereitet zu sein. Diese Ängste sind aber völlig unbegründet, da die Kinder begabt und gelehrig (altklug) sind.

Es besteht die Neigung zu Erkältungen mit wässrig brennendem Schnupfen, wobei die Entzündung sich schnell ausbreiten kann: Tonsillitis, Otitis, Pharyngitis, Bronchitis oder Asthma mit wundmachenden Sekreten und Verschlimmerung der Beschwerden um Mitternacht bis 2 Uhr (Wärme lindert).

Bei auftretenden Beschwerden sinken die Kräfte und die Kinder werden appetitlos (Ekel vor Speisen), schnell stellt sich Blässe und Abmagerung ein. Der Magen-Darm-Trakt reagiert jeweils äußerst empfindlich. Bei unverträglichen Einflüssen (kalte Nahrung, kalte Getränke, wässriges Obst, Eis) tritt schnell einmal Erbrechen auf, bisweilen auch Durchfall mit brennenden Schmerzen im Mastdarm und massiver Erschöpfung.

Im Säuglingsalter sind die Kinder aus geringstem Anlass verdrießlich. Sie lassen sich nur beruhigen, wenn sie herumgetragen werden (Synth.: cham. 3, ars. 2; Ruhelosigkeit besser beim Herumtragen der Kinder: cham. 2, ant-t., ars., cina, kali-c.). Außerdem beginnen sie bei Anwesenheit von fremden Personen (oder Anblick) sofort zu husten.

Pubertäre Mädchen haben in Bezug auf ihre Figur derart perfektionistische Vorstellungen (möchte dünn wie ein Model sein), dass sie die geringste Nahrung verweigern und magersüchtig (Anorexia nervosa) werden. Außerdem sind sie lebhaft und unstet, im Wechsel mit auszehrendem Kräftezerfall.

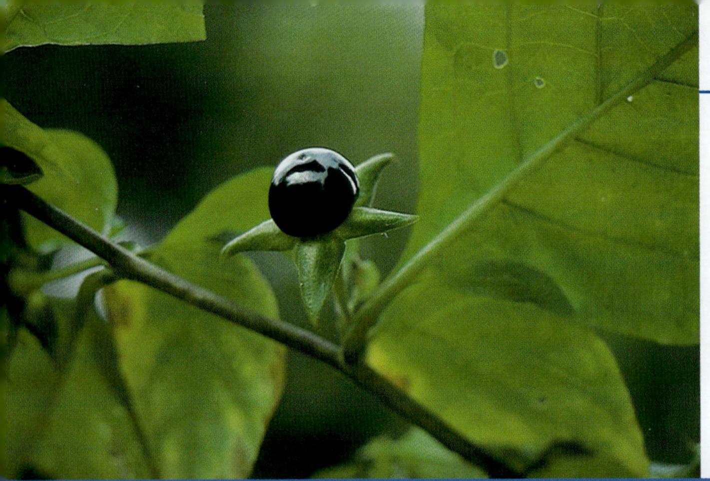

Belladonna

Allgemeines

Atropa belladonna, die Tollkirsche, ist ein mehrjähriges, 80 bis 150 Zentimeter hohes Nachtschattengewächs (Solanacea), zu dessen Familie auch der Stechapfel (Datura stramonium) und das Bilsenkraut (Hyoscyamus niger) gehören. Die Pflanze sieht wie ein kleines Bäumchen aus, mit schlankem Stamm und fast waagrecht ausladender Krone. Sie gedeiht in Europa auf Waldlichtungen bis auf 1600 Meter Höhe. Hinter dem dicht belaubten mattgrünen Blätterwerk leuchten am Anfang des Sommers glockenförmige, nickende, braunviolette Blüten mit grünbraunem Grund hervor. Daraus reifen bis in den Herbst schwarz glänzende, kirschgroße, giftige Beeren, welche von sternförmigen Kelchblättern getragen werden.

Die homöopathische Arznei wird aus der ganzen Pflanze samt Wurzel am Ende der Blütezeit hergestellt. Es handelt sich um ein rasch wirkendes Mittel, welches besonders bei akuten Erkrankungen mit plötzlichem Beginn oft indiziert ist. Aber auch für chronische Leiden kann Belladonna von großem Nutzen sein. Es ist ein Mittel, das sich vor allem in der Kinderheilkunde sehr bewährt hat. Bei Erwachsenen ist es häufiger bei Männern als bei Frauen indiziert.

Die Themen der Arznei sind: *Befreiung, Entlastung, Heftigkeit, plötzliches Erscheinen und Verschwinden, Hitze, Röte und Brennen.*

Typus

Die Belladonna-Persönlichkeit präsentiert sich mit **muskulösem**, stämmigem Körperbau, meistens mit **dunklen Haaren** und dicken Lippen. Es handelt sich um vitale, **robuste**, energiegeladene Menschen mit **leidenschaftlichem Temperament**. Ihr Verstand ist klar und beweglich. Sie sind interessiert an Metaphysik, Spiritualität und übersinnlichen Dingen, wobei sie eine gewisse **mediale Begabung** besitzen. In Gesellschaft sind sie unterhaltsam mit **lebhafter Phantasie**, bisweilen ein bisschen dominant, **herrisch, eigensinnig** und anmaßend. Auffallend ist ihr lautes **ungestümes Lachen**. Ihre Emotionen können sie lange unter Kontrolle halten, wenn aber ein gewisses Maß überschritten wird, werden die sonst freundlichen Gemüter sehr bockig und **arrogant**. Der Engel verwandelt sich zum Bengel, gibt sich **streitsüchtig**, aggressiv, destruktiv, ja sogar angriffslustig und unbarmherzig wie ein tollwütiger Hund. Dann verändert sich auch der Gesichtsausdruck mit **auffallender Röte** und **starrem, funkelndem Blick**.

Allgemein besitzen die Belladonna-Persönlichkeiten eine gute Gesundheit. Allerdings können sie **plötzlich** und unerwartet von Beschwerden befallen werden. Bei Krankheiten werden sie unausstehlich, oft mit paranoischen Impulsen und zorniger Reizbarkeit.

Es zeigt sich ferner eine große **Erkältungsneigung** mit starker Empfindlichkeit gegen **Luftzug**, besonders bei unbedecktem Kopf (nach dem Haareschneiden). Die Arznei bewährt sich vor allem bei **lokalen Entzündungen**: Kopf, Hals, Brust, Bronchien, Magen, Darm, Urogenitaltrakt usw. mit **Röte, Hitze und heftigen Schmerzen**, welche plötzlich in Erscheinung treten (Erkrankungen gelangen schnell zu ihrem Höhepunkt), plötzlich verschwinden und anschließend wiederkehren. Die betroffenen Schleimhäute **schwellen** schnell an und brennen stark. Auch das **Fieber (bis 40 °C) setzt plötzlich** ein, meist in der Nacht oder um 15 Uhr nachmittags (bisweilen auch 11 Uhr vormittags), verschwindet plötzlich wieder (**remittierend**) und ist mit großer Erregung des Zentralnervensystems, mitunter mit Gehirnreizung (**Delirium**), verbunden. Der auftretende **Schweiß** (besonders an der Stirn-Haargrenze) ist heiß und dampfend, bringt aber keine Erleichterung.

Es besteht eine große Veranlagung zu Beschwerden im Kopfbereich: z. B. Kongestionen, **Blutandrang zum Kopf**, Entzündung des Gehirns und seiner Häute, Schwindel (alles dreht sich), **rechtsseitige Kopfschmerzen mit klopfenden Karotiden** längs des Halses und der Schläfe, Pulsieren auf der Schädeldecke und Kopfschmerzen, die von oben nach unten verlaufen. Bei Kopfweh besteht eine große Empfindlichkeit gegen Bewegung, bereits Augenzwinkern löst einen Reiz aus. Rückwärtsbeugen des Kopfes bessert, Vorwärtsbeugen und Bücken verschlechtert. Die Schmerzen sind zum Bersten und verschlimmern sich bei jedem Tritt. Der Patient, der dauernd klagt **„Oh, mein Kopf“** möchte trotz Hitze das Haupt einhüllen oder bedecken.

Eine weitere Organbezogenheit von Belladonna zeigt sich in den **Augen**: entzündlich gerötete Bindehaut, Entzündung der Lider mit Hitze und Brennen, Netzhautblutungen, heftige Kongestionen zum Auge mit dem Gefühl, als ob sie aus den Höhlen getrieben würden, Trockenheit der Schleimhäute, klopfende Schmerzen, Funkensehen in allen Farben, Doppeltsehen und Nachtblindheit.

Es erscheinen auch spezifische **Hautbeschwerden**: scharlachartiger Hautausschlag, dunkelrote Flecken, Furunkel und Abszesse mit aktiver Entzündung und heiß dampfendem Schweiß.

In den Gliedmaßen treten **periodische Muskelkrämpfe, Zuckungen**, Ruhelosigkeit und Sehnenhüpfen auf. Ferner schießen blitzartige Schmerzen durch die unteren Extremitäten, oft die Stelle wechselnd. Die **Gelenke** sind bei rheumatischer Entzündung gerötet und geschwollen, wobei durch Kälte und Bewegung Verschlimmerung eintritt.

Verhaltensmerkmale bei der homöopathischen Anamnese

Wenn die stämmige, muskulöse Belladonna-Persönlichkeit Hilfe beim Homöopathen sucht, sind seine akuten Beschwerden, welche plötzlich in stürmisch heftiger Art mit Hitze, Röte und Brennen in Erscheinung traten, bereits wieder abgeklungen. Allerdings zeigen die typischen Symptome eine remittierende (periodisch wiederkehrende) Tendenz mit etwas geringerer Heftigkeit. Durch den rezidiven Charakter der Erkrankung fühlt sich der Patient sehr angegriffen und reagiert mit paranoischer Reizbarkeit. Er ärgert sich, zeigt zornige Entrüstung, da sein früherer perfekter Gesundheitszustand Schiffbruch erlitten hat, und weiß sich nicht mehr zu helfen. Vor allem sind es die in periodischen Abständen wiederkehrenden Entzündungszustände, welche von Hitze, Röte, Brennen und Trockenheit begleitet sind und ihm das Leben zur Qual machen. Auch klagt er über Kopfschmerzen, pochender, hämmernder Art, welche plötzlich auftreten und wieder verschwinden. Charakteristisch ist seine überempfindliche Reaktion auf Licht, Sonneneinstrahlung, Geräusche, Erschütterung, Bewegung, Berührung, Schmerzen, Kälte, Waschen des Kopfes und Schneiden der Haare. Alle Beschwerden verschlimmern sich um 15 Uhr nachmittags (auch 11 Uhr vormittags oder nachts bis Mitternacht). Viele dieser Zeichen deuten auf den Einsatz von Belladonna hin.

Psyche

Zorn

- gerät bei geringstem Reiz in rasende Wut, ist kaum zu bändigen
- ist geneigt zu beißen, zu schlagen, zu spucken, Dinge in Stücke zu zerreißen
- richtet Aggressionen gegen sich selbst, beißt sich in die Finger, zerrt an seinen Haaren, zerfetzt seine Kleider, schlägt mit dem Kopf gegen die Wand

Angst

- vor eingebildeten Dingen (Delirium), flüchtet aus dem Bett
- zu sterben
- vor Blitz (Synth.: bell., cycl., dig., lach., phos., phys., sil.)

Furcht

- vor schwarzen Hunden (Synth.: bell.)

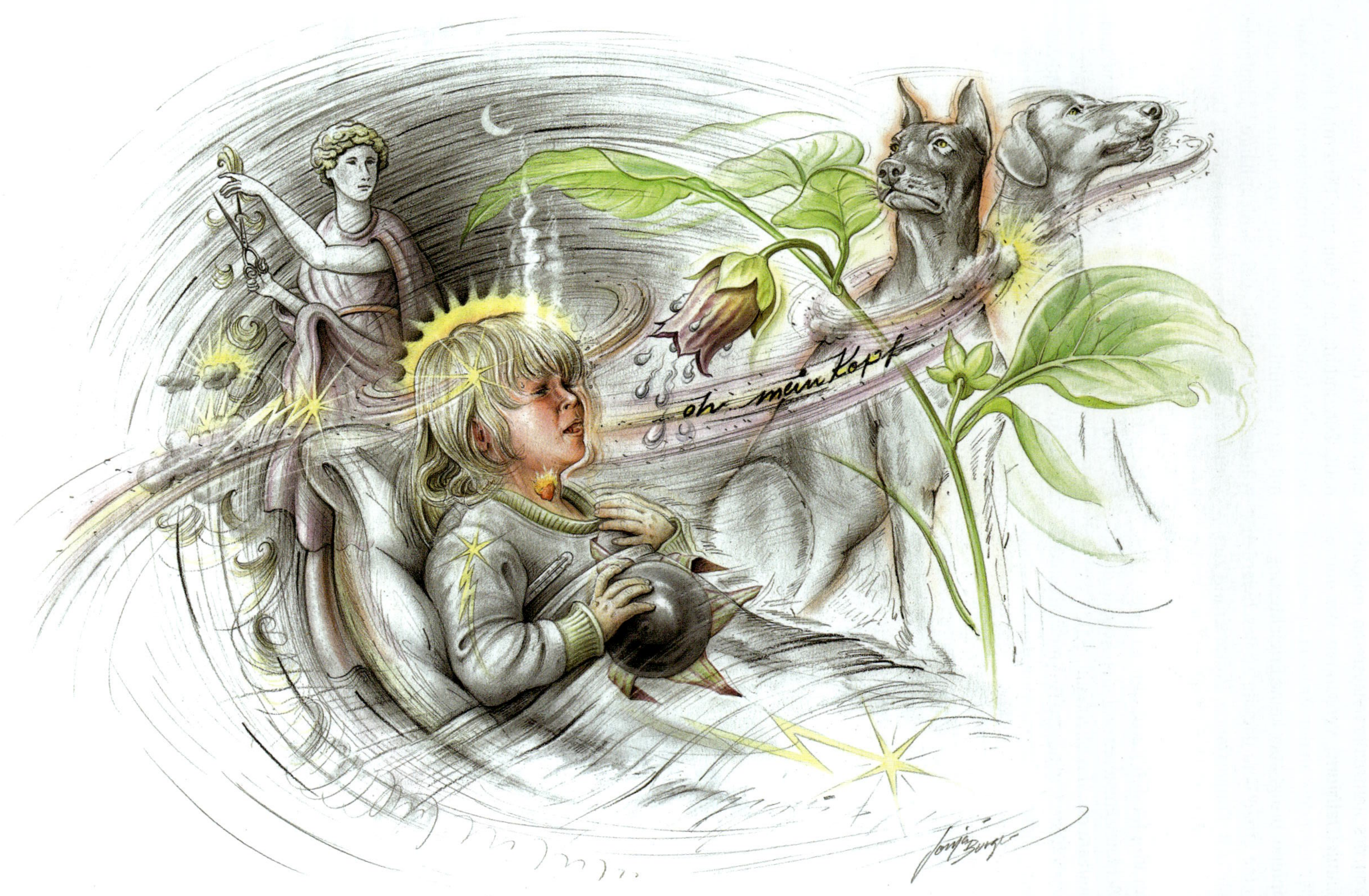

Abb. 7 **Belladonna-Kind:** robust, lebhaftes Temperament, dunkle Haare, starre, blaue Augen, dominant, Neigung zu beißen, überempfindlich gegen Zugluft, Tendenz zu heftigen Entzündungen mit plötzlichem Ausbruch, hohem Fieber bis über 40 °C (will im Bett zugedeckt bleiben, aufsteigender Dampf, großer Durst auf kaltes Wasser), Delirium, hochroter Kopf, Schweißausbrüche besonders an der Stirn-Haargrenze, trockener, bellender Husten, Angina, Tonsillitis mit hochrot geschwollenen Mandeln, Brennen im Rachen, Himbeerzunge, entzündliche Augen, pochend, pulsierende Kopfschmerzen an der rechten Schläfe, rechtsseitige Mittelohrentzündung, krampfartige Bauchschmerzen, Schreianfälle, Angst vor schwarzen Hunden, Sonnenunverträglichkeit.

Wahnidee

- sieht im Delirium schreckliche Gesichter, Monster, Gespenster, Teufel, lachende Masken, schwarze Tiere, Insekten
- glaubt, Fremde würden sich im Zimmer aufhalten
- glaubt ein Magier, ein Heiler zu sein
- glaubt vergiftet zu werden (im Delirium)

Leitsymptome

Plötzlichkeit

- schlagartig auftretende Beschwerden, die plötzlich wieder verschwinden und nach gewisser Zeit wiederkehren
- Beschwerden kommen wie ein Sturm, flauen aber plötzlich wieder ab

Intensität

- Schmerzen, Pochen, Hämmern, Pulsieren, Delirium, Auffahren, Zucken, Konvulsionen, Manie sind heftiger Art

Hitze

- intensive Hitze der erkrankten Körperpartien: Haut, Schleimhaut, Glieder, Entzündungen
- auf der Haut so stark, dass die berührende Hand noch lange heiß bleibt
- im Kopf bei kalten Gliedern

Röte

- leuchtend rotes Gesicht mit Hitze und intensivem Brennen
- Scharlachröte des ganzen Körpers
- stark gerötete Augen mit Brennen
- leuchtend rote Zunge, Himbeerzunge (Schlüsselsymptom)

Brennen

- intensives Brennen der entzündeten Stellen, in den Augen

Trockenheit

- der Schleimhäute (Nase, Mund, Rachen, Kehlkopf, Brust)
- trockener, bellender, krampfartiger Husten
- der Haut, gerötet mit Brennen

Schwellung

- des Gesichts, der entzündeten Stellen, der Halslymphknoten

Schweiß

- wie Perlen auf der Stirn (heiß) und am Haaransatz
- dampfende Hitze des Kopfes, „dampfende Tomate"
- an den bedeckten Körperstellen, dampfend beim Aufdecken

Schmerzen

- heftig stark, fast zum Wahnsinn treibend
- pochender, hämmernder, pulsierender Art (Kopfweh – Migräne)
- kommen plötzlich, verschwinden schlagartig und kehren zurück

Fieber

- plötzlich auftretend bis 40 °C, verschwindet wieder, remittierend (nicht kontinuierlich), verbunden mit Delirium, Hitze und Röte des Kopfes, kalte Glieder, Schweißperlen auf der Stirn, will trotz Hitze im Bett zugedeckt bleiben, beim Aufdecken steigt heißer Dampf hervor, starrer, funkelnder Blick, erweiterte Pupillen, Durst auf kaltes Wasser oder Zitronenwasser (auch durstlos), Phantasieren, Horrorvisionen im Dunkeln

Modalitäten

Verlangen

- nach Zitrone, Limonade, zugedeckt zu bleiben, sich oder andere zu beißen (Neigung, an den Fingernägeln zu kauen oder am Bettzeug zu zupfen)

Abneigung

- Gemüse, Fisch, Fett, Obst, Bohnen, warme Speisen, heiße Getränke, wenn ans Bett gestoßen wird, gegen Berührung

Zeiten

- schlimmer oder Auftreten der Beschwerden um 15 Uhr nachmittags, 11 Uhr vormittags bis 15 Uhr, oder nachts (Mitternacht bis 3 Uhr)

Seiten

- rechts (auch von rechts nach links)

Besserung

- kalte Umschläge, Rückwärtsbeugen, festes Einbinden des Kopfes, Bauchlage, Ruhe, warmes Zimmer, zugedeckt zu sein im Bett, Einhüllen, Handauflegen

Verschlechterung

- 15 Uhr nachmittags, 11 Uhr vormittags, nachts (Mitternacht bis 3 Uhr), Bewegung, Erschütterung, Bücken, Hinlegen, Geräusche, Lärm, Gerüche, Licht, Sonne, Anstoßen ans Bett, Entblößen des Kopfes, Haareschneiden, Luftzug, kalter Wind, nasse Kälte

Absonderliche Symptome

Schlaf

- bohrt den Kopf ins Kissen
- Kopfrollen vor dem Einschlafen
- lautes Reden und Singen im Schlaf
- plötzliches Aufschreien und Aufschrecken im Schlaf
- Zuckungen und Krämpfe im Schlaf
- Zähneknirschen im Schlaf
- träumt von Riesen verfolgt zu werden, von Hunden, vom Fallen
- Schlaf endet mit einem Schrei

Kopf

- Schwindel – alles dreht sich
- Gefühl, als ob an den Haaren gezogen würde
- Vergrößerungsgefühl, Gefühl, als würde der Kopf platzen
- täglich Kopfschmerzen von 3 Uhr nachmittags bis Mitternacht

Augen

- anhaltende Bewegung des Augapfels (Synth.: bell. 2, iod. 2, stram. 2, agar., ben-n, sil.)
- Gefühl, als würden die Augen herausgepresst
- sieht feurige Erscheinungen, Funken vor den Augen
- alles erscheint rot und hat einen roten Hof

Ohren

- Gefühl, als würde Luft aus den Ohren blasen

Nase

- Nasenbluten bei krebsrotem Gesicht

Gesicht

- purpur-scharlachrotes Gesicht, blass werdend im Schlaf
- Gesichtsschmerzen durch kalten Wind rechts

Mund

- Brennen im Hals wie von glühender Kohle
- Gefühl, die Vorderzähne seien zu lang
- beim Sprechen plötzlich hohe Töne, piepsende Sprache

Brust

- vor dem Husten Tränenausbruch
- Husten endet mit Niesen
- Atmung aussetzend, ungleich nachts im Schlaf (Synth.: ant-t. 2, bell, op.)
- Gefühl, als ob das Herz zu groß sei
- heftiges Herzklopfen mit Erschütterung bis zum Hals und Kopf

Magen

- Gefühl einer glühenden Kugel im Magen
- rohes, wundes, brennendes Gefühl im Magen
- Gefühl, als ob der Magen herausfallen würde

Bauch

- Gefühl, als würde eine Hand die Eingeweide packen

Verdauung

- Stuhlabgang beim Urinieren
- plötzlich einsetzender Analkrampf
- Durchfall nach Haareschneiden

Nieren

- Gefühl, als würde sich ein Wurm in der Blase bewegen
- krampfhaftes Harnverhalten, Urin geht nur tröpfchenweise ab
- häufiges Urinieren bei Kopfschmerzen (Synth.: gels. 3, bell. 2, lac-c. 2, verat. 2, scut., vib.)
- nach dem Wasserlassen ist der Körper mit kaltem Schweiß bedeckt

Genitalien

- Gefühl, als ob die Eingeweide aus den Genitalien herauskommen würden
- Gefühl, als wäre der Uterus von einem Band umwunden
- Regelblutung wie heißes Wasser

Haut

- Furunkel treten jeden Frühling auf

Glieder

- Blitze fahren durch die Glieder
- rot glänzende Schwellung rheumatischer Gelenke

Rücken

- rheumatische Nackensteifigkeit nach Haareschneiden, Nasswerden des Kopfes oder Zugluft

Besondere Anzeigen

- Stillung von Blutungen nach Abort mit Fieber
- Vorbeugemittel bei Flugangst
- Bewusstlosigkeit bei Sonnenstich (Synth.: glon. 3, op. 3, bell. 2, nat-c. 2, cact., camph., lach.)

Vergleiche

- acon., glon., sang., hyos., stram., mand., bry., apis, spig., gels., cham., coff., nux-v., dios., lach.

Bewährte Indikationen

Apoplex

- erste Hilfe, hypertone Krise, hochrotes Gesicht, weite Pupillen, bewusstlos

Hypertonie

- begleitet von Hitzewallungen, hämmernden Kopfschmerzen, drohender Schlaganfall

Retinitis

- akute Netzhautentzündung mit Blutstau, plötzlich, heftig, krampfartige Schmerzen

Migräne

- beginnt im Hinterkopf und strahlt zur rechten Schläfe oder Stirn bis ins rechte Auge, beginnt gegen 15 Uhr oder 11 Uhr bis 24 Uhr, hämmernde, klopfende Kopfschmerzen, Gefühl, als würden die Augen aus den Höhlen getrieben

Sinusitis

- rechtsseitig, besser bei festem Druck, schlimmer beim Vornüberbeugen, hohes Fieber mit Schwitzen

Otitis

- plötzlich auftretend gegen 15 Uhr mit hochgradigen Schmerzen, vor allem rechts, schlimmer nachts im Bett, rotes Trommelfell nach außen gewölbt

Tonsillitis

- vor Eiterbildung, schlimmer auf der rechten Seite, brennend wie Feuer, hochgradige Schwellung, Hals fühlt sich eingeschnürt an, verlangt nach einem Schal

Lungenentzündung

- rechts mit hohem Fieber, plötzlich heftig in Erscheinung tretend
- Hitzegefühl, rot glänzendes Gesicht

Gallensteinkolik

- fürchterliche Schmerzen mit hochrotem Gesicht, Haut brennt, lässt sich nicht anfassen

Nierenkolik

- wellenförmige, pulsierende Schmerzen, Rückwärtsbeugen bessert, hochrotes Gesicht

Dysmenorrhöe

- hochgradige krampfartige Schmerzen, abwärts drängend, hochrotes Gesicht

Kreuzschmerzen

- sich abwärts ausbreitend

Keuchhusten

- weint vor Hustenanfall, trockener, bellender Husten, hält den Brustkorb, verlangt nach Wärme

Pseudokrupp

- trocken, abgehackter, bellender Husten, roter Kopf, kalte Extremitäten, muss sich aufsetzen beim Husten

Scharlach

- mit gleichförmig geröteter Haut

Sonnenbrand

- rot wie eine Tomate, fröstelt, verlangt nach Wärme

Arzneianalogien

Die schwarz glänzenden Beeren der Tollkirsche erinnern an den starren, stieren, funkelnden Blick von Belladonna-Patienten mit erweiterten, dunklen Pupillen. Die Farbe der Früchte wechselt bei Reife plötzlich von grün zu schwarz ohne rot zu werden, was die Heftigkeit und Intensität charakterisiert. Der kräftige Habitus der Pflanze nimmt ferner Bezug auf den robusten Organismus. Die etwas düstere, braunviolette Farbe der Blüte versinnbildlicht die psychischen Störungen mit Halluzinationen und Delirien.

Belladonna in der Kinderheilkunde

Belladonna ist ein großes Kindermittel und passt vor allem bei heller Hautfarbe, blauen Augen und lebhaftem Temperament. Der Kopf ist gegenüber dem übrigen Körper etwas zu groß. Die Kinder sehen sehr blühend, gesund und aufgeweckt aus. Krankheiten brechen plötzlich ohne Vorwarnung aus. Das Kind reagiert empfindlich auf Zugluft und Kälte, mit schneller Überhitzung. Bei geringstem Anlass beginnt es zu schwitzen, besonders auf der Stirn, sei es im ersten Schlaf oder bei körperlichen Anstrengungen. Schweiß zeigt sich auch an den bedeckten Körperstellen. Das Fieber tritt plötzlich in Erscheinung und steigt schnell über 40 °C mit remittierendem Verlauf und delirierenden Zuständen (phantasiert). Es zeigen sich Kongestionen zum Kopf mit gerötetem Gesicht und klopfenden Karotiden (rechts). Das Kind will seine Ruhe haben, jegliche Bewegung, Erschütterung verschlechtert. Der auftretende Husten ist bellender, trockener Art, vor den Anfällen treten Tränen in Erscheinung, danach Niesanfälle. Bei Angina oder Mandelentzündung ist der Rachen hochrot geschwollen. Das Kind fürchtet sich, trotz starkem Durst, kaltes Wasser zu trinken, da dieses im Rachen intensiv brennt. Die Zunge ist trocken und gerötet (Himbeerzunge). Bei Otitis (rechts) ist das Trommelfell flammend rot und schmerzt fürchterlich. Es wird über Bauchschmerzen und Krämpfe geklagt mit starker Empfindlichkeit der Bauchdecke.

Belladonna ist ferner ein hilfreiches Mittel bei Enuresis (träumt vom Urinieren) mit gleichzeitiger Inkontinenz während des Tages. Der Schlaf ist gestört durch Albträume, Zähneknirschen, Zucken und Aufschreien. Vor dem Einschlafen rollt das Kind den Kopf hin und her, während Schweißperlen auf der Stirn zum Vorschein kommen. Hilfreich ist die Arznei bei Zahnungskrämpfen mit hohem Fieber.

Auffallend ist, dass das Kind die Neigung hat, sich oder andere an den Haaren zu ziehen, zu spucken, den Löffel zu zerbeißen, am Teller oder an den Fingernägeln zu nagen.

Berberis

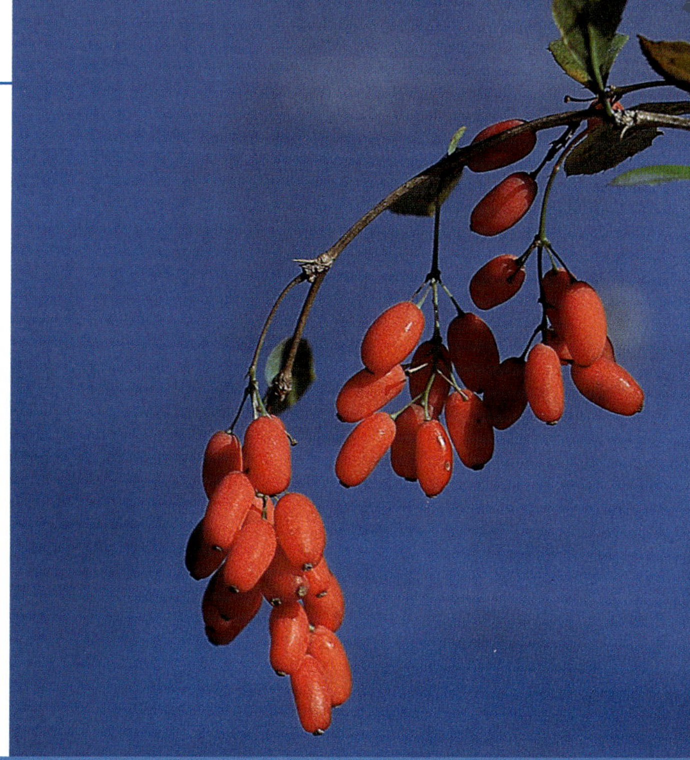

Typus

Bei der Berberis-Persönlichkeit handelt es sich um Patienten (Frauen und Männer) mit **blassem, eingefallenem Gesicht**, faltigen Wangen (gelbliches Kolorit) und **blauen Augenringen**. Sie sehen ungesund aus, vorzeitig gealtert und verbraucht. Die Betroffenen fühlen sich **erschöpft**, ermattet und kämpfen mit massiver **Gedächtnisschwäche**. Sie sind **apathisch**, teilnahmslos und insbesondere morgens schwer von Begriff. Das Erinnerungsvermögen ist eingeschränkt, und es fällt ihnen ausgesprochen schwer, sich zu konzentrieren. Wenn sie einmal unterbrochen werden (Synth.: berb., mez.), haben sie Mühe, den Gesprächsfaden wieder zu finden.

Es handelt sich um Kranke mit Neigung zu **harnsaurer Diathese** und verschiedenen Beschwerden, die sich im Bereich der **Nieren, Blase, Galle, Leber, des Rückens und der Gelenke** manifestieren. Oft sind die Nierenbeschwerden mit Gallenstörungen verbunden, d.h. es zeigen sich gleichzeitig verschiedenartige Schmerzen in der Gallen-Leber-Region. Auch **Steinleiden**, sowohl Gallen- als auch Nierensteine werden von Berberis beeinflusst (nach Kent heilt das Mittel Nieren-Gallen-Koliken fast augenblicklich, wenn die Schmerzen **von einem Punkt ausstrahlen**), ebenso Rheuma, Gicht und Arthritis mit gleichzeitigen Harnstörungen. Die Rückenschmerzen werden sehr oft von Nierenbeschwerden hervorgerufen, wobei die Schmerzen in Nieren, Blase, Harnröhre oder über den ganzen Körper mit enormer Berührungsempfindlichkeit ausstrahlen. Wenn bei rheu-

Allgemeines

Die Berberitze (Berberis vulgaris L.) ist ein ein bis zwei Meter hoher, stacheliger Strauch aus der botanischen Familie der Sauerdorngewächse (Berberidaceae). Sie trägt im Wonnemonat Mai goldgelbe Traubenblüten, deren Staubgefäße bei Berührung nach hinten schnellen (Bestäubungsmechanismus beim Besuch von Insekten). Im Herbst reifen orangerote, zapfenartige Beeren, die in länglichen Trauben am Strauch herunterhängen. Der Gattungsname „Berberis“ stammt von der nordafrikanischen Heimat „Berberei“, von wo aus die Pflanze durch Verbreitung der Vögel ihre Reise um die Welt angetreten hat. Die Artbezeichnung „vulgaris“ (= gewöhnlich) differenziert die Pflanze von der Berberis aquifolia (Mahonie), welche ebenfalls in der Homöopathie Verwendung findet.

Die Urtinktur wird aus der getrockneten Wurzelrinde hergestellt. Die Arznei wird dem psorisch-sykotischen Miasma zugeordnet mit den Themen: *wandernde, ausstrahlende Schmerzen, wechselhafte Symptome, harnsaure Diathese und Zerschlagenheitsgefühl.*

matischen Muskel- oder Gelenkschmerzen der **Harnsäurespiegel** im Blut erhöht ist, kann Berberis vielfach das Mittel der Wahl sein. Ein wertvoller Hinweis für die Indikation von Berberis ist der **rote Satz im Urin**, wechselnd in der Beschaffenheit (dicksatzig, flockig, lehmartig) und das **glucksende Empfinden an verschiedenen Körperstellen**, hauptsächlich in der Nierenregion. Bezeichnend ist auch das sonderbare Empfinden, als ob der Körper sich wie ein Schwamm vollsaugen würde.

Verhaltensmerkmale bei der homöopathischen Anamnese

Auffallend für die Berberis-Persönlichkeit ist das kranke Aussehen des Patienten mit eingefallenem, gealtertem Gesicht. Bei der Fallaufnahme in der Sprechstunde wirkt er apathisch, und er mag aufgrund der Ermattung kaum sprechen. Es fällt ihm ausgesprochen schwer, über seine Probleme Auskunft zu geben. Doch andererseits kann er von einem Moment auf den anderen plötzlich aufgeweckt und voller Lebensfreude sein. Viele Beschwerden stehen in Zusammenhang mit den Ausscheidungsorganen (Niere, Leber) und mit erhöhten Harnsäurewerten. Es besteht auch eine erhöhte Bereitschaft, an Nieren- und Gallensteinen zu erkranken. Bei der Mittelfindung sollte man Nashs Empfehlung beachten: „Es kommt nicht darauf an, was dem Patienten fehlt. Wenn er ein blasses Gesicht hat, erdfahle Farbe, eingefallene Wangen, hohle Augen und blaue Ringe darunter und einen hartnäckigen Schmerz in der Nierengegend, dann vergessen Sie Berberis nicht!"

Frauen haben während der Regelzeit typische Symptome: Langeweile während der Menstruation; Lebensüberdruss vor der Menstruation; Reizbarkeit nach der Menstruation. Es kann sein, dass sie sich während der Periode so zerschlagen fühlen, dass sie am liebsten sterben möchten.

Psyche

Furcht

- banges Gefühl mit negativen Vorahnungen

Angst

- vor dem Schlaf wegen Albträumen und Auffahren im Schlaf
- vor dem Aufstehen vom Sitzen (Synth.: berb., verat.)

Illusion

- Gegenstände erscheinen doppelt so groß wie sie in Wirklichkeit sind

Wahnidee

- sieht in der Dämmerung Geister, Gespenster, eingebildete Gestalten, die sich herannähern

Leitsymptome

Alternanz

- rascher Wechsel der Symptome
- Schmerzen verändern die Art und Lokalisation; bleiben nicht lokal an einer Stelle, sondern wandern fortwährend
- Durst wechselt mit Durstlosigkeit
- Hunger wechselt mit Appetitlosigkeit
- Apathie wechselt mit Lebensfreude
- wechselhafte Beschaffenheit des Urins; dicksatziges, flockiges, lehmartiges Sediment

Schwäche

- fühlt sich zerschlagen, matt, steif
- zerschlagenes, lähmungsartiges, steifes Gefühl im Kreuz, große Mühe vom Sitzen aufzustehen
- mattes, lähmungsartiges Gefühl der unteren Extremitäten

Glucksen

- sonderbares blubberndes Gefühl in verschiedenen Körperteilen, wie etwas Lebendiges, insbesondere in der Nierengegend

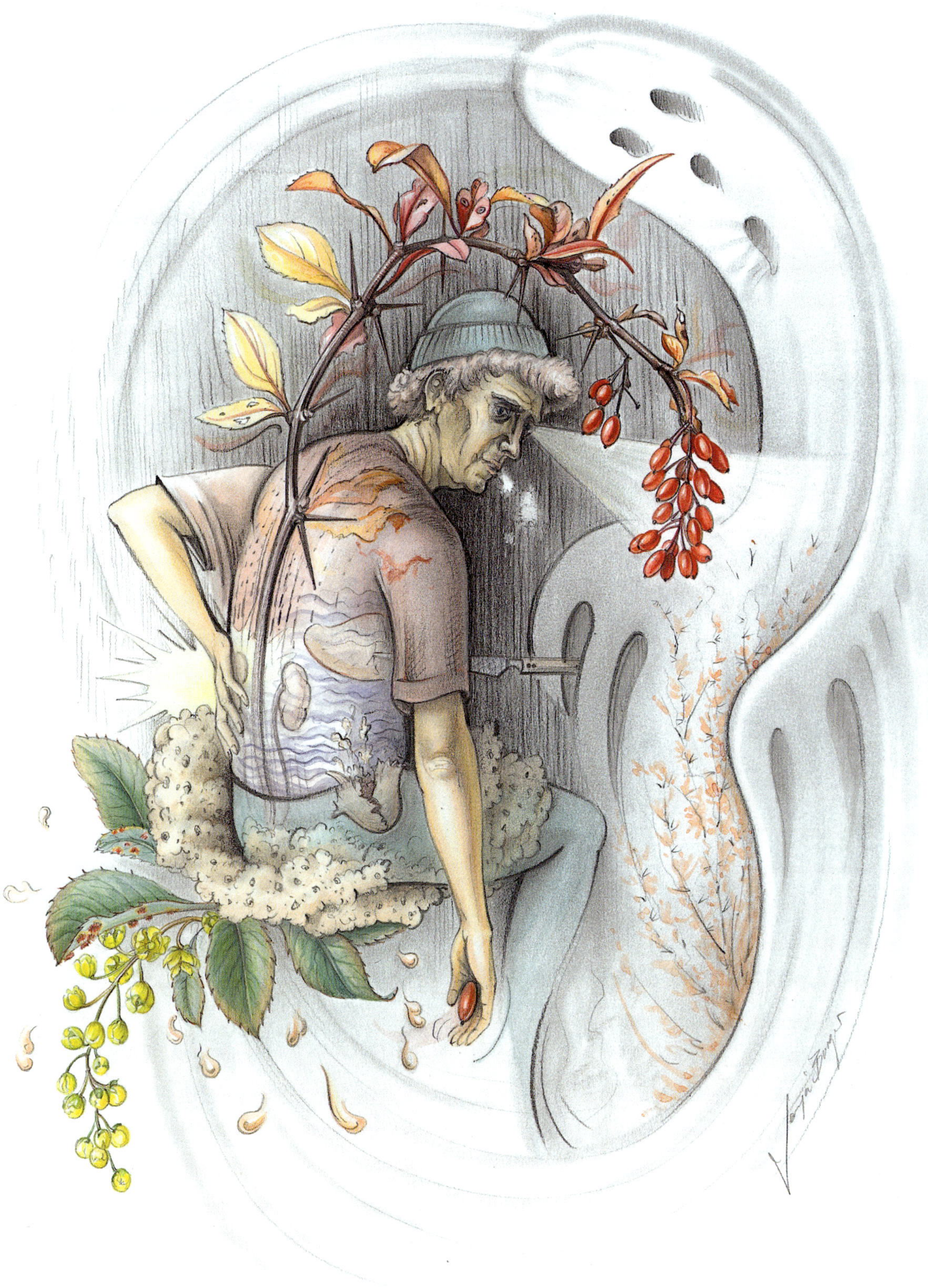

Abb. 8 **Berberis-Persönlichkeit:** blasses, eingefallenes Gesicht, erdfahle Farbe, gelbliches Kolorit, blaue Augenringe, Neigung zu harnsaurer Diathese, roter Satz im Urin, lehmartiges Sediment, Tendenz zu Nieren-Gallen-Steinen, Kolik mit Schmerzen, die von einem Punkt ausstrahlen, stechend wandernde Schmerzen wie Messerstiche, glucksende Empfindung in der Nierenregion, stechende Schmerzen in der Leber, Rheuma-Gicht-Veranlagung, verbunden mit Gallenstörungen, Gefühl von einer engen Kappe auf dem Kopf, Speichel schaumig wie Watte, Steifheit im Kreuz, Gefühl von geplatzter Blase, berührungsempfindliche Nierengegend.

Schmerzen

- ausstrahlend von einem Punkt ausgehend in alle Richtungen
- wandernd von einem Körperteil zum anderen, bald hier bald dort
- plötzlich stechend, kneifend, reißend mit Verschlimmerung bei Bewegung und beim Gehen, kann aber nicht stillsitzen
- berührungsempfindlich in der Nierengegend, stechende Schmerzen strahlen in Urether oder Blase aus
- dolchartige Stiche rechts unter den Rippen, ausstrahlend in Blasengegend, Magen und Abdomen
- neuralgisch unter den Fingernägeln
- brennend beim Wasserlassen mit Gefühl von geplatzter Blase
- Rückenschmerzen mit Zerschlagenheitsgefühl im Kreuz, ausstrahlend entlang der Hinterseite der Oberschenkel oder zur Blase, in den Bauch, zu den Hüften, ins Gesäß mit Sediment im Urin
- brennend im Anus wie wund

Taubheit

- in der Nierengegend, steifes Gefühl mit schmerzhaftem Druck (Synth.: Gefühllosigkeit Nierengegend: berb. 3)

Sediment

- roter oder hellroter Satz im Urin, enthält viel Harnsäure (Synth.: berb. 3, lyc. 2, nit-ac., osm., phos.)
- Urin grau-weißes Sediment (Synth.: berb. 3, hyos., merc-c., spong.)
- Sediment gelb-gelblich-rote Kristalle (Synth.: lyc. 2, berb., chel., chinin-s.)

Modalitäten

Abneigung

- gegen Dunkelheit, Dämmerung

Seite

- vorwiegend links

Besserung

- Ruhe

Verschlechterung

- Hängenlassen der Glieder, Bewegung, Gehen, Liegen, Stehen, Erschütterung, Wetterwechsel, Wasserlassen, abends 18 bis 22 Uhr, nachts 22 bis 6 Uhr

Absonderliche Symptome

Kopf

- Ohnmacht (Synth.: berb. 2., sep. 2, cocc., grat., sil.), bewusstlos (Synth.: sep. 2, berb., grat., sil.) beim Fahren im Wagen
- Gefühl, als ob der Kopf größer würde, aufgedunsen wäre
- Gefühl von einer engen Kappe auf dem ganzen Kopf, presst ständig mit der Hand an den Kopf
- Empfindung, als ob die Kopfhaut taub wäre
- wandernde Schmerzen in die Kopfhaut, in Schädel, Augen, Ohren

Augen

- Schmerzen nach Weinen
- Zucken der Augenlider beim Lesen

Ohren

- gichtartige Verhärtung, schmerzhafte Knoten an der Ohrmuschel

Nase

- hartnäckiger Schnupfen linke Seite
- Krabbeln (Glucksen) in den Nasenflügeln

Gesicht

- Gefühl, als würden Tropfen ins Gesicht gespritzt, wenn man ins Freie geht

Mund

- klebriges Gefühl, wenig Speichel, schaumig wie Watte (Synth.: puls. 3, berb. 2, nux-m. 2)
- verbrühtes Gefühl auf der Zunge
- ungestielte Polypen auf den Stimmbändern

Brust

- Kehlkopfpolypen
- Atemnot beim Heben der Arme (Synth.: berb. 3, spig. 3, cupr., pop-c.)
- außerordentlich langsamer Puls

Magen
- Übelkeit vor dem Frühstück
- Aufstoßen wechselt mit Gähnen

Bauch
- Schmerzen im Gallenblasengebiet wie Messerstiche
- sprudelndes Gefühl (Glucksen) im Bauch
- erweiterte Varizen in der Leistengegend

Verdauung
- dauernder Stuhldrang mit weißem, tonartigem Stuhl

Nieren
- stechende Schmerzen, in Harnleiter (Leber, Genitalien, Milz, Magen oder Oberschenkel) ausstrahlend
- Stich von Niere in Blase, ausstrahlend in den Bauch

Genitalien
- Während der Menses Nierenschmerzen
- statt Regelfluss Abgang von wässrigem Blut und grauem Schleim
- Neuralgie der Hoden (von einer Seite zur anderen wechselnd) und der Samenstränge
- vergrößerte Prostata mit ständigem Druck auf den Damm

Haut
- Gefühl von Aufsprudeln (Glucksen) unter der Haut
- Gefühl wie von einem Insekt gestochen

Glieder
- Neuralgie unter den Fingernägeln mit Schwellung der Fingergelenke
- Schmerzen im Mittelfußknochen wie von einem Nagel

Rücken
- Schmerzen von der Nierengegend in den Bauch ausstrahlend

Besondere Anzeigen
- Husten und Brustbeschwerden nach Operation einer Fistel
- Nierenprobleme infolge von unterdrücktem Rheuma

Vergleiche
- aloe, lyc., nux-v., ars., tab., canth., led., colch., sil., benz-ac., equis., calc-ren., calc-bil., berb-a.

Bewährte Indikationen

Gallenkolik
- messerscharfer Schmerz von einem Punkt in der Lebergegend ausstrahlend

Nierenkolik
- stechend scharfe Schmerzen strahlen von einem Punkt aus zum Bauch, in Urether, Blase oder Oberschenkel

Zystitis
- brennend schneidende Schmerzen, die sich zum Urether erstrecken, Harnsediment

Prostatitis
- akute Entzündung mit Kreuz- und Nierenschmerzen

Arthritis
- wandernde, reißende Schmerzen von Gelenk zu Gelenk

Rheuma
- mit Nierenproblemen, Veränderung des Urins, wandernde Schmerzen

Ischias
- plötzlich stechende Schmerzen, die vom Kreuz zum Bauch oder auf die Hinterseite des linken Oberschenkels ausstrahlen, versteift, kann vom Sitzen nicht aufstehen

Arzneianalogien

Auf der Unterseite der Berberitzenblätter findet man einen rostbraunen Pilzbefall. In seiner Kolorierung erinnert er an das rote Urinsediment der Berberis-Kranken. Die spitzen Dornen, welche überall auf den Zweigen verteilt sind, charakterisieren die stechenden, wandernden Schmerzen, die sich wie Messerstiche anfühlen.

Berberis in der Kinderheilkunde

In der Kinderheilkunde ist Berberis selten indiziert. Bei Jugendlichen, welche in der Halbdunkelheit der Abenddämmerung schreckliche Visionen von Ungeheuern, Tieren oder Gespenstern haben, verbunden mit Veränderungen des abgehenden Urins und plötzlich auftretenden Nierenschmerzen (ausstrahlend in den Bauch), kann die Arznei in Erwägung gezogen werden. Bei Kindern, die vor dem Frühstück über Übelkeit klagen und gleichzeitig an Nieren-Blasen-Beschwerden leiden, könnte Berberis ebenfalls eingesetzt werden

Bryonia

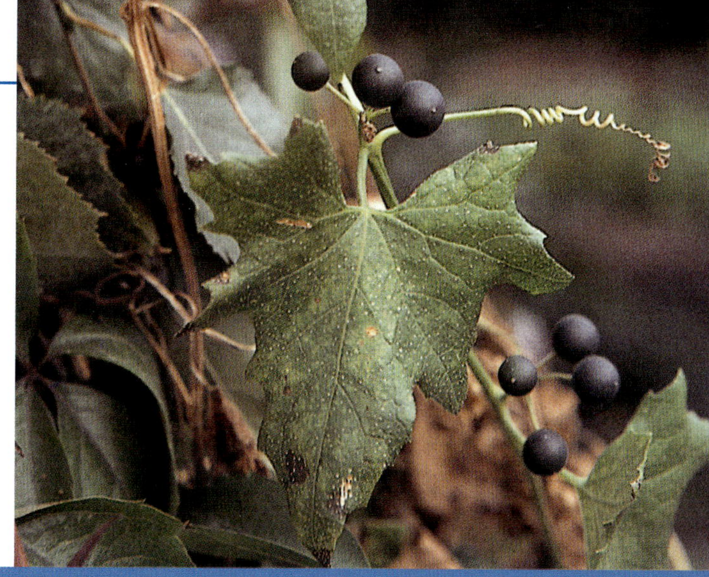

Typus

Bei Bryonia alba handelt es sich **vielfach um vollblütige Personen** mit kräftiger Muskelfaser, schwarzem Haar, gerötetem, aufgedunsenem Gesicht (besonders bei Ärger). Sie sind traditionsbewusst, **konservativ**, etwas spießbürgerlich. Gegenüber Neuem sind sie kritisch und ablehnend eingestellt. Mit beiden Beinen stehen sie auf dem Boden, geben sich solide, rechtschaffen, manchmal auch ein bisschen hartnäckig und stur. Am liebsten sind sie alleine, möchten nicht belästigt werden und **isolieren sich von der Gesellschaft**. Sie mögen es nicht, wenn man zu intensiv in ihren Lebensbereich eindringt (Synth.: Abneigung gegen Näherkommen von Personen: arn. 2, aur., bry. 2, caj., granit-m., hell., helon., hipp., iod. 2, lil-t., lyc. 2, sulph.). **Materielle Sicherheit** ist ihnen wichtig: „Spare in der Zeit, dann hast du in der Not" ist ihr Wahlspruch. Mit Grundsätzen wie „Schaffe, schaffe, Häusle baue" kämpfen sie sich durchs Leben. Sie haben dauernd **Geschäfte** am Laufen, alles dreht sich um materielle Werte, und sammeln Wertgegenstände: Antiquitäten, Geldmünzen, Briefmarken, wertvolle Bilder (Synth.: Feilschen: puls. 2, sil. 2, bry., sulph.). Ihre Furcht vor Armut und die Existenzangst versuchen sie mit berechnender, methodischer und planerischer Art zu kompensieren. Es werden hoch gesteckte Ziele (reich zu sein) angestrebt, was dazu führt, dass sie richtig **geizig** werden können. Sie verzichten lieber auf größere Reisen und Ferien, als dass das Geschäft darunter Schaden erleiden könnte. Sie können auch richtig neidisch werden auf Nachbarn oder Geschäftskollegen, denen es finanziell besser geht, die ein florierendes Unternehmen, ein schönes Haus oder teures Auto haben. Beruflich findet man diese Persönlichkeiten in Berufen wie Makler, Manager, Unternehmer, Bauer, Versicherungsagent, Steuerberater oder Bankier.

Allgemeines

Die Weiße Zaunrübe (Bryonia alba L.) ist ein mehrjähriges Kürbisgewächs (Cucurbitacea) und gedeiht in ganz Europa im Gebüsch und an Rändern von Weinbergen. Sie klettert mit spiraligen Ranken an Zäunen, Mauern und Sträuchern bis zwei Meter hoch empor und trägt von Juni bis Juli grünlichweiße, trichterförmige, kürbisähnliche Blüten von ca. acht Millimeter Durchmesser. Daraus reifen im Herbst schwarze, mehrsamige Beeren. Die Pflanze ist verwandt mit der Rotfruchtigen Zaunrübe (Bryonia cretica ssp. dioica), welche im Gegensatz zu Bryonia alba nicht ein-, sondern zweihäusig (diözisch) ist. Der Gattungsname „Bryonia" leitet sich vom griechischen „bryo" = (sprießen) ab und charakterisiert die schnellwüchsige Kletterpflanze. Die Artbezeichnung „alba" (= weiß) kennzeichnet die weiß-grünliche Blütenfarbe.

Bryonia alba gehörte zu den ersten Pflanzen, die Hahnemann 1834 prüfte. Die Urtinktur wird aus der frisch gegrabenen Wurzel hergestellt. Vielfach wird sie auch von Bryonia cretica ssp. dioica hergestellt, allerdings mit einem leicht veränderten Arzneimittelbild. Die Arznei (Bryonia alba) passt besonders für akute Krankheitszustände; sie kann aber auch konstitutionell eingesetzt werden.

Die Themen der Arznei sind: *Beruf, Sicherheit, Zurückgezogenheit, Ärger, Steifigkeit, Trockenheit, Stechen und Ruhebedürfnis.*

Gefühlsmäßig sind sie trocken, reserviert und **zurückhaltend** – sie lassen sich nicht gerne dreinreden, das macht sie wütend. Emotionen werden unterdrückt, da sie für das Geschäft hinderlich sind. Wenn ihnen etwas in die Quere kommt, werden sie **cholerisch. Temperamentvoll** und mit rotem Gesicht brausen sie auf, wobei immer wieder die Furcht vor Verarmung verbal zum Ausdruck kommt („Wenn das so weitergeht, kann ich zusammenpacken, muss ich ins Armenhaus!"). Insbesondere Krankheiten werden als Bedrohung ihrer finanziellen Sicherheit betrachtet. Mit aller Gewalt möchten sie rasch wieder gesund werden, ansonsten fallen sie in Betäubung, Benommenheit und ins Delirium.

Obwohl Hitze und Wärme schlecht vertragen werden, besteht eine große Neigung zu **Erkältungen**, verbunden mit trockenen Schleimhäuten (Lippen, Mund, Zunge, Hals), hartem, trockenem Husten (drückt sich bei den Attacken den Kopf oder die Brust) und Nasenbluten (vor allem am Morgen). Die Infektion wandert rasch in die Brust hinab (**Bronchitis**) und ist von stechenden Schmerzen begleitet. Bei Eintritt von serösen Ergüssen lindern sich die Beschwerden, jedoch bei Bewegung (möchte in Ruhe liegen bleiben) und im warmen Zimmer werden sie schlimmer. Im Stadium des Fiebers (schleichend) hat der/die Kranke intensiven Durst auf kalte Getränke, welche in großen Abständen getrunken werden.

Die Arznei empfiehlt sich auch im ersten, trockenen Stadium der **Lungenentzündung** mit stechenden Schmerzen, wobei das Verlangen besteht, die Hand auf die Brust zu drücken und auf der schmerzhaften Seite zu liegen. Ebenso bei **Pleuritis** und **Peritonitis** (trocken) möchte der Patient/die Patientin ruhig im Bett liegen bleiben (ist unbeweglich).

Bryonia bewährt sich ferner bei **Asthma** (trocken, stechende Schmerzen in der Brust) mit Atemnot im warmen Zimmer (Synth.: am-c., bry., carb-v., kali-s.) – frische Luft und Ruhigliegen bessert (Bewegung, Sprechen verschlimmert). Die Betroffenen haben trotz stechenden Beschwerden das Bedürfnis, tief Atem zu holen und die Lungen auszudehnen (bisweilen mit Gegendruck auf die Brust).

Viele krankhafte Störungen (Grippe, Sinusitis, Bronchitis, Beschwerden in Magen, Darm, Leber, Galle, Obstipation und Reizbarkeit) sind von **Kopfschmerzen** begleitet, häufig auftretend am Morgen beim Erwachen (Verschlimmerung mit steigender Sonne). Die Schmerzen sind meistens linksseitig (über den Augen und in der Stirn) lokalisiert (vereinzelt auch rechts) mit dem Gefühl, als ob der ganze Kopf zerspringen möchte (schlimmer bei geringster Bewegung sogar beim Drehen der Augen; bleibt im Bett mit geschlossnen Augen ruhig liegen und drückt mit der Hand fest gegen den Kopf).

Aufgrund des cholerischen Temperaments sowie infolge Diätfehlern (schwere Nahrung oder Durcheinanderessen) können massive **Magenbeschwerden** (stechende Schmerzen, Stein im Magen) auftreten. Obwohl das Verlangen nach kalten Getränken besteht, bessern sich die Störungen nach Trinken von warmer Flüssigkeit (Milch).

In der Folge von Ärger besteht ferner die Tendenz zu **Gallenkoliken**, wobei die Betroffenen beim Abtasten des Abdomens äußerst empfindlich reagieren (nur großflächiger, langsamer Druck wird vertragen).

Verhaltensmerkmale bei der homöopathischen Anamnese

Es braucht lange, bis der Bryonia-Typus einen Homöopathen aufsucht. Erst wenn die Krankheit seine finanzielle Lage bedroht, überwindet er sich und möchte dann vom Therapeuten schnellstens geheilt werden. Schon zu Beginn der Anamnese berichtet der Patient über seine große Sorge ums Geschäft, weil er sich durch seine gesundheitlichen Schwierigkeiten nicht mehr optimal um die Betreuung des Unternehmens kümmern kann (Synth.: spricht dauernd vom Geschäft.: ars., bell., bry. 2, canth., cimic., dor., hyos. 2, mygal., op., phos., plb., stram., sulph.). Gesundheit bedeutet für ihn Besitz, welcher bei Verlust automatisch zum Crash führt. Möchte man diesbezüglich den Kranken psychisch ergründen, weicht er den gestellten Fragen aus. Entweder gibt er keine Antworten (Synth.: antwortet nicht, wenn er gefragt wird: colch. 2, tarent.) oder wird sogar mürrisch. Er möchte sein Innenleben nicht offenlegen, er will in Ruhe gelassen werden. Auf der emotionalen Ebene ist er trocken, bewegungslos und sobald ein bisschen Wärme im Herzen einkehrt, fühlt er sich unwohl. Er resigniert oder wird ärgerlich mit rotem Kopf und cholerischen Ausbrüchen.

Als Schlemmer (unbeherrschtes Essen, er stopft sich voll, um sich vor Hungersnot zu schützen) führen Diätfehler zu gesundheitlichen Beschwerden, sei es Verstopfung oder harnsaure, gichtische Diathese, welche nicht schlagartig, sondern schleichend auftreten. Vielfach sind die Symptome von Kopfschmerzen und großer Trockenheit der Schleimhäute begleitet. Viele Erkrankungen treten außerdem nach einer massiven Erkältung auf.

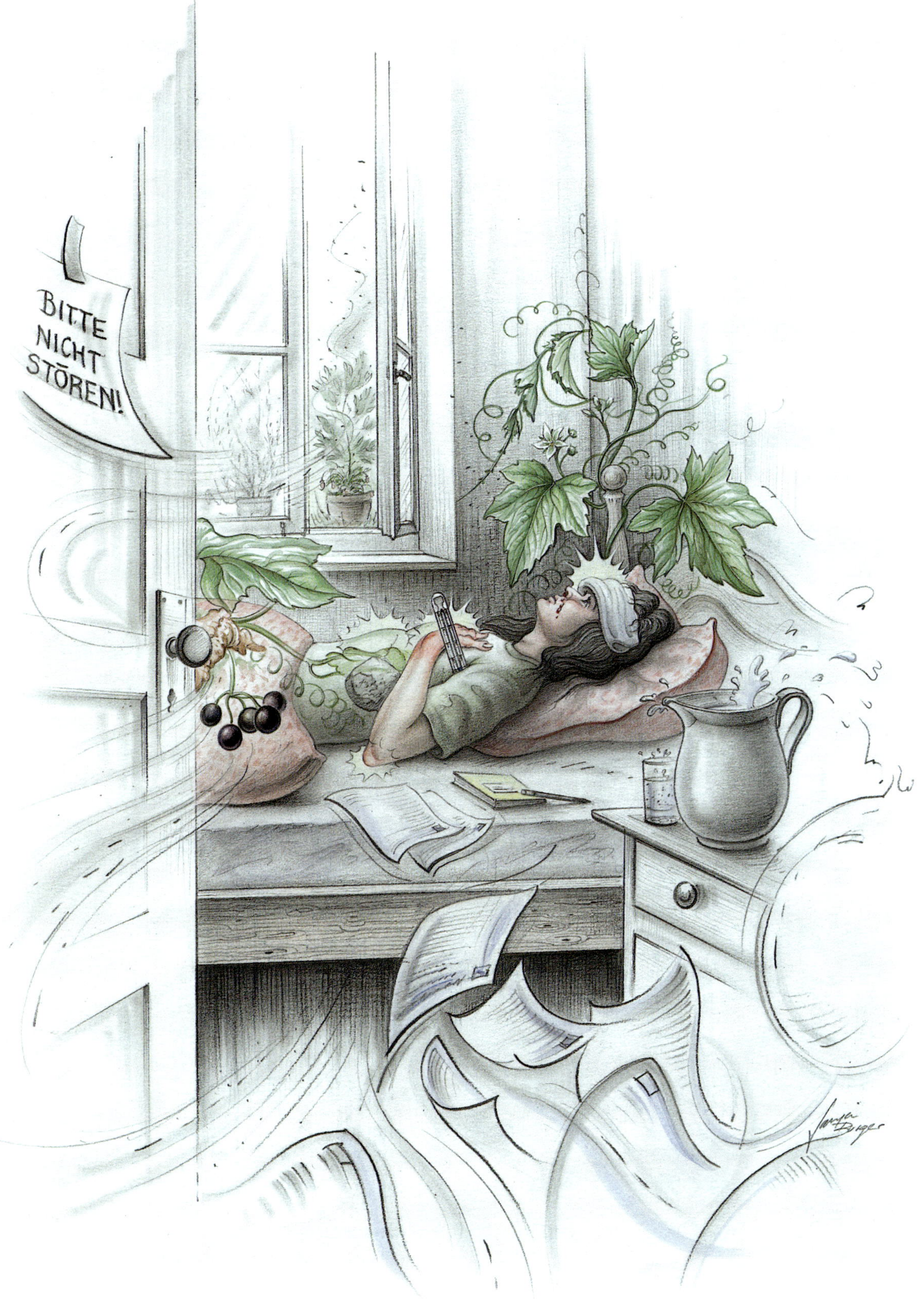

Abb. 9 **Bryonia-Persönlichkeit:** gerötetes, aufgedunsenes Gesicht, schwarzes Haar, zurückgezogen, möchte bei Krankheit ruhig lieben bleiben, schleichendes Fieber, will unbedeckt sein, Verlangen nach frischer Luft, großer Durst auf kalte Getränke, voller Sorgen um die Geschäfte, Besserung der stechenden Brustbeschwerden durch festen Gegendruck, Kopfschmerzen bessern sich durch feucht-kalte Auflagen, Nasenbluten, trockene Schleimhäute, heiß geschwollene, gespannte, rheumatische Gelenke, empfindliche Leberseite.

Auch bei **Hepatitis** ist der Bauch bei der Untersuchung sehr druckempfindlich. Besonders wenn man mit der Hand tiefer palpiert und wieder loslässt. Es besteht auch Leberkapselschmerz bei tiefer Aus- und Einatmung, was der Modalität „Bewegung verschlimmert" entspricht.

Die Kranken neigen zu hartnäckiger **Obstipation** mit auffallender Trockenheit des Rektums und mühevollem Abgang (unter größter Anstrengung) von hartem, trockenem Stuhl wie verbrannt.

Die **gichtig-rheumatische Veranlagung** begünstig zahlreiche Beschwerden des Bewegungsapparates, insbesondere Arthritis (Entzündung der Gelenke, eines nach dem anderen) mit rötlich gespannter Anschwellung, lokaler, innerlicher Hitze (Kühle bessert) und Verschlimmerung bei Bewegung und Erschütterung. Typisch für Bryonia ist außerdem das so genannte **„Schönwetter-Rheuma"**, welches vor allen bei warmem, trockenem Klima auftritt.

Bei Wetterwechsel von kalten zu heißen Tagen, bei Verheben oder ähnlichen mechanischen Einflüssen machen sich **Hexenschuss** oder **Ischias** bemerkbar, wobei die Betroffenen das Bedürfnis haben, ruhig auf dem Rücken liegen zu bleiben. Örtliche Wärme (Packung, Bestrahlung) ist unerträglich.

Psyche

Reizbarkeit

- ärgerlich, möchte bei Erkrankung am liebsten nach Hause, sich ins Bett legen, alleine sein und sich auf keinen Fall bewegen
- möchte nicht, dass man ihn umsorgt, reagiert sonst unangenehm und abweisend
- Brummbär – möchte in Ruhe gelassen werden, nicht angesprochen werden, cholerisches Temperament
- unansprechbar („Bitte nicht stören!"), gibt keine Antwort, kehrt sich dem Gesprächspartner (Arzt) im Bett liegend nicht zu
- gerät bei Nichtigkeiten in Wut, friert nach Ärger, bekommt Kopfschmerzen, Schwindel oder Magenbeschwerden

Furcht

- vor der Zukunft, fühlt sich unsicher
- um die finanzielle Sicherheit, fürchtet sich vor Armut, Bankrott, obwohl es ihm finanziell gut geht
- hat die Furcht, nicht genug zum Leben zu haben, zu verhungern (Synth.: bry. 2, sep. 2, ars., calc., sulph.), zu verdursten, hat einen großen Vorrat im Keller

Wahnidee

- als ob sich das Gehirn umdrehen würde
- als ob sich der Körper im Kreis drehen würde
- möchte nach Hause gebracht werden, obwohl er daheim ist (Synth.: cann-i., hyos.), Gefühl, sei weg von zu Hause (Synth.: bry. 3, op. 2, calc-p., cimic., hyos.)
- Gefühl, als ob das Bett nach unten sinken würde

Leitsymptome

Schmerzen

- stechender Art (besonders in allen serösen Häuten: Meningen, Pleura, Perikard, Synovia der Gelenke), schlimmer durch Bewegung (jede Bewegung wird ängstlich vermieden), liegt unbeweglich im Bett, sogar Gedankenfluss (mentale Bewegung) verschlimmert, sowie lokale Wärme, Hitze und warme Räume
- allmählich zunehmend, kontinuierlich, remittierend, mit Stechen
- im Gehirn, Kopf, in Augen, Ohren, Zähnen, Hals, Magen, Bauch, Leber, Milz, Brust, Gliedern, zwischen den Schultern oder auf der Haut
- möchte sich am liebsten auf die schmerzhafte Seite legen oder fest mit der Hand aufdrücken

Trockenheit

- im ganzen Organismus: Nase, Lippen, Mund, Zunge, Hals, Rachen, Kehlkopf, Brust (Husten), Darm (Stuhl) mit mangelnden Sekreten

Wärme

- verschlimmert, bei Betreten eines warmen Zimmers (kühle, frische Luft bessert), warme stickige Räume
- schlimmer bei Hitze, Sonne, Wetterwechsel von kalten zu heißen Tagen oder Überhitzung
- verlangt plötzlich Wärme, nachdem die Beschwerden anfangs durch Kälte besser wurden

Druck

- Besserung bei festem Druck mit der Hand
- Besserung bei Liegen auf der schmerzhaften Seite
- drückt bei Husten die Hand auf die Brust

Bewegung

- starke Abneigung, Verschlimmerung bei geringster Bewegung, liegt starr im Bett
- obwohl im Anfangsstadium jede Bewegung verschlimmert, möchte er bei Fortschreiten der Krankheit hin und her gehen

Fieber

- steigt nicht schnell, sondern allmählich in die Höhe bis 39 °C mit hochrotem Kopf, von Kopfschmerzen und Trockenheit der Schleimhäute begleitet
- abends 18 bis 22 Uhr (Synth.: bry. 3, lac-d., mag-s., nat-ac.)
- möchte im Fieberfrost still sein, seine Ruhe haben (Synth.: bry. 3, kali-c. 2, acon., nux-v.)

Schwellung

- der rheumatischen, gichtigen Gelenke, blass oder rötlich, gespannte Haut, inwendige Hitze, Besserung durch kalte Anwendungen, evtl. im Spätstadium Wärme besser

Modalitäten

Verlangen

- nach Ruhe, Bettruhe, tief durchzuatmen, nach Sicherheit, festem Einkommen, sicherer Stellung
- nach großen, in Abständen getrunkenen Mengen kalten Wassers (Magenschmerzen bessern sich aber bei warmen Getränken)

Abneigung

- gegen Gesellschaft, angesprochen zu werden, gegen Zuwendung, Bewegung, Bedeckung (Synth.: stößt die Bettdecke weg: bry. 3, cham. 2, camph., iod.), Eier, hart gekochte Speisen

Unverträglichkeit

- trockene Speisen, Brot, Gebäck, Sauerkraut

Durst

- auf große Mengen (kalter Getränke) in großen Abständen (Synth.: bry. 3, sulph. 2, hell., podo., verat.)

Zeiten

- morgens früh bei Aufstehen, 21 Uhr

Seiten

- mehrheitlich rechts, außer linksseitige Kopfschmerzen

Besserung

- fester Druck mit der Hand, Liegen auf der schmerzhaften Seite, Ruhe, Bettruhe, Stillliegen, frische Luft, kühle Umschläge, kaltes Wasser, Schwitzen, nach Eintritt von serösen Sekreten

Verschlechterung

- bei geringster Bewegung, am frühen Morgen zu Beginn der Bewegung
- Erschütterung, warme Räume, Hitze, Sonne, Wetterwechsel von kalt zu warm, bei Überhitzung, trockener Ostwind, Ärger

Absonderliche Symptome

Schlaf

- ist mit dem, was man gelesen hat, im Schlaf beschäftigt
- träumt von Tagesgeschäften, Haushalt, Hunger, Streit, Soldaten, Gestalten
- träumt, aus dem Fenster gestoßen zu werden
- träumt von Haushalt, Streitereien, Ärger

Kopf

- Schwindel, Gegenstände scheinen sich zu drehen (Synth.: bell. 2, bry. 2, anac., glon.)
- Schwindel mit Nasenbluten (Synth.: bell., borx., bry., carb-an.)
- Schmerz nach Streitereien, Ärger, Meinungsverschiedenheiten
- Schmerz erstreckt sich zum Hals und rechten Arm
- Schmerz links über dem Auge und in der Stirn
- Schmerz bei Bewegung der Augen oder beim Öffnen der Augen am Morgen
- Schmerz durch Kränkung (Synth.: bry., cham., lyc., op.) oder Streit, Meinungsverschiedenheiten
- nach Kaltwaschen des Gesichts
- Schmerz durch kalte Getränke (Synth.: bry., con., dig., kali-c., sulph.)

Augen

- Schmerzen durch Bewegung der Augen

Ohren

- Otitis mit stechenden Schmerzen, will auf dem schmerzenden Ohr liegen
- Ohrgeräusch vor der Menstruation (Synth.: borx. 2, kreos. 2, bry., ferr., puls.)

Nase

- Nasenbluten während Kopfschmerzen, was bessert
- niest zwischen den Hustenstößen

Mund

- Lippen ausgedörrt, trocken, rissig (Mund, Zunge, Hals trocken)
- Zunge weiß belegt in der Mitte oder gelbbraun wie Putzleder
- Zunge klebt am Gaumen infolge Trockenheit
- Zahnschmerzen durch Rauchen

Brust

- beginnt zu husten bei Eintreten ins warme Zimmer
- presst bei Husten die Hand auf die Brust (Synth.: an den Kopf: bry. 3, nux-v. 3, nicc., sulph.)
- Stechen in der Brust mit Gefühl, als würde sie in Stücke zerspringen
- heftige Stiche in der Brust rechts, sodass der Atem angehalten werden muss
- Atemnot im warmen Zimmer (Synth.: bry. 2, am-c.)

Magen

- Stein im Magen wird durch warme Getränke besser
- Schmerzen werden durch warme Getränke gemildert, während er zuvor nach kalten verlangte
- Brennen und Schmerzen nach Genuss von Sauerkraut
- Gefühl, als ob der Magen platzen würde
- Schmerzen werden besser durch warme Getränke (Milch)

Bauch

- Gefühl bei Husten, als ob die Leber platzen würde
- Seitenstechen nach Überessen
- Schmerzen beim Liegen auf der rechten Seite besser (Synth.: bry. 3, mag-m. 3, nat-s. 2, ptel. 2, ambr.)

Verdauung

- Stuhl schwarz wie verbrannte Kohle (Synth.: bry. 3, hep. 3, sanic., tub.), riecht nach altem Käse
- Durchfall nach gekochtem Obst oder Sauerkraut
- Durchfall nach kalten Getränken bei Überhitzung im Sommer
- Durchfall morgens beim Erwachen, sobald der Patient sich im Bett bewegt
- trockener harter Stuhl, verstopft

Genitalien

- bei Einsetzen oder anstelle der Menses Nasenbluten (Synth.: bry. 2, sulc., eupi., graph., ham. 2, lach. 2, sil.)
- wunder Schmerz des Uterus bei Bewegung (Synth.: bell. 3, bry. 3, gels.)
- Regelblutung bleibt nach Überhitzung aus

Haut

- Hautausschlag (Urtikaria) nach Genuss von Erdbeeren

Glieder

- ständige Bewegung des linken Arms und Beins

Besondere Anzeigen

- bei stockenden Masern, Scharlach, wenn der Ausschlag nicht aufblühen will
- Entzündung und Anschwellung der Mammae, hart wie Stein, nach der Entbindung
- übermäßige, von Milch strotzende Mammae bei Wöchnerinnen
- Nasenbluten in der Schwangerschaft, zur Zeit, wann früher die Menses einsetzte
- Kopfschmerzen nach Augenoperation mit Erbrechen

Vergleiche

- phos., kali-c., ran-b., nux-v., caust., chin., lyc., merc., podo., alum. (= chronisches Bryonia)

Bewährte Indikationen

Meningitis

- Hirnhautentzündung nach Unterdrückung eines Hautausschlages (Röteln, Scharlach) mit Erbrechen bei geringster Bewegung, schreit durch stechend scharfe Schmerzen (bei Bewegung)

Keuchhusten

- bei dem der ganze Körper erschüttert wird, rostfarbiger, zäher Auswurf, hält die Hand auf die Brust

Perikarditis

- Herzbeutelentzündung mit stechenden Schmerzen bei geringster Bewegung, Wärme verschlimmert

Appendizitis

- Blinddarmentzündung, liegt auf der rechten, schmerzhaften Seite, Schmerzen verschlimmern sich bei Bewegung

Cholezystitis

- Gallenblasenentzündung, liegt auf der schmerzhaften, rechten Seite, Bewegung verschlimmert

Interkostalneuralgie

- Zwischenrippen-Nervenschmerzen, Bewegung, Wärme verschlimmert

Sehnenscheidenentzündung

- mit stechenden Schmerzen, Bewegung verschlimmert, kalte Umschläge bessern

Tennisellbogen

- mit stechenden Schmerzen, Bewegung verschlimmert, kalte Auflagen bessern

Traumata

- Verletzungen, hochgradig schmerzhafte Verstauchung, Fraktur, Bewegung und Wärme verschlimmert

Arzneianalogien

Die Zaunrübe klettert zielbewusst an Zäunen und Sträuchern empor, was mit den hochgesteckten Zielen (Reichtum) des Patienten vergleichbar ist. Das rasche Wachstum von Bryonia alba passt zur unbändigen Geschäftigkeit des Bryonia-Charakters. Die Pflanze besitzt eine dick angeschwollene Wurzel, welche einen Hinweis auf die entzündliche Schwellung der Gelenke geben kann. Der kletternde Stängel fühlt sich rau an, was auf die innere Trockenheit und die abweisende Reizbarkeit des Kranken Bezug nimmt. Die Tatsache, dass die Zaunrübe beim Klettern plötzlich die Drehrichtung ändert, entspricht der Eigenart der Patienten, die plötzlich umkehren und nach Wärme verlangen, wenn ihnen zuvor die Kälte Besserung brachte, oder hin und hergehen, während sie zu Beginn der Beschwerden völlig stillliegen mussten. Außerdem verlangen sie nach Dingen, die sie dann wieder zurückweisen.

Bryonia in der Kinderheilkunde

Bryonia-Kinder sind bei Beschwerden mürrisch, sie möchten in Ruhe gelassen werden. Vor allem haben sie es nicht gerne, wenn sie getragen oder hochgehoben werden. Bei Husten halten sie fest die Hand auf die Brust oder auf der Kehle. Im Krankenzimmer liegend sind sie sehr empfindlich auf Licht und möchten, dass die Fenster offen sind, aber mit vorgezogenen Gardinen. Auffallend ist die Trockenheit der Schleimhäute, was Verlangen nach großen Mengen (in Abständen) kalten Wassers erzeugt. Sie leiden auch unter Verstopfung mit trockenem, hartem Stuhl. Allgemein sind die Schmerzen von stechendem Charakter. Jede Bewegung und Erschütterung verschlimmert, Kühle lindert. Die Kinder essen viel, fühlen sich aber nach dem Essen schlechter. Oftmals verlangen sie nach einem Nahrungsmittel, welches sie wieder zurückweisen. Bereits bei ihnen zeigt sich eine ängstliche Sorge um die Existenz. Sie kümmern sich darum, ob die Eltern genügend Geld oder Nahrung besitzen würden. Auf Kameraden, die aus begüterten Familien stammen, reagieren sie neidisch und eifersüchtig. Obwohl sie oftmals leiden, zeigen sie wenig Gefühle – der Tränenkanal ist eher trocken.

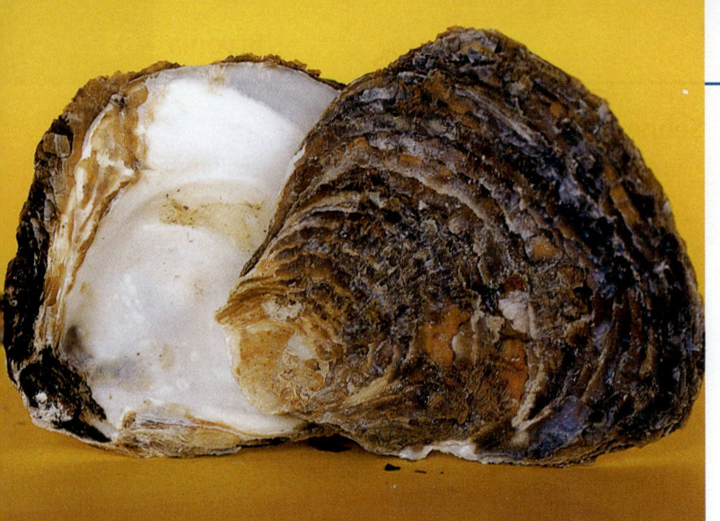

Calcium carbonicum

Allgemeines

Calcium carbonicum Hahnemanni, auch Calcarea carbonica oder Calcarea ostrearum genannt, wird nach Vorschrift Hahnemanns aus der mittleren Schicht der Austernschale gewonnen. Richtig gesehen handelt es sich dabei nicht um chemisch reines Calcium carbonicum ($CaCO_3$), sondern um eine Mischung von kohlensaurem Kalk, vermengt mit Phosphor, Mangan und organischen Substanzen, weshalb die Arznei als Austernschalenkalk bezeichnet werden sollte. In der Natur ist das Kalzium-Salz häufig zu finden, z. B. im Marmor- und Kalkgestein sowie im Gehäuse verschiedener Schalentiere. Im menschlichen Körper bildet das Calcium carbonicum einen wichtigen Bestandteil des Knochengerüstes mit stabilisierendem und strukturierendem Effekt.

Homöopathisch ist Calcium carbonicum Hahnemanni ein wichtiges Polychrest mit psorischem Charakter und sykotisch-tuberkulinischem Anteil. Es handelt sich um ein tief wirkendes Mittel von langer Wirkungsdauer, welches für Patienten jeglichen Alters und beiderlei Geschlechts indiziert ist. Die Arznei wird häufig in der Kinderheilkunde eingesetzt, insbesondere in den ersten 18 Lebensmonaten bei mangelndem Wachstum und verzögerter Entwicklung. Aus Erfahrung sollte man sie nicht bei Vollmond (Reaktion) verabreichen.

Die Themen der Calcium-carbonicum-Persönlichkeit sind: *Trägheit, Passivität, Eigensinn, Konstanz, Sicherheit, Überschaubarkeit.*

Typus

Das Erscheinungsbild der Calcium-carbonicum-Persönlichkeit (Frauen, Männer, Kinder) ist von mittlerer Statur, geprägt durch ein pausbäckiges, aufgedunsenes Gesicht mit zart rosig-bleichem Teint, hellbraunem oder blondem Haar, meist blauen Augen und molliger Erscheinung. Es besteht die Tendenz zu **Übergewicht**. Die Betroffenen haben bei geringsten Diätfehlern mit Gewichtszunahme zu kämpfen; es macht sich ein kleines oder größeres Bäuchlein bemerkbar. Der etwas **mondförmige Kopf** ist groß und die Oberlippe dick vorgewölbt. Die Fingernägel sind vielfach deformiert, brüchig oder spröde. Die Kleidung ist einfach und schlicht, fast ein bisschen langweilig – ohne Akzente.

Auffallend ist die **schlaffe Haltung** und der **weiche Händedruck**, so nachgiebig wie wenn keine Knochenstruktur vorhanden wäre. Die Patienten haben keinen Schwung, sind träge, unbeweglich, **phlegmatisch**, langsam und trödeln vor sich hin. Sie geben sich passiv, haben keine Courage etwas zu unternehmen und schieben alles auf. Beruflich suchen sie keine großen Herausforderungen, zeigen wenig Interesse für die Karriere, sind **bescheiden** und geben sich zufrieden, auch wenn sie jahrelang den gleichen Job machen. Zwar sind sie solide, zuverlässig (können auch gewissenhaft arbeiten und sich sogar bis zur Erschöpfung überlasten) und pragmatisch, aber vollbringen alles im Schneckentempo – sie kommen nicht vom Fleck. Sobald man sie etwas schubsen oder ankurbeln möchte, werden sie zurückhaltend, fast ein bisschen stur und eigensinnig. Sie weigern sich ihr Tempo zu verändern und halten an ihrem Standpunkt fest. Man kann sie zu nichts zwingen. **Konservativ** wie sie sind, verabscheuen sie jede Provokation und sind auch gegenüber Veränderungen oder Erneuerungen negativ eingestellt. Am liebsten haben sie es, wenn ihr Leben im alten, gewohnten Trott weiterläuft.

Möchte man mit ihnen etwas unternehmen, muss man alles bis ins letzte Detail gründlich vorbesprechen. Es ist fast unmöglich, sie spontan ins Kino, Theater oder ins Konzert einzuladen – hierzu müssen die Termine langfristig vorausgeplant sein. Dabei ist es typisch, dass sie aufgrund ihres mangelnden Zeitgefühls und ihrer Trägheit bei Verabredungen **unpünktlich** sind und immer etwas (akademisch) zu spät kommen (Synth.: calc., plat., puls., sil.).

Am liebsten verweilen sie in den eigenen vier Wänden, wo sie sich in der vertrauten Umgebung geschützt und geborgen fühlen können. „My home ist my castle“ ist ihr Wahlspruch. Sie benötigen keinen großen Luxus, nur einen gemütlichen Ort, an dem sie es sich bequem machen können.

Ihre Ferien verbringen sie meistens daheim. Falls sie trotzdem einmal in den Urlaub fahren, werden sie von Langeweile und Heimweh geplagt und können es kaum erwarten bis sie wieder zu Hause sind.

Sie lieben das **Familienleben**. Das Zusammensein mit den Angehörigen ist ein zentrales Bedürfnis ihres Daseins. Geburtstag, Hochzeitstag und andere familiäre Feste sind für sie wichtige Zusammenkünfte, die niemand vergessen oder versäumen darf, sonst können sie sehr beleidigt sein. Dann können sie sich sehr kindisch benehmen, andererseits sind sie auch schnell wieder versöhnt.

In der Partnerschaft geben sie sich sehr loyal, anhänglich, zuverlässig und treu. Sie **brauchen Zärtlichkeit** und Zuneigung. Wenn sie keinen Menschen finden, der ihnen Sicherheit und Geborgenheit gewährt, bleiben sie lieber Single. Heirat bedeutet für sie Schutz und Obhut. Bei geringstem Anlass machen sie sich Sorgen, dass etwas Schlimmes passieren und das harmonische Zusammenleben in Brüche geraten könnte. Weil sie sehr empfindlich auf Grobheiten sind (Synth.: staph. 3, calc. 2, colch. 2), gehen sie Auseinandersetzungen und Streitereien aus dem Weg.

In der Gesellschaft sind sie eher scheu, zurückhaltend und **gehemmt**. Es dauert lange, bis sie ihr angeborenes Misstrauen überwinden und eine Freundschaft eingehen. Man trifft sich am liebsten zu Hause und klatscht über die Banalitäten des Lebens. Für philosophische und abstrakte Themen zeigen sie wenig Interesse, mehr für praktische Dinge. Allerdings sind sie von Geschichten und Smalltalk des Adels fasziniert oder/und sind auch **religiös** (liest häufig in der Bibel). Auf Erzählungen von Grausamkeiten und Brutalitäten reagieren sie sehr sensibel und können deswegen abends nicht mehr einschlafen (sieht die negativen Bilder vor den Augen). Auch Berichte über die Armut in der Welt können sie nur schwer verkraften – sie verunsichern sie sehr.

Calcium carbonicum genießt die kleinen Freuden des Lebens: Essen, Trinken, Kuscheln, Herumtrödeln usw. Hunger und Fasten sind für sie Fremdwörter, immerzu sind sie am Knabbern und Naschen, was sich an den **Fettpolstern** und der Gewichtszunahme bemerkbar macht. Sie lieben die einfache Hausmannskost und halten sich an traditionelle Gerichte. Die Nouvelle cuisine wird strikt abgelehnt: „Was der Bauer nicht kennt, das isst er nicht.“

Für die **Calcium-carbonicum-Frau** ist Heiraten und Familie ein wichtiges Lebensziel. Sie hat einen ausgesprochen **mütterlichen Instinkt** und kann sich ihr Leben ohne Kinder (möchte viele Kinder) kaum vor-

Verhaltensmerkmale bei der homöopathischen Anamnese

Schon in den ersten Minuten der homöopathischen Anamnese lassen sich Merkmale erkennen, die für die Calcium-carbonicum-Persönlichkeit typisch sind. Einerseits kommt der Patient zu spät zum vereinbarten Termin ohne sich zu entschuldigen (Verspätungen sind für ihn normal), andererseits ist es der charakteristische Händedruck, welcher sich schlaff (kein fester Griff) und kalt anfühlt. Der Kranke gibt sich etwas schüchtern, sitzt regungslos im Stuhl und gibt bald zu erkennen, dass er sich vor drohenden Krankheiten fürchtet. Krankheit ist für ihn etwas, was ihm den Boden unter den Füßen wegzieht. Er fürchtet sich, seine bisherige Geborgenheit und Sicherheit verlieren zu können und hat Angst vor der Zukunft. Mitunter berichtet er von seiner Entlassung am Arbeitsplatz oder von seiner ungewollten Trennung vom Partner, Schicksalsschläge, die er kaum verkraften kann. Jeglicher Halt im Leben entschwindet, weshalb er verzweifelt nach Hilfe und Unterstützung sucht. Tatenlos, ohne selbst geringste Initiative zu ergreifen, versinkt er immer mehr im Sumpf seiner Gefühle. Wenn man ihn ermutigen möchte, sein Schicksal selbst in die Hand zu nehmen, gibt er sich eigensinnig und halsstarrig – er hat keine Kraft – kann nicht mehr. Sein bedauernswerter Zustand verursacht mannigfaltige psychosomatische Beschwerden, welche von Kälteempfindlichkeit, saurem, partiellem Schweiß, geschwollenen Drüsen und Erschöpfung begleitet sind. Die Symptome werden während der Schilderung verschlimmert.

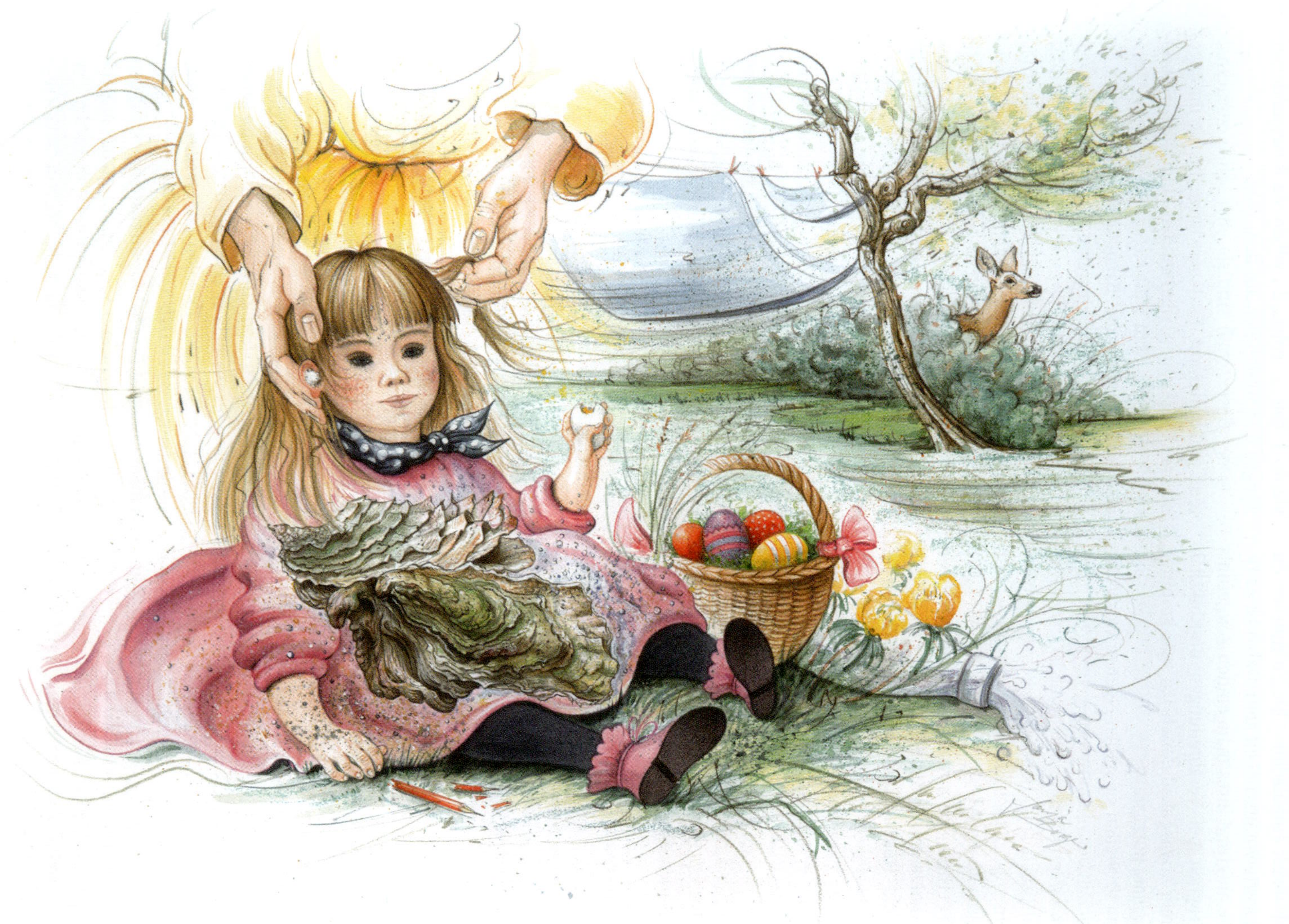

Abb. 10 **Calcium-carbonicum-Kind:** pausbäckig, rundliches Gesicht, rosig-blasser Teint, großer rundlicher Kopf, schlaffes Gewebe, Fettpolster, Stirnschweiß, verzögerte Entwicklung, wenig Schwung, phlegmatisch, klammert sich an den Rock der Mutter, folgsam, schüchtern, steckt Dreck oder Sand in den Mund, Verlangen nach Eiern, Unverträglichkeit von Kälte, Nässe, Aufenthalt am Wasser, körperliche und geistige Anstrengung, Neigung zu Otitis, geschwollenen Lymphdrüsen, Halsweh, braucht warme Kleidung.

stellen. Sie ist eine gute, liebenswürdige Mutter und opfert sich für das Wohl ihrer Angehörigen auf. Infolge Übergewicht und schlaffer Faser ist sie jedoch häufig bei geringsten körperlichen Anstrengungen **entkräftet**, schwitzt und ist außer Atem. Am liebsten sitzt sie ruhig zu Hause zusammen mit ihren Kindern.

Ihre Wohnung ist meistens unordentlich, nicht weil es ihr egal ist, sondern weil sie nicht mehr die Kraft hat, den Haushalt zu besorgen. Infolge chronischer Müdigkeit schiebt sie alles auf den nächsten Morgen.

Aufgrund ihrer **Nachlässigkeit** scheut sie sich auch vor Besuchen und hat große Gewissensbisse, den Gästen alles recht machen zu können.

Sie liebt ihr „Daheim" und verlässt es nur ungern. Charakteristisch ist ihre Lethargie. Mit der Hektik des modernen Alltags kann sie kaum Schritt halten und fühlt sich deswegen eingeklemmt und frustriert.

In gesundheitlicher Hinsicht neigen Calcium-carbonicum-Persönlichkeiten bei geringstem Kälteeinfluss (feucht-kaltes Wetter) zu **Katarrhen** der Atemwege. Sie sind immer frostig und dauernd erkältet. Ein Schnupfen folgt nach dem anderen, mit wässrigem Nasenfluss (bisweilen verstopfte Nase), sauren Schweißausbrüchen und geschwollenen Halsdrüsen. Rasch breitet sich die Infektion in die Ohren, den Hals (Synth.: Halsschmerzen bei nassem Wetter: calc. 3, dulc. 2, hep. 2, rhus-t. 2, lach.) oder die Bronchien aus. Bei Nasswerden oder Schwimmen im kalten Wasser sowie bei kaltem Wind tritt **Otitis** in Erscheinung, mit stechenden Reflexschmerzen beim Schnäuzen. Im chronisch-eitrigen Prozess besteht die Gefahr der Perforation des Trommelfells, verbunden mit sauer riechenden Sekreten und geschwollenen Lymphdrüsen.

Die Tendenz zu rot **geschwollenen Mandeln** ist gesteigert mit stechenden Schmerzen beim Schlucken (bis in die Ohren ausstrahlend) und harter Schwellung der Halsdrüsen.

Es können auch **asthmatische Beschwerden** auftreten, wobei die nächtlichen Anfälle (auch in den frühen Morgenstunden) mit Hitzegefühl, Angst und Unruhe begleitet sind. Vielfach besteht das Gefühl, als ob Staub in der Kehle und Lunge wäre. Die Betroffenen sind kurzatmig bei geringsten Anstrengungen, besonders beim Steigen. Sie leiden häufig an Adenoiden, Wucherungen, Nasenpolypen oder Schwellungen der Schleimhäute des Atemtraktes, was zur chronischen Verstopfung der Nase und zur Mundatmung führt. Das Atmen wird durch Hochziehen der Schultern etwas erleichtert.

Calcium-carbonicum-Patienten klagen ferner über rezidive **Kopfschmerzen**, insbesondere bei nasskaltem Wetter (Synth.: calc. 3, nat-s. 2, phyt. 2) mit Schweiß auf der Kopfhaut (Synth.: sulph. 3, calc., mez., phys., sil.) oder leerem Aufstoßen (Synth.: calc. 2, apis, psor.). Die Schmerzen (auf dem Oberhaupt) sind zum Verrücktwerden und verschlimmern sich nach geistiger oder körperlicher Anstrengung, beim Bücken, Gehen, in der Wärme, Sonne, nach Alkohol, bei Luftzug, nach Nasswerden, im Freien und beim Steigen. Sie bessern sich durch kühlen Umschlag auf den Kopf, durch Gegendruck, Einbinden des Kopfes und im Liegen.

Die **Migräne**, welche oft nach Unterdrückung von Hautausschlägen, chronischem Schnupfen, Nebenhöhlenentzündung oder Schweiß in Erscheinung tritt, ist gekennzeichnet durch halbseitige Kopfschmerzen, stechend von der Schläfe bis zu den Zähnen, wie auch durch hämmernde Schmerzen mit Blutandrang zum Kopf, Hitzegefühl, verbunden mit Aufstoßen oder Erbrechen. Die Anfälle können auch in der Schwangerschaft, vor, während oder nach der Menstruation, während oder nach dem Stillen auftreten.

Calcium-carbonicum-Persönlichkeiten haben außerdem eine sehr träge **Magen- und Darmfunktion:** saures Aufstoßen, saures Erbrechen, saurer, unverdauter, träger Stuhlgang, aufgetriebene Magengegend, Unverträglichkeit von Enge um den Bauch. Geringe Diätfehler, vor allem Milch und kalte Getränke, lösen Magenschmerzen und Durchfallkrisen aus.

Auch die Haut ist empfindlich mit Neigung zu **Dermatitis**, Neurodermitis, Ekzem und Urtikaria. Die entsprechenden Ausschläge können verschiedenartig in Erscheinung treten: trocken, mehlig, kleieartig mit derben Schuppen oder feucht, nässend, papulös oder auch chronisch eiternd, verbunden mit Jucken und Brennen (besser in kalter Luft, schlimmer bei feuchtem Wetter und im Winter). Die Betroffenen sind sehr frostig, neigen zu sauren Schweißausbrüchen und Schwellung der Lymphdrüsen.

Die **Menstruation** ist meistens zu früh, reichlich und lange andauernd, begleitet von kalten Füßen und schmerzhaft geschwollener Mammae. Oft haben die Frauen das eigenartige Gefühl von einer kalten Strumpfhose. Nach der Menstruation besteht wunder oder milchiger Ausfluss.

Im **Klimakterium** besteht die Neigung zu Harninkontinenz, Frostigkeit abwechselnd mit Hitzewallungen, chronisch kalten Händen und Füßen, kaltem Fußschweiß, Kopfschweiß im Schlaf und Osteoporose.

Letztlich leiden die Betroffenen aufgrund der Fettleibigkeit an arthrotischen Beschwerden, insbesondere Koxarthrose mit reißenden, stechenden oder schießenden Hüftschmerzen, welche sich im Sitzen, nach Anstrengungen und durch Bewegung verschlimmern. Die Beziehungen zum Knochenstoffwechel werden deutlich durch die Biographie: frühkindliche Rachitis, spätes Laufenlernen, lymphatische Diathese und die Neigung zu Osteoporose.

Psyche

Fügsamkeit

- arbeitet zuverlässig, ist aber schnell erschöpft
- ehrgeizig, Geld zu verdienen (Synth.: ars., calc., lyc., nux-v., sulph.)
- pflichtbewusst, nimmt seine Verantwortung zu ernst

Lethargie

- überarbeitet, von der Arbeitslast überfordert, ausgelaugt, zeigt wenige Emotionen

Eigensinn

- möchte keine Veränderung, bleibt stur im gewohnten Trott
- macht was er will, wenn man ihn herausfordert

Depression

- hat kein Interesse mehr an der Arbeit, vernachlässigt alles

Empfindlichkeit

- beim Hören von Grausamkeiten (Synth.: calc. 3, caust. 2, phos. 2)

Angst

- Höhenangst, an hochgelegenen Orten oder wenn andere sich an einem hochgelegenen Ort befinden
- vor ansteckenden Krankheiten (Synth.: calc. 3, sulph. 2, lach., med., syph.)
- vor dem Gang zum Arzt/Zahnarzt (Synth.: gels. 2, phos. 2, tub. 2, calc., mag-c.)
- vor Spinnen, Käfern, Würmern, Hunden, Mäusen, Ratten
- dass etwas passieren könnte
- vor negativen Nachrichten
- vor der Zukunft, könnte die Geborgenheit verlieren
- nicht für voll genommen zu werden
- hypochondrisch mit Manie, medizinische Bücher zu lesen (Synth.: calc. 3, nux-v. 2, puls. 2, staph., sulph.)

Furcht

- den Verstand zu verlieren und dass andere seinen Zustand bemerken würden
- vor Armut
- in eine psychiatrische Klinik eingewiesen zu werden
- in der Dunkelheit – braucht Licht zum Schlafen
- vor dem Fliegen im Flugzeug (Synth.: arg-n., calc., phos.)

Wahnidee

- sieht Phantome, Geister, schreckliche Visionen beim Schließen der Augen
- man könnte ihn für verrückt halten
- andere würden ihn dauernd beobachten
- als ob jemand neben ihm gehen würde
- als ob die Dinge sich im Kreis drehen würden

Leitsymptome

Kälte

- Mangel an Lebenswärme, allgemeine Verschlimmerung durch Kälte
- extrem frostig, trotz dicker, fetter Haut
- kann mit kalten Füßen nicht einschlafen, muss Socken tragen

Schwellung

- der Lymphknoten (Hals, Nacken, Leiste) hart, schmerzhaft
- vergrößerte Tonsillen mit Erkältungsneigung
- Magengegend wie eine umgekehrte Untertasse angeschwollen

Saure Ausscheidungen

- alles ist sauer: Aufstoßen, Schweiß, Urin, Durchfall, Körpergeruch, Erbrochenes

Schweiß

- profus, partiell nach geringster Anstrengung, sauer riechend, Kopf, Nacken, Brust, Hände, Füße
- kalt nach geringster körperlicher oder geistiger Anstrengung (Synth.: hep. 3, sep. 3, calc. 2, act-sp.)
- ohne Hitze bei kalter Haut
- am Kopf, Nacken, auf der Brust beim Einschlafen, Kissen nass
- führt zur Erschöpfung

Fieber

- mit Frost, Kältegefühl und partiellem Schweiß, speziell im Nacken, nachts während Schlaf
- nachmittags 13–18 Uhr, abwechselnd mit Frost (Synth.: calc. 3, kali-n., sul-i., sulph.)

Frost

- durch Aufenthalt am Wasser (Synth.: calc. 2, nat-m. 2, nat-s. 2, nux-v. 2)

Trägheit

- von Stoffwechsel, Kreislauf, der Emotionen, der Lebensweise, des Denkvermögens, der kindlichen Entwicklung
- der Verdauung, Verstopfung – fühlt sich wohl dabei – hat nur einmal wöchentlich Stuhlgang

Modalitäten

Verlangen

- massiert (magnetisiert) zu werden (Synth.: calc. 3, phos. 3, sil. 3, lach. 2, nat-c.)
- nach gekochten Eiern (Synth.: calc. 3), weich gekochten Eiern (Synth.: calc. 2, puls. 2, nat-p., ol-an., olnd.), unverdaulichen Sachen wie Kreide, Kalk, Kohle, nach rohen Kartoffeln, Austern, Eiscreme

Unverträglichkeit

- Arbeiten am Wasser (Synth.: calc. 2, calc-p., mag-c.)
- heiße Milch, Enge um den Bauch, enge Kleider, Luftzug

Abneigung

- gegen negative Nachrichten (TV, Radio, Zeitung)
- pikante, gewürzte Speisen, Milch, Austern, Fleisch
- warme Speisen
- gegen Arbeit, körperliche und geistige Anstrengung

Seiten

- vielfach rechtsseitig (auch links): Kopfschmerzen, Rückenschmerzen, Schulterschmerzen, Symptome der Augen, Nase, Lunge, Leiste

Zeiten

- Verschlimmerung am frühen Morgen, Fieber nachmittags

Besserung

- warmes Zimmer, geschlossene Räume, warme Kleidung, Ofenhitze, warme Socken, bei Verstopfung, Lockern der Kleider, Ruhe, Licht, Gesellschaft

Verschlechterung

- Kälte, kalte Luft, Abkühlung, Nässe, Feuchtigkeit, Alleinsein, Kleiderdruck, Arbeiten am Wasser, Waschen, geistige und körperliche Anstrengung, fremder Antrieb, früher Morgen, Vollmond, Treppensteigen, hochgelegene Orte

Absonderliche Symptome

Schlaf

- träumt erotisch (vor der Menses), von Hunden gebissen zu werden, von Gestalten, Hunger, Krankheit
- Schlaflosigkeit im dunklen Zimmer (Synth.: calc., puls. 3, staph., stram. 3, sulph. 2)
- schläft mit den Händen unter dem Kopf

Kopf

- Schwindel an hochgelegenen Orten
- Schwindel beim Gehen in frischer Luft
- Schwindel mit Gefühl, als ob er sich im Kreise drehen würde (Synth.: calc. 2, bell., berb., carbn-o., caust.)
- Gefühl, als ob ein Gewicht auf den Kopf drücken würde
- Gefühl, als ob er einen Helm, eine Kappe tragen würde
- Schmerzen, als ob ein Keil in den Kopf hineingetrieben würde
- Schmerzen bei Vollmond
- Schmerzen besser durch Wein (Synth.: arg-n., calc., coca)
- Schweiß an der Stirn nachts (Synth.: bry. 2, calc., cann-s., chin., crot-t.)
- reißende Schmerzen bei nasskaltem Wetter (Synth.: calc. 3, rhod. 2, rhus-t. 2)

Augen

- wiederkehrende Entzündung (Synth.: ars., bry., calc. 3, sulph. 2)
- Schmerzen bei nassem Wetter (Synth.: calc. 2, dulc. 2, merc. 2, rhus-t. 2, spig.)
- stechende Schmerzen im Sonnenlicht (Synth.: calc. 2, puls.2, graph.)

Ohren

- Nässen hinter dem Ohr
- Ohrgeräusche beim Schlucken

Mund

- saurer, metallischer Mundgeruch
- Mundbläschen werden zu Geschwüren (Synth.: carb-an. 2, merc. 2, calc., clem.)
- Zahnschmerz durch Nasswerden (Synth.: bell., calc. 2, lach. 3, rhus-t.)
- Halsschmerzen bei nassem Wetter

Brust

- Verhärtung der Mammae, Brustwarzen (Synth.: bry. 2, calc. 2, carb-an. 2, merc. 2, sulph.)

Magen

- Verlangen nach Süßigkeiten bei Kopfschmerzen
- Schwellung wie eine umgekehrte Untertasse

Bauch

- enge Kleider sind unerträglich

Verdauung

- Stuhl hellfarbig wie Fensterkitt
- Durchfall nach Nasswerden (Synth.: rhus-t. 3, acon. 2, calc. 2), nach dem Baden (Synth.: podo. 2, calc., rhus-t., sars.)

Nieren

- unwillkürliches Urinieren während der Menses (Synth.: canth. 2, hyos. 2, cact., calc., hell.)

Genitalien

- Regel zu früh mit kalten Füßen bis zu den Knien
- Erregung führt zu wiederkehrender Menses
- Menses reichlich nach Erregung

Haut

- fleischige Warzen (Synth.: calc. 2, caust. 2, dulc. 2, sil.)
- weiche Warzen (Synth.: nit-ac. 3, ant-c. 2, calc. 2, thuj. 2, sil.)
- Ausschlag bei Schweißbildung zwischen benachbarten Hautbezirken (besonders bei Fettleibigkeit)

Glieder

- Gefühl wie kalte feuchte Strümpfe
- Stiche in der Kniescheibe beim Auftreten
- Zittern nach geistiger Anstrengung
- Zittern der Beine nach Koitus
- Gelenkschmerzen bei kaltem Wetter (Synth.: calc-p. 3, calc. 3, dulc. 3, ph-ac. 2)
- Hitze der Fußohlen, entblößt sie (Synth.: calc. 2, cham. 3, cupr., fl-ac., glon., mag-m., petr. 2, phos. 2, puls. 3, sang. 2, sanic. 2, sulph. 3)

Rücken

- Schiefhals – Kopf nach rechts gezogen
- Steifheit in der Zervikalregion während der Menses (Synth.: calc. 2)

Besondere Anzeigen

- Metrorrhagie beim Stillen (Synth.: sil. 2, calc., rhus-t.)
- Krämpfe der Fußsohlen in der Schwangerschaft (Synth.: calc. 3)

Vergleiche

bar-c., sil., graph., kali-c., puls., sulph., caps.

Bewährte Indikationen

Kopfekzem

- mit geschwollenen Halsdrüsen und Schorfen

Milchschorf

- der Säuglinge mit kleieartigen Schorfen oder eitrigen Sekreten, Juckreiz

Epilepsie

- nach Schreck, nach unterdrückten Hautausschlägen, vor Anfall Gefühl, als ob eine Maus über Arme oder Beine laufen würde oder komisches Gefühl aus dem Magen steigend, Heißhunger vor dem Anfall (Synth.: hyos. 3, calc. 2,), nach dem Anfall (Synth.: calc.)

Zahnung

- verzögert mit saurem Durchfall, saurem Schweiß

Erkältung

- bei geringsten Kälteeinflüssen mit saurem Schweiß, geschwollenen Halsdrüsen, frostig, kalte Haut

Schilddrüsenunterfunktion

- angeboren, träge, schwach, fettleibig

Struma

- hart mit Hypo- oder Euthyreosen (seltener bei parenchymatösen), extrem müde, erschöpft, ängstlich, keine Initiative, partieller Schweiß, besonders an Kopf, Nacken und Füßen

Bronchitis

- Schmerzen der rechten Brustseite, eitriger Auswurf, saurer Schweiß, Neigung zu Lungenentzündung

Bettnässen

- bei Erkältung, Vollmond, Kaltwerden der Füße, Urin riecht sauer (lymphatische Konstitution)

Osteoporose

- im Klimakterium mit sauren Schweißausbrüchen, Milchunverträglichkeit

Arzneianalogien

Die Herkunft der Austernschale sagt viel über die Calcium-carbonicum-Pesönlichkeit aus. Sie klammert sich im Meer an Felsen, ist unbeweglich und standortgebunden, was die Sesshaftigkeit des Typus charakterisiert. Der Inhalt der Austernschale (Molluskel) ist schlaff, feucht und kalt, womit die Trägheit und Schwäche des Kranken verdeutlicht wird. Die Auster zieht es vor, hinter ihrer schützenden Schale versteckt zu bleiben, ähnlich wie auch der Calcium-carbonicum-Patient sicherheits- und schutzbedürftig ist.

Calcium carbonicum in der Kinderheilkunde

Calcium-carbonicum-Kinder sind mollig, pausbäckig wie Rauschgoldengel mit blondem, gelocktem Haar, rundlichem Gesicht und rosig-blassem Teint. Im Gegensatz zum übrigen Körper ist der Kopf etwas vergrößert. Bauch, Arme und Beine zeigen Fettpolster. Schon im Säuglingsstadium machen sich gesundheitliche Störungen wie Milchunverträglichkeit, Milchschorf, Verdauungsbeschwerden und Erkältungen bemerkbar. Ihr Muskelgewebe ist schlaff und weich; der Händedruck welk flauschig und kühl. Die Kinder besitzen wenig Energie, sind bei körperlicher Anstrengung schnell ermüdet. Ihre Entwicklung ist verzögert: spätes Schließen der Fontanelle; auch das Sitzen, Laufen, Sprechen, die Zahnung und das Trockenwerden ziehen sich lange hin. Sie sind sehr pflegeleicht, folgsam und ausgeglichen. Jedoch handelt es sich um so genannte „Rockzipfel", die die Mutter immer in der Nähe haben möchten. Sie sind aber leicht zufrieden zu stellen, verbleiben dort, wo man sie hinsetzt und spielen mit sich selbst. Manchmal wünschen sich die Eltern, dass ihr Zögling mehr Schwung besitzen würde. Möchte man ihn nämlich anspornen, sich aus dem Schneckenhäuschen zu bewegen, reagiert er sehr störrisch. Auch gegenüber Kameraden ist er sehr zurückhaltend. Er weigert sich, in die Spielgruppe oder in den Kindergarten zu gehen, gegebenenfalls distanziert er sich von seinen Spielgefährten – er schaut beim Spielen lieber zu als sich zu beteiligen. Auch bei Zurechtweisung kommt seine Halsstarrigkeit zum Vorschein, z. B. wenn man ihn auffordert, keinen Sand, Dreck oder Kreide in den Mund zu nehmen, oder wenn man ihm bestimmte Nahrungsmittel anbietet, – isst nur, was er kennt und mag, wie z. B. gekochte Eier. Auch beim Waschen gibt es die gleichen Probleme. Das Kind gibt sich träge, apathisch und phlegmatisch, ist aber sehr anhänglich wie eine Klette. Es sucht Nestwärme, Geborgenheit, Schutz und Körperkontakt, spielt mit seinen Kuscheltieren. Gegenüber Fremden ist es sehr scheu und reagiert zurückhaltend.

In der Schule fühlt es sich schnell überfordert. Zwar ist es intelligent, kann aber den Lernstoff nicht bewältigen. Bei Druck reagiert es wiederum störrisch wie ein Maulesel und ist blockiert. Es braucht viel Verständnis, Geduld und Zuneigung, um die Lernschwierigkeiten überwinden zu können.

Auch in Bezug auf die Gesundheit besitzt das Kind wenig Abwehrkraft. Es neigt zu häufigen Erkältungen bei geringstem Kälteeinfluss. Der Schnupfen verlagert sich schnell in die Bronchien, die Halsdrüsen sind geschwollen, die Mandeln vergrößert und chronisch entzündet. Asthma tritt bei geringster körperlicher Anstrengung in Erscheinung, die Haut reagiert schnell mit Ausschlägen (Milchschorf, Milchallergie, Neurodermitis, empfindliche Unverträglichkeit von Insektenstichen) und die Dentition ist von Durchfall oder Keuchhusten begleitet. Ferner besteht die Neigung zu Wurmerkrankungen, Warzen und Bettnässen bis ins Pubertätsalter. Viele Beschwerden werden durch Kälteeinfluss (Mangel an Lebenswärme) ausgelöst oder verschlimmern sich bei Vollmond. Der Stoffwechsel ist verlangsamt mit Auftreten von chronischer Verstopfung (fühlt sich wohl dabei) mit hell gefärbtem, fensterkittartigem Stuhl.

Auch der Schlaf ist gestört (kann nur bei gedämpftem Licht schlafen) und voller böser Träume. Insbesondere nach Berichten über Grausamkeiten können die Kinder abends keine Ruhe finden. Beim Schließen der Augen erscheinen unheimliche Bilder oder grausige Gesichter, weshalb sie genötigt sind, die Augen wieder zu öffnen. Auch vor Spinnen haben sie große Angst.

In der Pubertät sind die Jugendlichen sehr unselbstständig, haben Trennungsprobleme und gehen selten aus dem Haus. Mädchen kommen früh in die Menarche (bereits im 10. bis 11. Lebensjahr), verbunden mit einem massiven Wachstumsschub. Gegenüber dem anderen Geschlecht sind sie sehr gehemmt, weshalb sie lange Single bleiben, obwohl sie sich stark nach Geborgenheit und Zärtlichkeit sehnen.

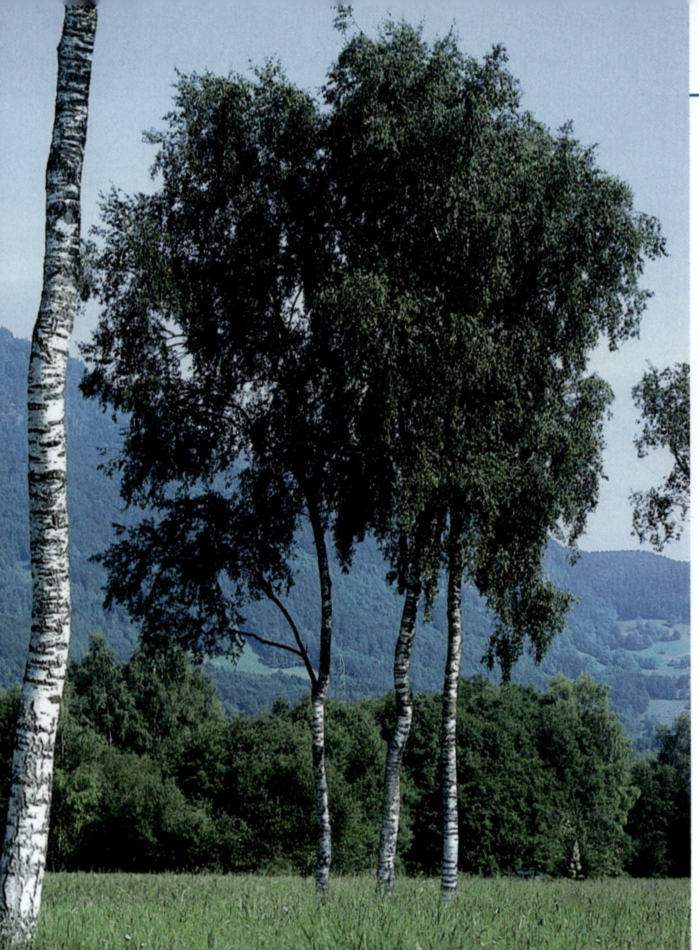

Carbo vegetabilis

Allgemeines

Carbo vegetabilis wird aus dem Holz der Silberbirke (Betula alba L.), bisweilen auch von der Rotbuche oder Pappel durch Verkohlen (unter Sauerstoffabschluss) oder von Köhlern hergestellt. Die homöopathisch verarbeitete Arznei (Trituration der pulverisierten Kohle) ist ein tief wirkendes Antipsorikum mit den Themen: *Stillstand, Kollaps und Verlust der Lebenskräfte*.

Das Mittel ist oft indiziert, wenn sich ein Patient nach schwerer Krankheit, Infektion, nach Unfall, Operation (Synth.: Schwäche durch Operation: acet-ac., carb-v., hyper.) oder Schock nicht mehr erholt, körperlich, seelisch und geistig geschwächt ist und keine Vitalität mehr besitzt. Richtig eingesetzt (Simillimum), wirkt Carbo vegetabilis wie ein Lebenswecker.

Typus

Ein Patient, der Carbo vegetabilis benötigt, ist typischerweise am **eingefallenen, bleichen Gesicht** mit ängstlichem, mattem Audruck zu erkennen. Auffallend sind seine **gebeugte Haltung**, die blasse, **zyanotische Haut** (Lippen, Hände) und seine **mangelnde Lebenswärme**. Sein Kreislauf funktioniert nicht mehr richtig. Daraus entstehen verschiedene Beschwerden wie Verlust der Lebenskräfte, **ohmachtsartige Schwäche**, mangelnde Durchblutung mit Kälteempfinden und **Trägheit des ganzen Organismus**. Die **Apathie** erfasst auch die geistige Ebene mit mentaler Blockade, schwerfälligem Gedankengang, gestörtem Begriffsvermögen und verminderter Konzentrationsfähigkeit. Am charakteristischsten ist der eklatante Vitalitätsverlust. Der Kranke ist nicht mehr fähig eine Tätigkeit auszuführen, ist lebensmüde, erschöpft, liegt energielos herum und kann sich zu nichts mehr aufraffen. Er hat auch das Interesse für das aktuelle Tagesgeschehen verloren, vegetiert zurückgezogen dahin und überlässt Pflichten und Aufgaben anderen – er kümmert sich um nichts mehr. Er gibt sich **gleichgültig** und ungerührt gegenüber guten wie auch schlechten Nachrichten, ist unfähig, Eindrücke aus der unmittelbaren Umgebung aufzunehmen, versinkt in Apathie und Hoffnungslosigkeit („Es hat doch alles keinen Wert mehr!").

Das Mittel ist häufig bei **fortgeschrittenen Krankheitsstadien** indiziert, bei denen die Lebenskräfte und der Selbsterhaltungstrieb (ist ihm egal, ob er lebt oder stirbt) versiegt sind. Insbesondere im **Stadium des nahen Todes** ist Carbo vegetabilis bei entsprechender Symptomatik imstande, neue Kräfte zu wecken. Auch bei alten Leuten mit chronischen Erkrankungen (Bronchitis, Geschwüre), deren Dynamik erloschen ist, kann Carbo vegetabilis zu einer Wende der geschwächten Selbstheilungskraft führen.

Bei Carbo-vegetabilis-Persönlichkeiten besteht eine starke Tendenz zu **Schwächezuständen** (kann vor Erschöpfung kaum atmen; geringste Anstrengung führt zur Ermattung) und zu **Ohnmachtsanfällen** (Synth.: Ohnmacht nach dem Aufstehen: carb-v. 3, iod.; Ohnmacht durch Aufstoßen: carb-v. 3, arg-n. 2, nux-v.). Der **Kollaps**, verursacht durch mangelnde Blutzirkulation, ist begleitet von kaltem Schweiß, lividen bis blau verfärbten Lippen, kalten Händen und Füßen (friert am ganzen Körper) und starkem Verlangen nach frischer Luft (will kühle Luft zugefächelt haben). Der Puls ist weich, schwach, fast nicht spürbar, die Atmung beklemmt und schnell. Es können auch brennende Schmerzen in der Brust auftreten.

Es zeigt sich ferner eine Bereitschaft zu **Heuschnupfen** mit häufigem Niesen und anhaltendem heftigem Kribbeln und Kitzeln in der Nase sowie mit Tränenfluss als auch beißendem Schmerz in und über der Nase. Bisweilen möchten die Patienten niesen, können aber nicht. Der Schnupfen ist mit wundem, rauem Gefühl in der Brust verbunden. Bei Husten besteht Kitzelgefühl in der Kehle mit zähem, salzigem Auswurf. Die asthmatische Atmung wird zusätzlich durch Aufgetriebenheit des Oberbauches (mangelnde Bauchatmung) verstärkt.

Es können ferner **bronchitische Beschwerden** auftreten (insbesondere bei alten Menschen mit Rasseln und Atemnot). Trotz großer Frostigkeit fühlen sich die Betroffenen im warmen Zimmer schlechter und haben ein ausgesprochenes Verlangen nach frischer Luft. Es breitet sich ein wundes, raues Gefühl vom Larynx bis in die Brust mit brennenden Schmerzen aus. Bei Husten verfärben sich die Lippen bläulich; der Auswurf ist spärlich, zäh, weißlich oder grün-gelblich mit widerwärtigem Geruch.

Carbo vegetabilis ist außerdem bei **Pneumonie** im fortgeschrittenen Stadium angezeigt, vor allem wenn Brennen in der Brust, Totenblässe und Kollaps besteht.

Auch **asthmatische Beschwerden** sind gekennzeichnet von bläulicher Verfärbung der Lippen, Kälte der Extremitäten, weichem Puls, Atembeklemmung (lufthungrig, möchte kühle Luft zugefächelt bekommen), Zwerchfellhochstand, Blähungen und Herzschwäche (muss im Bett aufsitzen – Flachliegen verschlimmert – Aufstoßen bessert).

Bei **Herzinsuffizienz** treten massive Angstzustände in Erscheinung, begleitet von Atemnot, Zyanose der Haut, Aufgetriebenheit des Oberbauches, Brustschmerzen wie von glühender Kohle, stagnierendem Blutkreislauf und Ohnmachtsanfällen (möchte frische Luft).

Häufig klagen Carbo-vegetabilis-Persönlichkeiten über **Verdauungsbeschwerden** mit hochgradiger Flatulenz (Trommelbauch), Roemheld'schem Syndrom, verbunden mit Herzbeschwerden (häufiges Aufstoßen bessert), Atembeklemmung und Ohnmacht. Gleiche Symptome zeigen sich bei Magenverstimmung und Lebensmittelvergiftung.

Neben **Hämorrhoiden** (bläulich vorgefallen) machen sich starker Meteorismus im Oberbauch, intensives Brennen im Rektum, übel riechende Absonderungen und Blutungen (nach dem Stuhlgang) bemerkbar. Sie verschlimmern sich beim Sitzen, nachts und während der Menstruation.

Menstruationsbeschwerden (Synth.: kräftige, übel riechende Regelblutung: carb-v. 3, sil. 2, cop., stram.) sind ebenfalls von massiven Blähungen, Aufgetriebenheit, Frostigkeit, Schwäche und Ohnmachtsneigung begleitet. Es besteht die Neigung zu Metrorrhagie mit

Verhaltensmerkmale bei der homöopathischen Anamnese

Der Patient erscheint völlig ermattet, gebückt und schwerfällig zur Konsultation beim Homöopathen. Er ist todmüde und besitzt keine Hoffnung mehr auf baldige Genesung – alles ist ihm egal. Das Einzige, was er in seinem aussichtslosen Zustand wünscht, ist genügend frische Luft zu bekommen. Trotz frostigem Gefühl möchte er, dass das Fenster geöffnet oder der Ventilator eingestellt wird. Bei der Befragung fällt auf, dass er hypochondrisch auf seinen Bauch und das Herz fixiert ist. Blähungsbeschwerden und Herzschwäche, verbunden mit Aufstoßen, Völlegefühl, Kurzatmigkeit und Schwäche sind seine auffallendsten Symptome. Manchmal ist aus der Krankengeschichte zu erfahren, dass die auftretenden Beschwerden nach einer schweren Krankheit, Infektion, Operation, einem Unfall oder Schock begonnen haben und dass er sich seither nicht mehr erholt hat.

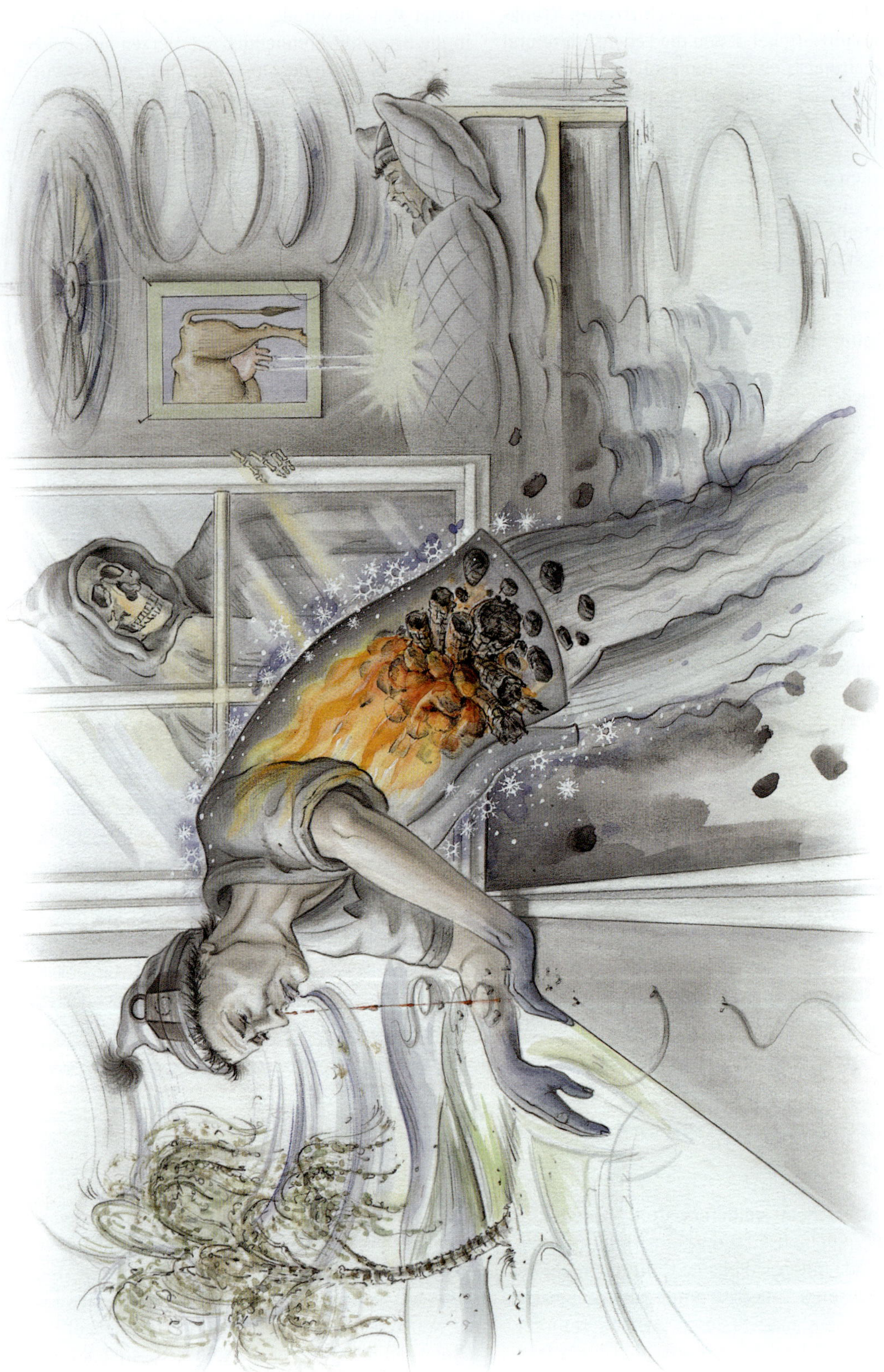

Abb. 11 **Carbo-vegetabilis-Persönlichkeit:** eingefallenes, bleiches Gesicht, Totenblässe, Auszehrung, ohnmachtsartige Schwäche, Apathie, Kopf schwer wie Blei, Hut drückt wie ein schweres Gewicht, frostige Haut, zyanotische Lippen und Glieder, kalter Atem, inneres Brennen, tägliches Nasenbluten, Atemnot, Lufthunger, stinkende Absonderungen, Flatulenz, aufgetriebener Oberbauch voller Gas, Milchunverträglichkeit, Verschlimmerung im Liegen und bei Bedeckung, Stadium des nahen Todes.

Kälte des Körpers (Synth.: carb-v. 3, camph. 2, verat.) und kaltem Schweiß (Synth.: carb-v. 3, sec. 2, verat. 2).

Letztlich ist Carbo vegetabilis bei Gangrän alter Menschen (Synth.: sec. 3, carb-v. 2, sars.) mit blauschwarzem Grund und marmorierter Umgebung indiziert. Die Geschwüre, welche sich rasch ausdehnen, sondern übel riechende Sekrete ab und brennen wie glühende Kohle (Wärme verschlimmert).

Psyche

Apathie

- gleichgültig gegenüber seiner Familie (Synth.: sep. 2, carb-v., hell., nit-ac.)
- ist geistig verwirrt, muss sich aufraffen (Synth.: carb-v. 3, sulph. 2, choc., hydrog.)

Geiz

- ist großzügig gegenüber Fremden, geizig in Bezug auf seine Familie (Synth.: nux-v. 2, carb-v., hyos., nat-m.)

Reizbarkeit

- auffahrend gegen Angehörige, wenn er nicht mit Rücksicht und Zuwendung bedacht wird
- mürrisch abweisend, wenn man ihn ermutigen möchte, sich aufzuraffen, macht er schneidende Bemerkungen
- verträgt keine Musik
- ist verzweifelt mit Selbstmordgedanken (Erschießen, Erhängen) – alles hat keinen Wert mehr

Angst

- vor Unfall, Krankheit (Herz), nicht aber vor dem Sterben
- vor Dunkelheit, sieht Gespenster
- beim Schließen der Augen (Synth.: carb-v. 3, mag-m. 2, psor. 2, calc., carb-an.)
- mit Hitze im Gesicht (Synth.: carb-v. 3, graph.)

Wahnidee

- Gegenstände erscheinen kleiner als sie sind
- Körperteile erscheinen größer als sie sind
- glaubt, dass jemand neben ihm stehen würde
- als ob das Blut stillstehen würde
- als hätte er die Willenskraft verloren (Synth.: carb-v., chinin-s., nit-ac., pop.)

Leitsymptome

Kälte

- der ganze Körper ist eiskalt, äußere Kälte, inneres Brennen
- alles ist kalt: Nase, Hände, Füße, Beine, Atem, Schweiß
- trotz frostigem Gefühl möchte er frische Luft zugefächelt bekommen

Brennen

- inneres Brennen (wie von glühender Kohle) bei äußerer Kälte in Brust, Magen, Venen, Hämorrhoiden, Augen, bei Schmerzen, Entzündungen, auf dem Kopf, im rechten Schulterblatt, bei Geschwüren
- trotz frostigem Gefühl möchte er im Bett nicht zugedeckt liegen

Kollaps

- Ohnmacht nach Aufstehen (Synth.: vom Sitzen: carb-v., staph., samb., trom.)
- Ohnmacht nach Schlaf (Synth.: carb-v. 3)
- Ohnmacht nach Aufstoßen (Synth.: arg-n. 2, carb-v. 3, nux-v.)
- Ohnmacht durch Verdauungsstörungen, Blähungen, Herzkrankheiten, Infekt, mit Kälte des Körpers, hippokratischem Gesicht und kaltem Atem
- Ohnmacht nach Schock mit kalter, blasser Haut und innerlichem Hitzegefühl

Schwäche

- hat keine Lebenskraft mehr bei organischen Leiden (Leber, Herz, Lunge) oder nach Infektionskrankheiten (Pneumonie, Pfeiffer'sches Drüsenfieber)

Flatulenz

- Blähungen mit Schmerzen, schlimmer im Liegen, nachts, Aufstoßen, Windabgang bessert, muss Kleider lockern
- Blähungen mit Auftreibung des Oberbauches bis zur Brust mit Atemnot (drückend zum Herzen)
- Windkolik mit lautem Poltern im Leib

- möchte kohlensäurehaltige Getränke, um Aufstoßen zu provozieren, was lindert

Atemnot

- Erstickungsgefühl, großes Verlangen nach frischer Luft
- muss frische Luft zugefächelt bekommen oder sitzt am Fenster

Übler Geruch

- ekelhaft stinkender Atem, Wundabgang, Stuhl, Schweiß, Sekrete, Geschwüre, Durchfall

Zyanose

- Blutzirkulation, Kapillarfluss ist stagniert: blaue Lippen, zyanotische Haut, Finger, Hände, um den Mund, Unterschenkel

Blutungen

- leicht blutende Schleimhäute, Neigung zu Hämorrhagie mit dunklem Blut aus Magen, Darm, Blase, Lunge (Bluthusten), Zahnfleisch, Hämorrhoiden, Geschwüren, häufiges Nasenbluten

Puls

- fadenförmig, fast nicht fühlbar, schwach, aussetzend
- Herzklopfen erschüttert den ganzen Körper

Fieber

- heftiger Schauder mit Kälte, möchte aber unbedeckt bleiben, frische Luft zugefächert bekommen

Frost

- eisige Kälte des ganzen Körpers mit kaltem Atem (Synth.: carb-v. 3, camph., verat.)

Modalitäten

Verlangen

- nach frischer Luft, Sauerstoff (möchte frische Luft zugefächert bekommen), Aufenthalt im Freien
- nach Kaffee, Salz, Süßem

Abneigung

- gegen Fett, Butter, milchhaltige Speisen, Fleisch

Unverträglichkeit

- möchte trotz Kälte nicht zugedeckt werden
- Alkohol, Fett, Butter, milchhaltige Speisen

Zeiten

- schlimmer 16 bis 17 Uhr

Besserung

- Blähungsabgang, Aufstoßen, Lockerung der Kleider, durch frische Luft, Aufsitzen vom Liegen, Hochlagern der Beine

Verschlechterung

- Flachliegen, fette Nahrung, warmes, feuchtes Wetter, Sonne, nach Überhitzung, 16 bis 17 Uhr abends, Überessen

Absonderliche Symptome

Schlaf

- erwacht durch Kälte in den Knien
- erwacht durch kalte Glieder (Synth.: carb-v. 3)
- Gefühl beim Einschlafen als setze die Atmung aus
- Schwindel beim Blicken aus dem Fenster (Synth.: nat-m. 3, carb-v. 2, camph., ox-ac.)

Kopf

- Blutandrang beim Erwachen (Synth.: calc. 2, am-c., bell., carb-v.)
- Gefühl, als sei eine Kappe über den Kopf gezogen
- Gefühl, als ob sich die Kopfhaut zusammenziehen würde
- Kopf schwer wie Blei
- Hut drückt wie ein schweres Gewicht
- empfindlich bei Gehen in kalter Luft (Synth.: carb-v. 3)
- Schmerzen in der Stirn bei kaltem Wind (Synth.: carb-v. 2, aur., lac-c., nux-v., rhus-t.)
- Schmerzen bei jedem Überessen
- Schmerzen im warmen Bett (Synth.: bell. 3, lyc. 3, carb-v. 2, mez. 2)
- heftiger Schmerz, kann sich nicht bewegen, weil er glaubt der Kopf würde platzen
- Haarausfall in der Folge von akuten Krankheiten (Synth.: carb-v., manc., thal.)

Nase

- täglich (häufig) Nasenbluten mit Blässe im Gesicht
- Krampfadern (Synth.: carb-v. 2, crot-h., aur., mez.)

Mund

- abgelöstes Zahnfleisch von den Zähnen leicht blutend
- Zunge wird schwarz, kalt
- gangränöse Schleimhautgeschwüre
- kalter Atem bei Frost (Synth.: carb-v. 3, verat.)

Brust

- Asthma mit Erstickungsgefühl, Dyspnoe (Synth.: Aufstoßen bessert: carb-v. 3, aur. 2, nux-v. 2, cast-m. 2)
- Asthma in kalter Luft besser (Synth.: carb-v. 2, cham. 2)
- Asthma bei warmem, nassem Wetter (Synth.: bell. 2, carb-v. 2, syph.)
- Asthma im Winter (Synth.: carb-v. 2, nux-v. 2, phel.)
- Atembeklemmung durch Blähung (Synth.: carb-v. 3, caps., ol-an., zinc.)
- Husten mit Brennen in der Brust wie von glühender Kohle
- Husten schlimmer wenn man aus einem warmen Zimmer in die kalte Luft tritt
- Heiserkeit, schlimmer in kalter Luft und abends, Stimmverlust
- Brennen und Wundheit
- abends Stimmverlust (Synth.: carb-v. 3, phos. 2, brom.)

Magen

- Aufstoßen nach Essen von Butter (Synth.: carb-v. 3, puls. 3)
- Auftreibung – Aufstoßen bessert (Synth.: arg-n. 2, carb-v. 3, mag-c., nat-s. 2)
- Gastritis, Sodbrennen mit starker Tympanie
- Sodbrennen nach fetten Speisen (Synth.: caust., nat-c., nit-ac., nux-v., phos.)

Bauch

- Flatulenz nach Milch (Synth.: carb-v., merc., nat-c. 2, nat-s. 2, sul-ac.)
- Flatulenz vor und während der Menses
- Bauchschmerzen erstrecken sich zu den Unterschenkeln (Synth.: carb-v. 3, ter., thuj.)
- Bauchschmerzen mit Hitze in der Milz (Synth.: ars., borx., carb-v. 3, nat-m. 2, nux-v. 2)
- Milzschmerzen in der Hitze (Synth.: carb-v. 3, nat-m. 2, nux-v. 2, borx.)

Verdauung

- Speisen verdauen langsam, verfaulen im Darm
- Durchfall, morgens wässriger Stuhl mit Kolik, gefolgt von Brennen, stinkt widerlich
- Durchfall nach kalten Getränken im Sommer (Synth.: nux-m. 3, carb-v. 2, nat-s. 2, verat.)

Genitalien

- Menses übel riechend, kräftig
- Metrorrhagie mit Kälte des Körpers (Synth.: camph. 2, carb-v. 3., sil. 2, verat. 2)
- Blähungen vor und während der Menses mit kaltem Schweiß

Glieder

- Hitze in den Fußsohlen während der Menses (Synth.: carb-v., cham., petr. 2, sulph. 2)
- gangränöse Geschwüre der Beine (Synth.: ars. 3, lach. 3, lyc. 3, sec. 3, carb-v. 2)
- gangränöse Geschwüre der Unterschenkel (Synth.: anthraci. 3, ars. 3, carb-v. 2); Wärme verschlimmert (Synth.: carb-v. 2, hydr. 2, merc. 2, mez.)
- Kälte, Frost im Knie (Synth.: apis 3, carb-v. 3, ign., phos. 3, sil.)

Rücken

- Brennen im rechten Schulterblatt

Besondere Anzeigen

- Akutmittel bei Ohnmachtsanfällen
- nach übermäßigem Genuss schwerer Nahrung
- Beschwerden in der Schwangerschaft durch Hochdrücken des Kindes in die Magen-Brust-Gegend
- Haarausfall am Hinterkopf nach Geburt
- Schwäche durch Stillen
- Komplikationen nach Masern, Ohnmachtsneigung
- Asthma nach Masern, Keuchhusten
- Schock nach Operation mit kaltem Körper, kalter Atem

Vergleiche

- carb-a., calc., camph., chin., sep., lyc., ars., ferr., sec.

Bewährte Indikationen

Anämie

- nach Blutverlust, ohnmachtsartige Schwäche

Keuchhusten

- mit Erstickungsgefühl, Würgen, Erbrechen, Zyanose

Ulcus cruris

- mit Brennen in den Kapillargebieten und Venen, blaurote Farbe, stinkender Ausfluss

Arzneianalogien

Holzkohle charakterisiert das erstickte Lebensfeuer, die ermattete Vitalität des Kranken, während die glühende Kohle die vielseitigen, brennenden Beschwerden des Patienten kennzeichnet. Weil Carbo vegetabilis unter Ausschluss von Sauerstoff hergestellt wird, kann darin eine Entsprechung für den Lufthunger dieses Menschentypus gezogen werden. Unter anderem wird Holzkohlenpulver zur Bindung von unangenehmen Gerüchen verwendet, die wir im Arzneimittelbild in den stinkenden, ekligen Absonderungen wiederfinden.

Carbo vegetabilis in der Kinderheilkunde

Kinder, die Carbo vegetabilis bedürfen, haben ein fahles Aussehen mit leblosem, müdem Ausdruck (Mädchen sind eher von maskuliner Statur: Synth.: nat-m. 2, carb-v., petr., plat., staph.). Sie sind frostig, ermüden leicht, leblos, lustlos und langsam. Alles scheint bei ihnen stillzustehen. Das Begriffsvermögen ist blockiert. Sie sind denkunfähig und faul, weshalb sie in der Schule große Schwierigkeiten haben. Nach dem Unterricht oder bei den Hausaufgaben klagen sie über Kopfschmerzen. Sie leiden unter Verdauungsbeschwerden (Neigung zu Überessen mit Abneigung gegen Fett, Butter, Milch und Verlangen nach Kaffee, Süßigkeiten, Fast-food) mit massiven, stinkenden Blähungen (rülpsen), und sind trotz Kälteempfinden gerne an der frischen Luft. Bei Wurmerkrankungen werden sie auffallend mürrisch und reizbar (Synth.: schlägt: carb-v. 2). Sie haben die Neigung zu häufigem Nasenbluten, fast jeden Tag. Nach langem Sprechen werden sie schnell heiser. Sie sind nach einer Krankheit (Keuchhusten, Masern, Pfeiffer'schem Drüsenfieber), nach einem Schock oder Unfall sehr angeschlagen und können sich kaum mehr erholen. Abends beim Einschlafen fürchten sie sich vor Gespenstern und verlangen, das Licht brennen zu lassen.

Carcinosinum

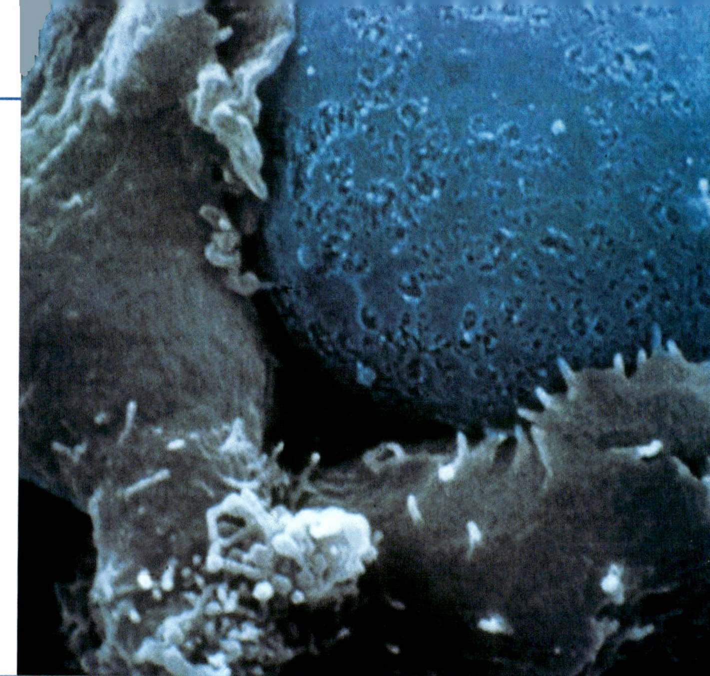

Allgemeines

Carcinosinum wird aus dem kanzerösen Fasergewebe der Brustdrüse gewonnen. Es werden aber auch Nosoden des krebsartigen Gewebes von Magen, Blase, Darm- und Lungenschleimhaut hergestellt. Die Arznei ist jüngeren Datums und gründet auf den Erfahrungen von Donald Foubister, der sie im Royal Homoeopathic Hospital in London vor über 60 Jahren testete. Erstmals wurde die Nosode von Kent und Burnett eingesetzt. Das Arzneimittelbild von Carcinosinum ist noch nicht vollständig und bedarf weiterer Prüfungen. Das Homöopathikum wird dem Krebs-Miasma (psorisch-sykotisch-syphilitischer Prägung) zugeordnet, d. h. es besteht eine familiäre Vorbelastung für Krebs, aber auch für Tuberkulose, Diabetes, perniziöse Anämie oder Morbus Hodgkin. Der Einsatz ist jedoch weniger bei manifesten Krebserkrankungen indiziert, sondern mehr für präkanzeröse Stadien und bei postoperativen Fällen.

Die Disposition für Carcinosinum wird oft in der Kindheit erworben durch Unterdrückung und Schuldgefühle, zum Beispiel aufgrund von übertriebener elterlicher Dominanz (ist in ständiger Angst aufgewachsen). Unter dem aufgezwängten Korsett von Verboten, Verzichten, Pflichten und Tadel (wurde oft geschlagen, in den Keller eingesperrt) konnte das Kind keine eigenständige Identität entwickeln. Mannigfache Belastungen (Trunksucht im Elternhaus, Streit, Gefühl unerwünscht zu sein, Distanz und Kälte, mangelnde Zuneigung und Liebe) wirkten sich bis ins Erwachsenenalter aus.

Der homöopathische Gebrauch für Carcinosinum empfiehlt sich ferner für Patienten, welche eine Kinderkrankheit mehr als einmal oder erst im Erwachsenenalter (Adoleszenz) durchgemacht haben. Außerdem besteht die Tendenz, dass Erkrankungen (z. B. Keuchhusten, Drüsenfieber, Sinusitis usw.) oft mit überschießenden Reflexen einhergehen. Der Gebrauch des Mittels wird letztlich in Erwägung gezogen, wenn ein gut gewähltes, verwandtes Homöopathikum nur flüchtige Wirkung zeigt oder bei älteren Personen mit Unempfindlichkeit und Reaktionsmangel. Das Mittel darf aber nicht zu oft wiederholt werden.

Die Themen der Arznei sind: *Wechselhaftigkeit, Identitätslosigkeit, Anpassung.*

Typus

Die Carcinosinum-Persönlichkeit kennzeichnet sich durch bräunlich gefärbte Haut mit **Café-au-lait-Flecken**, Sommersprossen, Pigmentstörungen, **Naevi**, Muttermalen, Warzen und durch blaue Skleren (Augenweiß). Sie ist gut gekleidet, gibt sich **freundlich**, oft mit zurückhaltender Stimme.

Es handelt sich meistens um sehr ernste, **verantwortungsbewusste** Typen, die das Leben mit seinen Anforderungen zu schwer und übergenau nehmen. Vor allem stellen sie hohe Ansprüche bezüglich Ordnung und Sauberkeit (Synth.: überprüft zweimal, muss alles öfters kontrollieren: arg-n., carc., caust., luna, syph.). Sie sind **pingelig** in Kleinigkeiten und haben eine Abneigung gegen Schmutz und Chaos – alles muss vollkommen sein.

Auch das Pflichtbewusstsein ist stark ausgeprägt (Synth.: zuviel Pflichtgefühl: kali-c. 3, carc., cupr.). Schon von Kindheit an sind sie aufs Äußerste bestrebt, den Erwartungen, die an sie gestellt werden, bedingungslos zu entsprechen. Sie arbeiten hart, oft über die Grenzen hinaus.

Aufgrund ihres Bedürfnisses nach **Anerkennung** (möchten beweisen, dass sie gute Menschen sind), zeigen sie sich sehr **nachgiebig** und lassen sich von ihrem Umfeld beeinflussen – machen gute Miene zum bösen Spiel. Sie sind **harmoniebedürftig**, gehen dem Streit aus dem Weg und möchten es allen recht machen.

Hilfsbereit wie sie sind, ist ihr Leben voller Sorgen (macht sich qualvolle Gedanken noch bevor die Ereignisse eingetreten sind). Oft fühlen sie sich **schuldig** wegen geringster Unstimmigkeiten, werden zornig über die eigenen Fehler und beginnen schnell zu weinen. Sie sind unfähig, sich bei ungerechtfertigter Schuldzuweisung verteidigen zu können – sie geben sich nachgiebig und fügsam. Empfindlich reagieren sie auf Kritik und Tadel; die Reaktion darauf ist ein emotionaler Rückzug. **Mitgefühl** für die Leiden anderer ist ein wesentlicher Charakterzug der Carcinosinum-Menschen, speziell auffallend ist ihre enorme Verbundenheit mit Tieren (Synth.: Mitgefühl mit Tieren: carc., nuph., tarent.) – aus Mitleid sind sie Vegetarier. Die übertriebene **Tierliebe** scheint eine Kompensation für verdrängte und vermisste Gefühle aus der Kindheit zu sein. Sie sind vernarrt in Vierbeiner aller Art, aber vor allem in Kuscheltiere, die sie mit großer Zärtlichkeit behandeln als wären es ihre eigenen Kinder.

Typisch ist das **Verlangen nach Reisen**, nach Musik und Tanz. Sie zeigen ferner große **Talente** für die Kunst (Synth.: ambr., carc., chin., euph., phos., plb-ac., sulph., tub. 2), ebenso lieben sie die Natur (Synth.: carc., coff., limest-b.). Eigenartig ist ihre aufkommende **Heiterkeit bei Gewitterstimmung,** sie lieben das Unwetter als Naturphänomen (Synth.: froh, wenn es donnert und blitzt: bell-p., carc. 2, lyc., sep. 2). Unter Anspannung besteht die Neigung auf die Finger zu beißen, Nägel zu kauen oder die Haut um die Fingernägel wegzureißen.

Es besteht die Veranlagung zu **Bronchialasthma** und rezidivierender **Bronchitis** mit Druckgefühl in der Brust, Kitzeln im Hals und Husten, der sich beim Sprechen, Lachen, Gähnen, Entkleiden, Anziehen und durch kalte Luft verschlimmert.

Es zeigen sich auch **Verdauungsprobleme** (Obstipation und Inaktivität des Darmes, Analprolaps) mit brennender Empfindung wie Feuer im aufsteigenden Kolon und Bauchschmerzen (schlimmer von 16 bis 18 Uhr), die sich durch Druck, Vorwärtsbeugen und durch heiße Getränke bessern.

Verhaltensmerkmale bei der homöopathischen Anamnese

Während der homöopathischen Anamnese geben sich die Carcinosinum-Persönlichkeiten sehr freundlich, liebevoll, ergeben, wohlerzogen, interessiert und manierlich. Sie würden nie negativ über nahe stehende Mitmenschen sprechen und nehmen lieber die Schuld auf sich, als jemanden anderen zu belasten. Selbst wenn sie erkranken, machen sie sich noch selbst Vorwürfe. Die extreme Selbstverleugnung drückt sich in verschiedensten körperlichen Symptomen aus. Die Schilderung der Beschwerden wird von periodischen Tränenausbrüchen begleitet. Häufig zeigt sich in der Vorgeschichte eines Patienten ein unterdrücktes Kindheitstrauma, geprägt von Wehrlosigkeit und Duldsamkeit. Auch präsentiert sich nicht selten eine kanzerogene Erbbelastung sowie Tendenz zu Diabetes und perniziöser Anämie. Die Haut des Kranken ist von zahlreichen Naevi, Muttermalen, Pigmentflecken und Warzen übersät.

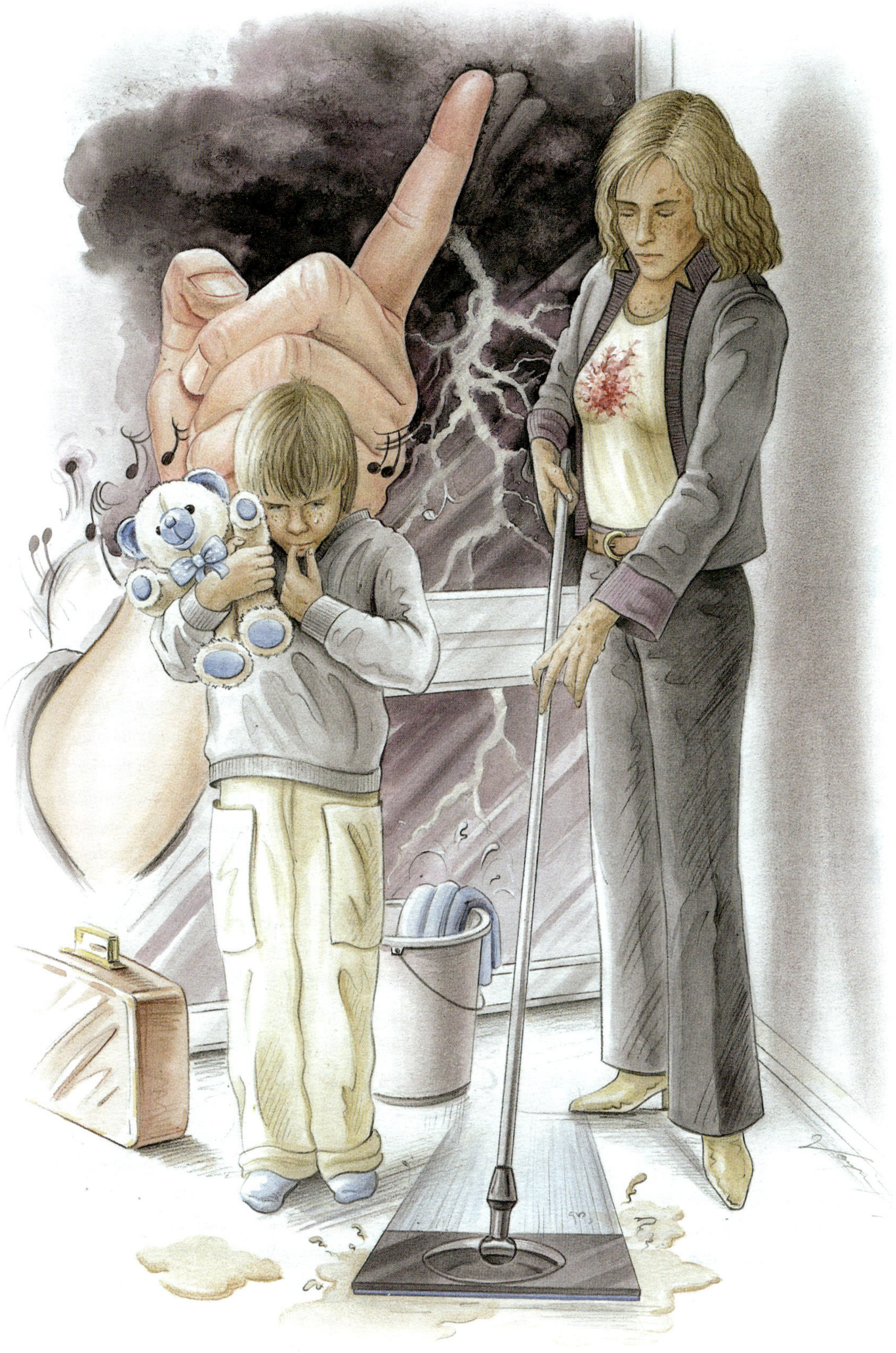

Abb. 12 **Carcinosinum-Kind:** Café-au-lait-Teint, dominante Erziehung, wird unterdrückt, bestraft, gedemütigt, in die Ecke gedrängt, ist identitätslos, nachgiebig, fügsam, bricht bei Tadel in Tränen aus, zeigt Mitgefühl, liebt Tiere, Kuscheltiere, Musik, Tanz, ist pflichtbewusst, ordentlich, Sauberkeitsfimmel, verträgt kein Chaos, verreist gerne, Hochstimmung bei Gewitter, Tendenz zu Warzen, nagt an den Fingernägeln.

Psyche

Minderwertigkeitsgefühl

- will allen gefallen, ist zu allen lieb und freundlich

Verletzlichkeit

- schnell beleidigt, sieht alles von der schlechtesten Seite, fühlt sich schuldig

Empfindlichkeit

- gegen Grobheiten (Synth.: staph. 3, calc. 2, colch. 2, carc., cocc., med., nat-m., nux-v., ph-ac.)
- gegen Vorwürfe (Synth.: ign. 2., med. 2, calc-sil., carc., coloc., staph.), Kritik, Tadel

Ergebenheit

- Hilfsbereitschaft, Altruismus, Versöhnlichkeit, Mitgefühl, will es jedem recht machen, ist besorgt um andere, stellt die eigenen Bedürfnisse in den Hintergrund, übernimmt die Meinung anderer, toleriert alles, unterdrückt die eigenen Gefühle
- ist glücklich, wenn er anderen Menschen helfen kann

Angst

- vor Krankheiten, insbesondere vor Krebs
- Höhenangst, Prüfungsangst, Erwartungsangst, Gewissensangst (Schuldgefühle)
- um seine Familie (Synth.: acet-ac., ars., calc-sil., calc., hep., petr., phos., puls., rhus-t.), tief sitzende Angst verlassen zu werden

Furcht

- abgewiesen zu werden, nicht akzeptiert zu werden
- in dunklen, engen Räumen
- vor Hunden, Spinnen, Tieren (Synth.: agar., alco., carc., lach., nat-c., nat-p., stann.)
- in einer Menschenmenge
- vor dem Spiegel im Zimmer (Synth.: bufo, camph., cann-i., canth. 2, carc., lyss. 2, stram. 2)
- wie die Mutter zu werden (bei Frauen)

Wahnidee

- der Körper sei geschrumpft
- die Arme würden nicht zum Körper gehören

Leitsymptome

Inkonstanz

- ständig wechselnde Symptome
- liebt Meeresluft oder reagiert darauf empfindlich
- Verlangen nach oder Abneigung auf dasselbe Nahrungsmittel
- keine Kinderkrankheiten oder mehrmals rezidiv, oder Kinderkrankheiten erst im Erwachsenenalter
- gibt sich offen oder verschlossen
- weint schnell oder kann nicht weinen
- hat Sympathie für oder Antipathie gegen Menschen
- liebt Musik oder reagiert darauf empfindlich
- ist mitfühlend oder egoistisch

Druck

- Zusammenschnüren im Kopf, in der Brust, im Magen oder Bauch

Wärme

- allgemein warmblütig mit Verschlimmerung bei Hitze

Modalitäten

Verlangen

- dass man ihm schmeichelt, Komplimente macht
- nach Salz, Milch, fettem Fleisch, Früchten, kalten Getränken, Schokolade, Meeresluft, Reisen, Musik, tief einzuatmen

Abneigung

- gegen Salz, Milch, fettes Fleisch, Früchte, Eier, Meeresluft, Musik, Trost

Empfindlichkeit

- gegen Hitze (auch Kälte), Tadel, Musik

Alternierend

- Wechseln der Symptome von einer Seite zur anderen

Verbesserung

- durch Musik, am Meer, bei Kälte, Tanzen, Reisen, kurzer Schlaf, während Gewitter (Synth.: sep. 2, carc., psor.)

Verschlechterung

- bei Mond, Vollmond, am Meer, nachmittags 13 bis 18 Uhr, nach Impfung, Tadel, Trost

Absonderliche Symptome

Schlaf

- Erwachen mit einem Ruck
- träumt von Reisen, kommt aber nie an, von Arbeit, Mord, Reisen, hellsichtig

Kopf

- tief sitzender Schmerz im Zentrum des Gehirns

Augen

- Zwinkern der Augen, Lidzucken

Gesicht

- Tics im Gesicht, der Mundwinkel
- schwerwiegende Akne

Mund

- Gefühl eines Klumpens im Hals
- belegte Stimmbänder, muss sich vor dem Sprechen räuspern

Brust

- ungestümes Herzklopfen, wird im ganzen Körper empfunden
- Asthma am Meer, Asthma bei Kindern

Magen

- zyklisches Erbrechen während der Menstruation

Bauch

- brennender Schmerz im aufsteigenden Dickdarm wie Feuer

Glieder

- Muskelzucken in den Oberschenkeln

Besondere Anzeigen

- bei verschleppter Mononucleosis infectiosa (cist.)
- hartnäckige Fadenwürmer (Ascariden, Oxyuren)
- Schmerzlinderung bei Neoplasien
- Entwicklungsstillstand: Kinder, die nicht wachsen wollen

Vergleiche

- med., psor., syph., tub., ars., nux-v., sep., phos., calc-p., nat-m., caust., staph.

Bewährte Indikationen

Lungenentzündung

- rezidiv, in frühester Kindheit mir schwerem Verlauf

Keuchhusten

- rezidiv, in frühester Kindheit
- auftretend nach der Pubertät

Mumps

- auftretend nach der Pubertät, im Erwachsenenalter

Masern

- auftretend nach der Pubertät, im Erwachsenenalter

Pfeiffer-Drüsenfieber

- von dem sich der Patient nicht mehr erholt hat

Infektion

- mit mangelnder Entzündungsbereitschaft und ohne Fieber

Krebsbelastung

- bei Kindern von krebskranken Müttern, die vor oder während der Schwangerschaft an Krebs erkrankten

Arzneianalogien

Beim Krebsgeschehen (Entartung von Zellen) kann sich das körpereigene Abwehrsystem nicht mehr richtig zur Wehr setzen und ist den Wucherungen letztlich wehrlos ausgeliefert. Ähnlich können sich Carcinosinum-Patienten aufgrund ihrer fehlenden Wahrnehmung der eigenen Identität nicht gegen bedrohende Einflüsse der Umwelt in adäquater Weise wehren und ergeben sich dem Schicksal.

Carcinosinum in der Kinderheilkunde

Carcinosinum-Kinder können einen milchkaffeefarbigen oder erdig dunklen Teint haben, sie haben blaue Skleren, sind frühreif (Synth.: frühreif: verat. 3, merc. 2, calc., carc., lyc., phos., tub.), überbegabt, talentiert oder zurückgeblieben. Als Säugling haben sie Einschlaf- oder Durchschlafschwierigkeiten, sie müssen geschaukelt werden (Synth.: carc. 2, stict. 2, cina). Sie liegen entweder in der Knie-Brust-Lage, auf der rechten Seite oder auf dem Rücken mit den Händen über dem Kopf. Oft leiden sie unter hartnäckiger Verstopfung ohne Drang. Das Kind beginnt früh zu laufen und zu sprechen. Es ist pflegeleicht, sehr folgsam und harmoniebedürftig (Vorzeigekinder); es möchte gerne gestreichelt, liebkost und gekitzelt werden. Streitigkeiten im Familienkreis geht es aus dem Weg. Es kann aber auch eifersüchtig auf die Geschwister werden (Synth.: Eifersucht zwischen Kindern: ars., carc., nat-m., nuv-v., sep., verat.). Wenn es getadelt wird, bricht es schnell in Tränen aus. Das Kind setzt alles daran, dass es von allen geliebt wird und gibt sich deshalb nachgiebig und hilfsbereit. Es zeigt eine große Vorliebe für Kuscheltiere, hat aber Angst vor Hunden. Wenn es Musik hört, beginnt es sofort zu tanzen. Es ist sehr ordnungsliebend und zeigt Sinn für Verantwortung und Pflichterfüllung. Sehr früh erwachen die sexuellen Instinkte mit Neigung zu exzessiver Onanie. Bei schlechten Noten in der Schule kämpft der Jugendliche mit Suizidgedanken. Bei Spannungen beginnt er an den Fingernägeln zu kauen oder die Haut an der Fingern wegzureißen. Ferner hat das Kind die Neigung, alles anzufassen. Im Mund erscheinen rezidivierend Aphthen. Kinderkrankheiten sind selten oder treten zweimal in Erscheinung. Andererseits besteht schon in jungen Jahren die Anfälligkeit für Infekte (Lungenentzündung, Keuchhusten, oft mit schwerem Verlauf). Es ist ein häufig verordnetes Kindermittel

Causticum

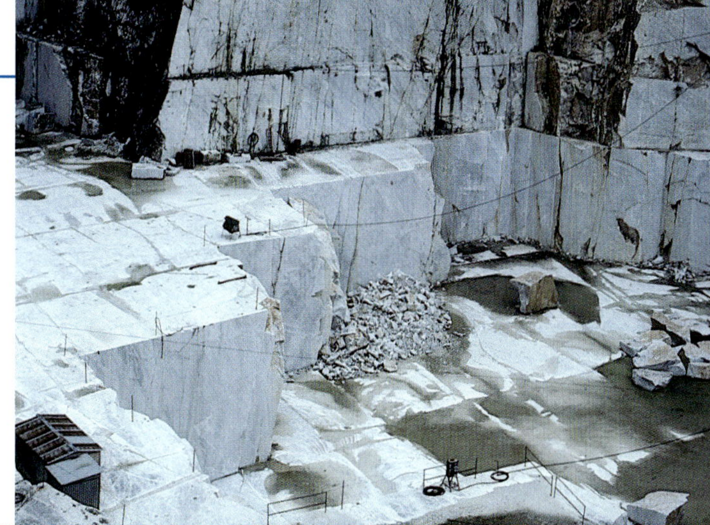

Typus

Das Erscheinungsbild der Causticum-Persönlichkeit (mehr Männer als Frauen) ist geprägt durch einen **schlanken, drahtigen Körperbau**, dunkle, empfindliche Haut und ein warziges, gräuliches Gesicht, welches nach längerer Krankheit wie ausgezehrt erscheint. Manchmal kann eine **Lidptose** (hängendes Augenlid) ein typisches Merkmal sein. Es handelt sich hierbei meistens um **extrovertierte**, fröhliche, zufriedene, ausgeglichene, vernünftige, verlässliche, emotional stabile Personen mit kultiviertem Betragen, Herzenswärme und angenehmen Umgangsformen. Sie sind **tolerant** gegenüber Schwächen und Fehlern anderer, **kontaktfreudig** und können sich schnell anpassen. Sie haben stets eine offene Tür, sind **sozial veranlagt**, Helfermenschen, opfern sich für andere auf, besitzen Großzügigkeit (Synth.: großzügig: nux-v., op., staph.) und ein gesundes Selbstwertgefühl mit analytischer, **intellektueller** und geistig wendiger Veranlagung. Diese Personen sind häufig in Berufen zu finden, in denen der Kontakt mit bedürftigen Menschen einen großen Stellenwert besitzt: Sozialarbeiter, Alten- und Krankenpfleger, Arzt, Heilpraktiker, Psychiater, Seelsorger, Sonderschullehrer, Behinderten-Betreuer usw., wobei sie sich in ihrem Enthusiasmus oft stark selbst überfordern. Bei ihrem Engagement für das gemeinnützige Wohl wird alles im Detail organisiert mit **perfektionistischer Tendenz** (Synth.: kontrolliert zweimal, öfters: arg-n., carc., caust., luna, syph.). Kennzeichnend für den Causticum-Typ ist auch der große **Idealismus** für eine bessere Gesellschaft. Er kann sich verbissen engagieren für die soziale Gerechtigkeit, für die Gleichberechtigung in Politik, Berufsleben und Religion, wobei er mitunter auch rebellisch (Synth.: Anarchist: arg-n. 2, caust. 2, kali-c., merc. 2) gegen Unterdrückungen, Machtpositionen und für die Freiheit jeder Kreatur (Tier-, Umwelt-, Pflanzenschutz) kämpft (Greenpeace-Aktivisten).

Allgemeines

Causticum (Ätzkalk) wird nach Vorschrift Hahnemanns aus frisch gebranntem Kalk des Marmorgesteins und durch Auslaugen mit schwefelsaurem Kalium gewonnen. Hahnemann nannte die Substanz: Tinctura acris sine kali. Die potenzierte Arznei ist ein Polychrest, das vor allem dem psorisch-sykotischen Miasma zugeordnet wird. Sie sollte nicht vor oder nach Phosphor eingesetzt werden, da beide Arzneien sehr viele Berührungspunkte und Überschneidungen im Arzneimittelbild zeigen und sich deshalb gegenseitig in der Wirkung stören.

Die Themen dieses Homöopathikums sind: *Mitleid, Idealismus, soziales Engagement, Gerechtigkeitssinn und Lähmung.*

Die selbst aufgebürdete Herausforderung zieht automatisch Sorgen, Kümmernisse und Hindernisse nach sich (Kritik, Fehlschläge, Misserfolge). Der Causticum-Typ lässt sich jedoch durch nichts unterkriegen dank seinem **Eigensinn** und seiner Hartnäckigkeit. Schwierigkeiten scheinen seine Energie (Kräfte) eher noch zu stärken. Mit der Zeit aber, wenn die idealistischen Ziele nicht in Erfüllung gehen, schlägt die Überaktivität um und es kommen durch den lang anhaltenden, Kräfte raubenden Stress die Schattenseiten seines Wesens zum Vorschein. Die Janusköpfigkeit präsentiert sich einerseits durch kritisches, satirisches, unbarmherziges oder rachsüchtiges Verhalten, andererseits durch verbittertes, pessimistisches, schwermütiges und verletzliches Benehmen. Die fröhliche, ansteckende Lebensfreude wendet sich in exzentrische Reaktionen. Zum Beispiel verhält er sich bei Auseinandersetzungen (Streit) interesselos, gleichgültig, gelassen und lässt nicht mit sich reden (Gram bis Agonie), die Gefühle sind steif, wie gelähmt. Eine neurotische Verhaltensweise wird von absurden Gesten begleitet. Typisch ist ein Kontrollzwang für Situationen, in denen Vergesslichkeit gefährlich werden könnte, z.B. mehrmaliges Nachsehen, ob das Bügeleisen auch tatsächlich abgeschaltet ist (Synth.: hat ständig das Gefühl, etwas vergessen zu haben: caust. 2, iod. 2, calc., mill., puls.).

Sowohl bei trockener, kalter Luft als auch bei Zugluft sowie bei Nasswerden (nicht aber bei regnerischem oder feuchtem Wetter) sind Causticum-Persönlichkeiten **rasch erkältet** mit Neigung zu Schnupfen mit wunden, brennenden Schmerzen, **Heiserkeit** (besser durch kalte Getränke), brennenden Halsschmerzen (wird beim Schlucken nicht schlimmer), krampfartigem, rauem, trockenem Husten (Kalttrinken bessert) mit Sekreten, die nicht ausgeworfen werden können (bleiben in der Brust stecken), verbunden mit wundem Gefühl in der Brust. Die Beschwerden werden durch feuchte Luft (Luftbefeuchter) gebessert, werden aber oft von entzündlichen **Augensymptomen** wie brennenden Tränen oder Trockenheit sowie Sandgefühl in den Augen (Lähmung der Augenlider, kann sie nur mit Mühe heben) begleitet.

Die trockene, kalte Luft (Wind) kann auch rechtsseitige Trigeminusneuralgie auslösen (Synth.: Gesichtlähmung durch Kälte: caust. 3, cadm-s. 2, dulc., acon., ruta; durch Nasswerden: caust.3).

Causticum ist ferner bei **Epilepsie** in Betracht zu ziehen, insbesondere bei charakteristischen Zeichen wie: Lachen vor, während oder nach dem Anfall (Synth.: bufo 2, caust); Hitze vor Konvulsion (Synth.: caust. 2, calc-ar.); Kopfschweiß, Zittern oder Ohrgeräusche vor dem Anfall (Synth.: caust. 2).

Die Arznei bewährt sich auch bei spezifischer **Migräne** mit der Empfindung, als ob die ganze Seite des Kopfes wie verkrampft wäre. Bei Stirnkopfschmerz verkrampft sich die Haut des Vorderkopfes, verbunden mit zittriger Schwäche und der Empfindung, als wäre ein feuriger Ball im Vorderkopf. Die Schmerzen treten besonders bei trockenem, schönem Wetter und bei kaltem Wind wie auch bei Baden oder bei Durchnässung auf. Der ganze Körper ist verspannt.

Charakteristisch für Causticum sind die **Harnbeschwerden**, insbesondere Harninkontinenz beim Husten, Niesen und Schnäuzen der Nase oder unterbrochener Harnstrahl. Andererseits besteht auch Harnverhalten, d.h. nach langem vergeblichem Warten geht trotz Dranges nur wenig Urin ab. Wenn ein paar Tropfen abgegangen sind, tritt ein heftiger (brennender) Schmerz in der Harnröhre und Krampf im After auf. Im Gegensatz kann der Urin so leicht abgehen, dass der

Verhaltensmerkmale bei der homöopathischen Anamnese

Bei der homöopathischen Anamnese imponiert die Causticum-Persönlichkeit mit einer intensiven Ausstrahlung und Aufgeschlossenheit, die mit einer liebenswürdigen und warmherzigen Art einhergeht. Der Homöopath findet schnell Zugang zum Patienten, wobei gestellte Fragen ohne Hemmungen beantwortet werden. Sehr schnell richtet sich das Gesprächsthema auf erlebte oder in der Welt existierende Ungerechtigkeiten, wobei der Patient sich vehement gegen solche Missstände wehrt. Diesbezüglich erwacht in ihm ein gewisser Fanatismus und nicht selten wird der Therapeut mit Prospekten und Beitrittserklärungen für wohltätige Institutionen überhäuft.

Bald ist auch zu erkennen, dass der Kranke es nicht aushalten kann, andere Lebewesen, ob Mensch oder Tier, leiden zu sehen. Es können schnell Tränen fließen, wenn er über die Erkrankung eines Bekannten berichtet. Nicht selten sind Causticum-Persönlichkeiten Vegetarier, die aus Mitleid zu den Tieren kein Fleisch essen. Oft leiden sie unter Beschwerden, die aufgrund unterdrückter Hautausschläge entstanden sind. Auffallend ist, dass die Patienten nach Beendigung der Sitzung sehr steif und langsam vom Sessel aufstehen.

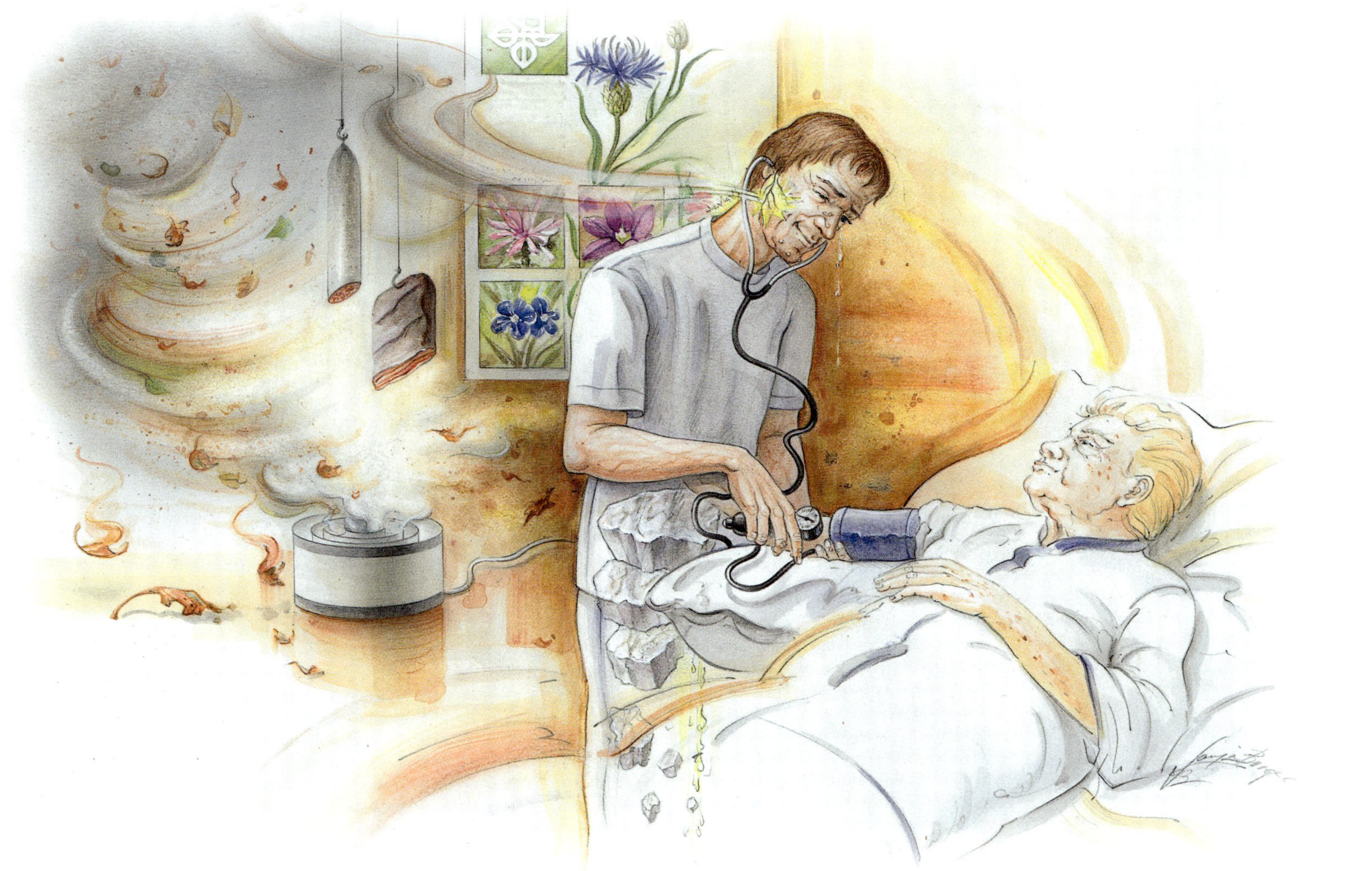

Abb. **13** **Causticum-Persönlichkeit:** schlanker, drahtiger Körperbau, extrovertiert, freundlich, sozial, mitfühlend, engagiert sich für den Umweltschutz, starkes Gerechtigkeitsempfinden, liebt Luftfeuchtigkeit, besser bei nebligem, regnerischem Wetter, schlimmer in kalter, trockener Luft, Zugluft, Ptose der Augenlider, Widerhall der eigenen Stimme, Heiserkeit, Lähmung einzelner Körperteile, unwillkürlicher Harnabgang, Warzen an den Fingern, Verlangen nach Geräuchertem.

Strahl nicht empfunden wird (unwillkürliches Urinieren im Schlaf). Der Urin ist dunkelbraun oder trüb und wird wolkig beim längeren Stehen.

Es zeigen sich auch **Hautstörungen** vielfältiger Art: Bläschenausschlag, Bildung von Papeln, nässende Pusteln, Urtikaria oder Ekzem mit Brennen und Jucken, besonders am Kopf und hinter den Ohren.

Hände, Finger und Fingerspitzen sind mit harten, hornigen **Warzen** (leicht blutend) samt rauer Oberfläche belegt, während an weichen Hautstellen (Gesicht, Augenlider, äußere Nase) die Warzen gestielt sind.

Letztlich besteht die Tendenz zu **rheumatischen Beschwerden**, welche sich durch kalte Luft und Baden, in der Nacht und am frühen Morgen beim Erwachen sowie in der Ruhe (besser bei Bewegung) verschlimmern. Die Patienten haben in den Gliedern ein versteiftes, verrenktes Gefühl, begleitet von der Empfindung, als ob die Sehnen zu kurz wären. Aus diesem Grunde möchten sie sich dauernd strecken und dehnen. Es können auch Taubheit und Gefühllosigkeit in den Extremitäten auftreten.

Gleiche Zustände (Sehnenverkürzung, Steifheit, Taubheit) sind auch bei Kox- und Gonarthrose vorhanden. Die Schmerzen verstärken sich bei kaltem, trockenem Wetter und werden gebessert, wenn es regnet. Eine Linderung wird auch zu Beginn der Bewegung verspürt.

Psyche

Kämpfernatur

- setzt sich für das Wohl der Allgemeinheit ein, verteilt Petitionen, schreibt Briefe an Politiker, Redaktionen, nimmt an Demonstrationen teil, geht in Opposition, protestiert, erhebt Einspruch (Synth.: caust. 2, ars., lach., merc., sep.)
- weicht keinen Schritt von seinen Zielen, Idealen, vom eingeschlagenen Weg zurück

Mitleid

- ist stark mitfühlend, leidet mit anderen
- bekommt beim Anhören von Krankheitsgeschichten, Grausamkeiten (Synth.: calc. 3, caust. 2, phos. 2), und Ungerechtigkeiten Tränen und körperliche Symptome (emotionaler Waschlappen)
- verabscheut aus Mitleid Sportarten, bei denen Menschen oder Tiere Qualen ausstehen

Wut

- bei Ungerechtigkeiten, wird rebellisch, verhaspelt sich bei Streitgesprächen, beginnt zu stottern, verwechselt Silben
- wird aggressiv bei Missachtung von Vorschriften, die die Umwelt, den Tierschutz oder den Weltfrieden betreffen

Depression

- Burnout, ist hoffnungslos, melancholisch, pessimistisch, sieht nur noch schwarz und hat Zwangsvorstellungen

Angst

- ständige Furcht vor einem schrecklichen Ereignis, dass den Seinigen etwas passieren könnte
- vor Dunkelheit, Alleinsein, Hunden, Katastrophen
- mit Röte des Gesichts und häufigem Stuhlgang

Wahnidee

- sieht Gestalten
- Menschen erscheinen zu groß

Leitsymptome

Kälte

- reagiert empfindlich auf kalte Luft, Zugluft, kaltes, trockenes Wetter, weniger auf regnerisches oder nebliges Klima (liebt warmes, feuchtes Wetter)

Lähmung

- Muskeln, Stimmbänder (Heiserkeit/Aphonie), Augenlid (hängt herunter, öffnet sich langsam), Gesicht, Mund (beißt sich auf die Wange), Zunge, Sprachfähigkeit (Paralyse – Stottern, undeutliches Sprechen), Schlundmuskulatur, Blase, Darm (Abgangsschwierigkeiten), Gedächtnisschwäche

Spannung

- motorische Störungen, Koordinationsverlust, Muskelzucken, Krampfneigung, Schreibkrampf (körperliche Spannungen durch Muskelzuckungen entladen)

Kontraktion
- von Muskeln und Sehnen der Hände (Synth.: caust. 2, carb-v., gels., lach.), der Finger (Synth.: ars. 2, caust. 2), Tortikollis

Verhärtung
- der Sehnen (Synth.: caust. 3, carb-an., gels.)

Steifheit
- Nacken, Rücken, Gelenke, Beugemuskeln, oft Verrenkungsgefühl

Wundheit
- rohes, wundes Gefühl von Haut und Schleimhäuten: auf dem Scheitel, im Mund, Hals, Kehlkopf, Luftröhre, Brust, Mastdarm, Blase, Harnröhre, oft mit Brennen
- bei Husten im Atemtrakt

Schmerzen
- brennender, wunder, roher Art

Schwäche
- ohnmachtsartige Schwäche mit Sinken der Kräfte, Zittern
- nach anhaltendem Kummer, Stress, Misserfolg
- ist seelisch müde, kann nicht mehr, reaktionslos
- allmählich fortschreitend: Lähmung, Schwäche, Zerfall, Depression, Impotenz

Fieber
- häufig 18 bis 20 Uhr, Schweiß kommt nach dem Frost ohne Hitze

Modalitäten

Verlangen
- sich zu strecken, dehnen oder zu gähnen
- nach Geräuchertem (Synth.: calc-p., caust. 3, kreos. 2), Speck, Salami

Abneigung
- gegen Süßigkeiten

Seiten
- rechts (außer Ischias links)

Zeiten
- Verschlimmerung der Beschwerden 3 bis 5 Uhr oder um 16 Uhr

Besserung
- warmes feuchtes Wetter, Feuchtigkeit, Luftbefeuchter, nasses Wetter, kalte Getränke

Verschlechterung
- trockene Kälte, kalter Wind, Zugluft, Nasswerden, abends bis Mitternacht (23 Uhr) , morgens 3 bis 5 Uhr, Ungerechtigkeit, Erregung, unterdrückte Hautausschläge

Absonderliche Symptome

Schlaf
- träumt von Lachen
- tagsüber schläfrig, nachts schlaflos

Kopf
- Schwindel mit dem Gefühl, als ob er sich im Kreise drehen würde (Synth.: calc. 2, bell., berb., carbn-o., caust.)
- Empfindung von leerem Raum zwischen Stirn und Gehirn
- Schmerzen infolge unterdrücktem Hautausschlag
- Schmerzen reißend im Hinterkopf, nach oben oder vorne erstreckend (Synth.: caust. 3, ambr., mag-m., rat.)

Augen
- Sandgefühl in den Augen, muss ständig blinzeln
- warzenartige Wucherungen am Augenlid (Synth.: Kondylom Lider: caust. 2, cinnb., nit-ac. 2, sulph., thuj. 2)
- herabhängende Augenlider (Ptose)
- Paralyse der Augenlider nach Kälteeinwirkung

Ohren
- Widerhall in den Ohren, eigene Stimme, Schritte
- Ohrgeräusche beim Drehen des Kopfes (Synth.: caust. 2, nat-c.)
- Kälte im Gehörgang (Synth.: merc. 2, mez. 2, plat. 2, caust., staph.)

Nase

- Hautausschlag auf der Nase innen und außen
- Warzen (Synth.: caust. 3, thuj. 3, nit-ac. 2)

Gesicht

- rechtsseitige Lähmung

Mund

- Warzen im hinteren Teil der Zunge
- ständiges Räuspern durch Schleim im Hals
- Gefühl, als ob im Hals Speisen stecken geblieben wären

Brust

- Husten mit Gefühl, als ob der Schleim am Brustbein klebe
- Kalttrinken bessert Husten
- Brust scheint voll von Schleim zu sein, kann ihn schlecht abhusten
- Auswurf schlüpft wieder zurück (Synth.: caust. 3, con. 3, kali-s. 2, sang., senec.)
- plötzlicher Stimmverlust (Synth.: caust. 3, bell. 2, alum.)
- Asthma/Grippe nach unterdrücktem Hautausschlag (Synth.: apis 2, ars. 2, calc., carb-v. 2, dulc. 2, ferr. 2, hep., iod. 2, psor. 2, puls. 3, sec., sulph. 2)

Magen

- Empfindung eines aufsteigenden Balls in den Hals
- Gefühl, als ob Kalk im Magen gelöscht würde
- blubberndes, glucksendes Gefühl (Synth.: caust., lyss., phos., rheum)
- Magenschmerzen besser durch Kalttrinken

Verdauung

- verstopft – häufig erfolgloser Stuhldrang
- Obstipation, Stuhl geht besser im Stehen ab

Nieren

- Urin fließt nur im Stehen
- unwillkürlicher Harnabgang bei Husten, Niesen, Lachen oder Schnäuzen der Nase (Synth.: caust. 4, nat-m., puls., zinc.)
- spürt den Urin nicht beim Wasserlassen
- Blasenlähmung durch langes Anhalten des Urins

Genitalien

- Menses hört nachts auf, fließt nur tagsüber
- Regelblutung nur bei Bewegung (Synth.: syph. 2, caust. 2)

Haut

- Warzen an den Fingern, in der Nähe der Nägel, auf Augenlid, Nase, Gesicht

Glieder

- marmorierte Haut der Extremitäten
- nachts Unruhe der Beine, ständig in Bewegung
- Gefühl von Verkürzung der Sehnen
- Steifheit der Gelenke, Kontraktion der Beugemuskeln

Rücken

- Steifheit der Zervikalregion bei Zugluft (Synth.: calc-p. 3, rhus-t. 3, caust. 2, cimic.)

Besondere Anzeigen

- Harnverhaltung nach Operation (Synth.: caust. 3)
- Blasenlähmung nach Entbindung
- Inkontinenz bei Schwangeren, infolge überdehnter Blase
- mangelnde Uterusrückbildung nach Geburt
- Harnträufeln nach Prostata-Operation
- Verbrennungen, die nicht gut heilen, üble Folgen
- fühlt sich seit der erlebten Verbrennung krank, kann sich nicht mehr erholen
- üble Folgen von Nachtwachen (cocc.)
- Lähmung nach Polio-Schluckimpfung

Vergleiche

- carc., nat-m., phos., calc., amm-c., brom., sulph., zinc.

Bewährte Indikationen

Apoplexie

- Lähmung, Sprachverlust, Harn- und Stuhlinkontinenz

Multiple Sklerose

- mit reißenden, ziehenden, brennenden, schießenden, blitzartigen Schmerzen, Sprachschwierigkeiten, Halskrämpfen

Epilepsie

- vor Anfall albernes Benehmen, Lachen, Urinabgang

Tortikollis

- Halsstarre mit steifem, gelähmtem Gefühl, Kopf nach rechts gezogen (Synth.: cupr. 2, lachn. 2, lyc. 2, caust.)

Ptose

- Lidlähmung, Reaktionsfähigkeit gestört

Hörsturz

- eigene Stimme widerhallt in den Ohren

Heuschnupfen

- mit Jucken der Nasenflügel, innen und außen

Heiserkeit

- bei Überanstrengung der Stimme, besser bei Kalttrinken und kühler, frischer Luft

Asthma

- besser bei Nebel, schlimmer bei trockenem, schönem Wetter

Grippe

- mit Zerschlagenheitsgefühl, Brustschmerz beim Husten und unwillkürlicher Harnabgang

Warzen

- Alterswarzen auf der Nase, groß, leicht blutend, Warzen der Fingerspitzen (Synth.: caust. 2, dulc., nit-ac., thuj.)

Verbrennung

- großflächige Brandwunden mit schlechter Heilungstendenz (Sonnenbrand)

Dupuytren

- Verkürzung der Beugemuskeln der Finger

Karpaltunnel-Syndrom

- Schwund der Daumenballenmuskutatur als Folge von Durchblutungsstörung in den Fingern mit mechanischem Druck auf den Nervus medianus

Arthritis/Arthrose

- Sehnen verkürzt, Gelenke deformiert, besser bei feuchter Wärme

Rheuma

- verschwindet beim Warmwerden im Bett, beginnt wieder beim Aufstehen

Restless Legs

- unerträgliche Unruhe im ganzen Körper, vor allem abends im Bett

Brandwunden

- mit entstellender Keloidbildung

Arzneianalogien

Causticum wird durch Verglühen und Auslaugen gewonnen – die Patienten lassen sich in ihrem sozialen Verhalten bis zur Grenze auslaugen und fühlen sich beim Sinken der Kräfte ausgebrannt (Burnout-Syndrom); sie liegen wie gebrochene Marmorstücke herum und können sich nicht mehr von selbst aufrichten. Die ätzende Eigenschaft des Urspungsstoffs zeigt sich in den *brennenden* Schmerzen der verschiedensten Körperregionen.

Causticum in der Kinderheilkunde

Causticum-Kinder besitzen dunkle Haare und einen dunklen Teint, sind etwas mager und schwächlich. Sie sind offen, spaßig, der Liebling in Familie und Schule und können im Unterricht sehr artig sein, zu Hause aber streitsüchtig und unruhig. Sie können aufgrund ihres ausgeprägten Mitgefühls äußerst sensibel auf kranke Menschen und Tiere reagieren, dabei fließen sehr leicht Tränen (kann andere nicht leiden oder weinen sehen). Ungerechtigkeiten können sie in Rage bringen bis zum Stottern. Die Motorik ist etwas versteift und durch häufiges Stolpern beeinträchtigt. Sie lernen spät zu gehen und fallen immer wieder zu Boden. Abends beim Einschlafen sind die Beine zappelig, Zucken und Zusammenfahren im Bett sowie Bettnässen im ersten Schlaf können sich einstellen. Aufgrund der Dunkelheit oder fremder Geräusche können sie lange nicht einschlafen. Trotz Heißhunger nehmen die Jugendlichen nicht zu, die Beine sind abgemagert, der Bauch dick. Es zeigen sich häufig Warzen an den Fingerspitzen und in der Umgebung der Nägel.

In der Schule haben die Kinder Schwierigkeiten in der Mathematik (Synth.: alum., caust., graph., staph.). Pubertäre Mädchen sind ununterbrochen sexuell erregt und von Heiratsgedanken besessen (Synth.: caust. 2, bell., plat., verat.).

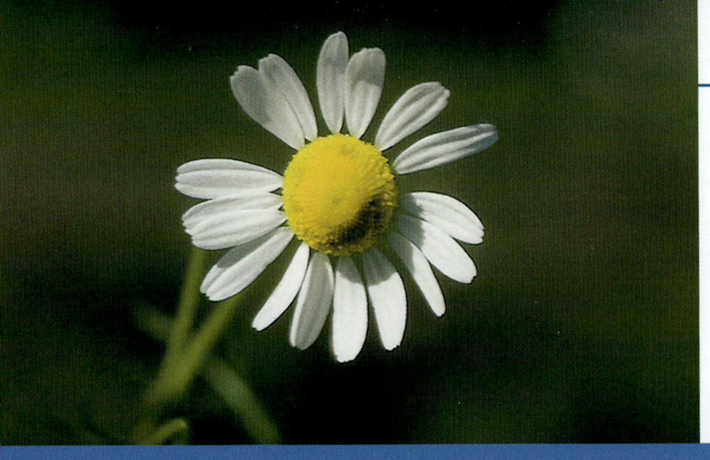

Chamomilla

Allgemeines

Die Kamille (Matricaria chamomilla) ist ein einjähriges Korbblütlergewächs (Asteracea), welches mit strahlend weißen Blüten über ganz Europa bis auf 1600 Meter Höhe an Ödplätzen vertreten ist. Wenn man die Blüte der Echten Kamille längs zerschneidet, kann man sie gut von anderen, unwirksamen Verwandten unterscheiden: Sie besitzt nämlich einen hohlen (nicht markig ausgefüllten) Blütenboden. Der Gattungsname „Matricaria" stammt aus dem lateinischen „mater" (= Mutter) und charakterisiert die Heilpflanze für Beschwerden der Mütter. Der Beiname „chamomilla" ist griechischen Ursprungs von „chamai", was niedrig wachsender Apfel bedeutet und auf die Form und den Duft der Blüte Bezug nimmt.

Die homöopathische Arznei wird aus der frischen, zur Blütezeit gesammelten Pflanze hergestellt. Es handelt sich hierbei um ein erstklassiges Schmerz- und Entzündungsmittel, welches insbesondere in der Kinderheilkunde, aber auch bei schmerzhaften Beschwerden in der Schwangerschaft, während der Entbindung und zur Zeit der monatlichen Regel eingesetzt wird.

Die Themen von Chamomilla sind: *Schmerzempfindlichkeit, Reizbarkeit, Röte (eine Wange rot, die andere blass) und Brennen (Fußsohle).*

Typus

Chamomilla ist vorwiegend ein **Frauen- und Kindermittel**, dessen Erscheinungsbild von extremer **Überempfindlichkeit** und nervösem, **ärgerlichem Temperament** geprägt ist. Im gesunden Zustand mag der Typus gelassen und verträglich erscheinen, aber sobald krankhafte Beschwerden in Erscheinung treten, insbesondere Schmerzen, besitzt er kein Schutzschild mehr – er kann sich dann nicht mehr beherrschen. Dieser plötzliche Wechsel der Gemütslage zeigt sich in einem groben, **ungezügelten** und unzivilisierten Verhalten. Er gibt sich unhöflich, mürrisch, **verdrießlich** und schnippisch. In dieser schlechten Laune reagiert er auf jegliche Zurechtweisung oder Widerspruch zornig. Er kann es kaum ertragen, jemanden in der Nähe zu haben. Bei andauernden Störungen wird er unzufrieden und unglücklich – nichts kann man ihm recht machen.

Besonders empfindlich reagiert der Chamomilla-Typ bei **Schmerzen**, gleich welcher Ursache (Erkältung, Kopfweh, Bauchschmerzen, Rheuma, Neuralgie, Entzündungen usw.). Charakteristisch sind ziehende und reißende Schmerzen. Er verfällt in ein **fürchterliches Gejammer** und Wehklagen. Dabei steht die mit Geschrei und Ächzen ausgedrückte Qual in keinem Verhältnis zur Intensität des Schmerzes. Häufig werden die schmerzhaften Empfindungen von Taubheit begleitet, wobei Hitze im Kopf mit warmem, klebrigem Kopfschweiß und Röte der einen Wange in Erscheinung treten. Im Gegensatz zu Colocynthis und Magnesium carbonicum verschlimmert Wärme in jeglicher Form den Zustand.

Bei allen Arten von **Entzündungen** wie Otitis, Tonsillitis, Konjunktivitis, Bronchitis u. a. wird das auftretende **hitzige Fieber** von heißen Schweißen begleitet, und zwar vorwiegend auf den bedeckten Körperteilen und auf der Kopfhaut. Typisch sind dabei auch ein gerötetes Gesicht **(eine Wange rot, die andere blass)** und Hitze der Fußsohlen (muss die Füße aus dem Bett strecken).

Es besteht auch die Neigung zu **kolikartigen Bauch- und Magenkrämpfen** mit gerötetem Gesicht und Schweißausbrüchen. Der Bauch ist schmerzhaft aufgetrieben mit Tendenz zu wässrigen, schleimigen, grünen Stühlen (wie gehackter Spinat) und Geruch nach faulen Eiern.

Ähnliche Symptome zeigen sich auch bei **Gallenkolik** (Folge von Ärger), wobei sich die/der Kranke infolge unerträglicher Schmerzen hin- und herwälzt.

Verhaltensmerkmale bei der homöopathischen Anamnese

Es dauert lange, bis sich Chamomilla-Kranke überwinden, einen Homöopathen aufzusuchen, wollen sie doch in ihrem Zustand mit niemandem etwas zu tun haben und in Ruhe gelassen werden. Erst wenn die Schmerzen derart lange bestehen und sie nicht mehr weiter wissen, sind sie bereit, homöopathische Hilfe in Anspruch zu nehmen. Aufgrund des häufigen Gebrauchs von Analgetika und Psychopharmaka zeigen sich dann bereits erhebliche Nebenwirkungen. Bei der Schilderung der Beschwerden können die Patienten ihre Emotionen nicht im Zaum halten. Sie machen riesige Szenen und geben sich kratzbürstig, schnippisch, fast ein bisschen feindselig. Der Homöopath bekommt dabei das Gefühl, dass er schuld sei an den Schmerzzuständen seines Klienten. Sobald der Therapeut die Krankheitsgeschichte etwas persönlicher ergründen möchte, bekommt er keine Antwort mehr. Vor allem ist es unklar, ob die geschilderten qualvollen Schmerzen tatsächlich im Verhältnis zur Intensität der Erkrankung stehen. Offensichtlich ist, dass die Patienten andauernd mit Ärger zu kämpfen haben und zwar aufgrund geringster Kleinigkeiten. Wut, Ärger und Zorn prägen die Leidensgeschichte und führen zu krampfartigen Beschwerden an verschiedensten Lokalisationen wie Bauchkoliken, Magenschmerzen, Durchfall, Migräne, Dysmenorrhöe usw.

Bei Schwangeren mit Furcht vor den Schmerzen der Geburt (meist aus negativer Erfahrung früherer Geburten mit massiven Schmerzen) kann Chamomilla prophylaktisch zur Beruhigung eingesetzt werden.

Psyche

Reizbarkeit

- wird äußerst mürrisch bei Schmerzen, verzweifelt
- will niemanden um sich haben, will ungestört sein
- mürrisch, gibt keine Antworten, ist abweisend
- launenhaft, unhöflich, aufbrausend, schroffes Benehmen
- ärgert sich über Kleinigkeiten
- Ärger, Wut, Zorn führt zu Migräne, Bauchschmerzen (Synth.: Beschwerden nach Zorn: acon., bry., cham., coloc., ign., lyc., nux-v., staph.)
- cholerisch mit Blutandrang zum Kopf
- äußerst gereizt vor Eintreten der Menses

Unruhe

- hat keine Geduld, braust sofort auf
- ruhelos bei Schmerzen, springt aus dem Bett, geht umher

Verletzlichkeit

- leicht gekränkt, nachtragend, kann nicht verzeihen
- ist bei Widerspruch sofort beleidigt

Furcht

- vor Wind

Wahnidee

- ein Fremder sei im Bett
- glaubt nachts Stimmen zu hören

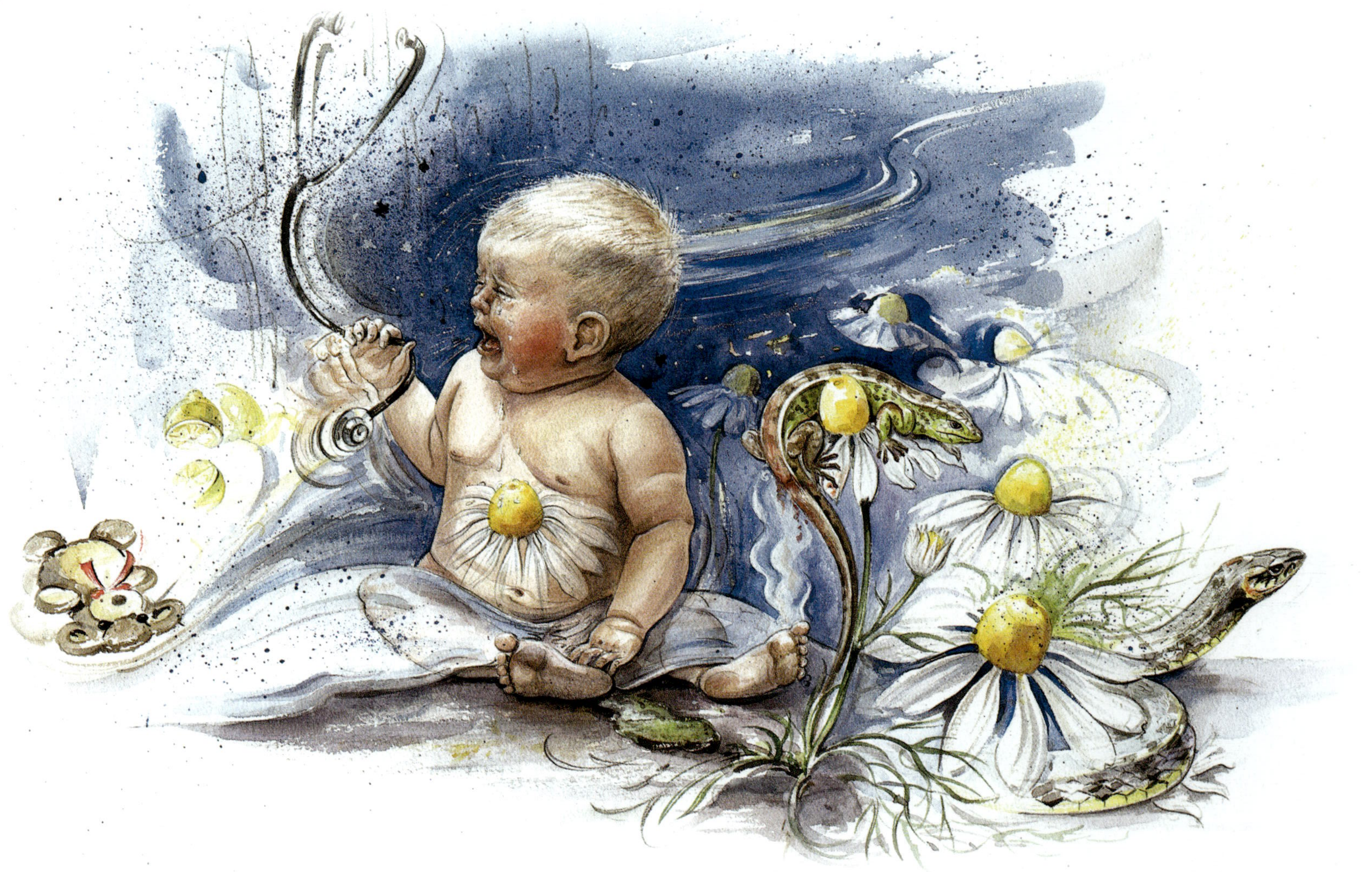

Abb. **14** **Chamomilla-Kind:** unruhig, reizbar, beginnt bei jedem Wehwehchen schrill aufzuschreien, plärrt pausenlos, wird wütend, ungehalten, wirft dargebotenes Spielzeug weg, will nicht untersucht werden, lässt sich nicht anfassen, reagiert sehr giftig, der ganze Körper hitzig heiß, saurer Schweiß, eine Wange rot, die andere blass, Darmkolik, Husten, Fieber, Ohrenschmerzen, Zahnweh mit Schweiß und hitzigen Füßen, strampelt die Decke weg, Stuhl grün wie gehackter Spinat, Verlangen nach kalten, sauren Getränken.

Leitsymptome

Schmerzen

- reagiert sehr empfindlich mit großem Gejammer und Schreien
- kann sie nicht ertragen, machen rasend
- zwingen zum Umhergehen, Unruhe
- treiben den Kranken aus dem Bett
- stehen in keinem Verhältnis zur Intensität der Krankheit
- schlimmer durch Wärme, Bettwärme, warmes Zimmer
- treten häufig nachts nach dem Zu-Bett-Gehen auf
- hinterlassen nach Abklingen ein Taubheitsgefühl

Röte

- eine Wange gerötet, die andere blass

Hitze

- warmblütig, kann Hitze, Wärme nicht ertragen
- Hitze im Kopf mit warmem Kopfschweiß in den Haaren
- Vermischung von Hitze und Frost zur gleichen Zeit
- Füße brennend heiß, streckt sie aus dem Bett
- des Körpers, Schweiß, Gesicht, Fußsohlen, Stuhl

Schweiß

- warmer, klebriger Kopfschweiß durchnässt die Haare
- an den bedeckten Körperteilen
- im Gesicht nach Essen oder Trinken

Fieber

- mit Hitze, remittierend, eine Wange rot, brennende Fußsohlen, will nicht abgedeckt werden, ist reizbar
- vormittags 9 bis 12 Uhr (Synth.: am-c., cham. 3, corh., lac-d.)
- brennend glühende Hitze vormittags 9 bis 12 Uhr (Synth.: cham. 3)

Durst

- großer Durst auf kaltes Wasser

Modalitäten

Verlangen

- nach kaltem Wasser (bei Zahnweh), Limonade, kalten Speisen

Abneigung

- gegen Wind, Kaffee, Berührung, angesprochen zu werden, Gesellschaft

Unverträglichkeit

- Kaffee, warme Getränke, Wärme, Hitze

Zeiten

- schlimmer nachts 21 bis 22 Uhr oder morgens 9 Uhr

Besserung

- Getragenwerden, Zusammenkrümmen (Bauchweh), Fasten, Herumgehen

Verschlechterung

- Wärme, Bettwärme, warmes Zimmer, warme Getränke, warme Anwendungen, Hitze, im frischen Wind, bei Ärger, geistige Anstrengungen, abends, nachts, nach Kaffee, während der Zahnung

Absonderliche Symptome

Schlaf

- weint im Schlaf, wacht auf, schreit
- träumt in den Abgrund zu fallen, von Unglück, Tod

Kopf

- Schwindel nach Kaffee (Synth.: arg-n., cham. 2, mosch., nat-m. 3, nux-v. 2, phos.)
- heftiger Kopfschweiß während des Schlafes (während der Menses)
- Kopfschmerz durch Kränkung (Synth.: bry., cham., lyc., op.)
- Kopfschmerz bei Verdruss, Ärger, Zorn, Wut
- wackelt mit dem Kopf

Augen

- Gefühl, als ob Feuer oder Hitze aus den Augen käme

Ohren

- Ohrenschmerzen durch Musik

Nase

- gerunzelte Haut

Gesicht

- Hitze mit Schweiß nach Ärger, Verdruss, Essen
- Trigeminusneuralgie nach Ärger

Mund

- Zahnschmerzen nach Verdruss, bei warmen Speisen, im warmen Zimmer, beim Warmwerden im Bett, nach Kaffee
- Gefühl, als wären die Zähne zu lang

Brust

- Milchsekretion nach Ärger
- Asthma nach Zorn, Ärger, Verdruss
- Husten im Wind
- hustet nach Aufregung, während Zahnung, bei Masern

Magen

- Magenbeschwerden nach Ärger mit Erbrechen
- Magenbeschwerden nach Kaffee
- Durst vor und während Stuhlgang

Bauch

- Entzündung der Leber nach Ärger, Zorn
- Bauchweh nach Kaffee
- Windkolik, Bauch wie eine Trommel aufgetrieben

Verdauung

- Stuhl grün, wässrig, wie gehackter Spinat
- Stuhl heiß, nach faulen Eiern stinkend
- Durchfall nach Ärger, Zorn, Verdruss

Nieren

- Kolik beim Wasserlassen

Genitalien

- Schmerzen der Gebärmutter nach Zorn
- Regelblutung nach Ärger
- Abort durch Zorn

Haut

- bekommt Schüttelfrost nach Zorn
- Frost nach Kaffee

Rücken

- Schmerzen nach Kaffee

Besondere Anzeigen

- akute Konjunktivitis bei Neugeborenen
- Verhärtung der Brustdrüsen bei Neugeborenen
- Ausbleiben der Muttermilch nach Zorn
- Dreimonatskrämpfe bei Säuglingen
- Zahnweh während der Schwangerschaft
- Windeldermatitis nach Impfung
- Beschwerden durch übermäßigen Genuss von Kaffee
- Beschwerden nach übermäßigem Genuss von Kamillentee

Bewährte Indikationen

Kopfschmerzen

- ungezügelte Reizbarkeit, möchte nicht angesprochen werden, kann niemanden in seiner Nähe ertragen, wird zornig, wenn man ihn tröstet, Schmerz wird besser durch Überstrecken nach rückwärts und durch lokale kalte Anwendungen (aber allgemein schlimmer durch Kaltwerden), Blutandrang zum Kopf, heißer Schweiß im Gesicht, Wange auf der schmerzhaften Seite auffallend rot

Otitis

- hitzig mit schrecklichen Schmerzattacken, Stiche in den Ohren, Trommelfell kräftig rot, eine Wange rot, die andere blass, will nicht berührt werden, überempfindlich, schreit fürchterlich, wütend, stampft

Zahnweh

- insbesondere schlimmer bei warmen Getränken und Speisen, Kaffee, Zorn, Ärger, die betroffene Wange ist rot geschwollen, kaltes Wasser bessert

Dentition

- Zahnungsbeschwerden bei Kindern mit großer Reizbarkeit und Überempfindlichkeit bei Schmerzen, kreischendes, stundenlanges Weinen, Zahnfleisch auffallend feuerrot und wund, begleitet von Fieber, Bauchkolik, Durchfall, Ohrenweh oder Husten, Windeldermatitis während der Zahnung

Bauchkrämpfe

- kolikartig mit gerötetem Gesicht (eine Wange rot, die andere blass), Bauch schmerzhaft aufgetrieben, Neigung zu Durchfällen, die wässrig sind oder wie gehackter, grüner Spinat aussehen

Dysmenorrhöe

- mit Wutanfällen vor lauter Schmerzen, verliert die Selbstbeherrschung, rotes Gesicht, Schmerzen beginnen im Rücken und strahlen zur Innenseite des Oberschenkels aus (besser durch Wärme), jammert ständig, Menses zu stark, schwarz mit Klumpen, Zorn löst vorzeitige Regelblutung aus

Entbindung

- mit hysterischen Schmerzen vom Rücken ausstrahlend in die Innenseite der Oberschenkel, gerötetes Gesicht, äußerst reizbar, Muttermund rigid

Rheuma

- heftige Schmerzen treiben aus dem Bett, zwingen zum Umhergehen (Brennen der Fußsohlen nachts)

Arzneianalogien

Das Erscheinungsbild der Kamille ist luftig und strahlend mit linienfeinem, goldgrünem Federwerk der Blätter und sonnenhaften, balsamisch duftenden Blütenköpfchen. An ihr ist nichts Verspanntes und Verkrampftes zu finden, alles ist federleicht – eine Signatur, die auf die beruhigende, krampflösende und schmerzstillende Wirkung hinweist. Andererseits kann der Hohlraum der Blüte als Analogie für Zahnschmerzen bewertet werden.

Chamomilla in der Kinderheilkunde

Bei akuten Erkrankungen mit fürchterlichen Schmerzen wechselt das sonst unauffällige, eher etwas unruhig und reizbar erscheinende Kind plötzlich seinen Charakter und wird trotzig, ungehalten und herausfordernd. Es kann richtig unerträglich werden und in seiner unbeherrschten Art die Eltern in Rage bringen. Insbesondere wenn Schmerzen in Erscheinung treten, reagiert es überempfindlich, zornig und verkündet das Unbehagen mit lautem, anhaltendem, nervtötendem Geschrei. Das weinerliche Geheul ist derart schrill und laut, dass es einem durch Mark und Bein geht. Bei kleinsten Wehwehchen beginnt es zu schreien, manchmal so heftig, dass Krämpfe auftreten. Säuglinge, die pausenlos plärren, ziehen krampfhaft die Beine an. Wenn man sie beruhigen möchte, muss man sie auf dem Schoß hin und her wiegen oder sie stundenlang herumtragen. Sobald sie abgesetzt werden, beginnt das laute Geheul von Neuem, was die Eltern zur Verzweiflung bringt.

Diese heftigen Reaktionen des Kindes haben nichts mit Boshaftigkeit zu tun. Das launische, kreischende Benehmen ist vielmehr als Hilflosigkeit und Überempfindlichkeit zu verstehen, d. h. das Kind kann sich in seiner Sensibilität schlecht gegen Reize wehren. Da es bei Schmerzen fast rasend wird, will es mit seiner Reizbarkeit signalisieren, dass es umhüllt und abgeschirmt werden möchte.

Das Kind ist Unpässlichkeiten völlig hilflos ausgeliefert und kann deshalb derart grob und wütend werden, dass man ihm nichts recht machen kann. Wenn man versucht, mit Spielzeug etwas Ablenkung zu verschaffen, wirft es dieses kurzerhand weg. Selbst bei Annäherung oder Berührung reagiert es gereizt, weist sogar Liebkosungen zurück (Synth.: ant-t. 2, cham.). Obwohl es nach der Anwesenheit der Mutter verlangt, wird diese auch wieder zurückgewiesen (Launenhaftigkeit – weist Dinge zurück, die er haben wollte, sobald er sie bekommt: cham. 3, rheum 3, staph. 3, cina 2, dulc. 2, hep. 2, ip. 2, puls. 2). Manchmal zieht es sich ins Zimmer zurück und schreit laut auf, wenn man vorsichtig die Türe öffnet; nicht einmal der Arzt darf eintreten.

Möglicherweise beginnt es aus lauter Zorn zu schlagen (Synth.: Schlagen der Kinder: cham. 3, cina 3, cur. 2, chel., lyc.) –, es lässt sich weder anfassen noch untersuchen. Vereinzelt kann es vorkommen, dass die Jugendlichen während ihrer hysterischen Anfälle mit dem Kopf an die Wand schlagen oder den Atem anhalten bis sie blau werden. Solche Reaktionen äußern sich vor allem, wenn dem Kind etwas verweigert wird. Bei Widerspruch kann es sogar ekstatisch werden.

Das Kind ist richtig sauer, nicht nur in physischer, sondern auch in psychischer Hinsicht: Stuhl, Wind und Schweiß haben einen säuerlichen Geruch. Ferner ist der Körper heiß, sei es der Kopf, das Gesicht, der Atem, der Stuhl oder die Fußsohlen (Füße werden nachts aus dem Bett gestreckt). Des Weiteren reagiert es überempfindlich auf Lärm, grelles Licht und Gerüche, hat aber großes Verlangen nach Saurem, Limonaden oder Orangensaft.

Nach Ärger, Wut, Bestrafung oder Zurechtweisung können die Betroffenen sowohl mit Bauchkrämpfen (muss sich zusammenkrümmen) als auch mit Durchfall,

Asthma, Heiserkeit oder krampfhaftem Husten reagieren (das Kind verfällt in Konvulsionen, wenn es geschlagen wird).

In der Kinderheilkunde ist Chamomilla oft bei akuten Erkrankungen nach obigem Charakterbild indiziert: Darmkoliken, Husten, Fieber, Heiserkeit, Ohrenweh, Zahnbeschwerden usw. Auffallend ist die einseitig gerötete, heiße Wange, welche auch im Zusammenhang mit Masern, Scharlach, Pseudokrupp oder Keuchhusten zu beobachten ist.

Chamomilla ist ferner hilfreich bei schlaflosen Kindern, die in ihrem Aufruhr herumschreien bis Mitternacht – man muss sie dauernd aus dem Bett nehmen und herumtragen. Unausstehlich und ununterbrochen kreischen sie, strecken im Liegen ihren Körper nach hinten durch und werfen sich vor Raserei rückwärts oder schlagen den Kopf an die Wand. Erst nach Mitternacht fallen sie dann endlich in den Schlaf, doch die Unruhe bleibt trotzdem bestehen. Sie drehen und winden sich, stöhnen, sprechen und heulen im Schlaf, schrecken auf und beginnen wieder zu kreischen. Der Kopf ist im Dämmerschlaf mit Schweiß bedeckt und die hitzigen Füße werden aus dem Bett gestreckt – von der Decke strampeln sie sich immer wieder frei.

China

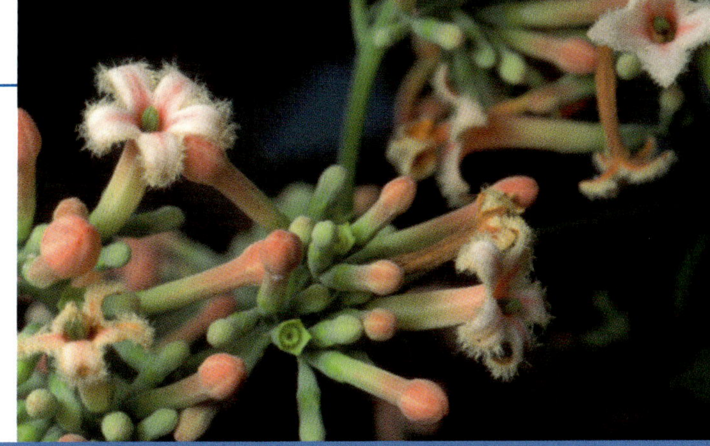

Typus

Bei China handelt es sich häufig um stämmige oder schlanke, dunkelhäutige Personen mit **hippokratischem, eingesunkenem, blassem Gesichtsausdruck** und blauen Augenringen (bisweilen auch Röte und Aufgedunsenheit des Gesichts). Auffallend sind die **länglichen, zierlichen Finger** und die elegante Erscheinung. China-Patienten sind **introvertiert**, zurückhaltend, etwas unfreundlich und äußerst empfindlich gegen geringste Einflüsse wie Berührung, Geräusche, Lärm oder Gerüche. Andererseits leiden sie an massiver **Erschöpfung** – sind am Ende ihrer Kräfte.

In ihrem ermatteten Zustand sind sie sehr **pessimistisch** veranlagt, haben an allem etwas auszusetzen, finden überall Fehler und geben sich unzufrieden und mürrisch. Zwar besitzen sie eine hohe sensible Veranlagung mit medialer Begabung, haben Interesse für übersinnliche, **spirituelle Dinge**, zeigen auch künstlerische, metaphysische Talente, welche aber in der materialistischen Welt kaum zur Entfaltung gebracht werden können. Sie fühlen sich vom Pech verfolgt und sind aufgrund verschiedener Enttäuschungen sehr verbittert. Durch die unerreichten hochgesteckten Erwartungen, unerfüllten Wünsche und das unrealistische **Wunschdenken** kommt es immer wieder zur Frustration. Die Verdrossenheit kann aber auch zu **sarkastischem** (verachtet jeden Menschen) oder clownhaftem (macht schelmische Grimassen) Benehmen führen. Es sind alles Zeichen des verletzten, überempfindlichen Gemüts.

Gesundheitlich haben die Betroffenen mit massiven **Schwächezuständen** zu kämpfen, was sie mit ihrer Haltung, aber auch durch ihre Mimik deutlich zeigen. Die Erschöpfung tritt meistens als Folge von **Säfteverlusten** (temporär oder vergangen) auf: starker Blutverlust durch Verletzung, Entbindung, Unfall, Operation, zu starke Menses, Hämorrhagien durch Myom, Nasenbluten, Hämorrhoiden, langes Stillen, reichliche Eiterabsonderung, massives Schwitzen, Ausfluss, Samenverlust durch übertriebene Masturbation (Geschlechtsver-

Allgemeines

China (China officinalis) als homöopathische Arznei wird aus der Rinde des Chinarindenbaumes (Cinchona pubescens Vahl), auch Fieberrindenbaum genannt, hergestellt. Der ca. 30 Meter hohe Baum mit bis zu 20 Zentimeter langen lanzettlichen, ledrigen, wechselständigen Blättern stammt von den Osthängen der Anden im tropischen Südamerika (Ecuador, Peru). Er trägt von Juli bis August fiederähnliche Rispen mit langröhrigen, wohlduftenden, weißen oder rosafarbenen Blüten samt becherförmigem Kelch. Die Nomenklatur hat nichts mit China zu tun, sondern leitet sich vom Inkawort „Quina" ab, was „Rinde" bedeutet. Diese wurde von den alten Indianern Ecuadors als fiebersenkendes Mittel gebraucht. Der Gattungsname „cinchona" nimmt Bezug auf die spanische Gräfin Chinchon, welche mit der Baumrinde von ihrem Fieber geheilt worden sein soll. Der Beiname „pubescens" bedeutet „flaumig" und charakterisiert die Unterseite der Blätter.

Mit der Chinarinde machte Hahnemann 1790 seinen ersten Selbstversuch, von dem er erstmals die homöopathischen Prinzipien ableitete und später zu Lehrsätzen definierte.

Die Themen des Arzneimittelbildes sind: *Periodizität, Idealismus, Folgen von Verlust von Körpersäften, Kälte, nervöse Reizbarkeit, Schwäche, Überempfindlichkeit und abdominale Aufgetriebenheit.* Shankaran unterstellt das Mittel dem Malaria-Miasma. Das Homöopathikum ist mehrheitlich für Frauen indiziert.

kehr), Speichelfluss, Durchfall, anhaltendes Erbrechen, reichliche Schleimabsonderung, starke Entwässerung mittels Diuretika, massive Entschlackung mit Laxantien. Selbst anhaltendes Weinen kann zu ähnlichen Erschöpfungen führen, begleitet von Ohrensausen und Trübsehen.

Die **Hämorrhagien** haben häufig eine **Anämie** zur Folge. Der Grund dafür sind oft häufiges Nasenbluten, zu starke Regelblutung usw. mit großer Schwäche, massiver Blässe (blaue Ringe um die Augen), Mangel an Lebenswärme und Schweißausbrüchen.

Die Betroffenen leiden unter **Verdauungsstörungen** mit ausgesprochener **Flatulenz**, wobei weder häufiges Aufstoßen noch Blähungsabgang die Beschwerden lindert. Der Bauch ist bis zum Platzen aufgetrieben.

Verhaltensmerkmale bei der homöopathischen Anamnese

Wenn die China-Persönlichkeit einen Homöopathen aufsucht, ist sie möglicherweise bereits am Ende ihrer Belastbarkeit. Sie ist entkräftet, was speziell am eingefallenen, blassen Gesichtsausdruck und an der typischen Gangart schnell ersichtlich ist. Meistens ist der Zustand eine Folge des Verlusts von Körpersäften oder eines grippalen Infekts. Kennzeichnend sind intermittierende Fieber mit kalter Haut, Frösteln, Zittern und Zähneklappern, gefolgt von Hitze und Röte des Gesichts sowie Schweißausbrüchen. Die körperlichen Beschwerden treten in periodischen Abständen, zur gleichen Stunde, alle 2 oder 7 Tage auf. Zudem leidet sie unter schwersten Verdauungsstörungen mit sichtbar aufgetriebenem Bauch nach geringstem Essen.

In psychischer Hinsicht ist die China-Persönlichkeit sehr angeschlagen. Hochsensibel und überempfindlich wie sie ist, fühlt sie sich sehr schnell verletzt, weil sie unter einer Pechsträhne steht und ihre Wünsche sich nicht erfüllen. Nächtelang gibt sie sich Illusionen hin in Bezug auf ihre beruflichen oder künstlerischen Erfolge und schwebt dabei über den Wolken und baut Luftschlösser. Morgens beim Erwachen wird sie dann wieder von der nüchternen Realität und der gescheiterten Hoffnung eingeholt, was sie sehr reizbar und mürrisch macht.

Psyche

Reizbarkeit

- mürrisch, trübsinnig, launenhaft infolge Misserfolgs
- sarkastisch, verletzt andere, möchte andere schikanieren
- argwöhnisch, kritisiert, verachtet jeden
- frustriert infolge Pech und Misserfolg

Angst

- vor Frost (Synth.: ars., ars-h., chin. 3)

Furcht

- vor Tieren, selbst Haustieren
- vor Katzen (Synth.: bac. 2, tub. 2, chin., med., plb., sil.)

Depression

- völlig entkräftet, denkt an Suzid, hat aber nicht den Mut dazu

Wunschdenken

- hat unrealistische Illusionen von Erfolg
- träumt reich zu werden, baut Luftschlösser
- hat Phantasiegebilde, das Schicksal würde sie bald begünstigen

Wahnidee

- würde von Fremden verfolgt
- würde von allen behindert

Leitsymptome

Fieber

- periodisch (intermittierend alle 2 Stunden oder jeden 2. oder 7. Tag auftretend – aber niemals nachts) mit Schüttelfrost am ganzen Körper (mit Durst) und Schweißausbrüchen (kein Durst)

Schwäche

- außergewöhnlicher, hinfälliger Kräftezerfall infolge Verlusts von Körpersäften oder nach grippalem Infekt mit reichlichem Schwitzen bei geringster Anstrengung

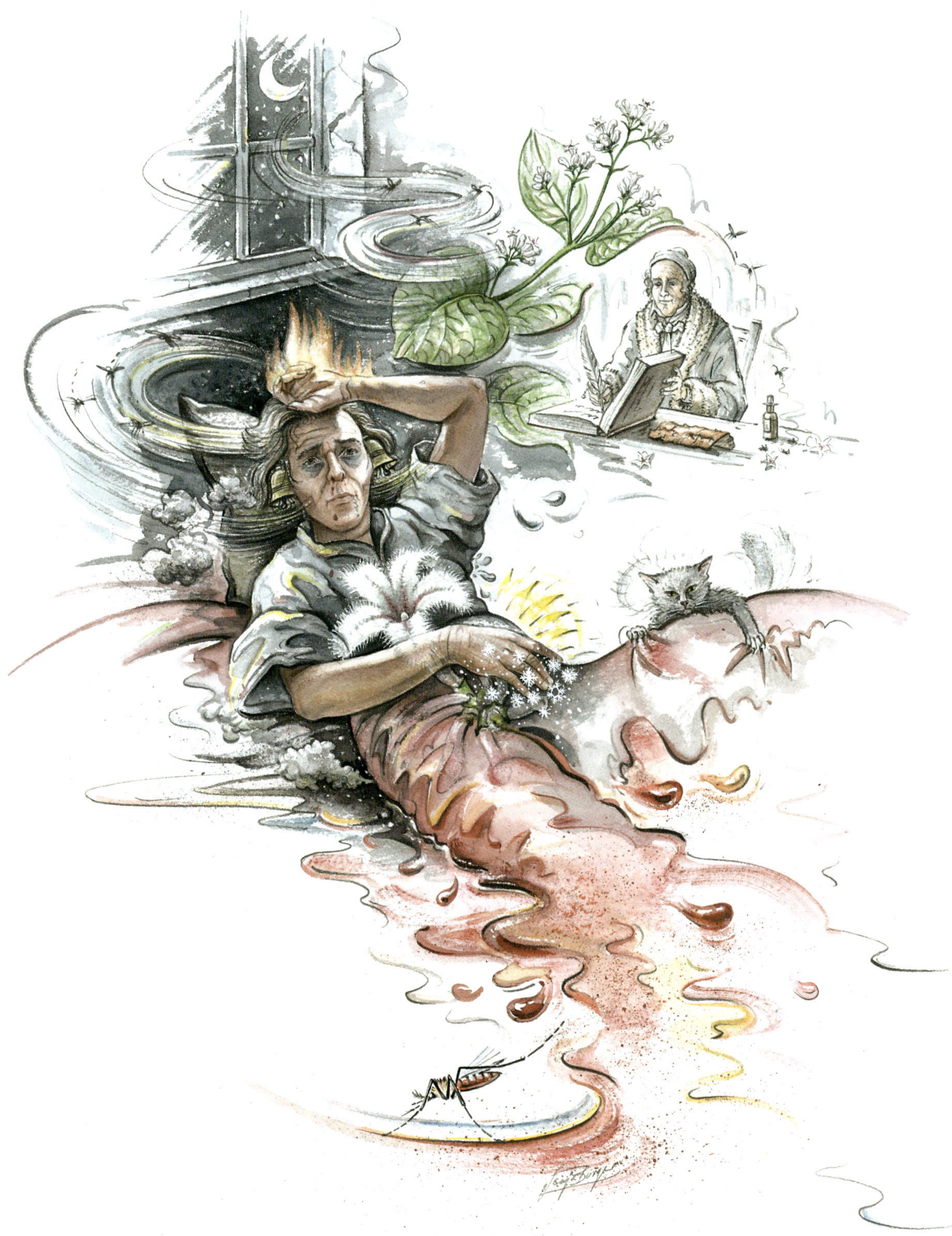

Abb. **15** **China-Persönlichkeit:** eingesunkener, blasser Gesichtsausdruck, blaue Augenringe, völlig entkräftet, lebensmüde, möchte allein sein, überempfindlich auf alle äußeren Eindrücke, hochsensibel, künstlerisch begabt, Enttäuschungen führen zu Verbitterung, pessimistische Stimmung, hat unrealistische, phantastische Wunschvorstellungen, Folgen von Säfteverlusten, Operation, Abort, Durchfall oder Blutungen, Anämie mit häufigem Nasenbluten, Neigung zu periodisch auftretendem Fieber, berstende Kopfschmerzen, welche sich durch festen Druck verbessern, Verschlimmerung der Beschwerden durch Kälte und Zugluft, Schwitzen bei geringsten Anstrengungen, Tinnitus bei Kopfschmerzen oder Blutungen wie Summen von Bienen, Furcht vor Tieren, selbst vor Haustieren.

Kälte

- Mangel an Lebenswärme, empfindlich gegen Luftzug, nasses nebliges Wetter, jegliche Kälte

Periodizität

- intermittierend zur selben Zeit (zur selben Stunde, jeden 2. oder 7. Tag, jedes Jahr) auftretende Symptome (Fieber, Schwäche, Kolik, Schmerzen, Durchfall, Blutungen usw.)

Blutung

- reichlich aus verschiedenen Körperöffnungen (Nase, Uterus, im Klimakterium), Wunden mit dunkler Färbung und gleichzeitigen Ohrgeräuschen, Sehstörung und Erschöpfung

Schweiß

- ungewöhnlich stark, führt zu Erschöpfung
- kalter Schweiß um den Mund oder um die Nase

Überempfindlichkeit

- gegen Berührung, Geräusche, Lärm, Luftzug, Kränkung

Modalitäten

Verlangen

- nach Süßigkeiten, Salzigem, gewürzten Speisen, nach Bitterem (Bitter Lemon)
- sich abzudecken (bei Fieber)

Unverträglichkeit

- Hülsenfrüchte (alles gärt), Milch, Obst, unreife Früchte

Abneigung

- Brot, Obst, Milch, Fett, Butter

Zeiten

- periodisch zur selben Stunde, alle 2 oder 7 Tage

Besserung

- Wärme, Zusammenkrümmen, fester Druck

Verschlechterung

- kaltes Wetter, Nebel, Herbst, Zugluft, im Freien, Verlust von Körpersäften, Schwitzen, Berührung, Erschütterung, Geräusche, Lärm, Gerüche, Obst, Milch

Absonderliche Symptome

Schlaf

- geräuschempfindlich, kann nicht einschlafen
- erwacht nachts mit Hunger und Durst

Kopf

- Gefühl, als ob man an den Haaren gezogen würde
- Kopfschmerzen bessern sich durch harten Druck
- Kopfschmerzen schlimmer im Liegen, besser im Stehen
- periodisch auftretende Kopfschmerzen jeden 2. oder 7. Tag

Ohren

- Tinnitus bei Kopfschmerzen oder Blutungen

Nase

- Nasenbluten jeden Morgen beim Aufstehen
- periodisches Nasenbluten (Synth.: carb-v., chin., kali-c., puls.)

Gesicht

- kalter Schweiß im Gesicht, besonders um Mund und Nase

Mund

- dicker, schmutziger, gelber Zungenbelag mit bitterem Geschmack
- alles schmeckt bitter
- Gefühl, Speisen würden im Ösophagus stecken bleiben

Brust

- Asthma im Herbst auftretend
- Asthma bei Nebel mit rasselndem, gelb-grünem Auswurf
- Atemnot (Asthma) möchte frische Luft zugefächelt bekommen

Magen

- großer Hunger nachts, muss aufstehen und etwas essen
- Sodbrennen nach Milch (Synth.: chin.2, ambr.)

Bauch

- Bauchweh nach Obst
- Gären nach Obst (Synth.: chin. 3)

Verdauung

- periodisch auftretende Durchfälle
- Durchfall nach Obst oder Milch

Genitalien

- reichlich dunkle Blutungen mit Membranen bei der Menstruation

Haut

- schmerzhaft, empfindlich bei Fieber

Glieder

- eine Hand kalt, die andere heiß: (Synth.: chin. 2, dig. 2, ip. 2, mosch. 2, puls. 2, tab. 2, cocc.)
- Hitze in der Hand abwechselnd mit Kälte (Synth.: cench., chin., cocc., sec.)

Besondere Anzeigen

- Kinder, deren Eltern an Malaria erkrankt sind
- Unterdrückung von Malaria mit Chinin
- Zahnschmerzen während des Stillens
- Durchfall bei Kindern nach Abstillen
- Durchfall nach Stillen des Kindes
- Haarverlust seit Entbindung
- Erschöpfung nach Stillen von Zwillingen
- wenn Neugeborene während der Entbindung viel Blut verloren haben
- Gallenkolik jeden 2. Tag wiederkehrend um die gleiche Zeit
- Tinnitus seit Unfall mit hohem Blutverlust
- Abusus von Kamillentee
- Reisedurchfall im Sommer mit rascher Entkräftung

Vergleiche

- nux-v., nat-m., ign., ars., chin-s., chin-ars., kali-c., carb-v., phos-ac., ham.

Bewährte Indikationen

Migräne

- bei Anämie, Blutungen, Leber-Gallen-Störungen, während der Menses, bei Grippe mit Wallungen zum Kopf, rotes oder blasses Gesicht, Kälte und Taubheit der Glieder, berührungsempfindliche Kopfhaut

Flatulenz

- nach geringsten Speisenmengen mit aufgetriebenem Bauch, Aufstoßen und Windabgang bessern, Nahrungsmittel scheinen sich in Gas umzuwandeln

Dysmenorrhöe

- mit reichlich dunklen Blutungen, wehenartigen Schmerzen
- Kräftezerfall, Blässe, Kälte der Haut, Schwindel und Klingen in den Ohren, Blutandrang zum Kopf

Malaria

- mit Anämie, Neuralgie und Entkräftung

Anämie

- mit Blässe und großer Entkräftung

Morbus Crohn

- chronische Durchfälle mit großer Entkräftung

Leberleiden

- Leber geschwollen, berührungsempfindlich, gelbe Skleren, aufgetriebener Bauch, Flatulenz

Arzneianalogien

In seiner Heimat, den südamerikanischen Anden, steht der Baum im sumpfigen Gelände, was auf die Heilkraft bei Wechselfieber (Malaria) hinweist. Die Rinde des Chinabaumes ist äußerst bitter und kennzeichnet den bitteren Geschmack des Patienten.

China in der Kinderheilkunde

Kinder, die dem homöopathischen Arzneimittelbild von China entsprechen, sind ungezogen mit erregtem, impulsivem Verhalten. Sie haben das Bedürfnis den Clown zu spielen und machen dauernd Grimassen. Es sind oft Einzelkinder oder Nachzügler von sensibler, überempfindlicher Konstitution. Oft flüchten sie in ihre eigene Phantasiewelt, in der sie große Luftschlösser bauen. Besonders nachts beim Einschlafen schwelgen sie in den Wolken und träumen davon, ein Held zu sein.

Gesundheitlich sind sie nicht sehr stark. Nach Erkältungen, Durchfall, Verletzung oder Schwitzen sind sie sofort entkräftet und können sich kaum mehr erholen. Es treten auch Beschwerden in Erscheinung, wenn man sie zu lange weinen lässt. Nach Genuss von Obst oder Milch werden sie von Durchfall geplagt, ferner ist ihr Bauch enorm aufgetrieben mit starken Blähungen. Ihr Appetit ist schlecht, was oft zu Abmagerung führt. Es besteht auch die Neigung zu Blutarmut mit auffallender Blässe des Gesichts. Pubertäre Jungen sind sehr mürrisch und provozierend – sie träumen davon, ein Superstar zu sein, der überall bewundert wird. Mädchen dagegen geben sich kapriziös. Sie sind oft magersüchtig (Anorexia nervosa) und verhalten sich ausgesprochen teilnahmslos gegenüber werbenden Anspielungen der Jungen.

Cimicifuga

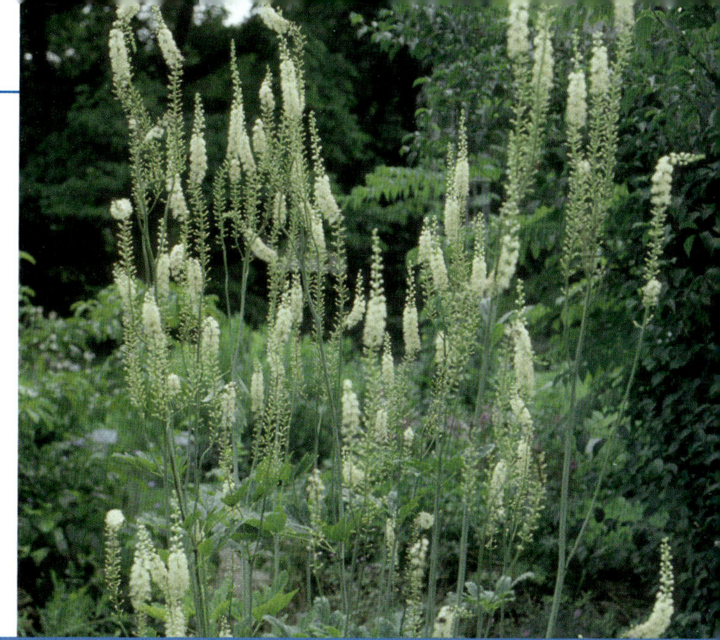

Typus

Vielfach handelt es sich bei Cimicifuga um **schlanke oder mollige Frauen** mit blassem Teint, dunklen Augenringen und kummervoll **erregtem Gesichtsausdruck**. Sie sind extrovertiert (bisweilen auch niedergeschlagen und apathisch) und dauernd in Bewegung. Ruhe ist für sie ein Fremdwort. Mit **Hast und Eile** verrichten sie viele Tätigkeiten miteinander und geraten bei geringsten Unannehmlichkeiten in **ärgerlichen Aufruhr**. Unausgeglichen und aufbrausend engagieren sie sich in verschiedenen beruflichen Positionen oder im familiären Haushalt. Ihre Gemütsverfassung ist unausgeglichen (wechselhaft, hektisch, nervös) und wird von ängstlichen Befürchtungen jeglicher Art (sogar Angst vor der Angst) dominiert. Außerdem sind sie sehr redefreudig (**schwatzhaft**) und wechseln dabei oft sprunghaft und zusammenhanglos von einem Thema zum anderen.

Ihr Wohlbefinden wird von **hormonellen Störungen** unter Beteiligung der Hirnanhangdrüse mit mannigfachen gynäkologischen Beschwerden (Dysmenorrhöe, Prämenstruelles Syndrom, Amenorrhöe, Sterilität) gestört. Die **Menstruation** ist unregelmäßig oder verzögert, verbunden mit neuralgischen Schmerzen in den Eierstöcken (hin- und herziehend) und akneartigem Ausschlag um den Mund. Mit Zunahme der Regelblutung verstärken sich auch die herabdrängenden Schmerzen im Uterus, welche oft ins Kreuz und in die Vorderseite der Unterschenkel ausstrahlen. Vor der Menstruation besteht Verwirrung (Synth.: sep. 2, cimic.), aber auch während der Menstruation (Synth.: am-c., cimic., cocc., graph., lyc., phos.).

Cimicifuga ist ferner ein bewährtes Mittel in der **Schwangerschaft**, bei Hyperemesis, Wadenkrämpfen, Schlafstörungen, Myalgie, falschen Wehen, Psychosen

Allgemeines

Die Traubensilberkerze (Actaea racemosa), auch Schwarze Schlangenwurzel oder Frauenwurzel genannt, ist ein 1 bis 2 Meter hohes mehrjähriges Hahnenfußgewächs (Ranunculacea) mit schlanken, schneeweißen Blütenranken, welche von Juni bis September erscheinen. Die Pflanze stammt ursprünglich aus lichten Wäldern und moorigen Gebieten des östlichen und mittleren Nordamerika sowie aus Kanada. Sie wurde im letzten Jahrhundert in Europa vor allem in Ziergärten eingebürgert. „Actaea", der Gattungsname der Traubensilberkerze, verdeutlicht die nahe Verwandtschaft mit dem Christophskraut (Actaea spicata). Die Artbezeichnung „racemosa" stammt aus dem Lateinischen und heißt übersetzt „die Traube", womit der Blütenstand charakterisiert wird. In der Homöopathie wird die Pflanze mit der alten Nomenklatur, dem Synonym „Cimicifuga racemosa", abgeleitet vom lateinischen „cimex" (= Wanze) und „fugere" (= vertreiben) bezeichnet, aufgrund der Tatsache, dass die Traubensilberkerze mit ihrem Geruch Insekten, insbesondere Blattwanzen, auf Distanz hält.

Die homöopathische Urtinktur wird aus dem Wurzelstock hergestellt, welcher nach der Fruchtreife ausgegraben wird. Constantin Hering hat die Traubensilberkerze in die Materia medica eingeführt. Es handelt sich hierbei um ein ausgesprochenes Frauenmittel, welches als „kalte Lachesis" bezeichnet wird.

Die Themen der Arznei sind: *Kälte, Unruhe, Erregbarkeit, Störung der Unterleibsorgane und des Zentralnervensystems, Kopf- und Nackenschmerzen.*

oder Neigung zu Abort im 2. oder 3. Monat (Synth.: kali-c. 3, cimic. 2, sabin. 2, sec. 2, apis, thuj., tril-p., vib.); Abortgefahr durch Schreck (Synth.: acon. 2, gels. 2, ign. 2, op. 2, cimic.).

Die Arznei ist auch zur **Geburtsvorbereitung** indiziert: bei Furcht vor der Entbindung, wenn die Wehen nicht in Gang kommen wollen, zur Wehenregulation, bei hysterischen Anfällen durch Wehenschmerzen (schreit um sich), unerträglichen Krampfwehen, Plazentaretention und Wochenbettpsychose.

Auch im **Klimakterium** ist Cimicifuga von Nutzen, insbesondere, wenn die Wechseljahrbeschwerden die Frau völlig aus der Fassung bringen mit großer Unruhe, Erregung oder Depression. Vielfach treten gleichzeitig massives Muskelrheuma oder Migräne in Erscheinung.

Allgemein besteht eine **rheumatische Diathese**: Lumbago, Arthritis, Rücken-, Schulter- oder Nackenschmerzen sowie Myalgie (Verschlimmerung bei Überanstrengung). Letztlich treten häufig **migräneartige Kopfschmerzen** mit Gesichtsröte in Erscheinung, wobei die Schmerzen von innen nach außen drücken (Synth.: Gefühl von Abheben der Schädeldecke: lac-d. 2, cann-i., cimic., glon.).

Verhaltensmerkmale bei der homöopathischen Anamnese

Wenn die Cimicifuga-Persönlichkeit einen Homöopathen aufsucht, ist sie aufgrund ihrer Beschwerden völlig verzweifelt und voller Ängste, nicht mehr gesund zu werden. Ähnlich wie Lachesis präsentiert sie mit großem Redefluss und hoher Stimme ihre Leidensgeschichte, manchmal so ausschweifend und sprunghaft (wechselt von einem Thema zum anderen), dass es oft schwierig ist, eine gründliche Anamnese durchzuführen. Bei der Schilderung der Symptome seufzt sie ununterbrochen und rotiert unruhig mit den Augen in alle Richtungen. Auch kann sie im Stuhl nicht stillsitzen, sondern ruckt hin und her, auf und ab.

Es besteht ein ständiger Wechsel zwischen körperlichen und psychischen Symptomen, außerdem können die beanstandeten Schmerzen oft nicht eindeutig definiert werden (verworrener Schmerzcharakter). Die Betroffene ist deprimiert und weinerlich, mit negativer Einstellung zum Leben (sieht alles dunkel und schwarz). In ihrer kranken Situation fühlt sie sich wie in einem Käfig gefangen und braucht in ihrem Wortschatz häufig entsprechende Ausdrücke wie: festgenagelt, eingeschränkt, festgefahren oder eingeschlossen. Sie hängt in dunklen Wolken mit finsteren Vorahnungen und hysterischen Ängsten fest.

Am Schluss der Anamnese erkundigt sie sich mit großem Misstrauen über das verordnete Medikament. Dabei gibt sie sich sehr argwöhnisch, da sie glaubt, dass sie die Arznei nicht vertragen würde. Sie ist der Auffassung, dass irgendetwas am homöopathischen Mittel nicht stimmen könnte und verweigert die Einnahme (Synth.: lach. 3, arn. 2, hyos. 2, kali-p. 2, stram. 2, verat-v. 2, cimic., visc.). Auch Allopathika werden abgelehnt, aus der Überzeugung heraus, dass alle chemischen Medikamente giftig seien. Insbesondere darf das Mittel keinen Alkohol beinhalten, da sie darauf sehr empfindlich reagiert.

Psyche

Ruhelosigkeit

- hastet bei Beschwerden und Schmerzen hektisch umher
- ist dauernd in Bewegung, von einem Ort zum anderen

Schwatzhaftigkeit

- ausschweifender Redefluss, kann nicht beim Thema bleiben

Hysterie

- bei Schmerzen, während der Menses, bei der Geburt
- im Klimakterium (Synth.: ign. 2, lach. 2, ph-ac. 2, cimic., ther., valer., zinc-val.)
- empfindliches Nervenkostüm, leicht erregt, aufbrausend

Depression

- Stimmungsschwankungen, weinerlich, heult tagelang
- niedergeschlagen, Gemüt in einer dunklen Wolke
- negativ, Schwarzseherin, pessimistisch
- gleichgültig gegenüber häuslichen Pflichten (Synth.: cimic. 2)
- verzweifelt, in Suizidgedanken versunken

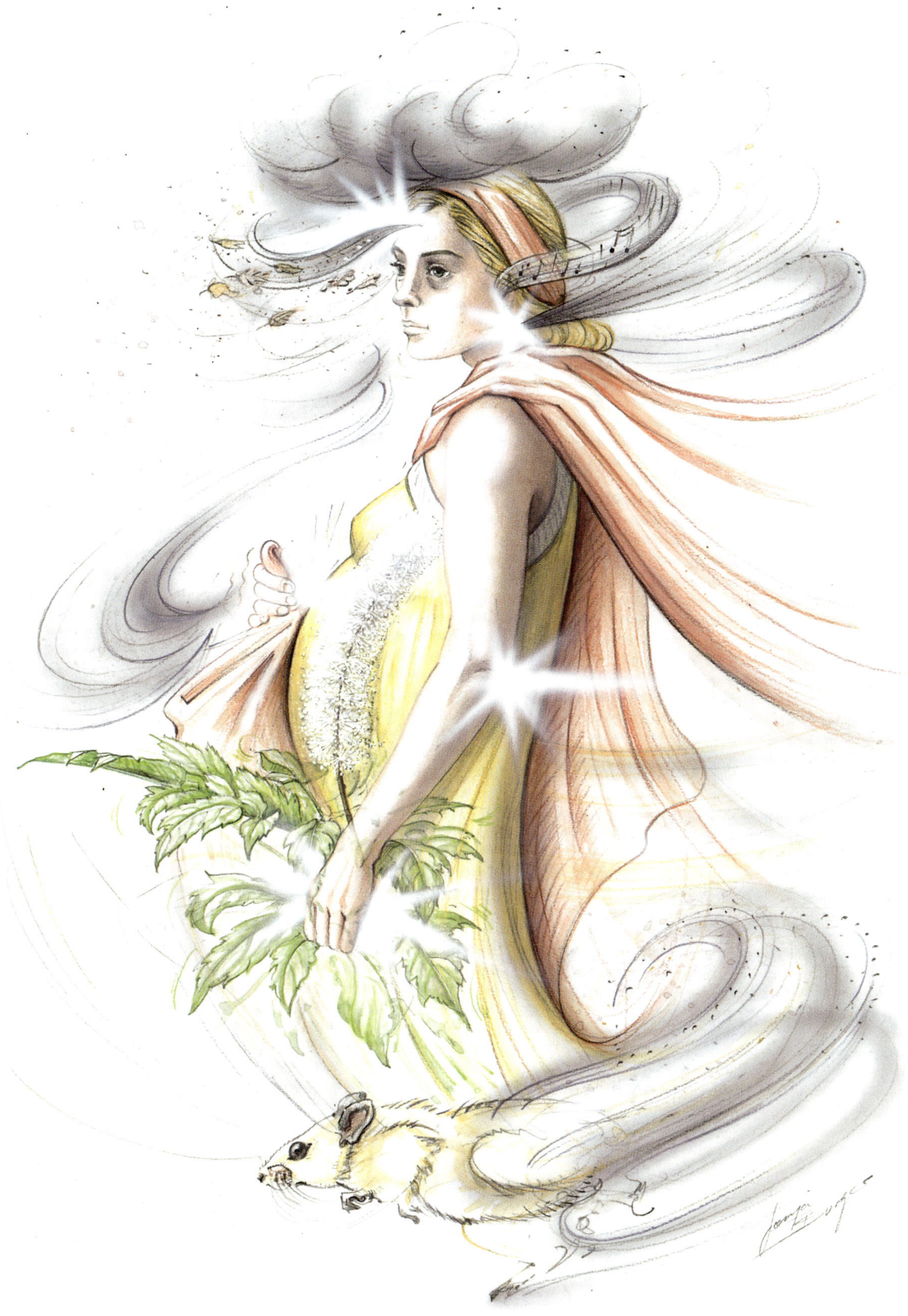

Abb. **16** **Cimicifuga-Persönlichkeit:** schlank, erregt, hastig, nervös, zittrig, blitzartige Kopfschmerzen, Nackenschmerzen, Rheuma, gynäkologische Probleme, empfindliche Bauchschmerzen, hormonelle Störungen in der Schwangerschaft, während der Menstruation, im Klimakterium, fühlt sich in eine dunkle Wolke gehüllt, sieht überall Ratten.

Furcht

- um die Gesundheit, nicht wieder gesund zu werden
- vor drohendem Abort
- vor der Entbindung
- vor Wahnsinn, den Verstand zu verlieren in der Menopause (Synth.: cimic. 2), in der Schwangerschaft (Synth.: bell. 2, stram. 2, cimic., hyos.)
- vor dem Fliegen, wird hysterisch
- vor Unglück, es könnte etwas schiefgehen

Angst

- zu sterben
- Platzangst mit hysterischer Panik

Wahnidee

- glaubt, Medizin sei vergiftet (Synth.: cimic., hyos., lach., lina.)
- fühlt sich dauernd beobachtet
- sieht überall Ratten, Mäuse herumspringen
- meint, eine dunkle Wolke würde sie beschatten
- fühlt sich gefangen wie eine Sklavin

Leitsymptome

Kälte

- Mangel an Lebenswärme
- bei geringstem Temperaturabfall beginnt der Körper zu zittern; Kälte, Zugluft, kühle feuchte Witterung ist unverträglich

Alternanz

- Wechsel zwischen körperlichen und psychischen Symptomen

Empfindlichkeit

- gegen Zugluft (muss besonders den Nacken warm umhüllen)
- auf Schmerzen, reagiert unruhig, hysterisch, schreit auf

Zuckungen

- bei Aufregung, Schwäche oder Unterkühlung mit Zittern
- während der Menstruation

Regelblutung

- je stärker die Blutung, umso stärker die Dysmenorrhöe

Schmerzen

- nicht genau definierbar (neuralgisch-rheumatisch)
- wechseln oft den Ort, von einer Stelle zur anderen, schießen hierhin und dorthin
- wandern hin und her (Eierstöcke/Becken, Brust)
- herunterdrängend im Uterus, ausstrahlend ins Kreuz und in die Unterschenkel
- blitzartig durch den Körper oder Trigeminusneuralgie
- drückend an die Schädeldecke (Kopfschmerzen/Migräne)
- steif verspannt im Nacken, Kreuz
- lokalisieren sich in den Muskelbäuchen

Modalitäten

Seiten

- vorwiegend links (weniger rechts)

Besserung

- Wärme, warmes Einhüllen (außer bei Kopfschmerzen – besser durch Kälte), fortgesetzte Bewegung, frische Luft

Verschlechterung

- bei zunehmender Regelblutung, während der Menses, im Klimakterium, Zugluft, Kälte, kühle Witterung, Erregung, enge Räume, Alkohol, übermäßiges Tanzen, Wandern, Überanstrengung

Absonderliche Symptome

Schlaf

- träumt von bevorstehendem Unglück
- schlaflos während der Menstruation

Kopf

- Gefühl, als ob kalte Luft in den Kopf eindringe
- Gefühl, als ob das Gehirn vergrößert wäre
- Gefühl, als ob sich das Gehirn öffnen und schließen würde
- wildes Gefühl im Gehirn
- Gefühl, als ob die Schädeldecke wegfliegen würde
- Schmerzen drückend am Scheitel nach oben (Synth.: cimic. 3, ferr. 2, glon., helon., sulph.)
- Schmerzen, als ob ein Bolzen ins Genick eingetrieben würde, wie durch einen Nagel in den Hinterkopf (Synth.: cimic. 2, hep. 2, mosch. 2, puls., tarent.)
- blitzartige Schmerzen nach Sorgen oder übermäßigem Studieren
- Schmerzen erstrecken sich den Rücken hinunter mit steifem Nacken
- Schmerzen vor dem Frühstück (Synth.: calc., cimic., ind., rumx.)
- Schmerzen periodisch jeden Tag zur selben Stunde (Synth.: kali-bi. 3, aran-sc., ars., cact., cedr., cimic., gels., mur-ac., spig.)

Augen

- Nervenschmerzen (neuralgisch) der Wimpern links
- kann während der Menses die Augen nicht öffnen (Synth.: cimic. 2)
- schwarze Punkte vor den Augen, Augenflimmern

Ohren

- Schweiß hinter den Ohren

Gesicht

- plötzlich blass (Synth.: cimic. 2, graph., phos.)

Mund

- Speichel wie Klebstoff
- Zahnschmerzen nach Saurem

Brust

- Neuralgie der Brustwarze links
- Schmerzen im Klimakterium (Synth.: cimic. 2), in der Schwangerschaft (Synth.: cimic. 2)
- Asthma wechselt mit Rheuma
- Angina pectoris mit hysterischen Anfällen, große Unruhe
- fesselnder Herzschmerz mit Gefühl, als ob der linke Arm an den Körper gebunden wäre

Magen

- Vernichtungsgefühl im Magen, Leeregefühl mit Zittern (Synth.: am-c., cimic., lyc., zinc.)
- Brechwürgen beim Trinken (Synth.: cimic. 2)

Bauch

- Schmerzen im Bauch wechseln die Seiten
- Rheuma in den Bauchmuskeln

Verdauung

- Stuhl klebt wie Lehm am After

Genitalien

- neuralgische, hin- und herziehende Eierstockschmerzen
- stechende Schmerzen in der Gebärmutter von einer Seite zur anderen (Synth.: cimic. 3)
- Zucken und Zittern während der Regel
- Wehen erstrecken sich zum Herz, zur Hüfte oder Leiste
- wehenartige Schmerzen verursachen Ohnmacht (Synth.: nuv-v. 3, cimic. 2, puls. 2)

Glieder

- unbehagliches, ruheloses Gefühl in den Extremitäten
- rheumatische Schmerzen abwechselnd mit Diarrhöe (Synth.: kali-bi. 2, abrot., cimic., dulc.)
- Schmerzen wandern von einer Hüfte zur anderen
- Hüftschmerzen vor der Menses (Synth.: cimic. 2, aesc., calc., lach., sars., thuj., ust.)
- Rheuma bevorzugt in den Muskelbäuchen

Rücken

- Schmerzen erstrecken sich in die Oberschenkel

Besondere Anzeigen

- Schlaflosigkeit nach Stillen des Kindes
- Muskelschmerzen nach Tanz, Eislauf, Wandern
- Nackensteifheit durch kalte Luft (Tortikollis)

Vergleiche

- caul., lach., ign., puls., calc-p., phos., arg-n., gels., lac-c., sec., sep., arist., lil-t., plat., zinc-v.

Bewährte Indikationen

Kopfschmerzen

- vom Halswirbel zum linke Auge erstreckend, häufig vor oder während der Menstruation, mit Gesichtsröte, Nackensteifheit, Augenschmerzen, Benommenheit (bisweilen Gefühl, als ob die Schädeldecke wegfliegen würde), trotz Unbehagen bei Kälte besser in frischer Luft

Ziliarneuralgie

- mit scharf schießenden Schmerzen in den Augäpfeln (besonders links), welche sich zu den Schläfen und zum Scheitel erstrecken

Trigeminusneuralgie

- links mit schießend elektrischen Schmerzen

Dysmenorrhöe

- mit krampfartig hin- und herschießenden Schmerzen im Becken, welche in die Vorderseiten der Oberschenkel ausstrahlen und sich bei zunehmendem Regelfluss verstärken; die Schmerzen machen fast wahnsinnig

Klimakterium

- Hitzewallungen mit depressiver Unruhe, blass, schlaflos, launisch, voller Sorgen, erregt

Myalgie

- stechend, schießender Art, oft auftretend im Klimakterium oder vor sowie während der Menstruation

Rückenschmerzen

- krampfartig mit starker Beeinträchtigung des Halswirbelbereichs (Nackensteifheit), was zum Umhergehen zwingt

Ischias

- mit lähmungsartigen oder blitzartigen Schmerzen ins linke Bein, so schlimm, dass die Kranke das Bett verlassen muss (Sitzen bessert)

Cimicifuga in der Kinderheilkunde

Cimicifuga ist in der Kinderheilkunde besonders bei pubertären Mädchen indiziert, z. B. bei spät eintretender Menarche, unregelmäßiger Periode oder bei hormonellen Störungen mit Dymenorrhöe, wobei die Schmerzen in den Eierstöcken hin- und herziehen, oft ausstrahlend in die Oberschenkel. Die Mädchen sind blass mit dunklen Augenringen; sehr unruhig, ängstlich und erregt. Sie können die Schmerzen fast nicht aushalten. Es zeigen sich auch prämenstruelle Symptome.

Die Arznei bewährt sich ferner bei Liebeskummer junger Mädchen mit hysterischen Reaktionen.

Conium

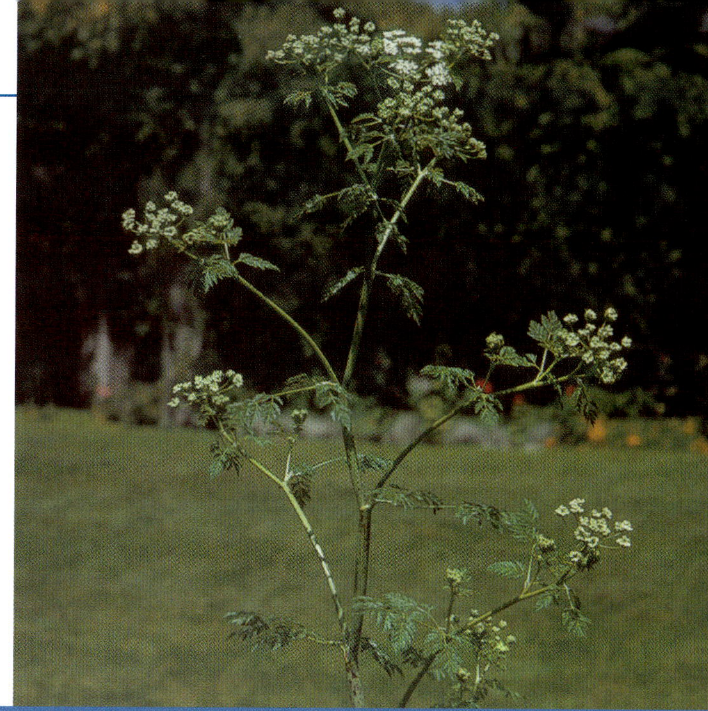

Typus

Persönlichkeiten, die dem Conium-Arzneimittelbild entsprechen, sind hager mit blassem, kränklich aussehendem Gesicht. Sie legen Wert auf ihr Äußeres, sind gut angezogen und tragen meist schwarze Kleider wie zu einem Begräbnis. Im Alltag geben sie sich **träge**, still und gleichgültig und haben wenig Interesse an ihrer Arbeit oder an den Geschäften. Körperlich und geistig sind sie schnell ermattet und vernachlässigen deshalb wichtige Angelegenheiten des Tages. Sie sind sehr verschlossen und können ihre Gefühle nicht zeigen. Bei geringsten Belastungen fühlen sie sich schnell enorm angegriffen. Diese Entkräftung zeigt sich nicht nur körperlich (Leistungsknick mit Lähmung), sondern auch mental durch ihre **Benommenheit** und ihr abgestumpftes Verhalten. Insbesondere ältere Patienten sind geistig verwirrt, machen z.B. nutzlose Einkäufe oder verlieren ihr ursprüngliches Interesse am täglichen Geschehen. Ihr Dasein ist monoton (liest nicht einmal mehr die Zeitung), farblos, sie leben zurückgezogen in den eigenen vier Wänden. Obwohl sie nicht gerne allein sind, besitzen sie eine große Abneigung gegen Gesellschaft. Durch ihr isolierendes Verhalten werden sie gemütsmäßig immer mehr „verhärtet" und damit eigensinnig, borniert. Dies kann sich bis in religiösen Fanatismus steigern, sie lassen sich auch leicht von übersinnlichen Dingen beeinflussen.

Für Allen ist Conium ein „Balsam für Krankheiten **alter Jungfern** und Frauen im und nach dem **Klimakterium**", ganz speziell im Zusammenhang mit unterdrückter Sexualität; dasselbe gilt für Beschwerden **alter Männer** und **Junggesellen**. Dabei sind folgende

Allgemeines

Der Gefleckte Schierling (Conium maculatum L.) ist ein zweijähriges, bis 180 Zentimeter hohes Doldenblütengewächs (Apiacea), welches über ganz Europa bis Westasien und Nordafrika an Mauern, Zäunen und in der Nähe von menschlichen Siedlungen auf stickstoffreichem Boden gedeiht. Die Pflanze mit ihren röhrigen, rötlich-braun gefleckten Stängeln, gefiederten Blättern und gerippten Früchten riecht unangenehm nach Mäusen. Schierling wird vom althochdeutschen „sceriling" abgeleitet, was „Mist" bedeutet und den unangenehmen Geruch charakterisiert. „Conium", der Gattungsname, stammt vom griechischen „konos" (= Kreisel, Schwindel) und deutet auf die schwindelerregende Wirkung der Pflanze hin. Die Artbezeichnung „maculatum" (= gefleckt) ist lateinischen Ursprungs und nimmt auf die rotbraunen Flecken der Stängel Bezug. Es handelt sich um eine äußerst giftige Pflanze, welche sehr leicht mit der Petersilie, dem Kümmel, der Pastinake oder dem Wiesenkerbel verwechselt werden kann.

Die homöopathische Arznei wird aus dem frisch blühenden Kraut hergestellt. Es handelt sich um ein tief, rasch und lang wirkendes Antipsorikum, welches vielfach im Alter bei Schwäche, Senilität und geistigem Zerfall indiziert ist sowie bei maligner Entartung oder karzinogenen Erkrankungen in der Vorgeschichte des Patienten.

Die Themen des Mittels sind: *körperliche und geistige Schwäche, Lähmung, Schwindel und Gewebeverhärtung (Drüsen).*

Symptome auffallend zu beobachten: Gedächtnisschwäche, Konzentrationsstörungen, Vergesslichkeit, schwieriges Auffassungsvermögen, Abstumpfung der mentalen Fähigkeiten, Senilität und langsamer Kräftezerfall mit schwierigem Gang, langsam voranschreitende Lähmung der Glieder (Causticum), Arteriosklerose, Apoplexie mit Lähmung und Schwerhörigkeit.

Die Arznei wirkt sehr tief greifend in die **sexuelle Ebene**, wobei sie auf völlig gegensätzliche Zustände Einfluss nimmt: Hypertrophie oder Atrophie der Geschlechtsdrüsen, übermäßige oder aufgehobene Sexualfunktionen. Es sind meistens Beschwerden, die als Folge einer ungewollten oder gewollten sexuellen Unterdrückung auftreten, und dies aus verschiedensten Ursachen: Enthaltsamkeit nach Verlust des Ehepartners, enttäuschte Liebe mit Abbruch der intimen Beziehung, Klimakterium durch Rückgang der hormonellen Funktionen, erzwungene Abstinenz durch Behinderung oder Zölibat. Die Unterdrückung des Geschlechtstriebs führt zu verschiedensten Störungen: psychische Veränderungen, Ängste, Verklemmung, Erkrankung der Brustdrüsen, Eierstockbeschwerden, Myome, Prostataleiden. Es kann auch eine Abneigung gegen das andere Geschlecht auftreten mit lesbischer oder homosexueller Veranlagung. Typisch für die gestörte Sexualität ist auch, dass die Betroffenen geile Manieren zeigen, schamlose Witze machen oder vulgär über Erotik sprechen. Grundsätzlich entwickeln sich die Conium-Leiden langsam und sind mit Schwindel verbunden.

Verhaltensmerkmale bei der homöopathischen Anamnese

In der Sprechstunde wirkt der Patient abgestumpft und verschlossen. Er hat große Mühe, seine Beschwerden zu beschreiben oder sich auf gestellte Fragen zu konzentrieren. Sein Denkvermögen ist gestört, erlahmt, paralysiert. Der Patient verhält sich teilnahmslos, muss sich bei jeder Antwort enorm anstrengen und zupft sich dabei dauernd an der Nase (spielt mit der Nase) oder verzieht sowohl das Gesicht als auch die Lippen. Es ist schwierig, Informationen aus ihm herauszulocken. Er ist apathisch, lethargisch und begreift nur langsam.

Einzig, wenn man ihn über die homöopathische Lehre mit den Gesetzen der Feinstofflichkeit, Lebenskraft und Dynamik orientiert, lässt er sich ein bisschen beeindrucken. Auf alkoholhaltige Arzneien (potenzierte Dilutionen) reagiert er sehr empfindlich mit Benommenheit und Schwindel, er kann nur mit Globuli (Milchzuckerkügelchen) behandelt werden. Seltsam ist, dass die Kranken lächeln und es als angenehm empfinden, wenn ihnen eine Injektion verabreicht wird.

Durch intensive Befragung oder Auswertung des ausgefüllten homöopathischen Fragebogens lassen sich nervöse Störungen und gesundheitliche Beschwerden als Folge sexueller Schwäche oder Überreizung erkennen. Die sexuellen Aspekte sind vielfältig (Impotenz, Pollutionen, Triebhaftigkeit, Erektionsschwierigkeiten), manchmal auch ein bisschen verworren, und stehen oft in Zusammenhang mit Enthaltsamkeit der geschlechtlichen Aktivität (Scheidung, Trennung, Verlust des Partners, Zölibat oder Unterdrückung infolge religiöser Fixierung). Frauen klagen vor dem Auftreten der monatlichen Regelblutung über Brustschmerzen, Schwellung oder Knoten der Mammae, Hautausschlag der Mammae, Kopfschmerzen am Scheitel oder Milchabsonderungen.

Psyche

Apathie

- abgestumpft, interesselos, verschlossen, kommt nicht aus sich heraus

Reizbarkeit

- ist trotz mentaler und physischer Entkräftung streitsüchtig, tyrannisch
- ist verärgert – erträgt keinen Widerspruch

Depression

- schwermütig benommen, sitzt den ganzen Tag in der Ecke
- niedergeschlagen, schweigsam, paralysiert
- als ob sich die Emotionen verhärten würden, harte Knoten im Seelenleben
- auftretende Schwermut alle 14 Tage

Angst

- vor Alleinsein, scheut aber die Gesellschaft
- hypochondrisch, fürchtet sich vor Krankheiten

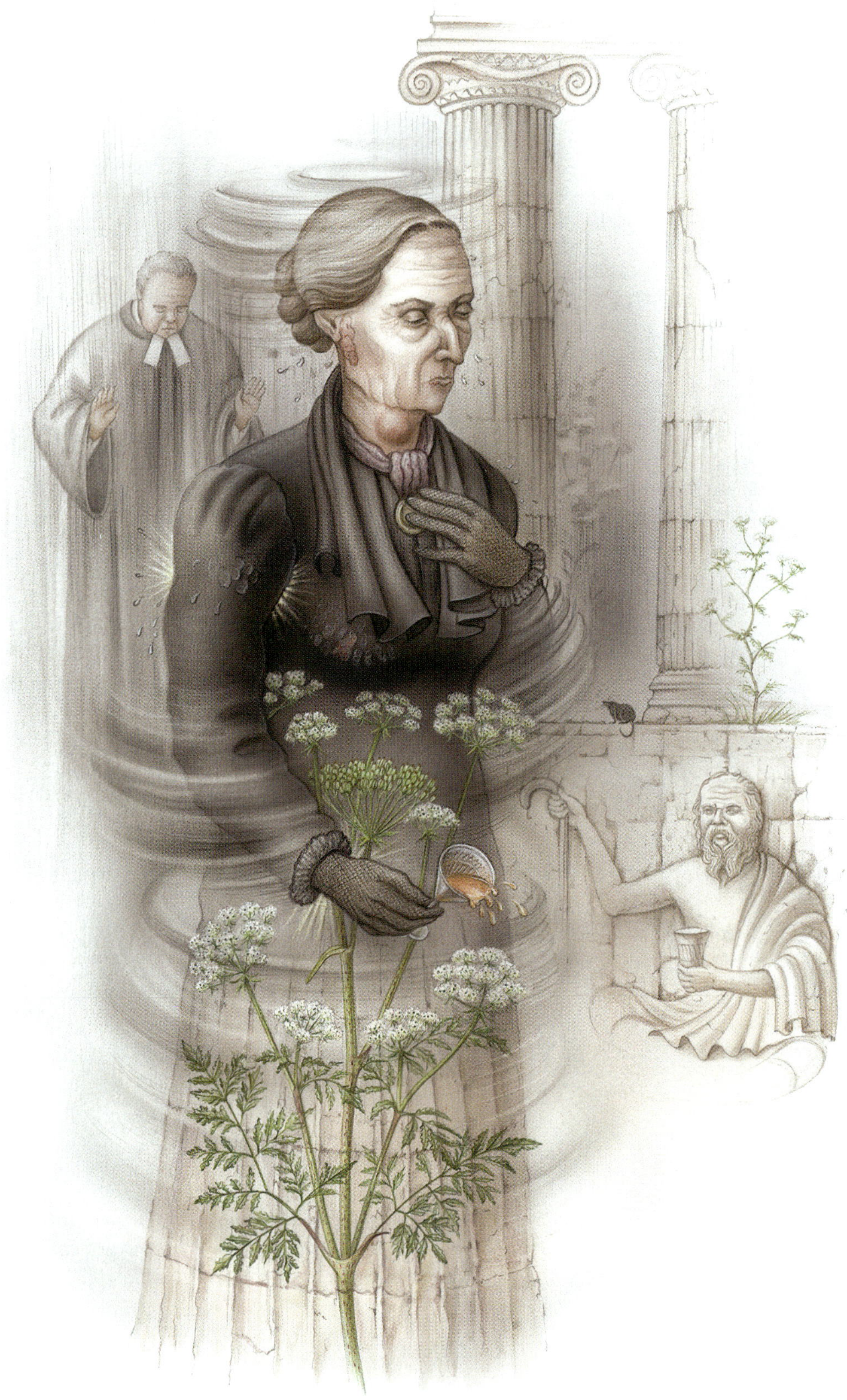

Abb. **17** **Conium-Persönlichkeit:** hager, blass, kränklich aussehend, schwarz gekleidet, träge, verschlossenes Gemüt, zurückgezogen, kommt nicht aus sich heraus, verschlossen, sexuelle Anspannung, Folgen von Abstinenz mit krankhaften Störungen, müde, zittrige, lähmungsartige Schwäche, Drehschwindel, Schwitzen beim Einschlafen, steinharte Schwellung der Drüsen (rechts), Struma, aufsteigende Lähmung, lichtscheu, liebt dunkle Räume, Unverträglichkeit von Alkohol, Depression.

Leitsymptome

Schwäche
- kann körperliche oder mentale Anstrengung nicht durchhalten
- ist paralysiert
- körperliche Anstrengung verursacht große Erschöpfung, muss sich hinlegen
- sogar Lachen führt zur Erschöpfung
- zittrige Schwäche nach Stuhlgang
- Schwäche der Glieder mit Koordinationsstörung
- schwach, zittrig und schwindlig nach Koitus
- Schwäche der Blase mit Unterbrechung des Harnstrahls beim Urinieren

Lähmung
- aufsteigende Lähmung der Beine mit Taubheit
- der Zunge mit Schwierigkeiten beim Sprechen
- der Augenmuskeln, Herabhängen der Lider

Schwindel
- bei jeder Lageveränderung, Umdrehen im Bett
- als ob sich das Zimmer, das Bett herumdrehen würde
- muss sich beim Hinlegen völlig ruhig verhalten
- beim Seitwärtsdrehen des Kopfes, Taumel, schwankender Gang
- Drehschwindel, als würde man sich im Kreise drehen bei Anblick von sich bewegenden Gegenständen
- beim Fahren im Auto, in der Straßenbahn
- bei Genuss von Alkohol
- nach Koitus

Verhärtung
- harte Knoten der Mammae rechts (Synth.: arn. 2, carb-an., con. 3, phyt. 2, vip.) (Silicea links)
- hart empfindliche Knoten der Mammae vor und während der Menses
- vergrößerte Drüsen am Hals, der Ohrspeicheldrüse, an der Leiste, der Eierstöcke, Hoden oder Leber

Sehbeschwerden
- Gesichtsfeldtrübung, Mouches volantes, Doppeltsehen
- enorme Lichtscheu

Schwitzen
- beim Einschlafen, Schließen der Augen, im Schlaf
- kalter Schweiß der Handteller und Finger

Modalitäten

Verlangen
- nach Salz, Saurem, Kaffee

Unverträglichkeit
- Alkohol (Zittern, Erregung, Schwindel bei geringsten Mengen), Milch

Abneigung
- Alleinsein, scheut aber die Gesellschaft, fühlt sich unwohl

Zeiten
- nachts, morgens beim Erwachen

Seite
- rechts

Besserung
- Druck, Aufsitzen, fortgesetzte Bewegung, Essen, in der Dunkelheit, Herabhängen der Glieder, Wärme

Verschlechterung
- Tiefliegen, Hinlegen, Umdrehen im Bett, Licht, Bewegung
- Seitwärtsneigen des Kopfes, Erschütterung, körperliche und geistige Anstrengung, Alkohol, Milch, Enthaltsamkeit, nach Koitus, Schneeluft, nachts, morgens

Absonderliche Symptome

Schlaf

- Drehschwindel bei jeder Lageveränderung

Kopf

- Schwindel bei Geräuschen oder lauten Gesprächen
- Schmerzen bei leerem Magen, besser nach Essen
- Schmerzen mit Gefühl, als ob der Kopf zu groß wäre, als ob das Gehirn platzen würde
- Migräne mit Unfähigkeit Harn zu lassen
- Migräne beim Anblick von beweglichen Gegenständen

Augen

- Schmerzen bei geringstem Lichtstrahl
- Gegenstände erscheinen rot, regenbogenfarbig, doppelt
- Gegenstände drehen sich bei fixiertem Hinsehen

Ohren

- krankhafte Anhäufung von Ohrenschmalz (blutfarben)
- Schmerzen herausdrückend, als müsste innen etwas zerreißen

Nase

- eingebildete Gerüche wie Teer

Gesicht

- Muskelschwäche der einen Gesichtshälfte

Mund

- Schluckbeschwerden, Speisen bleiben im Hals stecken
- Globusgefühl im Hals
- ständiger Salzgeschmack

Brust

- vergrößerte, schmerzhafte Mammae vor der Menstruation
- Ameisenlaufen in der Mammae (Synth.: calc., con., mang., ran-s.)
- Husten beim Hinlegen, muss gleich wieder aufsitzen
- beschleunigte Atmung im Schlaf (Synth.: chel., cocc., con., merc.)
- Auswurf schlüpft wieder zurück

Bauch

- starke Schmerzen der verhärteten, vergrößerten Leber
- Auftreibung nach Milch (Synth.: carb-v., con. 3)

Verdauung

- Durchfall nur tagsüber – nicht nachts
- nach jedem Stuhlgang zittrige Schwäche
- Kältegefühl im Anus
- unfähig Stuhl zu pressen, infolge Muskelschwäche

Nieren

- unterbrochene Harnentleerung
- kann Urin nur in drei Abschnitten entleeren
- Urin fließt nur im Stehen
- kann in Anwesenheit anderer nicht urinieren
- Harndrang vergeblich bei Kopfschmerzen (Synth.: con. 3)

Genitalien

- Weißfluss nach Heiserkeit oder Husten
- Menses zu spät, zu schwach, unregelmäßig
- Abgang von Prostatasekret nach Stuhlgang
- Abgang von Prostatasekret bei Gemütsbewegung
- Abgang von Prostatasekret bei sexuellen Gedanken
- fehlende Erektion durch Enthaltsamkeit

Haut

- Hautausschlag vor der Menses, verschwindet während der Menses
- Urtikaria nach körperlicher Anstrengung (Synth.: con. 2, nat-m. 2, psor. 2, urt-u. 2)

Glieder

- diabetisches Gangrän (Synth.: carb-ac., con., lach., solid.)
- gelbe Fingernägel
- Schmerzen werden gelindert beim Herabhängen der Extremitäten
- Gefühl, als ob die Beine gelähmt seien, hat keine Kontrolle mehr

Rücken

- gelähmt, kann nicht mehr vom Stuhl aufstehen

Besondere Anzeigen

- Bewegung des Fötus stört den Schlaf der Schwangeren
- wenn sich die Schwangere von der Umwelt isoliert, Abneigung gegen Freunde in der Schwangerschaft (Synth.: con. 3)
- bei in der Nacht arbeitenden Studenten mit Unverträglichkeit des künstlichen Lichts
- unmittelbar nach Schlag auf die Mamma oder Prellung der Hoden

Vergleiche

- sep., phos., cocc., calc-a., caust., bar-c., fl-ac., calc-f., iod., hed., aur., sil., arn., bell-p., pic-ac., sabal, ferr-pic., mag-c., agn., canth., apis, zinc., phyt., bry.

Bewährte Indikationen

Katarakt

- durch Stoß oder Prellung der Augen

Erkältung

- bei geringstem Schnupfen werden die Halsdrüsen hart und schmerzhaft

Reizhusten

- beim Hinlegen, muss wieder aufsitzen (besonders bei alten Leuten)

Keuchhusten

- gewaltsame, krampfartige, nächtliche Anfälle mit Jucken und Kitzeln in Hals und Brust

Husten

- Reiz geht von einer kleinen trockenen Stelle im Kehlkopf aus

Multiple Sklerose

- Lähmung, Koordinationsstörungen der Beine

Krebs

- rechte Mamma, Uterus, Eierstöcke, Prostata mit brennenden, schießenden oder stechenden Schmerzen
- Brustkrebs durch Quetschung (Synth.: bell-p. 2, con. 2)
- der Zunge, Lippen durch Druck der Pfeife (Synth.: con. 2, sep.)
- der Prostata mit Empfindung von einem Gewicht im Perineum
- gut- oder bösartiger Krebs der Hoden, steinharte Schwellung
- Tumorbildung als Folge von Stoß, Schlag
- Nachbehandlung von Tumoroperationen der Geschlechtsorgane

Arzneianalogien

Bei der Verurteilung des Sokrates 399 v. Chr. mit dem Schierlingsbecher machten sich bei ihm als erste Vergiftungserscheinungen aufsteigende Lähmung der Beine mit zunehmender Kälte, Schwindel und Benommenheit bemerkbar; die Hauptsymptome der Arzneimittelprüfung.

Conium in der Kinderheilkunde

Conium wird in der Kinderheilkunde selten eingesetzt. Die Arznei besitzt aber einen hohen Stellenwert, wenn Jugendliche unter starker mentaler Schwäche leiden. Ihr Verstand ist langsam, gelähmt, mit großen Schwierigkeiten beim Lernen oder sich auszudrücken. In der Schule geben sie sich aufgrund ihrer massiven geistigen und körperlichen Schwäche teilnahmslos, apathisch, zurückgezogen – sie nehmen am Unterricht nicht teil. Eigentlich wären sie intelligent, sie können sich aber geistig nicht anstrengen, haben ein Brett vor dem Kopf. Auffallend ist, dass sie bei geringster Erkältung mit hart vergrößerten Halsdrüsen reagieren und dass sie die Neigung haben, im Schlaf den Kopf gegen die Wand zu schlagen (Synth.: mag-c.). Die Arznei bewährt sich ferner, wenn sich Drüsenschwellungen bei Mumps nicht zurückbilden wollen oder wenn nach exzessiver Onanie lang anhaltende Schwäche auftritt. Pubertäre Jungen, die nach dem ersten Versuch Alkohol zu trinken große gesundheitliche Beschwerden entwickeln, sollten ebenfalls mit Conium behandelt werden.

Crocus

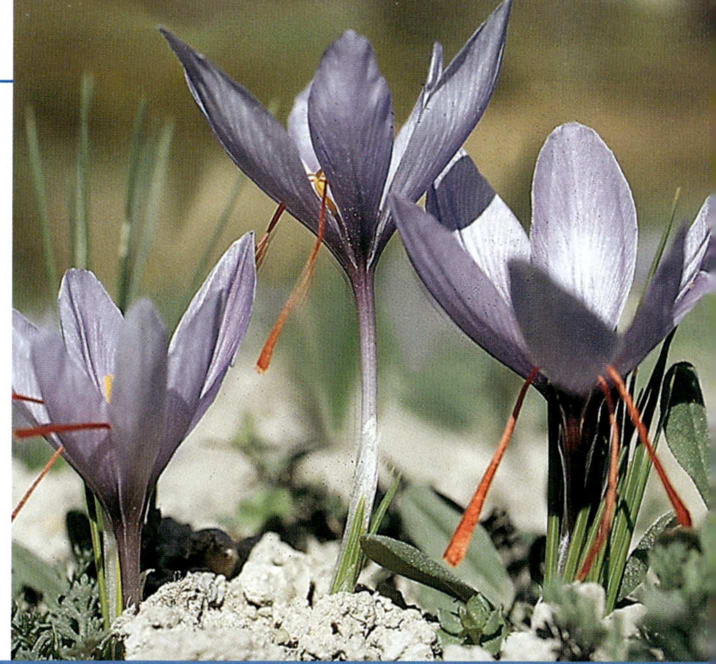

Typus

Crocus ist in der Homöopathie vorwiegend ein **Frauenmittel**, oft indiziert bei blonden, schlanken Frauen mit blassem, gelblichem Teint, welche an Störungen während der monatlichen Menstruation, im Klimakterium oder während der Schwangerschaft leiden. Sie sind **extravagant**, kleiden sich gerne attraktiv wie ein Paradiesvogel und geben sich fürsorglich, liebevoll und froh gelaunt. Auffallend ist ihre **Redefreudigkeit** und Heiterkeit. Sie scherzen, singen und lachen gerne, können aber aus heiterem Himmel plötzlich missvergnügt und aggressiv werden.

Insbesondere während der **monatlichen Regelblutung**, aber auch im **Klimakterium** besteht die Neigung zu **Stimmungsschwankungen** mit dunklen, braunroten Blutungen, hämmernden Kopfschmerzen, Hitzewallungen (übermäßigen Schweißausbrüchen an den Genitalien). Zu dieser Zeit ist auch das sexuelle Verlangen gesteigert (Schwellung und Hitze der Scham). Die betroffenen Frauen geben sich **sinnlich**, erotisch, manchmal auch schamlos und möchten mit ihrer provozierenden Erscheinung die Aufmerksamkeit der Männer auf sich ziehen. Ihr Zärtlichkeitsbedürfnis ist übersteigert; sie möchten alle küssen (Synth.: küsst jeden: croc. 2, verat. 2, caps., hyos., kres., mand., phos., plat. stann.) und umarmen.

Der **Blutkreislauf** ist gestört mit auftretenden **Herzbeschwerden** (warme Empfindung um das Herz mit Angst und Atemnot – kann kaum Atem holen – fühlt sich besser nach häufigem Gähnen). Es besteht Hitze über den ganzen Körper und Röte des Gesichts mit starkem Durst.

Allgemeines

Der Safran (Crocus sativus L.) ist ein mehrjähriges Schwertliliengewächs (Iridacea), welches im Oktober mit dem aufgehenden Mond eine fantastische Krokusblüte mit sechs blauvioletten Perigonblättern bildet. Aus der Mitte des Blütenkelches ragen drei rotbraune Griffel mit Narben (weibliche Organe) heraus, das so genannte Sammelgut des Safrans, welches als Gewürzgold allgemein bekannt ist. Etwa 50 000 Blüten (120 000 bis 150 000 getrocknete Griffel mit Narben) ergeben ca. ein Kilogramm Safran. Die Bezeichnung ist arabischen Ursprungs aus „za-fran“ (= gelb), womit die gelbe Farbwirkung der Blütenorgane charakterisiert wird. Die Pflanze stammt aus Vorderasien, wird aber seit Jahrhunderten auch in Spanien, Italien und in der Schweiz im Oberwalliser Dorf Mund kultiviert.

In der Homöopathie wird die Urtinktur aus den getrockneten Griffeln mit Narben hergestellt.

Die Themen der Arznei sind: *Hysterie, Sexualität, Stimmungsschwankungen und Zuckungen, dunkle, braunrote, fadenziehende Blutungen.*

Verhaltensmerkmale bei der homöopathischen Anamnese

Die Crocus-Persönlichkeit gibt sich während der homöopathischen Anamnese leicht zu erkennen. Sie ist geschwätzig, redet schnell und gestikuliert dabei ausdrucksvoll mit den Händen. Während der Konversation kann sie immer wieder in ein kindisches, lautes, unpassendes und unkontrolliertes Lachen ausbrechen. Ihr Vokabular ist witzig und geistreich. Sie zeigt eine ausgelassene Fröhlichkeit. Doch plötzlich, wie aus heiterem Himmel, wechselt ihre Stimmungslage zu Aggression und Missmut. Auffallend ist, dass sie sich leicht von der Philosophie des homöopathischen Heilsystems beeindrucken lässt (Synth.: leicht zu beeindrucken: ant-c., croc., phos., tarent., viol-o.). Außerdem hat sie große Schwierigkeiten, wenn man ihr homöopathische Literatur zum Lesen gibt. Ihre Augen sind wie verschleiert, sie muss sich enorm anstrengen, damit sie sich auf den Text konzentrieren kann. Bei der Verabschiedung aus der Praxis möchte sie am liebsten den Therapeuten umarmen.

Psyche

Stimmungsschwankungen

- Wechsel der Gemütslage von vergnügt heiter zu zornig, gefolgt von tiefer Reue
- fröhlich abwechselnd mit streitsüchtig (Synth.: lach. 2, staph. 2, croc., spong.)
- einmal liebevoll, nett, dann wieder aufbrausend grantig
- ist erzürnt und möchte dann alle wieder umarmen

Reizbarkeit

- hysterische Veranlagung, schwache Nerven, explosiv
- benimmt sich wie eine Verrückte, nimmt alles von der übelsten Seite
- heftige Zornausbrüche, die bald wieder bereut werden (Synth.: bereut schnell: croc., olnd., sulph.)

Lachmanie

- unkontrolliertes, albernes Lachen bei jeder Gelegenheit
- lacht läppisch (geil), singt und wird dann plötzlich melancholisch
- Lachkrampf, kann sich nicht mehr beherrschen

Vorliebe

- für Musik, singt viel, hat ein gutes Gedächtnis für Melodien
- froh durch Musik (Synth.: croc. 2)

Verwirrung

- schlechte Zeitorientierung, verwechselt die Gegenwart mit der Vergangenheit (Synth.: macht Fehler in Bezug auf die Zukunft mit der Vergangenheit: croc. 2)
- Personen aus dem Alltag werden plötzlich nicht mehr erkannt

Wahnidee

- glaubt ständig Musik zu hören
- Gefühl von etwas Lebendigem im Bauch (Synth.: croc. 2., thuj. 2)
- glaubt vermeintlich schwanger zu sein
- sieht überall Feuer

Leitsymptome

Blutungen

- dunkel (fast schwarz), braunrot, fadenziehend oder schnurartig: Regelblutung, Zwischenblutung, Nasenbluten, Blutung aus Lunge, Magen, Darm (schlimmer bei Bewegung)

Geruch

- übel riechende, abstoßende (geile) Menstruationsblutung, Fluor
- Absonderungen nach Intimverkehr

Empfindung

- lebendiges Gefühl im Kopf, in der Brust, im Magen, im Bauch oder in anderen Organen mit hüpfender Empfindung

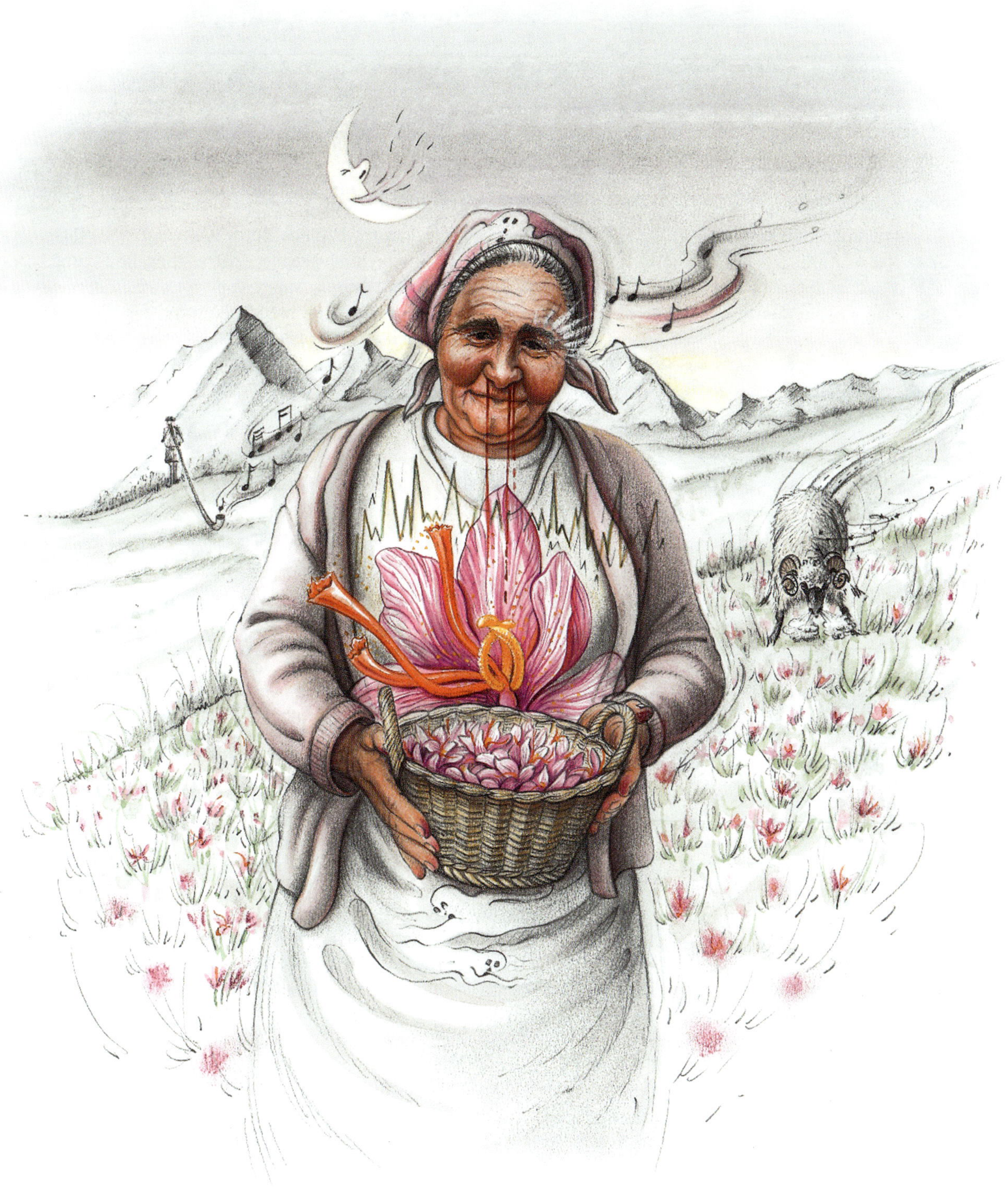

Abb. **18** **Crocus-Persönlichkeit:** extravagante Frauen, gerötetes Gesicht, Blutwallung zum Kopf, hysterische Veranlagung, Lachmanie wechselt ab mit Streitsucht, Fröhlichkeit durch Musik, gutes Musikgehör, verwirrtes Gefühl im Kopf, schnurartiges, dunkel rotbraunes Nasenbluten, Brust und Kopf hüpfende Empfindungen, Gefühl von etwas Lebendigem im Bauch, Mondlicht verschlimmert.

Zuckungen

- aller Muskelpartien, insbesondere der Augenlider

Röte

- des Gesichts mit Blutwallungen zum Kopf

Gähnen

- Neigung zu häufigem Gähnen bei Beschwerden, Krankheiten oder vor Freude

Modalitäten

Verlangen

- alle zu umarmen, zu küssen

Durst

- unstillbar auf kalte Getränke

Besserung

- im Freien, durch Gähnen, bei Musik, nach dem Frühstück

Verschlechterung

- im Liegen, bei Hitze, warmes Wetter, im geschlossenen Raum, durch geistige Anstrengung, Bewegung, bei zunehmendem Mond, Vollmond, am frühen Morgen vor dem Frühstück, während der Menstruation, im Klimakterium

Absonderliche Symptome

Schlaf

- singt im Schlaf (Synth.: croc. 2, m-arct. 2, bell., hyper., lach., ph-ac., stram., sulph.)
- hysterische Schlaflosigkeit (Synth.: croc. 2, senec. 2, stict. 2, mosch.)
- möchte im Traum laufen, kann aber nicht
- träumt von Tagesgeschäften oder Feuersbrunst

Kopf

- Gefühl von etwas Lebendigem im Kopf (Synth.: petr. 2, sil. 2, ant-t., asar., croc., crot-c., hyper., sulph.)
- loses Gefühl, als sei das Gehirn in Bewegung

Augen

- sieht elektrische Funken, tanzende Sterne
- verschleiertes Sehen, muss ständig die Augen wischen
- weißes Papier erscheint rot
- Gefühl, die Augen seien verkleinert
- krampfartige Zuckungen der Augenlider (besonders Oberlider)
- schmerzhafte Augen während der Menstruation (Synth.: coloc. 2, carb-an., croc.)

Nase

- dunkles, fadenartiges Nasenbluten
- Nasenbluten nach Kopfschmerzen oder während der Menstruation
- Nasenbluten bei heißem Wetter (Synth.: croc. 3)
- Ohnmacht durch Nasenbluten (Synth.: acon. 2, cann-s. 2, ip. 2, lach. 2, croc., crot-h.)
- Nasenbluten in der Schwangerschaft, anstelle der Menses, in der Pubertät
- eine Seite der Nase ist geschwollen (Synth.: phos. 2., zinc., cocc., croc., hippo. 2)

Mund

- ungewöhnliche Wärme im Mund
- Gefühl, als ob das Halszäpfchen verlängert wäre

Brust

- Gefühl, als ob etwas Lebendiges in der Brust wäre
- Husten mit dunklen, fadenartigen Blutstreifen im Auswurf
- hüpfendes Gefühl in der Herzgegend
- Herzklopfen verbunden mit der Empfindung, als würde etwas im Herzen auf- und abspringen (Morrison)

Magen

- Gefühl, als ob etwas Lebendiges im Magen wäre (Synth.: croc. 3, chel., coloc., sang., sep., tarent., thuj.)
- empfindliches, hüpfendes Gefühl im Magen

Bauch

- Gefühl, als ob etwas Lebendiges im Bauch wäre

Verdauung

- Stuhl ist gelb wie Safran

Genitalien

- Gefühl, als ob etwas Lebendiges im Uterus wäre
- Scheinschwangerschaft, glaubt in anderen Umständen zu sein
- krampfartige Regelblutung mit fadenartigem, dunklem Blut
- ist vor der Menstruation stark erregt, hysterisch
- Regelblut ist schwer zu säubern, dunkel, klebrig
- Menses erscheint nach Verletzung (Synth.: croc. 3)
- Gebärmutterblutungen bei Voll- oder Neumond
- drohender Abort mit dunklen, fadenartigen Blutungen

Haut

- scharlachartige Flecken auf der ganzen Körperhaut
- Tumore und Geschwüre mit dunklen, fadenartigen Blutungen

Glieder

- Gefühl, als ob etwas Lebendiges in den Gliedern wäre
- Gefühl, als ob etwas im Arm hüpfen würde
- Fuß zittert beim Einschlafen
- eiskalte Extremitäten vor Nasenbluten

Rücken

- plötzliches Kältegefühl wie von einem Wasserguss

Besondere Anzeigen

- Verstopfung bei Neugeborenen
- Windkolik bei Kindern
- Masernausschlag, der nicht herauskommen will
- Embolie in den Augen (Netzhaut)
- lang anhaltendes Hämmern und Zucken in den Augen nach Augenoperation
- starke Erregung, Hysterie in der Schwangerschaft
- Hysterie beim Mann

Vergleiche

- chin., ipec., ferr., ham., hydr., mag-c., plat., thuj., sab., sec., tril., zinc.

Bewährte Indikationen

Kopfschmerzen

- im Klimakterium (Synth.: lach. 3, carb-v. 2, sang. 2, sep. 2, ther. 2, croc., cypr., glon., ust.), häufig zur Zeit, wenn früher die Regel einsetzte oder während der Menses, pochender, hämmernder, pulsierender Art

Blutung

- dunkel, fadenziehend nach Operation der Mandeln oder der Hämorrhoiden

Keuchhusten

- mit übermäßigen Schleimsekreten, zäh fadenziehend, mit dunklem Blut vermischt, Brechwürgen

Dysmenorrhöe

- mit dunklen, fadenziehenden Blutungen samt Klumpen, hysterische Erregung

Metrorrhagie

- im Klimakterium mit dunklen, fadenziehenden, übel riechenden Blutungen

Abortgefahr

- mit dunklen, fadenziehenden Blutungen

Arzneianalogien

Die braunroten Narbenschenkel der Safranblüte können als Signatur für braunrote, d.h. dunkle, fadenartige Blutungen jeglicher Art betrachtet werden. Wer die Pflanze im Wachsen und Verwelken verfolgt, bemerkt, dass die Blüten durch das Mondlicht im Herbst aus der Erde gezogen werden. Auch bei der Crocus-Persönlichkeit spielt der Mond eine gewisse Rolle, indem bei zunehmenden Mondphasen und bei Vollmond sich viele Beschwerden verschlechtern.

Crocus in der Kinderheilkunde

In der Kinderheilkunde ist Crocus ein selten indiziertes Mittel. Der Einsatz der Arznei wird bei hysterischen Mädchen mit dunkelrotem Gesicht sowie in der Pubertät bei häufig auftretendem Nasenbluten dunkler, fadenziehender Art in Betracht gezogen. Die Jugendlichen fallen durch ihr albernes Lachen bei jeder Gelegenheit auf.

Digitalis

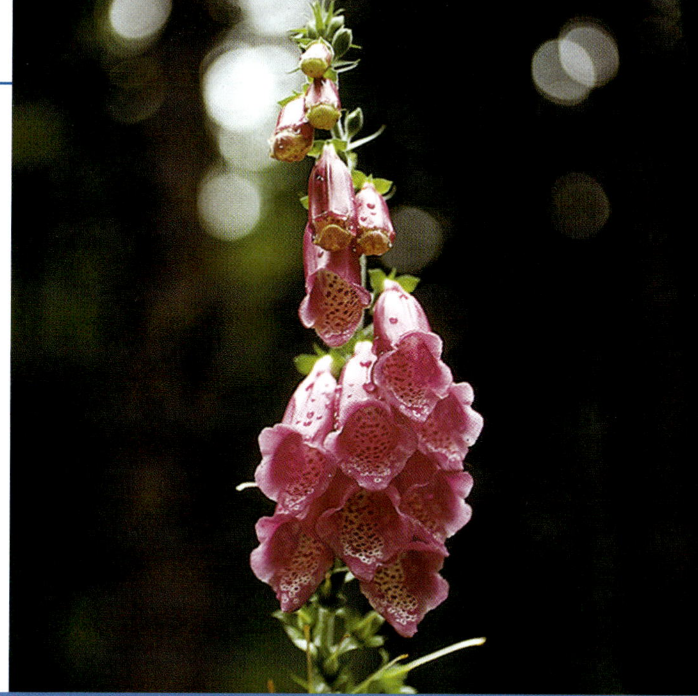

Typus

Bei Digitalis handelt es sich häufig um **materialistisch** veranlagte Personen, welche in gesunden Tagen sehr **arbeitsfreudig** sind und sich dabei wegen kleinster Gelegenheiten **ärgern**. Sobald sich jedoch krankhafte Beschwerden bemerkbar machen, reagieren sie bei nur geringer Anstrengung mit **enormem Kräftezerfall**, verbunden mit Pulsverlangsamung, **zyanotischer Verfärbung** des Gesichts, der Augenlider, der Lippen oder der Finger, vielfach mit sichtbar erweiterten Venen. Die Patienten ziehen sich zurück, werden ängstlich, wobei emotionale Erregungen rasch auf den Magen schlagen, verbunden mit starkem Unwohlsein und Übelkeit.

Das Mittel ist vorwiegend im **vorgerückten Lebensalter** indiziert, insbesondere bei Herzinsuffizienz, Bradykardie und Angina pectoris, wobei sich die Beschwerden nachts verschlimmern und mit großer Angst (Furcht vor dem Sterben), Atemnot (mit Furcht vor dem Ersticken), verlangsamtem, unregelmäßigem Puls sowie bläulicher Verfärbung und wassersüchtigen Anschwellungen verbunden sind. Die Patienten haben das Gefühl, als ob das **Herz** stehen bleiben würde, weshalb sie sich kaum getrauen sich zu bewegen (Gelsemium besitzt die gleiche Empfindung, hat aber den Drang, sich in Bewegung zu halten, aus Furcht die Herztätigkeit würde aussetzen).

Digitalis ist außerdem in Betracht zu ziehen, wenn eine Symptomen-Kombination von **Herzkrankheit mit Prostatahypertrophie** besteht, gekennzeichnet durch Kräftezerfall, Zyanose, Miktionsbeschwerden und Harnstau (Lüsternheit der Männer mit Prostatabeschwerden).

Allgemeines

Der Rote Fingerhut (Digitalis purpurea L.) ist ein zweijähriger Rachenblütler (Scrophulariacea), welcher in verschiedenen Teilen Europas auf Waldlichtungen und Bergeshöhen gedeiht; die dekorative Pflanze wird auch im Ziergarten gezogen. Im ersten Jahr bildet sie eine grundständige Blattrosette, aus der im darauffolgenden Vegetationsjahr ein 1 bis 1,5 Meter hoher Stängel emporsteigt. Von Juni bis September erscheinen in einseitswendiger Traube die purpurroten, fingerhutähnlichen Rachenblüten. Der Gattungsname „Digitalis" stammt aus dem lateinischen „digitus" (= Finger) und charakterisiert die Form der Blüten, während die Artbezeichnung „purpurea" die purpurrote Farbe der Flor verdeutlicht. Die Pflanze liefert der allopathischen Medizin Digitalisglykoside (Digoxin und Digitoxin), welche vor allem die Herzmuskelkraft verstärken und die Reizleitung verlangsamen; deshalb ist es ein wirksames Mittel bei verschiedensten Tachykardien.

In der Homöopathie wird die Urtinktur aus den frischen Blättern, welche aus Wildbeständen vor der Blütezeit gesammelt werden, hergestellt. Das Arzneimittelbild zeigt seine Hauptsymptome im Herz-Kreislauf-System und Urogenitaltrakt sowie bei Lebererkrankungen.

Die Themen der Arznei, welche dem psorisch-sykotischen Miasma zugeordnet wird, sind: *verlangsamter Puls, Zyanose, Harnretention bei vergrößerter Prostata, Hepatitis und Sterbensübelkeit.*

Letztlich ist die Arznei bei **Hepatitis** angezeigt mit vergrößerter, berührungsempfindlicher Leber, Gelbfärbung der Augen, aschgrauem, hellgelbem oder kreideartigem Stuhl und auffallender Pulsverlangsamung.

Die Digitalis-Persönlichkeit besitzt oft eigenartige Empfindungen, z. B., als ob ein **elektrischer Schlag** durch den Körper schießen würde; ferner beginnt sie bei Erregung zu stammeln (Synth.: agar. 2, caust. 2, dig.) oder sie neigt zu **ohnmachtsartigen Schwächeanfällen**.

Verhaltensmerkmale bei der homöopathischen Anamnese

Wenn die Digitalis-Persönlichkeit einen Homöopathen aufsucht, ist sie derart entkräftet, dass sie bereits beim Erzählen völlig außer Atem gerät (mühsame dyspnoische Atmung bei geringster körperlicher Anstrengung). Vor Erschöpfung kann sie kaum sprechen. Mit stammelnder Sprache klagt sie über nächtliche Erstickungsanfälle, welche oft von Todesängsten begleitet sind und über Herzbeschwerden (pektangiöse Zustände bei Bewegung oder Heben der Arme), wobei der Puls manchmal auf nur noch 30 Schläge pro Minute absinken kann. Das Erscheinungsbild der Patienten ist durch ein purpurrotes Gesicht mit bläulichen Lippen gekennzeichnet, vielfach haben sie optische Wahrnehmungsstörungen: Farbensehen (weiß, grün, gelb), Mouches volantes, Doppelbilder oder Funken vor den Augen. Aufgrund der krankhaften Beschwerden leben sie sehr zurückgezogen, geben sich verschlossen, misstrauisch und mürrisch, manchmal auch ein bisschen stur, indem sie gute Ratschläge kaum beachten.

Psyche

Apathie

- lethargisch, trübsinnig, depressiv benommen, missmutig

Zurückhaltung

- introvertiert, reserviert, abgekapselt
- zieht sich zurück, wenn andere sich aufdrängen

Empfindlichkeit

- bei Musik, wird melancholisch
- reagiert bei Erregung sofort mit Übelkeit
- schlechte Nachrichten schlagen sofort auf den Magen
- reagiert bei enttäuschter Liebe mit Herzschmerzen (besonders brünette Frauen, wobei Digitalis Ignatia vorzuziehen ist)

Furcht

- dass das Herz plötzlich stillstehen würde, verharrt bewegungslos
- vor dem Ersticken beim Einschlafen, beim nächtlichen Aufwachen
- vor dem Sterben
- vor Blitzschlag

Angst

- panisch, nicht mehr atmen zu können
- qualvoll mit Übelkeit (Synth.: dig. 3, ars. 2, ail.)

Wahnidee

- würde beim Stehen in Ohnmacht fallen

Leitsymptome

Puls

- verlangsamt bis auf 30 Schläge pro Minute, unregelmäßig, aussetzend, wechselhaft beschleunigt
- außergewöhnlich langsam, abwechselnd mit Beschleunigung und unregelmäßig intermittierender Frequenz
- Herzschlag langsam im Liegen, aber unregelmäßig oder doppelschlägig beim Aufsitzen (Boericke)

Übelkeit

- sterbenselend nach jeder Erregung, bei Kräftezerfall, alles schlägt auf den Magen
- Vernichtungsgefühl im Magen, welches durch Essen nicht gebessert wird
- grasgrünes Erbrechen

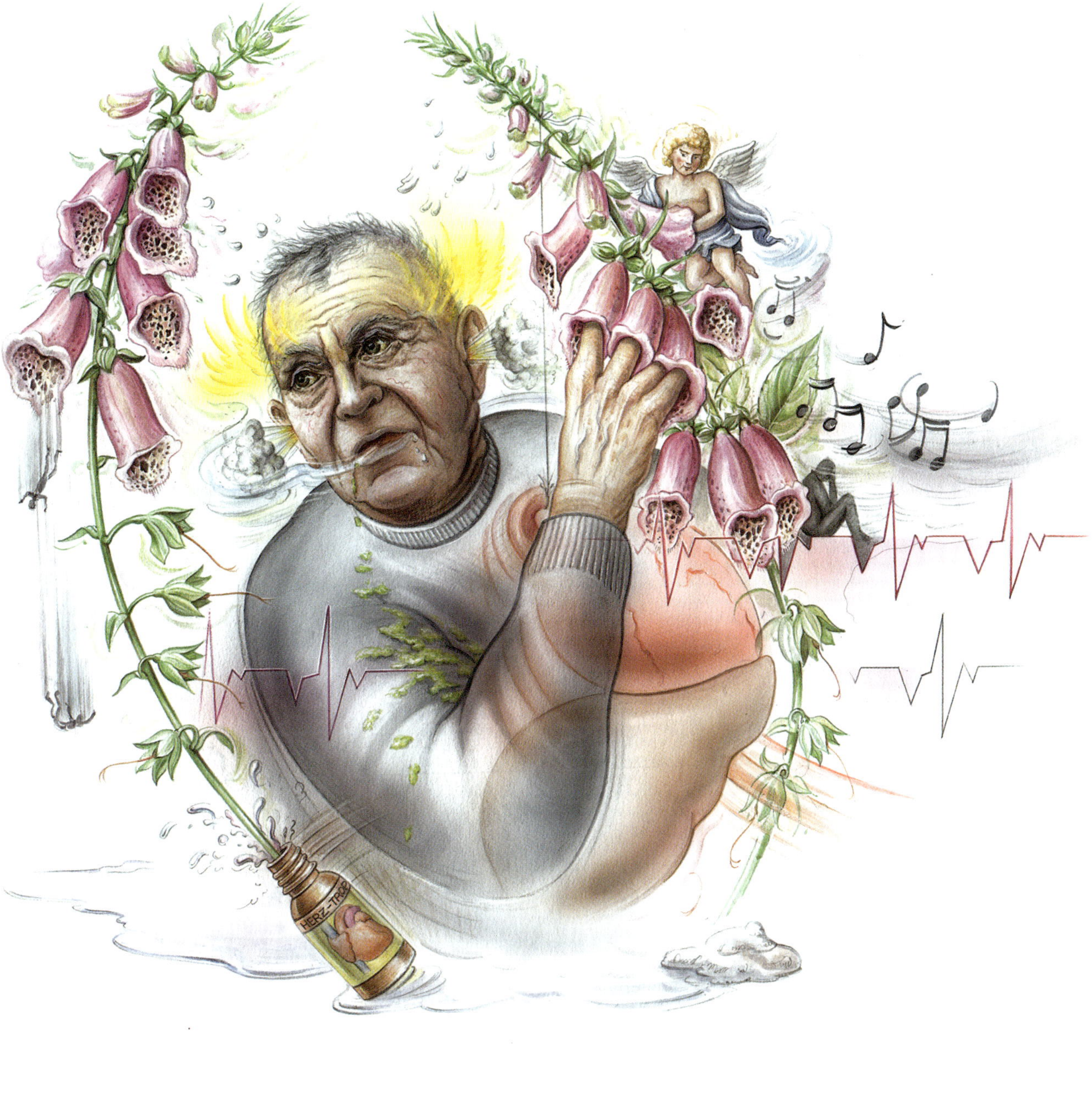

Abb. **19** **Digitalis-Persönlichkeit:** bläulich verfärbtes Gesicht, zyanotische Lippen, Augenlider und Finger, Kräftezerfall bei geringster Anstrengung, Pulsbeschleunigung, Atemnot, Angst zu sterben, Empfindung, als würde das Herz stillstehen, Sterbensübelkeit, explosionsartige Geräusche im Ohr, pulsierendes Gefühl an den Schläfen, ohnmachtsartiger Schwächeanfall.

Atemnot
- mit panischer Todesangst, besonders nachts bei Herzbeschwerden oder bei körperlicher Anstrengung (schlimmer bei Bewegung) auftretend
- Atmung wird beim Einschlafen immer schwächer und scheint aufzuhören – erwacht und schnappt nach Luft, kann dann nicht mehr weiterschlafen

Zyanose
- des Gesichts (aufgedunsen), der Lippen, Finger, Augenlider

Ödeme
- wassersüchtige Anschwellungen im Zusammenhang mit Herzbeschwerden

Schwäche
- große Entkräftung mit Neigung zu Ohnmacht

Optische Wahrnehmungen
- Doppelbilder, Farbensehen (weiß, gelb, grün), Regenbogenfarben, Funkensehen, Mouches volantes

Modalitäten

Verlangen
- nach frischer Luft trotz Kälte der Haut, tief zu atmen, nach Bitterem

Abneigung
- gegen Gesellschaft, Bewegung, Arbeit, Anblick von Speisen

Durst
- reichlich, aber wenig Appetit

Zeiten
- nächtliche Anfälle

Besserung
- bei leerem Magen, im Freien, Ruhe, Weinen

Verschlechterung
- Bewegung, geringste körperliche Anstrengung, beim Aufrichten, nach Essen, nach kalten Getränken und Speisen, Eiscreme, durch Musik, bei Erhitzung, nach Koitus, nachts

Absonderliche Symptome

Schlaf
- träumt vom Fallen aus der Höhe ins Wasser
- erwacht häufig in der Nacht, als sei es Zeit zum Aufstehen

Kopf
- Schmerzen durch kalte Getränke (Synth.: bry., con., dig., kali-c., sulph.)
- scharf schießender Schmerz, der sich zur Nase erstreckt, nach Trinken von kaltem Wasser oder Essen von Eiscreme
- Gefühl, als würde das Gehirn beim Beugen nach vorne fallen
- pulsierendes Gefühl, als würde das Gehirn wie Wasser an die Seiten der Schläfen schlagen

Augen
- Blaufärbung der Lider (Synth.: dig. 2, kali-c. 2, dios., naja, zinc.)
- schwere Lider, kann sie kaum offen halten
- Grüntöne werden verändert wahrgenommen
- sieht einen gelben oder grünen Lichthof um Gegenstände
- unregelmäßige Pupillen
- Schmerzen nach dem Essen

Ohren
- explosionsartige Geräusche (Synth.: cann-i., dig., graph., nat-c., phos.)
- knackendes Geräusch beim Einschlafen, Mittagsschlaf

Nase
- Schmerzen auf der Nasenwurzel nach Erbrechen

Gesicht
- Konvulsionen der linken Gesichtsseite

Mund
- Krampfadern auf der Zunge
- süßer Geschmack mit ständigem Speichelfluss
- Gefühl, der Mund sei wie mit Samt ausgekleidet

Brust

- große Schwäche in der Brust, kann kaum sprechen
- Auswurf wie Zwetschgensaft
- wandernde Herzschmerzen
- stechende Herzschmerzen, synchron mit dem Herzschlag

Magen

- tödliches Vernichtungsgefühl bei Übelkeit
- Übelkeit beim Anblick oder Geruch von Speisen
- Erbrechen grüner Flüssigkeit wie Pflanzenaufguss
- Gefühl, als würde der Magen in den Bauch sinken

Bauch

- Pulsieren der Bauchaorta
- vergrößerte, verhärtete Leber bei Herzkrankheit

Verdauung

- bewusstlos vor Stuhlgang (Synth.: ars. 2, dig.)
- weißfarbiger, aschgrauer oder kreideartiger Stuhl

Nieren

- gelb-brauner Urin (Synth.: ambr. 2, dig. 2, lyss., squil.)
- pulsierende Schmerzen am Blasenhals, als ob mit einem Strohhalm hin und her gestochen würde
- nach dem Wasserlassen Übelkeit

Genitalien

- Hodensack vergrößert, wie von Wasser gefüllt
- Schwellung der Genitalien

Haut

- Abschälen der Haut des ganzen Körpers
- plötzliche Hitzewallung, gefolgt von großer Schwäche

Glieder

- nächtliche Schwellung der Finger, Hand, rechts
- eine Hand heiß, die andere kalt
- Gefühl, als ob ein glühender Draht durch die Beine schießen würde
- blau gefärbte Zehennägel

Besondere Anzeigen

- Wassersucht bei Neugeborenen
- Wassersucht infolge Scharlach
- starkes Herzklopfen beim Bergsteigen
- Fahrstuhlschwindel mit großer Übelkeit
- Operationsschock mit Kreislaufversagen, langsamem Puls und Zyanose

Vergleiche

- ars., acon., phos., crat., kali-c., lob., glon., spig., apoc., verat., bell., staph., chin., adon., squil., conv., chel., kalm., cact., olnd., laur., mag-c., carb-v., lach.

Bewährte Indikationen

Schlaflosigkeit

- infolge Herzbeschwerden mit Atemnot, erwacht plötzlich aus dem Schlaf, ringt keuchend nach Luft, Angst zu sterben

Migräne

- mit stark aufgedunsenem, rötlichem Gesicht und Steifheit der Nackenmuskulatur, Sterbensübelkeit, bisweilen grasgrünes Erbrechen, Erstickungsgefühl, muss aufsitzen

Asthma

- nächtliche Anfälle mit blauen Lippen

Lungenentzündung

- bei alten Menschen mit großer Schwäche, Zyanose, Atemnot und Auswurf wie Zwetschgensaft

Herzinsuffizienz

- mit Schlafstörungen, Wassersucht, langsamem Puls und Zyanose

Angina pectoris

- plötzlicher Anfall durch körperliche Anstrengung (Heben der Arme) mit Gefühl, das Herz würde stillstehen, bleibt verharrt, bewegungslos, muss den Atem anhalten

Hepatitis

- mit Vergrößerung der Leber, gelbe Augen, Fingernägel oder Haut, aschgrauer, kreidefarbiger oder hellgelber Stuhl, oft mit Herzbeteiligung und enorm langsamem Puls

Prostatahypertrophie

- mit ständig quälendem Harndrang (besonders nachts), erfolgloser Harndrang, monatelange Miktionsbeschwerden

Reizblase

- bei alten Männern mit vergrößerter Vorsteherdrüse, Urin fließt nur tropfenweise

Arzneianalogien

Die purpurne Blütenfarbe des Roten Fingerhutes verdeutlicht die rötlich zyanotische Verfärbung (Gesicht, Augenlider, Lippen) des Patienten, während die rachenförmige, sich nach hinten verengende Blütenform auf den Lufthunger der Kranken Bezug nimmt.

Digitalis in der Kinderheilkunde

Bei Jugendlichen ist Digitalis äußerst selten indiziert, lediglich bei Kinder-Migräne mit blauen Lippen sowie bei Wassersucht von Neugeborenen oder nach Scharlach.

Dulcamara

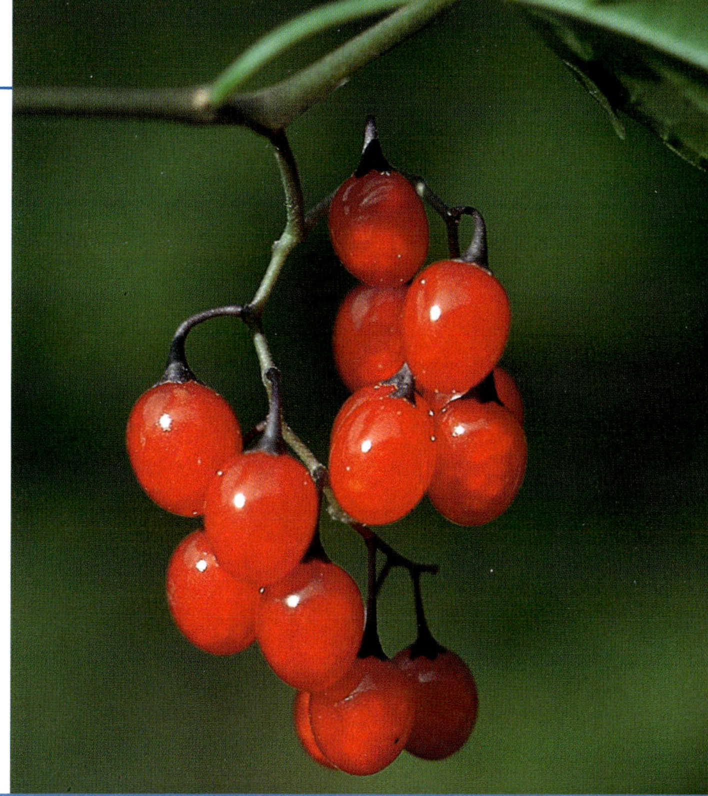

Typus

Die Dulcamara-Persönlichkeit wirkt auf den ersten Blick etwas **verkrampft, verklemmt** und reserviert. Im familiären Umgang gibt sie sich **arrogant** und **herrschsüchtig**. Sie hat die Neigung, ihr nahe stehende Personen und Angehörige stark zu dominieren. Durch ihre besitzergreifende Art fühlt man sich in ihrem Umkreis sehr eingeengt. Ohne ihren Einfluss und ihre Zustimmung kann nichts entschieden werden, was mit der Zeit zu starken Spannungen führt. Dulcamara ist sich aber bei entsprechenden Auseinandersetzungen keiner Schuld bewusst und behauptet, immer nur um das Wohl ihrer Nächsten besorgt gewesen zu sein. Sie benimmt sich **albern**, macht z. B. **Gebärden**, als ob sie etwas aus der Luft erhaschen möchte, oder zupft an ihren Kleidern (oder am Bettzeug) herum. Bezeichnend ist eine gewisse **Verwirrung**, die sich darin zeigt, dass sich die Betroffenen enorm anstrengen müssen, um die richtigen Worte zu finden. Sie benutzen häufig auch falsche Ausdrücke.

Sie reagieren **empfindlich auf kalte Nässe**. Die Arznei ist sehr passend für **Erkrankungen, die bei heißen Tagen, gefolgt von kalten Nächten**, auftreten oder generell bei feuchten Witterungsverhältnissen. Insbesondere bei plötzlichen Kälteeinbrüchen im **Übergang des Sommers zum Herbst** wird als Reaktion der Nacken steif, der Rücken schmerzhaft, die Glieder werden lahm, der Hals entzündlich, die Finger steif, die Blase brennend, die Bronchien schleimig-blutend, das

Allgemeines

Der Bittersüße Nachtschatten (Solanum dulcamara L.) ist ein mehrjähriger Halbstrauch aus der botanischen Familie der Nachtschattengewächse (Solanaceae), welcher im Sommer rispenartige Blüten mit fünfzipfeligen Kelchen, violetten Blütenkronen und goldgelben Staubbeuteln trägt. Im Herbst reifen winzige, leuchtend rote Beeren heran, die wie kleine Tomaten aussehen. Die Pflanze ist über ganz Europa an feuchten Standorten, im Gebüsch, an Ufern und in Hecken verbreitet. „Solanum", der Gattungsname, stammt vom lateinischen „solari" (= schmerzstillend) und charakterisiert die schmerzstillenden Eigenschaften vieler Nachtschattengewächse. Die Artbezeichnung „dulcamara" ist ebenfalls lateinischen Ursprungs aus „dulcis" (= süß) und „amara" (= bitter), was auf den bittersüßen Geschmack der Giftbeeren und Giftblätter Bezug nimmt. Zu Deutsch heißt die hochtoxische Pflanze „Bittersüßer Nachtschatten", weil sie und ihre Verwandten wie die Tollkirsche im dunklen Schatten mit bittersüßen Früchten gedeiht.

Die Urtinktur wird aus den jungen Schößlingen mit Blättern und Blüten hergestellt. Die Arznei hat einen psorisch-sykotisch-tuberkulinischen Charakter mit den Themen:

Herrschsucht, Empfindlichkeit auf feuchte Kälte, vikariierende Symptome, Hautaffektionen.

Asthma rezidiv und der Stuhl wässrig, durchfallartig. Ähnliche Reaktionen auf Kälte und Nässe zeigen sich auch auf der Haut mit **entzündlichen Ausschlägen**, Ekzemen, Nesselsucht, Psoriasis oder Neurodermitis mit starkem Jucken, Brennen, mit Quaddeln und **herpesartigen Blasen**.

Auch bei **rheumatischen Beschwerden** der Muskeln und Gelenke, die sich bei nasskaltem Wetter verschlimmern (Kent: „Sobald die kalten Nächte und die kalten Herbstregen kommen, ist ein Anstieg rheumatischer **und katarrhalischer Erkrankungen** zu verzeichnen"), ist Dulcamara eine bevorzugte Arznei.

Gleiche Zustände zeigen sich bei **Nieren-Blasen-Entzündung, Schleimhautentzündung**, Gastritis und Kolitis sowie bei Erkältungskrankheiten (Grippe, Sinusitis, Rhinitis, Otitis, Bronchitis, Asthma), die durch Abkühlung beim Schwitzen entstanden sind. Dabei sind die Augen entzündlich und gereizt. Die Betroffenen klagen: **„Jede Erkältung spüre ich in den Augen!"**

Verhaltensmerkmale bei der homöopathischen Anamnese

Morrison berichtet: „Während der Anamnese drehen sich die Sorgen und Klagen des Patienten im Wesentlichen um Unstimmigkeiten zwischen ihm und seiner Familie – es ist sogar schwierig, ihn zu unterbrechen und das Gespräch wieder auf die gesundheitlichen Probleme zu lenken." In der Tat fühlen sich die Betroffenen durch die familiären Auseinandersetzungen sehr gekränkt und ihrer Würde beraubt. Haben sie sich doch engagiert für das Wohl ihrer Nächsten eingesetzt. Doch in Wirklichkeit sind sie Regenten und Kontrolleure, welche mit egozentrischem Verhalten ihre Angehörigen drangsalieren und dominieren. Einerseits sind sie um ihre Nächsten sehr besorgt, andererseits aber benehmen sie sich extrem herrschsüchtig. Das ist das „Bitter-Süße" von Dulcamara, welches automatisch zu Spannungen führt.

Die entsprechenden Personen verteidigen aber vehement ihren eigenen Standpunkt und sind erst dann bereit, bei der Anamnese ihre gesundheitlichen Beschwerden preiszugeben, wenn der Homöopath für ihre Situation großes Verständnis zeigt. Sie möchten, dass man ihnen absoluten Glauben schenkt und möglichst wenig Zwischenfragen stellt.

Am Schluss der Konsultation bitten sie den Therapeuten um weitere homöopathische Medikamente, welche sie, trotz der Unstimmigkeiten, ihren Familienmitgliedern mit nach Hause bringen möchten.

Psyche

Ungeduld

- weint vor Ungeduld
- vor allem morgens, weiß nicht, was er möchte

Hader

- streitsüchtig ohne Zorn (Synth.: dulc. 2, bell., caust., staph.)
- ohne sich emotional zu engagieren

Furcht

- in Gewölben, Kirchen, Kellern, engen Räumen

Angst

- vor der Zukunft
- um das Wohl der Angehörigen

Illusion

- hat die Einbildung, das Bett würde sinken

Wahnidee

- sieht am Morgen beim Erwachen Gestalten, Geister

Leitsymptome

Feuchte Kälte

- Kopfschmerzen, Husten, Erkältung, Grippe, Asthma, Konjunktivitis, Hautausschlag Herpes, Rheuma, Zystitis, Durchfall usw.
- Beschwerden an heißen Tagen, gefolgt von kalten Nächten, am Ende des Sommers (Synth.: acon., dulc., merc-c., rumx.)
- Beschwerden bei feucht-kaltem Wetter
- Beschwerden beim Sitzen auf kalten Steinen

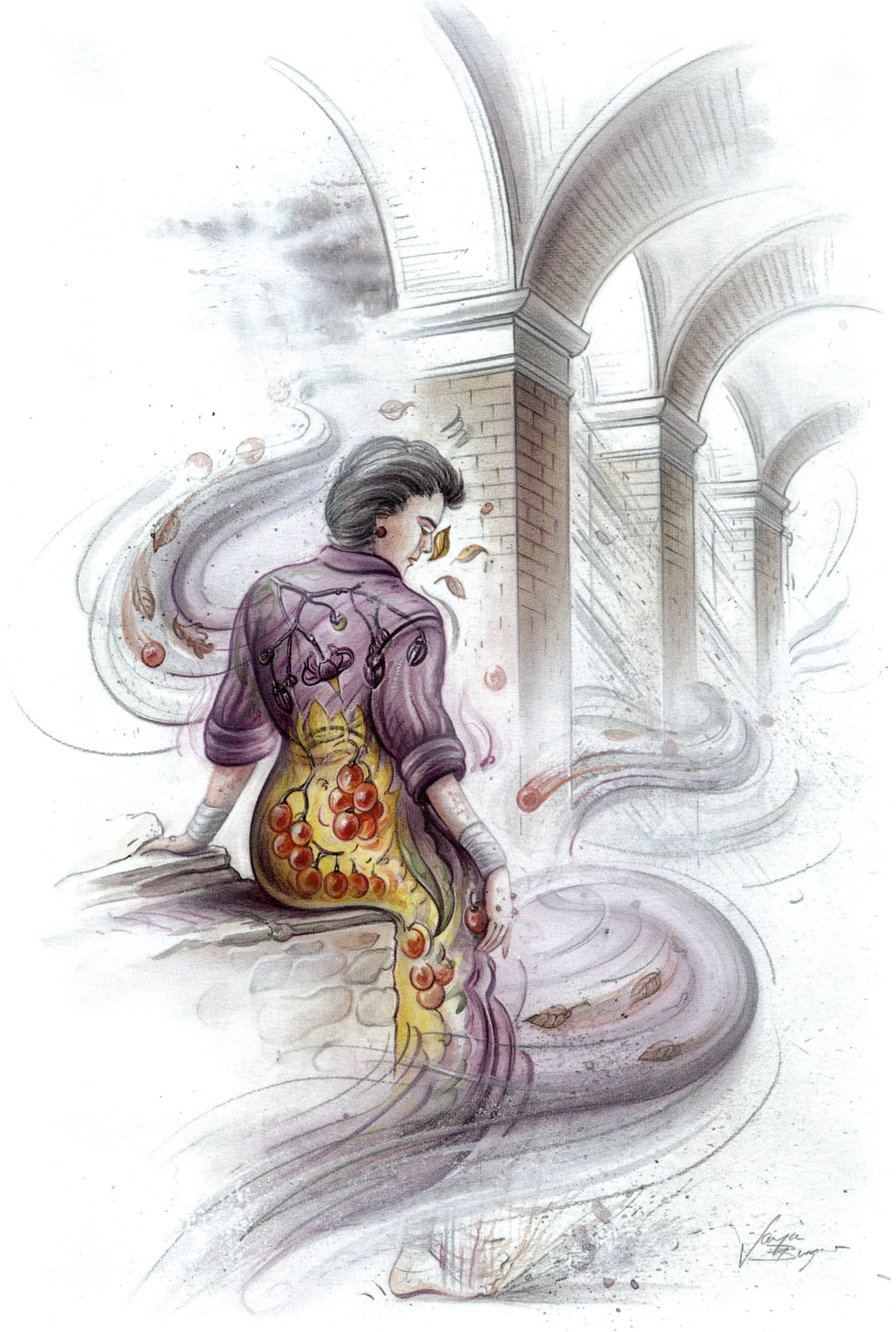

Abb. **20** **Dulcamara-Persönlichkeit:** reserviert, herrschsüchtig, dominant, albernes Benehmen, Verwirrung, empfindliche Reaktionen auf kalte Nässe, feuchte Räume, Arbeiten oder Aufenthalt am Gewässer mit Auftreten von Nieren-Blasen-Entzündung brennender Art, Rheuma, Gicht, Erkältung, Asthma; Symptome bei plötzlichem Kälteeinbruch im Übergang des Sommers zum Herbst, nach kalten Nächten im Sommer oder Sitzen auf kalten Steinen, Heuschnupfen im Herbst, Urtikaria durch Kaltwerden, jede Erkältung schlägt auf die Augen.

- beim Arbeiten im feuchten Keller (Käserei, Kühlraum)
- beim Waten (Synth.: ars., dulc., mag-p.), Baden im kalten Wasser
- bei Unterkühlung nach Schwitzen
- bei Durchnässung nach Überhitzen

Lähmung

- durch feuchte Kälte, nach Erkältung: Zunge, Blase, Stimmbänder, Glieder

Wechsel

- Asthma im Wechsel mit Hautausschlag oder Rheuma
- Durchfall wechselt mit Hautausschlag

Absonderung

- dicker, gelber Schleim bei Husten, Konjunktivitis, Bronchitis

Durchfall

- schleimig, abwechselnd gelb und grünlich nach Unterkühlung, bei Temperaturabfall im Sommer
- durch eiskalte Getränke nach Überhitzung

Hautausschlag

- Herpes an den Genitalien, bei feuchter Kälte, Erkältung
- Urtikaria bei feuchter Kälte
- krustige, gelbe Schorfe am Kopf (Synth.: dulc. 3)
- (Milchschorf, Säuglingsekzem), kratzt bis es blutet

Schmerzen

- kneifend, stechend in der Nabelregion (mitten im Bauchnabel)

Modalitäten

Unverträglichkeit

- Allergie gegen Katzen, Pollen

Durst

- auf kalte Getränke

Seite

- mehr links

Besserung

- äußerliche Wärme, bei gleichmäßig trockenem Wetter, Bewegung

Verschlechterung

- beim Wechsel von warmer zu kalter Witterung, Wetterumschlag von Hitze auf feuchte Kälte am Ende des Sommers, kaltes, feuchtes Klima, feuchte Räume, Durchnässung, Unterkühlung, Herbstwetter, Erkältung, Sitzen auf kalten Steinen, Waten oder Baden im kalten Wasser, Zugluft, Unterkühlung nach Schwitzen

Absonderliche Symptome

Schlaf

- springt aus dem Bett nach einem schlechten Traum (Synth: calc-f., dulc.)
- erwacht, als ob jemand gerufen hätte

Kopf

- Kopfschmerzen in der Stirn bei nasskaltem Wetter (Synth.: calc. 2, dulc. 2, rhus-t. 2, spig. 2)
- Kopfschmerzen bessern sich durch Unterhaltung
- Kopfschmerzen bei jedem Wetterumschlag
- Hinterteil des Kopfes schmerzt bei nasskaltem Wetter, Kältegefühl

Augen

- Entzündung bei nasskaltem Wetter (Synth.: dulc. 3, rhus-t. 3, sil. 2, calc.)
- Konjunktivitis mit gelber Absonderung nach Baden im See

Ohren

- schwerhörig bei nasskaltem Wetter (Synth.: mang. 2, merc. 2, puls. 2, sil. 2, dulc.)

Nase

- Nasenbluten nach Nasswerden (Synth.: dulc. 2, puls. 2, rhus-t. 2)
- Schnupfen, möchte die Nase warm halten, damit die Kälte sie nicht verstopft

- Heuschnupfen durch Rapsblüte, bei frisch gemähtem Gras
- Heuschnupfen im August, wenn die Nächte kalt werden
- Nasenbluten statt Regel

Gesicht

- reißende Schmerzen in den Wangen, ausstrahlend zu den Ohren

Mund

- Fieberbläschen bei geringster Kälte
- Zunge gelähmt, unfähig Worte zu sprechen (bei kaltem Wetter)
- Zahnschmerzen durch Arbeiten an feuchten Orten
- wunde Halsschmerzen bei nassem Wetter (Synth.: calc. 3, dulc. 2, hep. 2, rhus-t. 2, lach.)

Brust

- Mammae geschwollen statt Regel
- Muttermilch unterdrückt durch Kälte

Bauch

- schneidender Schmerz um den Nabel bei feucht-kaltem Wetter
- Bauchschmerzen bei nasskaltem Wetter
- Hautausschlag im Bereich des Nabels (im Nabel)

Verdauung

- Durchfall nach Stehen auf feuchtem Boden (Synth.: dulc. 3, rhus-t. 2, elat.)
- Durchfall nach Erkältung im Sommer (Synth.: ph-ac. 3, dulc. 2, aloe, ant-t., bry.)

Nieren

- Entzündung der Blase durch Erkältung (Synth.: dulc. 3, sulph.)
- muss sofort Wasser lassen bei Kälteeinfluss
- Harnverhalten nach Waten im kalten Wasser

Genitalien

- Abort durch feuchte Kälte, feuchte Orte
- Jucken der Genitalien bei feuchtkaltem Wetter

Haut

- Urtikaria durch Kaltwerden (Synth.: dulc. 3)
- Hautausschlag vor der Menstruation
- Hautausschlag wie Flohstiche
- Warzen glatt (Synth.: ant-c. 3, dulc. 3, calc., ruta)

Glieder

- Gelenkschmerzen bei nasskaltem Wetter (Synth.: calc-p. 3, calc. 3, dulc. 3, ph-ac. 2)
- flache Warzen auf der Hand (Synth.: dulc. 3, sep. 2, berb., lach., ruta)

Rücken

- Schmerzen lumbal bei nasskaltem Wetter (Synth.: dulc. 3, rhod. 3, calc. 2, ran-b. 2, rhus-t. 2)

Besondere Anzeigen

- versiegender Milchfluss bei Nässe
- Durchnässung beim Campen
- Schnupfen der Neugeborenen

Vergleiche

- rhus-t., sars., cimic., calc., puls., nat-s., bry., apis, kali-c.

Bewährte Indikationen

Hautausschlag

- am Kopf mit Krusten, braune Schorfe

Sinusitis

- bei feuchtkaltem Wetter, nach Verkühlung

Trigeminusneuralgie

- nach Einwirkung feuchter Kälte, ausstrahlend zu den Ohren

Otitis

- mehrheitlich links, bei feuchter Kälte, mit Beteiligung der Nebenhöhlen, dicker, gelblicher Schleim

Stockschnupfen

- Nase draußen verstopft, drinnen Fließschnupfen mit tränenden Augen

Heuschnupfen

- gegen Ende des Sommers oder im Herbst

Asthma

- bei feuchtkaltem Wetter (Synth.: dulc. 3, med. 2, nat-s. 2)
- trockener, bellender Husten mit zähem Schleim im Wechsel mit Ekzem oder Rheuma

Bronchitis

- im Herbst mit chronischem, dickem, grünlichem Schleim

Zystitis

- sehr kälteempfindliche Blase nach Baden im See, Sitzen auf kalten Steinen, bei Erkältung, Durchnässung, starker Harndrang ohne Entleerung

Rheuma

- von Muskeln und Gelenken, deren Schmerzen sich bei nasskaltem Wetter verschlimmern

Ischias

- Hexenschuss, bei feuchter Kälte

Arzneianalogien

Vorzüglich ist Dulcamara ein Mittel für die entzündete Blase. Dies zeigt die Pflanze mit ihren hochroten Früchten an, welche im Wechsel vom Sommer zum Herbst aus dem Blattwerk leuchten, d.h. in der Zeit, bei der die entzündlichen Krankheiten durch den nasskalten Wetterumschlag am häufigsten vorkommen. Der Standort am Wasser und im Schatten zeigt an, worauf die Dulcamara-Persönlichkeit empfindlich reagiert.

Dulcamara in der Kinderheilkunde

Bei Dulcamara handelt es sich oft um ungeduldige, grobe, ungezogene, reizbare Kinder, welche sich gegenüber ihren Geschwistern sehr fürsorglich zeigen, jedoch die Neigung haben, über alle zu bestimmen. Sie sind herrschsüchtig und einengend, weshalb es oft zu Zänkereien kommt. In ihrer selbstgerechten Art weisen sie die Schuld jedoch immer anderen zu. Andererseits stampfen sie vehement mit den Füßen, wenn ihnen etwas nicht passt oder wenn sie etwas durchsetzen möchten. Sie haben auch die Eigenart, Gegenstände wegzuwerfen oder zurückzuweisen, nachdem sie diese vorher impulsiv verlangt hatten. Sobald sie sich einmal erkälten, leiden sie unter Harnverhalten (Synth.: acon. 3, dulc. 2, cop., puls., sulph.) mit Reizblase. Nach Sitzen auf kalten Steinen, Baden im kühlen Wasser oder nach Durchnässung besteht die Veranlagung zum Bettnässen. Säuglinge haben oft mit krustigen Ausschlägen mit gelben Schorfen auf der Kopfhaut und im Gesicht zu kämpfen, wobei sie sich kratzen bis es blutet. Die Jugendlichen leiden auch unter Katzenallergie und unter Heuschnupfen, besonders bei feuchtkaltem Wetter.

Gelsemium

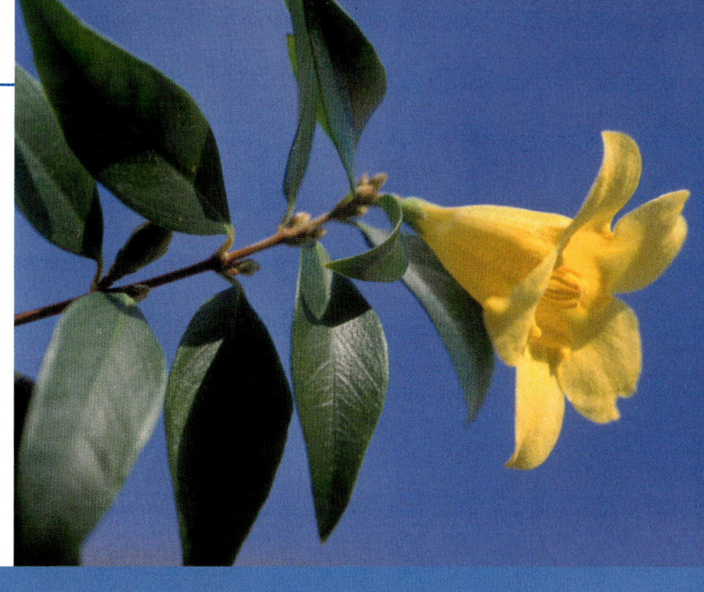

Typus

Gelsemium passt besonders gut für **Kinder**, Jugendliche und junge **Frauen**, die leicht **erregt** sind und schnell **erröten**. Ihr Gesicht ist aufgedunsen, bei Aufruhr und krankhaften Beschwerden hochrot, ansonsten blass oder gelblich mit benommenem, **schlaftrunkenem Ausdruck**. Sie geben sich **schüchtern**, zurückhaltend, reserviert und schwerfällig. Ihre übermäßige **innerliche Reizbarkeit** sieht man ihnen nicht an, im Gegenteil, sie sehen entkräftet aus mit auffallendem **Herunterfallen der Augenlider.** Sie sind am Ende ihrer Kräfte, **erschöpft**, verbunden mit großer **Schläfrigkeit** und **Lähmung** der Glieder. Am liebsten haben sie ihre Ruhe, weshalb sie weder angesprochen werden noch mit jemandem etwas zu tun haben möchten. Die Betroffenen versuchen Unannehmlichkeiten aus dem Wege zu gehen und ihre Beschwerden mit **Stimulanzien** (Alkohol) zu verdrängen. Sie fühlen sich als Versager und können sich selbst nicht mehr weiterhelfen. Umso mehr klammern sie sich an andere, mit der Hoffnung, dass ihnen in ihrer aussichtslosen Situation geholfen wird.

Auf schlechte oder gute Nachrichten, bei Furcht, Angst, Mutproben, neuen Situationen, Erwartungsspannung, Prüfungen, schreckhaften Ereignissen reagiert die Gelsemium-Persönlichkeit mit **neurotischen Sensibilitätsstörungen**: Doppeltsehen, trübe Sicht, Kopfschmerzen, Augenzittern, Zittern des ganzen Körpers, Herzklopfen, Durchfall, Harndrang, Schwäche, Lähmung, Kongestion zum Kopf und mentaler Trägheit. Die Geschwächten werden begriffsstutzig, vergesslich und sind geistig abgestumpft.

Das Beschwerdebild tritt häufig bei **Grippeerkrankungen** auf (Winter- und Sommer-Influenza), die sich nicht heftig, sondern langsam entwickeln mit **mäßigem (intermittierendem) Fieber bis 38,5 °C, Durst-**

Allgemeines

Der Gelbe (Wilde) Jasmin (Gelsemium sempervirens Jaume), ein Loganiengewächs (Loganiacea), zu dessen Familie auch Spigelia, Nux vomica, Ignatia und Curare gezählt wird, ist ein meterhoher, immergrüner Kletterstrauch mit achselständigen, trichterförmigen, fünfzipfligen gelben Blüten (Blütezeit: April bis Mai). Die Pflanze ist in den südlichen Staaten Nordamerikas, in Mexiko und Guatemala an Flussufern zu finden. „Gelsemium“, der Gattungsname, ist von der italienischen Bezeichnung für „Jasmin“ abgeleitet worden. Die Artbezeichnung „sempervirens“ charakterisiert die immergrünen Blätter.

Die Urtinktur wird aus dem frischen Wurzelstock hergestellt. Gelsemium ist ein wichtiges Polychrest mit psorischem, tuberkulinischem und sykotischem Charakter. Kent berichtet, dass die Arznei eine kurze Wirkung habe und langsam einsetze.

Die Themen des Mittels sind: *Ermattung, Schläfrigkeit, Benommenheit, Lähmung, Zittern, Hitze und Röte.*

losigkeit und Schüttelfrost (entlang der Wirbelsäule, den Rücken hinauf und hinunter), hochrot marmoriertem Gesicht, Gliederschmerzen (Beine so schwer, dass sie kaum mehr bewegt werden können) und Schläfrigkeit. Der Kranke friert und zittert derart stark, dass er gehalten werden möchte. Nach Abklingen der Infektion fühlt er sich noch **wochenlang schlapp** und angeschlagen, mit müden Beiden, Zittrigkeit und Schläfrigkeit – er kann sich von der Grippe kaum mehr erholen.

Oft bewährt sich Gelsemium auch bei **Migräne und Kopfschmerzen**, die im Nacken beginnen und über den Kopf zu den Augen (Bersten der Stirn und der Augen) verlaufen, mit vorausgehender Blindheit oder **Trübsichtigkeit**. Die Augen können während den Schmerzzuständen nur unter größter Mühe offen gehalten werden, wobei die Lider schlaff herabfallen. Jeder Pulsschlag wird an der Schädelbasis wie ein Hammerschlag empfunden, während der Kopf durch Erschlaffung der Nackenmuskulatur kaum mehr aufrecht gehalten werden kann. Der Patient mit hochrotem Gesicht, Schwindelgefühl und empfindlicher Kopfhaut muss sich vor Erschöpfung hinlegen. Allerdings darf der Kopf nicht tief gelagert werden, da sich sonst die Beschwerden verschlimmern. Typisch ist die Empfindung an der Stirnbasis wie ein **Band um den Kopf** (Reifengefühl), was zu starker **Benommenheit** (wie betrunken) führt. Die Kopfschmerzen (bisweilen auch einseitig auftretend) verschlimmern sich vormittags, bessern sich nach Abgang von reichlichem Harn und Hochlagern des Kopfes.

Ein weiteres Indikationsgebiet für Gelsemium sind **Herzbeschwerden** mit langsamem, fadenförmigem Puls (bei alten Menschen), der sich aber bei geringster Bewegung beschleunigt. Der Patient **fürchtet, dass das Herz zu schlagen aufhört,** was ihn nötigt, sich dauernd zu bewegen (Digitalis besitzt die gleiche Furcht, verhält sich aber völlig still), ferner klagt er über Herzbeklemmung mit dem Gefühl, als sei die Bettdecke zu schwer.

Letztlich bewährt sich die Arznei bei **Prüfungsangst**, Blackout vor Examen, Lampenfieber vor öffentlichen Auftritten, Erwartungsspannung vor Reisen, großer Furcht vor dem Termin beim Arzt, Zahnarzt oder vor der Geburt, wobei Zittrigkeit, innere Nervosität und Durchfall in Erscheinung treten.

Verhaltensmerkmale bei der homöopathischen Anamnese

Wenn der Gelsemium-Patient zum vereinbarten Termin beim Homöopathen erscheint, sucht er zuerst das WC auf um Wasser zu lassen, als Folge seiner inneren Erregung durch Erwartungsspannung. Die Nervosität ist zwar äußerlich infolge des müden, ermatteten und schläfrigen Ausdrucks mit halb offenen Augen nicht zu erkennen, aber der feuchte Händedruck, die Rötung des Gesichts und Zittrigkeit lassen vermuten, dass es sich um einen neurotisch veranlagten Patienten handelt. Er ist derart erschöpft und ermattet, dass er auf dem Stuhl zusammensackt. Die Schwäche ist das vorherrschende Thema seiner Erkrankung, weshalb der Patient auch nicht mehr fähig ist, seinen Beruf auszuüben. Er fühlt sich den täglichen Problemen nicht mehr gewachsen. „Ich kann nicht mehr" ist eine oft gebrauchte Äußerung. Zwar ist er nicht redefreudig, hat keine Lust Fragen zu beantworten (kneift den Mund zusammen), klammert sich aber dennoch mit großer Hoffnung an den Therapeuten, weil er sich selbst nicht mehr helfen kann. Er hat Angst, weitere aufklärende diagnostische Untersuchungen (z. B. bei Spezialisten oder im Krankenhaus) durchführen zu lassen, da er sich vor eventuellen negativen Resultaten extrem fürchtet.

Psyche

Empfindlichkeit

- sensibles Nervenkostüm mit sensiblen Reaktionen: Zittern, Durchfall, Handschweiß, Herzklopfen, Harndrang
- erregt durch schlechte oder gute Nachrichten, Erwartungsspannung, Mutproben, Prüfung, Examen, öffentlichen Auftritt, Überraschung, bevorstehende Reise, vor Termin beim Arzt, Zahnarzt, vor Entbindung, vor Verabredung oder Hochzeit

Schreckhaftigkeit

- Schock bei schlechten Nachrichten (Unfall, Tod eines Familienmitgliedes, Bekannten)

Weinen

- kann trotz Traurigkeit keine Tränen vergießen

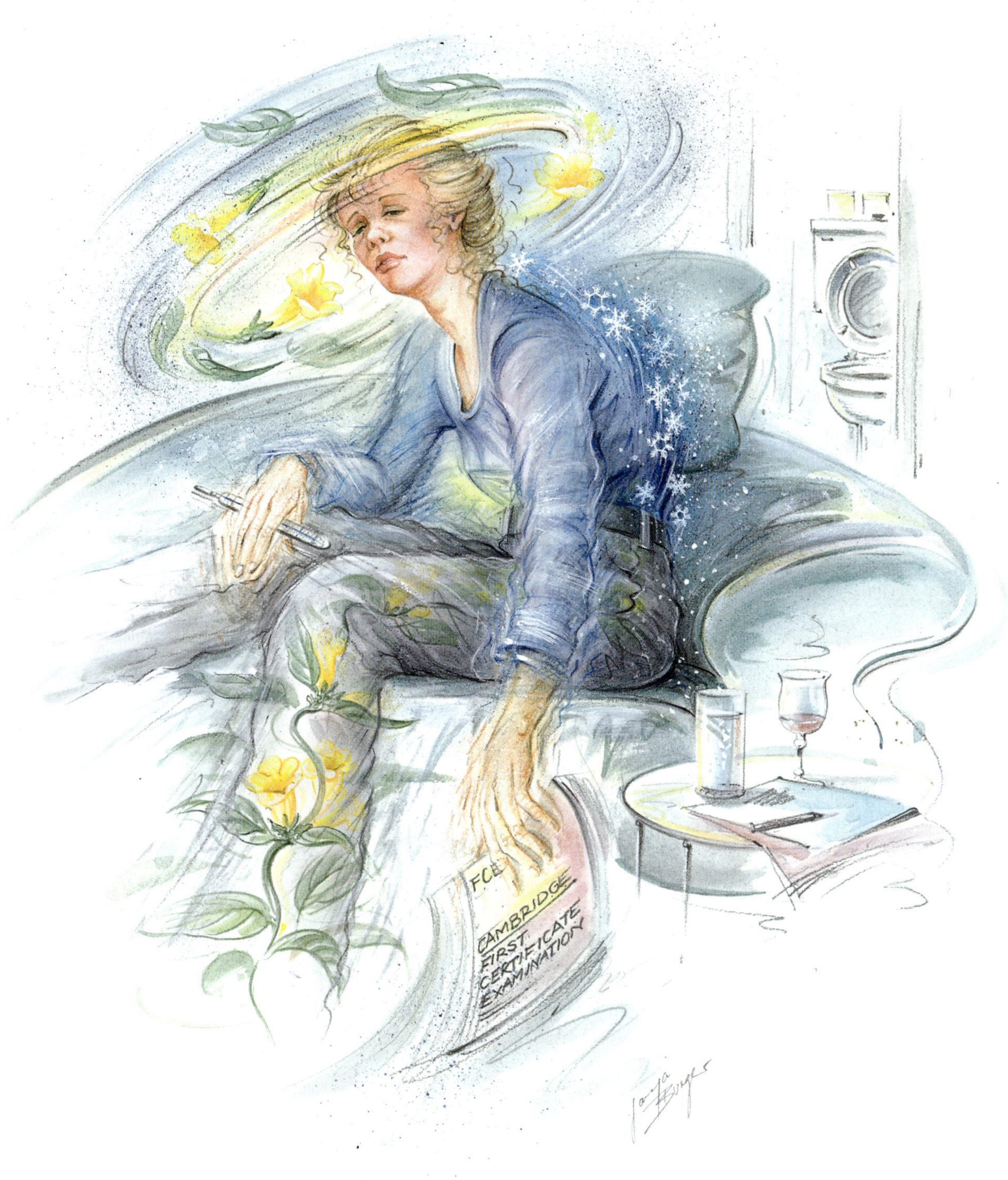

Abb. **21** **Gelsemium-Persönlichkeit:** hochrotes Gesicht, aufgedunsen, benommen, schläfriger Ausdruck, Lidschwere, Herunterfallen der Augenlider, entkräftet, schnell erregt, Erwartungsspannung, Prüfungsangst, Reisefieber, neurotische Sensibilitätsstörungen, Schwindel mit Zittern und Muskelschwäche, Sehbeschwerden, Bandgefühl um den Kopf, Kopfschmerzen bessern sich bei reichlichem Wasserlassen, Sommergrippe, langsam ansteigendes Fieber mit Zittrigkeit und Durstlosigkeit, Frost entlang der Wirbelsäule, anhaltende Beschwerden nach grippalen Infekten, Herzbeschwerden mit fadenartigem Puls, Gefühl, als ob das Herz aufhören würde zu schlagen, Durchfall nach Erregung, Verlangen nach Stimulanzien.

Furcht

- vor der Zukunft, fühlt sich den Herausforderungen nicht mehr gewachsen
- vor negativen Diagnosen
- in der Menschenmenge, mit Schaudern
- die Selbstkontrolle verlieren zu können (Synth.: arg-n. 2, gels. 2, staph. 2, cann-i., mur-ac.)
- das Herz würde aufhören zu schlagen, falls er sich nicht bewegt (Synth.: gels. 2., lach.)

Angst

- vor Auftritt in der Öffentlichkeit (Synth.: gels. 3, lyc. 2, sil. 2, anac., arg-n.)
- vor dem Gang zum Arzt, Zahnarzt (Synth.: gels. 2, phos. 2, tub. 2, calc., mag-c.)
- wenn eine Zeit festgesetzt ist (Synth.: alum. 2, arg-n. 2, carc., gels., med.)

Wahnidee

- aus dem Fenster (aus großer Höhe) in die Tiefe springen zu müssen

Leitsymptome

Schwäche

- geistig und körperlich erschöpft mit Benommenheit und Schläfrigkeit (bei Grippe, Kopfschmerzen, Dysmenorrhöe, in der Sonne (Synth.: gels. 3, nat-c. 3, sel. 3, ars. 2), Sommerhitze
- hochgradige Erschöpfung, ist arbeitsunfähig, fühlt sich gelähmt (besonders in den Gliedern)

Kongestion

- zum Kopf mit Gesichtsröte (dunkler als Belladonna), bei Fieber, Kopfschmerzen, Erregung usw.

Benommenheit

- geistig benebelt, wie gelähmt, kann nicht mehr klar denken, sich konzentrieren

Sehstörung

- Trübsehen, Doppeltsehen, Mouches volantes (bei geschlossenen Augen), vorübergehende Blindheit bei Kopfschmerzen, Migräne, Grippe, Fieber usw.

Paralyse

- der Augenlider (Herabfallen), der Schlundmuskulatur (Schluckbeschwerden), der Stimmbänder (Stimmverlust), im Rektum (Schließmuskelschwäche), der gesamten Muskulatur (Muskeln gehorchen dem Willen nicht mehr), der Extremitäten (motorische Bewegungsstörung, Lähmung), der Zunge (kann kaum sprechen)

Zittern

- der Glieder, der Zunge (Herausstrecken), des Körpers nach Schreck, bei Erwartungsspannung, infolge Anstrengung, im Fieber, bei Erregung, nach Ärger

Fieber

- langsam ansteigend, selten über 38,5 °C steigend, mit Gesichtsröte, Benommenheit, Zittrigkeit und Frost entlang der Wirbelsäule, den Rücken hinauf und hinunter, wechselnd mit Hitzewellen

Schwindel

- breitet sich vom Hinterkopf aus und führt zu enormer Unsicherheit, insbesondere bei Bewegung mit dem Gefühl zu fallen

Krämpfe

- Schreibkrampf, Violinspielkrampf, Stimmritzenkrampf

Modalitäten

Verlangen

- nach Licht, Stimulanzien, zu weinen, kann aber nicht

Abneigung

- gegen Gesellschaft, möchte seine Ruhe haben

Unverträglichkeit
- Sommerhitze, Sonnenbestrahlung (Sonnenstich)

Durst
- Neigung zu Durstlosigkeit (bei Fieber)

Periodizität
- die Beschwerden haben die Eigenart, jeden 5. Tag oder täglich zur selben Stunde aufzutreten

Zeiten
- schlimmer 10 Uhr morgens

Besserung
- bei reichlichem Wasserlassen (Kopfschmerzen, Benommenheit, Neuralgie), frische Luft, Ruhe, Hochlagern des Kopfes (Kopfschmerzen), Schweißabgang

Verschlechterung
- Sommerhitze, Sonnenbestrahlung, vor Gewitter, Wetterwechsel von kalt zu warm, feuchtes Wetter, Gemütsbewegung, Aufregung, Ärger, Schock, Überraschung, schlechte Nachrichten, bei bevorstehender Reise, beim Denken an die Beschwerden

Absonderliche Symptome

Schlaf
- fährt auf beim Einschlafen mit dem bangen Gefühl, als ob das Herz stillstehen würde
- jede Aufregung hält den Kranken wach

Kopf
- Schwindel, als würde man aus einer großen Höhe hinunterstürzen
- Schwindel im Aufzug nach oben (Synth.: borx., ferr., gels.)
- Schwindel beginnt im Hinterkopf
- Schwindel mit Trübsichtigkeit, Sehverlust oder Doppeltsehen
- Gefühl, als ob die Haut in der Stirnmitte zusammengezogen würde
- Kopfschmerzen jeden Tag zur selben Stunde; vormittags
- Kopfschmerz durch Schütteln des Kopfes besser
- kongestive Kopfschmerzen (bei Sonnenhitze) zur Stirn ausstrahlend
- Band-, Reifengefühl um den Kopf, besser bei Hochlage
- Kopfschmerzen mit vorübergehender Sehschwäche, Trübsehen, Augenflimmern

Augen
- schwere Augenlider, kann sie kaum öffnen, hängen herab
- sieht schwarze Flecken, Schlangen vor den Augen, farbige Wellenlinien oder Rauchwolken
- Doppeltsehen vor Kopfschmerzen

Ohren
- Taubheitsgefühl in den Ohren

Nase
- Taubheitsgefühl an der Nasenspitze
- Gefühl, als ob heißes Wasser aus der Nase herausfließen würde

Gesicht
- Kinn zittert unablässig

Mund
- Taubheit der Zunge, gelähmt, kann nicht sprechen
- Zahnschmerzen durch Erregung
- Gefühl eines Klotzes im Hals, schwieriges Schlucken

Brust
- Stimmverlust, Heiserkeit durch Schreck oder während der Menses

Verdauung
- Durchfall als Folge von Schreck, vor Prüfung, Examen
- unfreiwilliger Stuhlabgang nach Überraschung
- gelber Stuhl wie Jasminblüte

Nieren
- Harninkontinenz infolge Anstrengung

Genitalien
- Gefühl, als ob der Uterus gequetscht wäre, mit der Hand zusammengequetscht würde
- während der Menses: Stimmlosigkeit, Zittern, Halsweh oder Kopfschmerzen
- bei Auftreten der Regel galliges Erbrechen

Haut
- papulöser Hautausschlag wie Masern

Glieder
- Gefühl, als würde durch die Glieder elektrischer Strom fließen (Synth.: agar., ail., bol-la., dor., gels.)
- verliert die Kontrolle über die Gliedmaßen
- Koordinationsstörungen, Muskeln gehorchen nicht dem Willen

Rücken

- starkes Kältegefühl den Rücken hinauf

Besondere Anzeigen

- wenn der Masernausschlag nach innen schlägt; hilft, das Exanthem herauszubringen
- Abort durch Gemütserregung (Synth.: gels. 3, bapt. 2, helon. 2, op. 2, cham.)
- Abort durch schlechte Nachrichten (Synth.: bapt. 2, gels. 2)
- Anpassungsschwierigkeiten bei neuer Brille

Vergleiche

- arg-n., apis, acon., bell., caust., zinc., iris, eup-per., camph., cham., cimic., bapt., ail., lach., ferr-p., cycl., sang., kali-bi., stram.

Bewährte Indikationen

Trigeminusneuralgie

- mehr rechtsseitig mit Muskelzucken in der schmerzhaften Gesichtsseite, Kongestion, Röte, Fazialisparese

Sommerschnupfen

- wenn feuchtwarme Tage auf Kälte folgen mit Benommenheit im Kopf, Gesichtsröte

Heuschnupfen

- im Frühling oder Sommer, je wärmer und feuchter das Wetter, mit extrem starkem Niesen am frühen Morgen, schwere Augenlider, Heuschnupfen im August (Synth.: all-c. 3, dulc., gels., naja)

Herzinsuffizienz

- Puls in Ruhe langsam, bei Bewegung beschleunigt, Blutdruck niedrig, erschöpft, gelähmt

Herzrhythmusstörung

- mit Furcht, als ob das Herz aufhören würde zu schlagen, springt aus dem Bett und muss sich bewegen

Dysmenorrhöe

- krampfhafte Schmerzen mit Betäubung des Kopfes, Kongestion, Röte des Gesichts, schläfrig, zittrig, Frost über den Rücken

Geburtshilfe

- bei Rigidität des Muttermundes mit Erwartungsspannung
- Furcht vor der Entbindung, zittrig, wenn die Wehen nicht in Gang kommen wollen, Frost und Zähneklappern bei den ersten Wehen

Prüfungsangst

- Blackout vor Examen, lähmende Unfähigkeit, kann sich der Herausforderung nicht stellen, nervös, zittrig, Durchfall, Lampenfieber bei Rednern

Ischias

- mit reißenden Schmerzen ins Bein hinunter (links oder rechts), lähmende Muskelschwäche, kann sich nicht mehr bewegen

Arzneianalogien

Laut Peter Raba („Hömöovision“) wird die Giftwirkung des Gelben Jasmins von mexikanischen Azteken als „Gläserner Sarg“ beschrieben. Die Vergifteten bleiben bei Bewusstsein, verharren aber in völliger Handlungslähmung. Ähnlich ist es bei der Gelsemium-Persönlichkeit, die bei Krankheit völlig paralysiert ist, geistig und körperlich fühlt sie sich wie in einem Käfig.

Gelsemium in der Kinderheilkunde

Gelsemium-Kinder haben schwache Nerven. Bei geringster Aufregung erröten sie schnell, werden zittrig und bekommen schwache Beine. Sie fühlen sich unsicher und suchen Halt. Insbesondere Kleinkinder, welche in ihrem Bettchen aufstehen möchten, haben Angst zu fallen. Sie halten sich am Bettgestell fest oder klammern sich an die Mutter (Synth.: gels. 3, cupr-act. 2).

Wenn sie getragen werden, wird es ihnen schnell schwindlig, weshalb sie krampfhaft klammern.

Bei auftretendem Fieber bekommen sie ein rotes Gesicht mit halb geöffneten Augen, Benommenheit, Ermattung und Schauer über den Rücken. Das Fieber steigt nur langsam (nicht akut wie bei Aconitum und Belladonna), selten höher als 38,5 °C (intermittierend) und ist von Durstlosigkeit begleitet.

Gelsemium ist häufig bei der Zahnung indiziert, wenn das Kind vor Schmerzen zittrig erregt ist (Gesichtsröte) und an Durchfall leidet. Die Arznei bewährt sich auch bei Bettnässen, insbesondere bei aufgeregten Kindern, oder wenn gute oder schlechte Nachrichten auf die Blase (Inkontinenz) schlagen.

Meistens handelt es sich um Jugendliche, welche Sommerhitze und Sonnenbestrahlung schlecht vertragen (enorme Schwäche). Ferner haben sie eine große Abneigung (Furcht) in den Kindergarten zu gehen. Sie gehen allen Unannehmlichkeiten aus dem Weg und möchten ihre Ruhe haben.

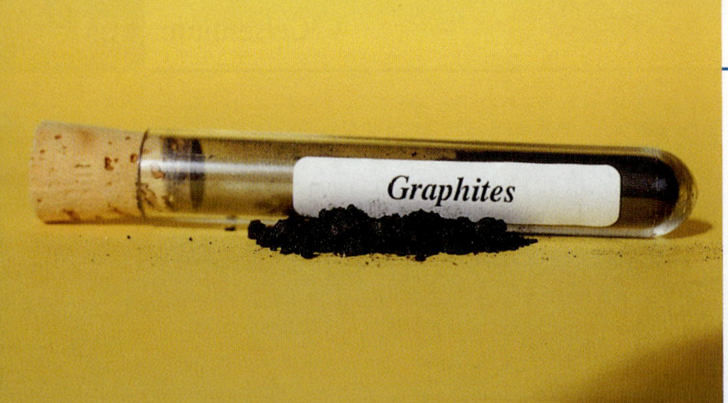

Graphites

Allgemeines

Graphites, Reißblei oder Bleiglanz besteht aus kristallinem Kohlenstoff mit Spuren von Eisen, Kieselsäure, Kalk und Mangan (enthält kein Blei, wie man irrtümlicherweise annehmen könnte). Natürliche Graphit-Vorkommen finden sich im magmatischen Gestein in Sri Lanka, Mexiko, Kanada und in den USA. Hahnemann wurde auf die Substanz aufmerksam, als er in Venedig beobachtete, wie ein Arbeiter einer Spiegelfabrik Graphites zur Behandlung seines Ekzems verwendete. Zur Herstellung der homöopathischen Trituration empfahl er englischen Bleistift von bester Qualität zu verwenden. Graphites wird vom griechischen „graphein" (= schreiben) abgeleitet und nimmt auf den Schreibstift Bezug.

Es handelt sich um ein tief wirkendes Antipsorikum, welches mehr für chronische als für akute Leiden, besonders beim weiblichen Geschlecht mit pummeliger, korpulenter, schwammiger Statur passt. Die feminin wirkenden Patientinnen haben eine gelblich erdige Hautfarbe, sprödes, leicht verfilzbares, dunkles Haar und schlaffe Fasern.

Die Themen der Arznei sind: *Trägheit (seelisch und körperlich), Bescheidenheit und Hautprobleme (trocken und feucht).*

Typus

Der Graphites-Typus ist geprägt durch ein nüchternes und einfaches Erscheinungsbild (bescheiden – will nicht hoch hinaus) und durch eine freundliche, hilfsbereite, fürsorgliche Art. Er ist **adipös** und dickhäutig sowie eher langsam im Denken. Er gibt sich still, **introvertiert** und **schüchtern**, fast so sanft wie Pulsatilla, Calcium carbonicum oder Natrium muriaticum (mit denen Graphites oft verwechselt wird), hat **wenig Selbstvertrauen** und sucht nach **Zuwendung**, Unterstützung und Zärtlichkeit. Graphites-Persönlichkeiten leiden auch unter **Minderwertigkeitsgefühlen** (die Fettleibigkeit versuchen sie mit graziösen Bewegungen zu verdecken), und sie passen sich dem Stärkeren an. Sie haben wenig Durchsetzungskraft, sind zaghaft, **unsicher** und kaum imstande Entscheidungen zu treffen. Trotz allem besteht eine große **Fürsorglichkeit**, vor allem für das Wohl der Familie (sie steht an erster Stelle). Wenn im Kreis der Angehörigen Schwierigkeiten auftreten, leiden sie besonders. Graphites-Frauen haben auch starke karitative Ambitionen.

Auffallend ist die seelische, geistige und körperliche **Trägheit** der Graphites-Patienten. Bei ihren täglichen Pflichten kommen sie zeitlich kaum voran, sind bereits morgens beim Erwachen müde und angeschlagen. Tagsüber sind sie langsam, **unflexibel**, und können sich schlecht Neuem zuwenden. Geistige Arbeit fällt aufgrund von Konzentrationsmangel schwer; es fehlt ihnen an Disziplin und Hartnäckigkeit (Arbeitslust fehlt). Bei sitzenden Tätigkeiten werden sie unruhig und müssen oft aufstehen.

Es sind bodenständige Naturen, ehrlich, aufrichtig mit gesundem Menschenverstand und sie zeigen wenig Interesse für philosophische, religiöse, metaphysische oder abstrakte Bereiche.

In Bezug auf ihre Emotionen werden sie als „behäbige Dickhäuter", **phlegmatisch** und abgestumpft wie ein Elefant, bezeichnet. Gefühlsmäßig lassen sie sich nicht schnell aus der Fassung bringen. Ihre **Passivität** (dumpf, temperamentlos) ist für sie ein Schutzschild, da sie sich seelisch nicht aus dem Gleichgewicht bringen lassen möchten. Trotzdem können sie **fröhlich**, heiter und spaßig sein (bisweilen Melancholie). Häufig versuchen sie Unangenehmes mit Humor abzuwenden (lacht bei unpassenden Gelegenheiten oder aus Verlegenheit).

Graphites-Persönlichkeiten können auch **künstlerische Begabungen** vorweisen, die sie jedoch nicht beruflich umsetzen, sondern mehr als Hobby ausleben. Wegen ihres trägen Naturells bringen sie ihre Talente nur selten zur Entfaltung.

Die **Haut dient als Ventil für viele Konflikte**, so besteht die Neigung zu Ekzemen, Akne, Hautausschlägen, Pickeln, Urtikaria, Schuppenflechte, Neurodermitis, Karbunkeln, Rissen, Fissuren, Rhagaden, teils trockener, teils feuchter Art. Die Reaktionen auf der Haut werden als „heulendes Ekzem" bezeichnet, charakterisiert durch Risse und Spalten (bisweilen blutend), insbesondere nach Waschen und Baden oder wenn sie der Kälte (Winter) ausgesetzt ist. Häufig tritt dickflüssiges, klebriges, honigartiges Sekret aus der trockenen, aufgesprungenen Haut hervor. Lokalisierte Stellen sind hauptsächlich die Hautfalten, hinter den Ohren, an den Mund- und Augenwinkeln, an den Beugeseiten der Ellbogen und Kniegelenke, an den Handgelenken und um den Anus (Fissur). Die eingetrockneten Absonderungen bilden Krusten, welche zunehmend dicker werden. Es können auch harte, dicke, weißliche Schuppen (Psoriasis auf der Kopfhaut) auftreten. Die Hautaffektionen verschlimmern sich trotz Frostigkeit in der Bettwärme.

Es zeigt sich die Bereitschaft zu **Herpes** (Herpes labialis, Herpes genitalis) mit brennenden, juckenden Bläschen, insbesondere am Übergang von der Haut zur Schleimhaut, inklusive Absonderung von honigartiger Flüssigkeit.

Charakteristisch für Graphites sind die verdickten, sehr harten, deformierten, brüchigen und **missgestalteten Nägel** (Finger/Zehen) und die Bereitschaft zu chronischer **Konjunktivitis** mit Rötung der Lidränder, verklebten Augen, Einrissen an den Lidrändern und Augenwinkeln. Die Betroffenen leiden häufig auch an **Kopfschmerzen**, begleitet von Taubheits- oder Leeregefühl im Kopf (wie berauscht), samt Schwindel und Übelkeit (bereits morgens früh beim Erwachen). Die Schmerzen sind zum Teil halbseitig, verbunden mit Blutwallungen zum Kopf, Hitzegefühl und Nasenbluten.

Außerdem besteht die Neigung zu chronischer **Mittelohrentzündung** mit Perforation des Trommelfells und scharfen, gelben Absonderungen. Die Umgebung des Ohres ist durch die beißenden Sekrete entzündet und gereizt.

Es machen sich auch **Magen-Darm-Beschwerden** bemerkbar, d.h. brennende Magenschmerzen (zeitweilig erleichtert durch warme Speisen und Getränke) mit Sodbrennen (auftretend einige Stunden nach dem Essen). Es besteht Völle im Leib mit festsitzenden Winden (übel riechender Abgang mit Blähungskolik).

Die Darmtätigkeit ist träge **(chronische Obstipation)** mit erschwertem Abgang von hartem, knolligem, übel riechendem Stuhl, der mit Schleim bedeckt ist. Es bilden sich brennend blutende, große **Hämorrhoiden** samt wundem After, Fissuren und Ekzem (Bettwärme verschlimmert).

Die Stenose in den Beinen begünstigt **Krampfader-Ekzeme** mit rauer, derber, krustiger Haut und stechenden Empfindungen (schlimmer in der Bettwärme).

Die übergewichtigen, plethorischen Graphites-Persönlichkeiten tendieren außerdem zu **hypothyreotischen Beschwerden**, begleitet von starkem Jucken auf der Kopfhaut, nässendem Ekzem/Grind (übler Geruch), reichlicher Schuppenbildung und Haarausfall.

Letztlich ist die Arznei von besonderer Bedeutung bei Frauen im mittleren Alter. Was Pulsatilla für die Pubertät ist, kann Graphites im **Klimakterium** sein. Sobald die Kinder flügge werden und sich die Wechseljahre bemerkbar machen, fühlt sich die Frau unerfüllt und unbefriedigt. Sie ist entmutigt, voller Zukunftsängste und kann sich mit der hormonellen Umstellung schwer abfinden. Sie fällt in eine totale Leere, findet sich unnütz und ist unglücklich, da sie keine Erfüllung mehr findet. Sie **resigniert** und wird schwermütig, nimmt an Gewicht zu, bekommt Haarausfall, Hautausschläge (abnorme Verdickungen und Verwachsungen der Nägel) und andere gesundheitliche Störungen.

Verhaltensmerkmale bei der homöopathischen Anamnese

Die Graphites-Persönlichkeit fällt bereits zu Beginn der Sprechstunde durch ihre große Unsicherheit und Langsamkeit im Beantworten der Fragen auf, über die sie nur widerwillig und unvollständig Bescheid gibt. Sie zeigt eine große Abneigung, Fragebögen gewissenhaft auszufüllen. Alles wirkt träge, zögerlich und unentschlossen, zuweilen auch zerstreut. Um unangenehmen Situationen auszuweichen, verfällt sie oft in ein unpassendes Lachen. Bei der Schilderung ihrer Beschwerden bricht sie leicht in Tränen aus und macht einen entmutigten Eindruck. Man spürt eine Sehnsucht nach Zuwendung und Unterstützung. Viele Symptome betreffen Haut- und Hormonstörungen.

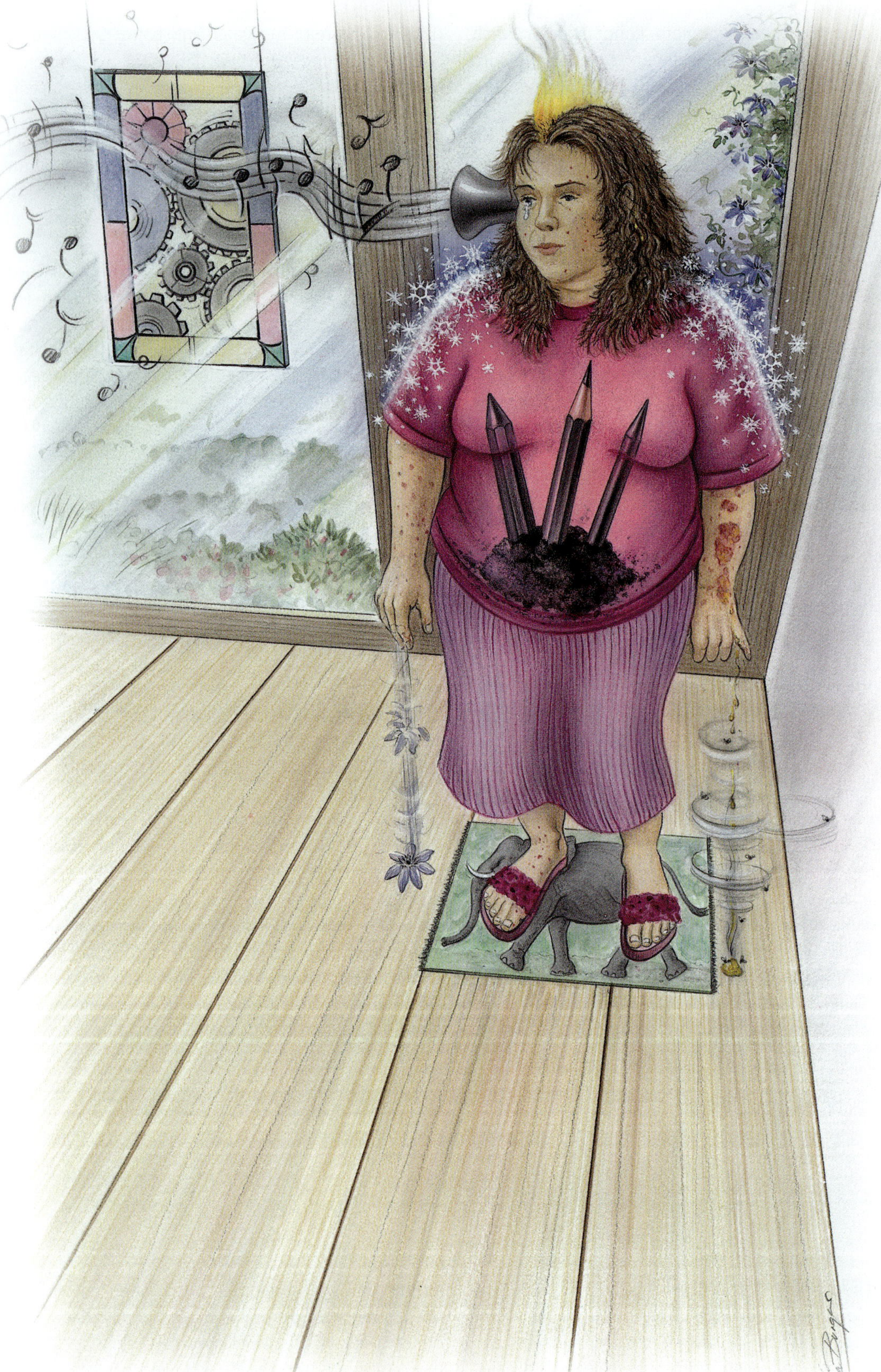

Abb. **22** **Graphites-Persönlichkeit:** übergewichtig, verfilztes Haar, brüchige Fingernägel, Hautrisse, frostig, fürsorglich, schüchtern, zaghaft, schwerfällig wie ein Elefant, kommt nicht vom Fleck, abgestumpft, fühlt sich minderwertig, resigniert, Zukunftsängste, steht vor totaler Leere, Tränen bei Musik, schwermütig, Hautekzem, stinkende, honiggelbe Absonderungen, Brennen auf dem Scheitel, hört besser bei Lärm, sonst schwerhörig, empfindlich gegen Gerüche von Blumen, Gasbauch.

Psyche

Verschlossenheit

- verdeckt ihre Gefühle, gibt sich nach außen unantastbar
- zieht sich bei Auseinandersetzungen zurück, brütet vor sich hin, weint im stillen Kämmerlein
- still, verschlossen, antwortet nicht gerne auf Fragen

Denken

- langsames Denken, Konzentrationsschwäche

Stimmung

- wechselhaft, Stimmungsschwankungen, himmelhoch jauchzend, zu Tode betrübt
- traurige, trübe Stimmung voller Sorgen und schlechter Vorahnungen

Empfindlichkeit

- weint bei Musik (Synth.: Weinen durch Musik: acon., ambr. 2, calc., dig., graph. 3, ign., kali-n., kreos. 2, nat-c. 2, nat-m., nat-s., nux-v. 2, sabin., thuj. 2)
- reagiert auf das geringste Geräusch

Reizbarkeit

- drückt den Ärger auf Umwegen aus, will nicht darüber reden, zieht sich zurück, schlägt die Türe zu, wirft Gegenstände um sich, verschließt sich
- geringste Banalitäten versetzen in inneren Aufruhr

Angst

- vor Auseinandersetzungen, Streit
- vor der Zukunft, Furcht, es könnte etwas Schlimmes passieren
- vor Verlust der Angehörigen, Freunde

Leitsymptome

Kälte

- sehr frostig, keine Lebenswärme, fühlt sich aber wohler in frischer Luft

Haut

- Risse (bei Kälte im Winter) an den Fingerspitzen (Synth.: Extremitäten rissige Haut, Fingerspitzen: am-m., aur-m. 2, bar-c., bell., graph. 3., med., merc., nat-m., petr. 3, ran-b., sars. 2, sil.), Händen, Wangen, Lippen, Mundwinkeln , hinter den Ohren, an Augenlidern, Brustwarzen, Füßen, Fußsohlen
- Ekzem trocken, brennend, juckend, mit Schrunden, Schuppen, in Armbeuge und Kniekehle, an Gelenken, im Gehörgang, After, an den Genitalien usw.
- Ausschlag mit Bläschen samt honigartigen, wunden, eitrigen Sekreten, krustig abheilend auf der Kopfhaut, hinter den Ohren (Synth.: Ekzem hinter Ohren: aur-m., calc. 3, graph. 3, lyc. 3, olnd. 2, psor. 3, scroph-n., sulph., tell.), am ganzen Körper
- Hautaffektionen verschlimmern sich bei Wärme, Bettwärme, durch Waschen, Baden oder Milchnahrung

Sekrete

- dicke, klebrige, honigartige Absonderungen bei Hautausschlägen, riecht nach Hering oder Salzlake, scharf, wundmachend
- übler Geruch von Ausscheidungen, Hausausdünstung, Stuhl, Atem, Fluor (reichlich, flüssig, wundmachend)
- stinkender, reichlicher Fußschweiß

Modalitäten

Verlangen

- nach Bier, Geflügel, frischer Luft

Abneigung

- gegen Süßigkeiten, gekochte Speisen, Fleisch, Salz, stickige Räume

Unverträglichkeit

- Milchnahrung (Haut), heiße Getränke, Hitze nach Kälte

Seiten

- mehrheitlich links

Besserung

- durch Essen (Magen), Bewegung in frischer Luft, Weinen

Verschlechterung

- morgens nach dem Erwachen, Kälte, Abkühlung, Waschen, Baden (Haut), im Winter (Hautrisse, durch Unterdrückung von Hautausschlägen), Hitze, Bettwärme (Haut)

Absonderliche Symptome

Schlaf

- träumt von geistiger Arbeit
- gestörter Schlaf durch sich wiederholende Gedanken
- Gefühl beim Einschlafen, die Atmung würde aufhören, Atemnot

Kopf

- Brennen auf dem Scheitel
- Kopfschmerzen begleitet von Taubheits- und Leeregefühl

Augen

- Augenlid geschwollen, entzündlich (Ekzem, Fissur) (Synth.: Hautausschlag an den Lidern: clem., graph. 3, hep. 2, mez. 2, tell., thuj. 3)
- Sonnenlicht verursacht lanzinierende Schmerzen
- Augenwimpern verwildert, wachsen nach innen zum Augapfel
- Neigung zu Gerstenkörnern

Ohren

- hört besser im Lärm, Gehör verbessert sich nach Autofahren
- Ohrensausen endet mit Knall
- trockene Entzündung des äußeren Gehörgangs und hinter den Ohren

Nase

- empfindlich gegen Gerüche: Blumen (Synth.: all-c., chin., graph. 3., hyos., lac-c. 2, lem-m., lyc., nux-v. 3, phos. 3, sang.), Parfum
- nimmt falsche Gerüche wahr, z. B. verbrannte Haare

Gesicht

- Gefühl von Spinnweben im Gesicht

Magen

- Brennen, Krampf im Magen, bessert sich durch Essen
- Übelkeit am Morgen während der Menses
- Brennen im Magen erzeugt Hungergefühl

Verdauung

- knotig, harter Stuhl mit Schleim bedeckt (Obstipation)
- Flatulenz mit reichlich übel riechenden Winden

Genitalien

- verzögerte Menses, spärlich, blass, kurz
- Ekzem (Schrunden, Risse, Herpes), stark juckend
- Kältegefühl in der Vagina

Haut

- wund, wo Hautteile aneinander reiben, in den Falten

Glieder

- heiße Hände bei Erregung
- Füße eiskalt, dann wieder brennend heiß
- Taubheit der Arme, Hände, Füße oder Zehen, oft verbunden mit Krämpfen
- häufiges Einschlafen der Hände, muss sie immer reiben

Besondere Anzeigen

- Geschwulst der Vorsteherdrüse in der Pubertät
- Körperekzem des Neugeborenen, gelbkrustig

Vergleiche

- puls., calc., nat-m., ant-c., petr., caust., sulph., ferr.

Bewährte Indikationen

Anämie

- Blässe, Frost, wachsartiger Teint mit Korpulenz

Konjunktivitis

- mit rissiger Lidrandentzündung

Blepharitis, Keratitis

- Rötung der Lidränder, verklebte Augenlider, Einrisse der Augenlider und Augenwinkel

Hornhautgeschwür

- chronisch mit brennenden, stechenden Schmerzen

Otitis

- mit eitrigen Sekreten, vergrößerte Lymphdrüsen

Asthma

- durch Unterdrückung des Hautausschlages

Schilddrüsenunterfunktion

- träge, schwach, fettleibig, faul

Schuppenflechte

- auf der Kopfhaut, feucht, eher nässend, borkig, juckend

Psoriasis

- girlandenartig, rissig, trocken oder nässend durch hormonelle Umstellung

Gesichtsrose

- in der Kälte schlimmer

Afterfissur

- mit vielen kleinen Rissen, teils eitrig, ekzemartig

Hämorrhoiden

- Jucken, Brennen, Bluten, Ekzem

Wunden

- die sich leicht entzünden und eitern

Keloide

- bindegewebige Wulstnarben, weich, krallenartig nach Verwundung oder Operation

Nägel

- Verdickung, Deformierung, Schwarzfärbung, Ausfall, spröde

Arzneianalogien

Reißblei ist imstande, metallischen Glanz aufs Papier zu bringen. Diese Eigenschaft kennzeichnet die künstlerischen, verborgenen Talente der Graphites-Persönlichkeit. Die Substanz ist ferner ein Gleitmittel für Maschinen, wobei Zahnräder reibungsloser arbeiten – die Patienten gleiten reibungslos, still und bescheiden durchs Leben, sind unauffällige Arbeiter, die als kleine „Zahnräder“ dafür sorgen, dass ein Betrieb funktioniert. Das weiche, fettige Kohlenstoffprodukt charakterisiert auch die sanfte Natur und die fettige Gesichtshaut der Graphites-Konstitution.

Graphites in der Kinderheilkunde

Graphites-Kinder sind Mädchen mit pummeliger Figur oder Knaben mit äußerst scheuer Verhaltensweise, welche als Weichlinge bezeichnet werden. Gefräßig wie sie sind, sehen sie ungesund aus, leiden oft unter Blutarmut und Verstopfung (Klumpenstuhl mit Schleim bedeckt) mit großer Schwäche und Blässe. Ihr Verhalten ist träge, lethargisch, sowohl körperlich wie geistig. In der Schule haben sie große Schwierigkeiten wegen ihrer mangelnden Fähigkeit, sich zu konzentrieren. Zudem sind sie zu faul und zu wenig ehrgeizig, um gute Noten erzielen zu wollen. Um ihre Minderwertigkeitsgefühle zu überdecken, werden sie plötzlich frech, flegelhaft und ungezogen. Wenn sie dann getadelt und kritisiert werden, überdecken sie ihre Verlegenheit mit höhnischem Lachen. Manchmal können sie auch grundlos in Tränen ausbrechen, besonders in der Pubertät. Sie leiden unter starken Minderwertigkeitsgefühlen, insbesondere durch eine ausgeprägte Akne. Sie verlieren an Selbstvertrauen, Entschlossenheit und trödeln vor sich hin. Oft verlagert die Psyche ihre Störungen auf die Haut in Form von verschiedenartigen Ekzemen, Wucherungen oder Vernarbungen.

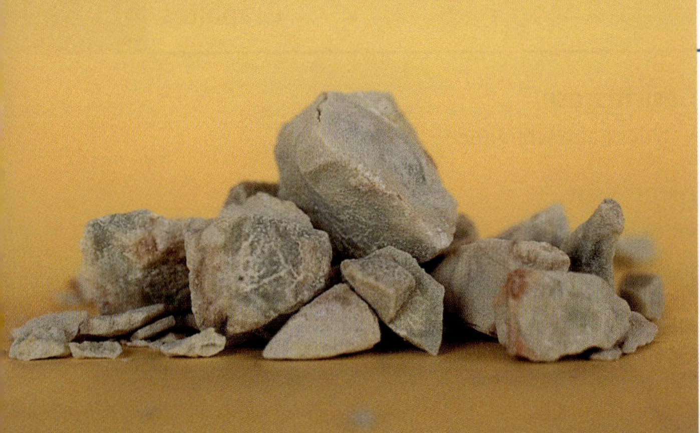

Hepar sulphuris

Allgemeines

Hepar sulphuris (Kalkschwefelleber) ist ein gelbbraunes, kristallines, nach faulen Eiern stinkendes Pulver, welches durch Verglühen von gemahlenem Perlmutt der Austernschale zusammen mit Schwefel gewonnen wird. Die Substanz besitzt keimtötende Eigenschaften und wurde früher für Bäder und Umschläge zur Behandlung von Akne, Furunkeln, Juckreiz und Rheuma verwendet. Hahnemann hatte 1794 die Urtinktur durch Auflösung der Kalkschwefelleber in Säure erstmals hergestellt. Die Arznei, welche auch als Hepar sulphuris calcarea benannt ist, besitzt einen psorischen, syphilitischen, sykotischen und tuberkulinischen Charakter (Miasma) mit den Themen: *Frostigkeit, Überempfindlichkeit, Reizbarkeit, unheilsame Haut, Eiterungen und Unausgeglichenheit.*

Typus

Bei Hepar sulphuris handelt es sich vielfach um **träge Personen** (Frauen, Männer, Kinder) mit hellem Haar, **schmutzig unreiner Haut**, schlaffen Muskeln und Neigung zu rissigen Unterlippen und geschwürigen Hautaffektionen um den Mund. Sie sind sehr **ernst** veranlagt (deprimierter Gesichtsausdruck), lachen selten (Synth.: ars. 3, am-c., am-m., hep.) und fallen durch **schnelles Sprechen, Essen und Trinken** auf. Die Betroffenen wirken **unausgeglichen**, spannungsgeladen und geben sich unhöflich, schroff (Synth.: hep. 2, merc. 2, lyc., plat.) und **unzufrieden** (Synth.: hep. 3., merc. 3, lach., nit-ac.). Dauernd sind sie am Klagen und Nörgeln, sei es über das kalte Wetter, über ihre Gesundheit, ihr Umfeld, über den Stress, die Hektik oder den Lärm des Alltags. Wegen ihres **mürrischen** Charakters ist ein Zusammenleben mit ihnen sehr schwierig. Wegen Kleinigkeiten sind sie schnell beleidigt, **schimpfen** ununterbrochen über die Fehler anderer; man kann ihnen nichts recht machen. Sie geben sich sehr zänkisch, ärgerlich, **aggressiv**, wobei sie sich in ihrem Zorn kaum beherrschen können. Im Extremfall werden sie sogar bösartig (Impuls zu Gewalttätigkeit).

Obwohl sie nicht gerne alleine sind, haben sie eine große Abneigung gegen neue Bekanntschaften. Auch auf **Veränderungen** und moderne Ideen reagieren sie mit großem Unbehagen. Sehr typisch ist ihre massive **Überempfindlichkeit** gegenüber äußeren Einflüssen wie Lärm, Gerüche, Kälte, Stress und Zeitmangel. Auch Schmerzen sind für sie schnell einmal unerträglich, sie schreien übertrieben oder werden ohnmächtig (ihre Reaktion steht aber in keinem Verhältnis zur Intensität des Schmerzcharakters). Ihre Sensibilität zeigt sich auch gegenüber Krankheiten oder Unfällen von Angehörigen und Bekannten, wobei sie vor Erregung ins Schaudern geraten.

Es handelt sich um äußerst **frostige** Personen (Hepar sulphuris ist eines der kältesten Homöopathika), die sich beim geringsten Luftzug erkälten (empfindlich gegen trocken-kaltes Wetter und geringste Entblößung). Bei minimaler Abkühlung treten Entzündungen des Atemtrakts in Erscheinung, sei es Angina mit splitterartigen Schmerzen, krächzender Husten mit rasselndem Schleim in den Bronchien oder Schnupfen (verstopfte Nase) mit anfangs wässrigen, später dicken, gelben Sekreten (Nasennebenhöhlenentzündung mit splitterartigen Schmerzen). Die Infekte (besser durch Luftbefeuchtung) haben die Neigung zu Rezidiven und sind meistens mit übel riechenden **(sauer oder wie alter Käse) Sekreten** verbunden.

Hepar sulphuris ist eines der wichtigsten Mittel bei **eitrigen Entzündungen** jeglicher Art, wobei diese (im Gegensatz zu Silicea = langsam entwickelnd und abheilend) rasch auftreten und wieder abklingen: Schleimhauteiterung, Pusteln, Hautausschläge, Furunkel, Abszesse, schlecht heilende, eitrige Wunden (Verletzung, Operation, Geburt), Nagelbettentzündung (Synth.: Panaritium, Umlauf: hep. 3, sil. 3, calc-s.), wobei der Einsatz im frühen Stadium die Eiterbildung verhindert, im akuten Zustand die Eröffnung und das Abfließen des Sekretes fördert.

Die Haut reagiert sehr empfindlich mit Bildung von **herpesartigen Ausschlägen** samt splitterartig stechenden Schmerzen und Eiterungsneigung. Es besteht die starke Veranlagung zu **Akne** (harte, dunkelfarbige Pusteln) mit unsauberem Gesicht, saurem Schweiß und Frostigkeit. Der **behaarte Hinterkopf** ist mit einem nässend eitrigen Ausschlag belegt, der nach altem Käse riecht. Wie calc-s. zeigen sich überall am Körper **Ekzeme** mit eitrigen Borken, mit Jucken und Stechen (besser durch Wärme) sowie extremer Kälteempfindlichkeit.

Verhaltensmerkmale bei der homöopathischen Anamnese

Die Hepar-sulphuris-Persönlichkeit erscheint zur Konsultation mit ungewöhnlich warmer Bekleidung (Kopfbedeckung, Schal um den Hals, Handschuhe), unabhängig von der Wetterlage. Der Händedruck ist kalt und schlaff wie bei Calcium carbonicum. Im Sprechzimmer reagiert der Patient auf den geringsten Luftzug und möchte, dass alle Fenster und Türen geschlossen bleiben. Er spürt sogar, wenn eine Luke im Nebenzimmer offen ist. Er ist schnell mit den Nerven am Ende, selbst leichter Druck wird kaum ertragen (weder physisch noch psychisch). Beim Erzählen gerät er schnell in Erregung, ist reizbar, ärgerlich und verdrießlich. Seine Schmerzen präsentiert er mit großer Reizbarkeit. Was für andere Menschen unangenehm ist, ist für die Hepar-sulphuris-Persönlichkeit ein schreckliches, kaum zu ertragendes Leiden. Möchte man den Patienten untersuchen, will er weder berührt werden noch zieht er sich aus. Er gibt sich ungezogen, beantwortet Fragen immer zuerst mit einem „Nein", um bei intensiverer Nachfrage dann doch auf „ja" zu wechseln.

In seinen überempfindlichen Reaktionen schimpft er andauernd über andere, welche ihm das Leben schwer machen würden. Leicht ist er verletzlich, beleidigt und kann sehr zornig, ja boshaft reagieren. Es besteht sogar die Neigung zu Gewaltausbrüchen (Impuls, andere umzubringen).

Viele gesundheitliche Beschwerden stehen in engem Zusammenhang mit Unterdrückung von Hautausschlägen, Asthma oder Infektionen. Die Betroffenen sind sehr besorgt über ihren Krankheitszustand, geben sich aber bei gut gemeinten Empfehlungen sehr stur und widerspenstig.

Psyche

Reizbarkeit

- heftig, vehement durch Schmerzen (Synth.: aur. 3, cham. 3, hep. 3, ant-t., lyc.)
- klagt und nörgelt dauernd über den Leidensdruck
- schimpft über geringste Kleinigkeiten
- erträgt keinen Widerspruch
- wird aggressiv, boshaft bei Beleidigungen, Neigung zu Gewaltausbrüchen
- droht zu töten (Synth.: hep. 2, tarent. 2, meli.)

Unausgeglichenheit

- gibt sich angespannt, verdrießlich
- Bagatellen führen zu unangemessenen Reaktionen
- ist unzufrieden mit allem
- Selbstmordgedanken (will sich selbst anzünden)

Furcht

- vor Verletzung, Unfall, Zahnarzt
- vor Bienen und Wespen

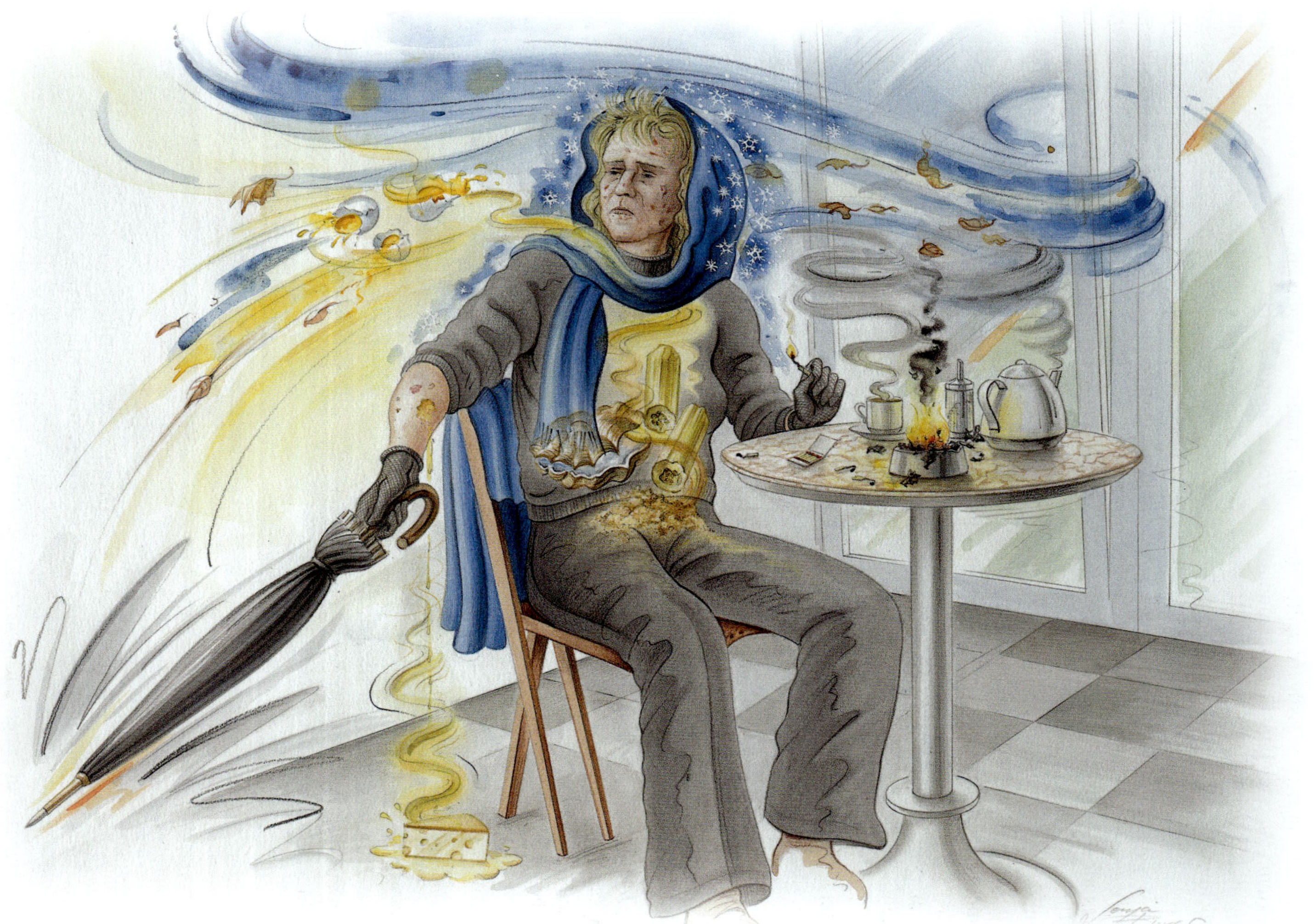

Abb. 23 **Hepar-sulphuris-Persönlichkeit:** streitsüchtig veranlagt, aggressiv, bösartig, mürrisch, schmutziges Gesicht, deprimierter Ausdruck, Unterlippe aufgesprungen, unreine Haut, Eiterungsneigung, Akne, Furunkel, Abszess, geschwürige Hautaffektionen, extrem kälteempfindlich, reagiert auf geringsten Luftzug, ist ungewöhnlich warm bekleidet (Kopfbedeckung, Schal um den Hals, Handschuhe), kann kalte Gegenstände (Marmortisch) nicht anfassen, Neigung zu eiternden Entzündungen mit stechenden Schmerzen, Besserung durch Luftbefeuchtung, Mundgeruch nach faulen Eiern, stinkender Schweiß riecht nach altem Käse, Durst auf warme Getränke, spielt mit dem Feuer.

Angst

- um die eigene Gesundheit (Hypochondrie) oder die der Angehörigen
- wenn er von schrecklichen Unfällen hört oder Gewalt in Filmen sieht
- berührt zu werden (Synth.: ant-c., arn., cina, hep.)
- vor dem Alleinsein
- Agoraphobie

Impuls

- möchte alles in Brand stecken, Feuer legen
- möchte jemanden umbringen

Wahnidee

- sieht überall Leichen
- sieht die ganze Welt brennen
- müsse jemanden ermorden (Synth.: ars., hep., hyos., lach.)

Leitsymptome

Kälte

- Mangel an Lebenswärme; alle Beschwerden verschlimmern sich bei Kälte
- Beschwerden bei Zugluft, Wind, kaltem, trockenem Wetter (Schnupfen, Otitis, Krupp, Angina, Katarrh)
- Frösteln beim Entkleiden
- ist bis zur Nasenspitze bedeckt im Bett
- Husten beim Entblößen der Hand aus der Bettdecke
- kann keine kalten Oberflächen (Metall, Stein, Marmor) mit bloßen Fingern berühren, kommt ins Schaudern

Empfindlichkeit

- gegen Kaltwerden eines jeglichen Körperteils (unbedeckter Kopf, bloßer Hals oder Nacken, ungeschützte Extremitäten)
- reagiert bei Schmerzen mit Reizbarkeit und Wutausbrüchen
- sensibel gegenüber Berührung, Lärm, Geruch, Zugluft

Absonderung

- übel riechend, nach altem Käse, sauer: Sputum, Entzündungssekrete, Eiter, Schweiß, Stuhl, Ausdünstung, Mundgeruch

Eiterung

- Neigung zu eitrigen Prozessen: Akne, Furunkel, Abszesse, Fisteln, eitrige Wundsekrete, eitrige Ekzeme, Knochenaffektionen, Zahnwurzelabszesse, Geschwüre

Schmerzen

- stechend splitterartig (Hals, Blase, Gelenke)
- äußerst unerträglich, Ohnmachtsneigung

Schwellung

- der Lymphdrüsen (Hals, Leiste), nach Kälteeinwirkung

Schweiß

- profus, Tag und Nacht, übel riechend sauer, ohne Erleichterung
- schwitzt, aber wagt es nicht aufgrund der Kälteempfindlichkeit sich zu entblößen
- übel riechender Fußschweiß

Modalitäten

Verlangen

- nach Saurem, Essig, Essiggurken, scharf gewürzten Speisen
- warmes Einhüllen, warme Räume, warmes Schlafzimmer mit geschlossenen Fenstern

Abneigung

- gegen Fett, gewürzten Käse (Roquefort)

Unverträglichkeit

- sich zu entblößen, aufzudecken

Durst

- auf warme Getränke

Besserung

- Wärme, Ofenhitze, warmes Zimmer, warmes Wetter, warme Umschläge, warmes Bad, feucht-nasses Wetter

Verschlechterung

- Zugluft, kalter Wind, trocken-kaltes Wetter, Kälte, Aufdecken, Entblößen eines Körperteils, Abkühlung, Berührung, Liegen auf der schmerzhaften Seite, nachts, morgens

Absonderliche Symptome

Schlaf

- träumt von Feuer, Streit, Ärger, Schießen
- träumt von eitrigem Auswurf

Kopf

- Schwindel beim Fahren im Wagen
- Gefühl von wogendem Wasser im Kopf
- halbseitige Kopfschmerzen wie von einem eingetriebenen Nagel
- Schmerz über der Nasenwurzel
- Schmerz wie ein Bolzen oder Keil (Synth.: hep. 3, asaf. 2, plat. 2, dulc.)

Augen

- Gefühl, als ob das Auge mit einem Faden in den Hinterkopf gezogen würde
- Gefühl, als ob ein stumpfer Gegenstand in das Auge gedrückt würde
- Gefühl, als ob sich eine Kugel im Inneren des Auges befinden würde
- Röte nach Verletzung

Ohren

- Furunkel im Gehörgang
- Krachen in den Ohren beim Naseschnäuzen

Nase

- Gefühl, als dringe ein Bohrer durch die Nasenwurzel
- Niesen beim Entkleiden, in kaltem Wind
- Schmerzen erstrecken sich zu den Augen (Synth.: hep. 3, lyc.)
- Schmerzen schießen beim Niesen in den Kopf

Mund

- Zahnschmerz durch kalte Speisen oder beim Öffnen des Mundes
- Mundgeruch wie faule Eier
- Gefühl wie von einem Splitter beim Schlucken, ausstrahlend bis in die Ohren

Brust

- weint vor oder während Husten
- Husten durch Entblößen der Hände (Synth.: hep. 3., rhus-t. 3, bar-c., sil.)
- Husten im kalten Wind (Synth.: hep. 3, coca, lyc., lycps-v.)
- Hitze in der Brust, als ob heißes Wasser in die Lungen gegossen würde

Magen

- Schmerz beim Schnäuzen der Nase (Synth.: hep. 3, kali-n.)

Bauch

- Abszess in der Leistengegend (Synth.: hep. 3, merc. 2, sil., syph.)

Verdauung

- Stuhl stinkt wie verdorbener Käse (Synth.: bry. 3, hep. 3, sanic. 2, tub.)

Nieren

- Gefühl, etwas würde im Harntrakt zurückbleiben
- intermittierendes Wasserlassen
- muss warten, bis der Urin zu laufen beginnt (Synth.: alum. 3, hep. 3., op. 3, arn. 2, sep. 2)

Genitalien

- Weißfluss gelblich, riecht nach altem Käse (Synth.: hep. 3, sanic.)
- Schamlippenabszess, Bartholinitis
- schankerähnliche Geschwüre an der Vorhaut
- übel riechende Feigwarzen

Haut

- Stechen in den Warzen (Synth.: hep. 3, nit-ac. 3, bov.)
- Geschwüre schmerzen, als ob sie von spitzen Dornen aufgerissen worden wären

Extremitäten

- Balggeschwulst an der Spitze des Ellbogens

Rücken

- Gefühl, als ob Wind zwischen die Schultern blasen würde
- kann keine Zugluft am Nacken ertragen

Besondere Anzeigen

- zur Öffnung von Abszessen
- schlecht heilende Wunden
- chronische Hypertrophie der Mandeln mit Schwerhörigkeit

Vergleiche

- sil., ars., calc., sulph., graph., nitr-ac., nux-v., mez., merc, cal., spong.

Bewährte Indikationen

Konjunktivitis

- mit eitrigen Sekreten, Verschlimmerung in kalter Luft, Neigung zu Hornhautgeschwüren, berührungsempfindliche Augen

Sinusitis

- mit dicken, gelben, oft blutdurchsetzten Sekreten, stinkend nach altem Käse, mit bis zum Ohr ausstrahlenden Schmerzen und dem Gefühl, als ob die Augen an einem Faden in den Kopf gezogen würden

Otitis

- nach Zugluft, Aufenthalt im kalten Wind mit übel riechender Eiterbildung, stechenden Schmerzen, Einhüllen des Kopfes bessert

Pharyngitis

- mit Schmerzen wie von einem Splitter oder von Fischgräten, Wärme lindert, muss den Hals und den Kopf einhüllen, Halsschmerzen durch Kaltes (Synth.: hep. 3, lyc. 3., ars. 2., sulph. 2, sabad.)

Tonsillitis

- mit sichtbaren Eiterstippchen (Abszess), Entzündung bei jeder Periode von kaltem Wetter (Synth.: dulc. 2, bar-c., hep.)

Bronchitis

- mit eitrigen, nach altem Käse stinkenden Sekreten, rasselndem Husten, besser bei feuchtem Wetter

Asthma

- im Wechsel mit Hautausschlag, auftretend bei trockenem, kaltem Wetter (Synth.: besser bei nassem Wetter: nat-s. und dulc.)

Ulcus cruris

- mit stinkendem Eiterfluss, Neigung zu Sepsis, umgeben von juckenden Bläschen

Arzneianalogien

Die Kalkschwefelleber stinkt fürchterlich nach faulen Eiern, was den übel riechenden Absonderungen (Eiter, Sputum, Schweiß) der Hepar-sulphuris-Persönlichkeit entspricht. Die Arznei wird durch Verglühen von pulverisierten Austernschalen und Schwefel hergestellt, was die hitzige Neigung des Patienten und die Vorliebe für Feuer charakterisiert. Peter Rabe schreibt in seiner „Göttlichen Homöopathie“: „Wenn Kalk und Schwefel sich verbinden, dann wirst du keinen Frieden finden.“ – Dies nimmt Bezug auf die extrem reizbare, ärgerliche Stimmungslage der Betroffenen.

Hepar sulphuris in der Kinderheilkunde

Wie bei Calcium carbonicum handelt es sich bei Hepar sulphuris um dicke Kinder, die schnell gereizt, dickköpfig und beleidigt sind. Es sind Quälgeister mit furiosen Gebärden, die man niemals außer Acht lassen kann (spielt mit dem Feuer). Explosionsartig wie ein Vulkan können sie richtig toben, schimpfen und drängeln (Streitsucht mit gewaltigen Eruptionen).

Als Säuglinge leiden sie unter stinkendem Windelausschlag. Obwohl sie häufig gebadet werden, riechen sie immer sauer. Ihre Haut ist dünn und reagiert bei kleinster Reizung mit Eiterung. Die Tendenz zu Eiterungen ist erhöht: eiternde Ergüsse aus den Wunden, aus Nase, Augen, Ohren, eiternde Pusteln, Furunkel, Abszesse, Eiterstippchen auf den Mandeln. Die Dentition ist schwierig und mit sauer riechendem Durchfall verbunden. Auch der Schweiß und andere Absonderungen (Eiter, Sputum) sind stinkend. Bei Zugluft oder im kalten, trockenen Wind erkälten sie sich leicht, oft mit hart geschwollenen Drüsen (Hals, Leiste). Bei Bronchitis, Angina, Otitis, Tonsillitis liegen sie bis zur Nasenspitze bedeckt im Bett und beginnen sofort zu husten, wenn man sie aufdeckt oder wenn sie die Hand unter der Bettdecke hervorstrecken. Sie leiden an splitterartigen Schmerzen im Hals. Bei Mittelohrentzündung schreien sie laut, an den Ohren sind sie extrem berührungsempfindlich (lässt sich nicht untersuchen, widersetzt sich mit Händen und Füßen). Bei Pseudokrupp (Synth.: Krupp nach Einwirkung von kalter, trockener Luft: acon. 3, hep. 3, kali-bi.) mit Beschwerden in den frühen Morgenstunden (Aconitum nach dem ersten Schlaf um Mitternacht) tritt rasselnder Husten bis zum Erbrechen in Erscheinung, Inhalationen mit heißem Wasserdampf und Einhüllen des Kopfes bessern die Beschwerden. Leiden die Kinder an Tonsillitis, klagen sie über Schmerzen, ausstrahlend bis zu den Ohren, und sind heiser. Auffallend ist, dass Verletzungen schlecht ausheilen (Eiterneigung) und dass in der Pubertät hochgradige Akne mit narbenbildenden Eiterpusteln erscheinen (warme Kompressen bessern, Kälte und Berührung verschlimmern).

Es handelt sich um sensible Jugendliche, die auf Schmerzen, Berührung, Kälte, selbst auf das Kämmen der Haare äußerst empfindlich reagieren. Selten sieht man sie lachen. Sie sind zänkisch veranlagt und haben eine Abneigung gegen das Spielen, ausgenommen, es sei ein Spiel mit dem Feuer.

Hyoscyamus

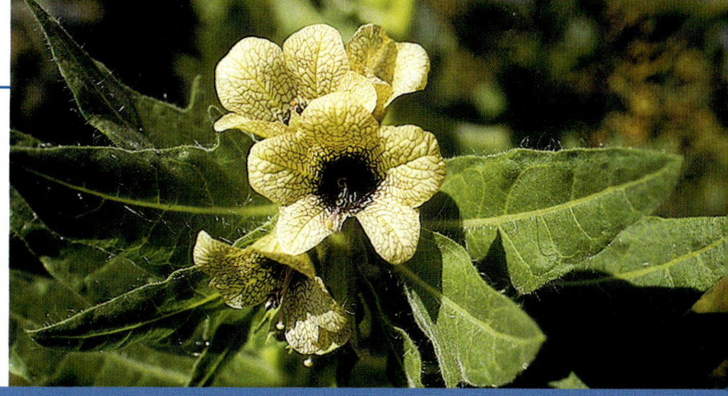

Typus

Die Hyoscyamus-Persönlichkeit (mehr männlich als weiblich) hat ein eingefallenes oder rundes, blasses Gesicht mit hellen Haaren, **funkelnden Augen** und dicken Lippen. Wie Lachesis ist sie **geschwätzig**, wechselt sprunghaft das Thema und kann mit ihrem hastigen Verhalten kaum bei der Sache bleiben. Sie macht einen **ruhelosen**, ängstlich angespannten und **verkrampften** Eindruck.

Zahlreiche psychische Eigenarten stehen im Vordergrund. Hervorstechend ist die hochgradige Erregung des Zentralnervensystems mit großer **Reizbarkeit**, Nervosität und **Boshaftigkeit**. Boericke schreibt: „Es ist, als ob eine diabolische Macht vom Gehirn Besitz ergriffen hat und alle Funktionen behindert; ein streitsüchtiger, obszöner Charakter, ist gewalttätig, schlägt und beisst." Seine Aggressivität steht in den meisten Fällen mit **eifersüchtigen** oder rivalisierenden Auseinandersetzungen im Zusammenhang. In solchen Situationen kann der Betroffene gewalttätig werden, jedoch weniger brutal und unbeherrscht als Stramonium und Belladonna. Eifersucht zwischen Geschwistern, Ehepartnern, Freunden und Arbeitskollegen spielt im Alltag eine große Rolle und ist oft der Anlass von Streitereien oder die Ursache von Beschwerden. Hinzu kommt ein starkes **Misstrauen**, bisweilen mit paranoischen Zügen. Zum Beispiel wird der Ehepartner ständig kontrolliert und es wird ihm bei jeder Gelegenheit Untreue vorgeworfen. Andererseits werden Freunde und Bekannte beschuldigt, sie würden ständig hinter ihm munkeln und heimlich über ihn reden. Diese besitzergreifenden Reibereien führen oft zu Enttäuschungen (enttäuschte Liebe aus Eifersucht), was zu krankhaften Störungen (Depression) führt.

Allgemein kann sich aber die Hyoscyamus-Persönlichkeit auch **humorvoll**, witzig und närrisch zeigen. Sie ist zu allerlei Schelmereien aufgelegt, sehr redselig und abnorm **extrovertiert**. Sie neigt dazu, über alles zu lachen und zwar in einer ausgelassenen, fast zynischen Art. Ihr Benehmen ist oft überschäumend und hemmungslos, verbunden mit **übertriebener Gestik** (macht komische Grimassen oder lächerliche Gebärden). Eigen-

Allgemeines

Das Schwarze Bilsenkraut (Hyoscyamus niger L.) ist ein bis 80 Zentimeter hohes, ein- bis zweijähriges Nachtschattengewächs (Solanacea) mit S-förmigem, zottig behaartem, klebrigem Stängel, an dem wechselständig mattgrüne, lanzettförmige, übel riechende Blätter wachsen. In den oberen Blattachseln erscheinen von Juni bis August schmutziggelbe, violett geaderte, ca. drei Zentimeter breite Trichterblüten, in denen fünfzipfelige Fruchtkapseln mit inhaltlich 200 bis 500 Samen und einem aufspringenden Deckel reifen. Die Pflanze ist über ganz Europa von der Ebene bis in die Voralpen auf Schuttplätzen, Öd- und Ruderalstellen zu finden.

„Hyoscyamus", die Gattungsbezeichnung, ist griechischen Ursprungs und setzt sich aus „hys" (= Schwein) und „kyamos" (= Bohne) zusammen. Wildschweine lassen sich vom betörenden Duft des Bilsenkrautes zum Fraß verleiten, was zu einer Vergiftung mit starker Betäubung führt. Der Beiname „niger" stammt aus dem Lateinischen und heißt übersetzt „schwarz", was die dunkle Farbe der spindelförmigen Wurzel charakterisiert. Der deutsche Name „Bilsenkraut" ist vom indogermanischen „bhel" abgeleitet, was so viel wie „Phantasie" bedeutet und die berauschende Giftwirkung zum Ausdruck bringt.

Die homöopathische Urtinktur wird aus dem frisch blühenden Kraut hergestellt. Hyoscyamus ist dem Arzneimittelbild von Belladonna und Stramonium (ebenfalls Nachtschattengewächse) nahe verwandt, zeigt aber weniger entzündlichen Charakter als das hochrot schwitzende Gesicht bei Belladonna und auch weniger tobsüchtige Ausbrüche als Stramonium, ist aber umso eifersüchtiger und trockener auf den Schleimhäuten im Mund- und Rachenraum. Die Arznei kommt in der homöopathischen Praxis nicht häufig zur Anwendung, ist allerdings bei tief greifenden Störungen von Geist und Gemüt von größter Bedeutung. Themen: *Eifersucht, sexuelle Enthemmung, Aggressionen, Manie.*

artigerweise hat sie eine große Furcht vor fließendem Wasser.

Ein weiteres Merkmal ist die übermäßige sexuelle Erregbarkeit. Sprechen, Singen, Tanzen, Fluchen, Witze klopfen – alles dreht sich um Sex und zwar in **schamloser**, unzüchtiger Art. Hyoscyamus besitzt kaum ein moralisches Empfinden und kennt keine Hemmschwellen, dies geht bis zu Exhibitionismus (stellt in aller Öffentlichkeit seine Geschlechtsteile zur Schau). Das schamlose Verhalten widerspiegelt sich auch in der **aufreizenden Kleidung** und den geilen, obszönen Reden. Auf der Straße oder während Gesprächen wird andauernd an die Genitalien gegriffen. Die extreme sexuelle Obsession beruht auf einem Minderwertigkeitsgefühl mit Selbstzweifel und dem Gefühl, nicht attraktiv genug zu sein. Als Kompensation dazu muss die Hyoscyamus-Persönlichkeit mit erfundenen exzessiven Intimerlebnissen **prahlen**. Ihre Innenwelt ist voller **Zwangsvorstellungen**, Einbildungen und ausschweifenden Phantasien. Sie fühlt sich im Stich gelassen, vernachlässigt und versucht infolge Angst vor dem Alleinsein mit absurden Gebärden die Aufmerksamkeit auf sich zu ziehen.

Beschwerden entstehen als Folge von erlittenem Unrecht, unglücklicher Liebe, Eifersucht oder hysterischer Aufregung. Sie sind oft verbunden mit Zittern, Zucken, Rucken, Konvulsionen oder Muskelkrämpfen.

In extremen Fällen leiden die Betroffenen unter **Wahnvorstellungen**. Beispielsweise sehen sie Personen, die gar nicht anwesend sind; sie sind verwirrt und glauben, im eigenen Haus an einem fremden Ort zu sein; sie sehen schreckliche Bilder an der Wand (Tote, Ungeziefer, Ratten, Katzen, Würmer) oder sind der Auffassung, alle Gegenstände würden ein unnatürliches Aussehen besitzen. Den Ofen halten sie für einen Baum und umarmen ihn. Ferner glauben sie besessen zu sein.

Es besteht die Neigung zu Verfolgungswahn oder Psychose mit wilden Gesten, insbesondere während der Schwangerschaft, im Wochenbett oder bei massiven Stresseinflüssen. In der Pubertät machen sich extreme Verhaltensstörungen (Bulimie, Anorexia nervosa) bemerkbar.

Die **Hyoscyamus-Frau** ist extrem auf ihr **Äußeres fixiert** und reagiert sehr empfindlich auf Kritik und die Meinung anderer. Mit ihrer freizügigen Garderobe möchte sie von der Männerwelt bewundert, vergöttert und umschwärmt werden. Vor allem sehnt sie sich nach Zärtlichkeit, Umarmung und Intimität. Bei Enttäuschung wird sie ausgesprochen eifersüchtig mit hysterischen Wutausbrüchen (Schlagen, Beißen, Treten) – sie könnte ihren Kontrahenten kaltblütig umbringen. Fortan bekräftigt sie jederzeit und überall: „Alle Männer sind Schweine, sie sind nur immer auf das Eine ausgerichtet."

Auf der körperlichen Ebene ist Hyoscyamus vor allem bei **krampfhaftem Reizhusten** (Keuchhusten) indiziert, der sich mit nächtlichen Anfällen und großer Trockenheit samt Stechen im Hals äußert. Jedes Mal beim Zu-Bett-Gehen beim Hinlegen beginnt der lästige und unaufhörliche Husten, sodass der Patient gezwungen ist, sich wieder aufzurichten. Im Hals besteht das Gefühl, als ob das Halszäpfchen (Uvula) zu lang wäre. Der Husten kann sogar einen Krampf provozieren.

Fieber ist mit Delirium und Halluzinationen verbunden, wie bei Belladonna, aber ohne dessen stark entzündlichen Charakter. Während Belladonna im hitzigen Zustand bedeckt bleiben will, stößt Hyoscyamus die Bettdecke weg, nicht weil es zu warm ist, sondern aufgrund des Unbehagens, eingemummt zu sein – am liebsten möchte sich der Kranke vollständig entblößen. Die Körpertemperatur steigt bei Hyoscyamus nicht so hoch und intensiv an wie bei Belladonna und das Gesicht ist eingefallen, blass und trocken. Das **Delirium** (möchte aus dem Bett springen) hält nicht solange an (wie bei Belladonna), sondern bricht aufgrund der auftretenden Schwäche bald zusammen.

Hyoscyamus empfiehlt sich bei **epileptischen Anfällen**, häufig ausgelöst durch Schreck oder den Geruch von Blumen, wobei der Patient plötzlich mit einem

Verhaltensmerkmale bei der homöopathischen Anamnese

Die Hyoscyamus-Persönlichkeit gibt sich während der homöopathischen Anamnese sehr geschwätzig, oft mit unzüchtiger, fäkaler Sprache wie „Scheiße", „fuck" oder „affengeil", sodass dem Zuhörenden die Röte ins Gesicht steigt. Falls sie sich für die organische Untersuchung entkleiden muss, entblößt sie sich hemmungslos bis zum letzten Kleidungsstück und macht dabei eine fröhlich beschwingte Miene. Sie hat die Eigenart, körperliche Symptome an der falschen Stelle anzuzeigen, z. B. weist sie mit dem Finger auf den Hals, wenn sie ihre Kopfschmerzen lokalisieren möchte. Charakteristisch ist, dass sie unbedingt den Namen des zu verschreibenden Medikamentes erfahren möchte. Im Falle von Hyoscyamus verweigert sie vehement die Einnahme, da es sich um einen giftigen Ausgangsstoff handelt (glaubt, es sei giftig). Alle Versuche zu erklären, dass mit dem Potenzierungsverfahren die Toxizität des Mittels aufgehoben würde, schlagen fehl. Das Mittel wird mit großem Misstrauen zurückgewiesen.

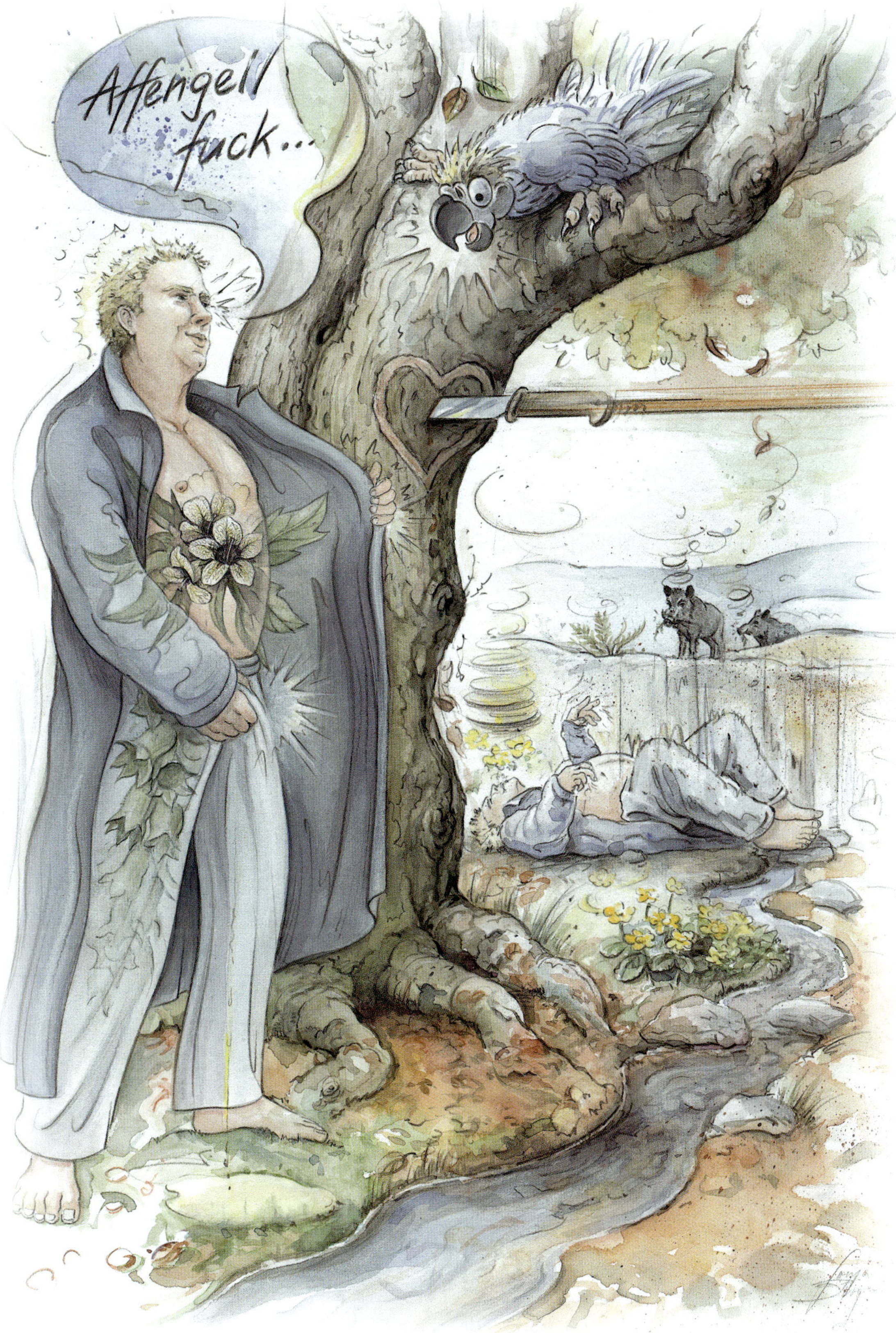

Abb. **24** **Hyoscyamus-Persönlichkeit:** blasser Ausdruck, funkelnde Augen, dicke Lippen, Exhibitionist, sexuell hemmungslos, greift sich an die Genitalien, entblößt sich, macht schamlose Witze, geile Sprache, hochgradig eifersüchtig, bösartige, sanguinische Ausbrüche mit übertriebener Gestik, Prahler, hat Wahnvorstellungen, Furcht vor Geräusch des fließenden Wassers, Angst vergiftet zu werden, epileptische Anfälle mit Zucken, Zittern und Krämpfen, evtl. ausgelöst durch Blumenduft, Lähmung der Blase, Harninkontinenz, trockener Reizhusten.

kreischenden Schrei zu Boden fällt und heftig mit groben, eckigen Bewegungen (im Gegensatz zu Stramonium: mit sanften Ruckbewegungen) zu zucken beginnt. Während der Attacke bekommt der Kranke ein hochrotes Gesicht und beginnt mit den Zähnen zu knirschen, einhergehend mit unfreiwilligem Urin- und Stuhlabgang. Der Anfall endet letztlich mit einem tiefen Betäubungszustand, in dem der Patient zu schnarchen beginnt. Der epileptische Ausbruch kündet sich mit Schwindel, Funken vor den Augen und Ohrgeräuschen an.

Die Arznei zeigt positive Wirkung bei **Lähmung der Blase und des Darmes** mit unfreiwilligem Urin- und Stuhlabgang. Besonders bei älteren Patienten, welche die Ausscheidungsorgane nicht mehr unter Kontrolle halten können, ist sie von großem Nutzen, wie auch bei Multipler Sklerose und Morbus Parkinson.

Letztlich ist Hyoscyamus bei **Demenz** angezeigt, vor allem mit motorischer Unruhe, Schlaflosigkeit, ängstlichem Misstrauen und Eifersucht. Vielfach wird auch läppisches, obszönes Schwatzen mit Neigung zum Entblößen beobachtet.

Psyche

Aggression

- tobsüchtig, sanguinisch, streitsüchtig
- zornig, schlägt und beißt, Verlangen anzugreifen (Synth.: hyos. 3, stram. 3, tarent. 3, lyss.)

Eifersucht

- krankhaft argwöhnisch, misstrauisch gegen jeden
- leidet unter eifersüchtigen Zwangsvorstellungen, betrogen, verraten, verletzt, vergiftet zu werden
- mit Raserei (Synth.: hyos. 3., lach. 2) und Mordimpulsen

Geschwätzigkeit

- lebhaft (Synth.: hyos. 2, par. 2, nat-c. 2)
- redet hinterrücks über andere, intrigant
- klatscht und tratscht mit übler Nachrede, verleumdet
- vulgäre, abstoßende, obszöne Redensweise

Maßlosigkeit

- hat kein moralisches Empfinden, keine ethischen Hemmschwellen
- lasziv, entblößt öffentlich die Genitalien (Synth.: hyos. 3)
- sexbesessen, schamlos, animalische Triebe

Manie

- springt aus dem Bett (Synth.: hyos. 3, bapt. 2, bry. 2, camph. 2)
- zupft an der Bettdecke oder an den Kleidern
- religiös fanatisch, zwanghaft, fasziniert von New Age

Furcht

- aufgrund übertriebener Sexualität verdammt zu sein
- vor dem Geräusch von fließendem Wasser (Hygrophobie) (Synth.: hyos.)
- vor dem Alleinsein, verstoßen zu werden
- vor Hunden, Tieren

Angst

- wahnsinnig zu werden
- vergiftet zu werden
- verfolgt zu werden

Impuls

- zu töten, zu beißen, zu spucken
- an den entblößten Genitalien zu spielen

Wahnidee

- die Hände erscheinen ihm zu groß
- glaubt besessen zu sein
- hört fremde Stimmen
- glaubt, farbenprächtige Vögel zu sehen (Pfauen)

Psychose

- mit wilden Gesten, Tanzen, Fluchen, unzüchtiges Reden

Leitsymptome

Alternanz

- wechselhafte Symptome: Verstopfung – Durchfall, Harnverhaltung – Harndrang, Schlaflosigkeit – komatöser Schlaf, Schwatzhaftigkeit – Verschwiegenheit

Husten

- krampfhaft trocken, abends, nachts auftretend beim Hinlegen, muss aufsitzen, zusammenziehendes Gefühl im Hals, selbst ein Schluck Tee führt fast zum Ersticken

Hals

- zusammenziehendes Gefühl, unmöglich zu schlucken, Getränke oder Speisen gelangen vom Schlund in die Nase

Fieber

- mit Delirium und Phantasieren, springt aus dem Bett, möchte nach Hause gehen, spricht vom Geschäft
- Hitze im Gesicht ohne Röte, sondern bleich, eingefallen, will aufgedeckt bleiben, sich entblößen
- nachts 22 bis 6 Uhr mit sehr hohen Temperaturen (Synth.: bry., hyos., rhus-t., stram.)

Inkontinenz

- unfreiwilliger Abgang von Urin und Stuhl bei Erregung, beim epileptischen Anfall, bei Eifersucht (Kinder), im Alter, bei Multipler Sklerose

Zucken

- jeder Muskel des Körpers zuckt von den Augen bis zu den Füßen

Modalitäten

Verlangen

- zu provozieren, zu schockieren durch Entblößung der Genitalien
- zu töten bei Eifersucht
- obsessiv nach Körperkontakt, Berührung, Zärtlichkeit, Sex

Abneigung

- gegen den Anblick oder das Geräusch von fließendem Wasser
- gegen grelles Licht

Durst

- trockene Zunge, trockener Mund, ist durstig, will aber nicht trinken
- fürchtet sich beim Trinken vor Schlundkrämpfen

Besserung

- durch Aufsitzen, Zusammenkrümmen, Wärme, Bewegung

Verschlechterung

- beim Hinlegen, abends, nachts, Kälte, Berührung, Trinken, Aufregung, enttäuschte Liebe, seelische Affekte

Absonderliche Symptome

Schlaf

- Muskelzuckungen beim Einschlafen
- komatöser, anhaltender Schlaf, 2 bis 3 Tage lang
- Zähneknirschen und Aufschreien im Schlaf
- träumt von wilden Tieren, die auf ihn losgehen, lüstern

Kopf

- Gefühl, als ob das Gehirn lose wäre, schwappen würde
- Gefühl, als ob Wasser im Kopf schwappen würde
- wirft den Kopf hin und her
- schlägt den Kopf gegen das Bett
- wird bewusstlos durch Alkohol

Augen

- erweiterte Pupillen mit glitzernder Starre
- blickt ins Leere
- krampfhafter Lidschluss
- Gegenstände haben farbige Ränder; Funken, Blitze vor den Augen
- Flockenlesen in der Luft
- fixierte Gegenstände beginnen zu tanzen

Ohren
- Ohrgeräusche vor epileptischem Anfall

Nase
- Nasenbluten mit Speichelfluss
- plötzliches Zucken der Nase

Gesicht
- Zucken der Gesichtsmuskeln, schneidet Grimassen
- erhitzt mit klopfenden Karotiden, eingefallen
- zuckt in der Schwangerschaft
- Kiefersperre während der Menses

Mund
- Erstickungsgefühl beim Schlucken
- Würgen, Zusammenziehen beim Schlucken von Flüssigkeit (Synth.: hyos. 3, mag-p. 2, lyss., nat-s., rhus-t.)
- Zunge kann nur mit Schwierigkeit herausgestreckt werden
- Zunge trocken wie verbranntes Leder
- Lockerheitsgefühl der Zähne beim Kauen, als wollten sie herausfallen
- Verlust der Sprache nach Schreck

Brust
- Husten trocken nachts, beim Aufsetzen besser (Synth.: hyos. 3, puls. 3, sang. 2)

Bauch
- Kolik, als wollte der Bauch platzen, mit Schreien

Verdauung
- unwillkürlicher Stuhlabgang im Schlaf

Nieren
- hat keine Kontrolle über den Blasenschließmuskel
- unwillkürliches Urinieren während der Menses

Genitalien
- hysterische Spasmen vor der Menses
- während der Menses konvulsivische Bewegungen
- wehenartige Schmerzen gehen der Periode voraus
- Neigung zu exzessiver Masturbation bei jeder Gelegenheit

Haut
- Ausschlag wie Scharlach, der bei festem Druck verschwindet und bald wieder eintritt

Glieder
- Zucken der Arme nachts im Bett
- Zittern der Hände oder Füße während der Menses

Besondere Anzeigen
- Harninkontinenz im Wochenbett
- Durchfall in der Zeit des Wochenbetts
- Blasenlähmung nach Entbindung
- Konvulsionen im Wochenbett
- Schielen nach lang anhaltendem Fieber
- Haarausfall nach Gehirnerschütterung

Vergleiche
- bell., stram., lach., verat., anac., arg-n., tarent-h., agar., gels., plat., canth., staph., ign., apis, ars., rhus-t., iod.

Bewährte Indikationen

Epilepsie
- vor dem Anfall: Schwindel, Klingen in den Ohren, Funkensehen, nagender Hunger; während dem Anfall: schrilles Schreien, Zähneknirschen, Urinabgang; danach: Betäubung, Schnarchen

Speiseröhrenkrampf
- Passagehemmung von geschluckten Speisen und Flüssigkeiten infolge zusammenschnürenden Gefühls

Reizhusten
- nachts beim Hinlegen bei alten Menschen

Bulimie
- mit Verhaltensstörung, glaubt, Nahrung sei Gift für den Körper

Hyoscyamus in der Kinderheilkunde

Bei Hyoscyamus handelt es sich vielfach um verhaltensgestörte Kinder, welche bei ihrer hochgradigen Aktivität (bis zur Aggressivität gesteigert) große Neigung zu exzessiver Eifersucht (insbesondere gegenüber Geschwister) zeigen. Sie sind überzeugt, dass die anderen immer bevorzugt würden. Sie brauchen viel Zuwendung, Zärtlichkeit und Aufmerksamkeit und klammern sich wie eine Klette an den Rockzipfel der Mutter (vereinnahmend). Vor allem nach der Geburt eines neuen Familiensprösslings fürchten sie ihre zentrale Position zu verlieren und reagieren deshalb mit zänkischen Affekthandlungen (boshafte Schindereien). Wegen geringsten Kleinigkeiten provozieren sie Streit und werden dabei wütend und zornig (oft mit Misshandlungen). Sie können sich auch läppisch benehmen, dummes Zeug schwatzen und unpassende Witze klopfen, um die Aufmerksamkeit auf sich zu ziehen und im Mittelpunkt des Geschehens zu stehen. Bei Erregung haben sie die Eigenart, an den Genitalien zu spielen. Mit Vorliebe laufen sie nackt herum. Aber auch das Gegenteil kann der Fall sein, indem sie sich bei der Morgentoilette oder abends beim Ausziehen einschließen, damit sie nicht nackt gesehen werden.

Sie sind sexuell übererregt und haben einen Hang zu frühzeitigem Onanieren. Oft führen sie mit ihren Spielkameraden/innen heimlich sexuelle Spiele durch und benutzen dabei schmutzige Worte. Nach Schreck und bei Wutausbrüchen (stampft mit den Füßen) treten bisweilen Konvulsionen in Erscheinung. Im Schlaf knirschen sie mit den Zähnen, schreien auf oder haben Albträume. Die Kinder neigen zum Bettnässen, sei es aus Eifersucht oder infolge Blasenschließmuskelschwäche. Sie bekommen abends beim Hinlegen trockenen Reizhusten, der sich erst beim Aufsitzen wieder bessert. Pubertierende Mädchen reagieren aufgrund von mangelnder Zärtlichkeit mit Essstörungen (Bulimie) – sie möchten geliebt und verwöhnt werden.

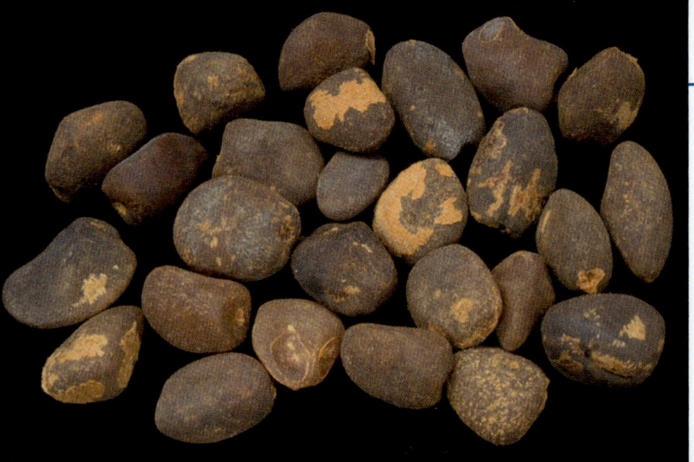

Ignatia

Allgemeines

Ignatia amara L. (Ignatiusbohne) ist ein dornenloser Kletterstrauch aus der botanischen Familie der Loganiengewächse (Loganiaceae), zu der auch Nux vomica, Gelsemium, Spigelia, Curare und Upas tieute gehören. Im Dschungel philippinischer Inseln schlingt sich die dornenlose Pflanze mit hakigen Ranken bis in die höchsten Spitzen der Bäume empor. Sie blüht durchs ganze Jahr hindurch mit nach Jasmin duftenden winzigen Traubendolden. Daraus reifen kugelige Beeren (Durchmesser: von 10 bis 13 Millimeter) mit harten, orangefarbenen Schalen, die bohnenartige Samen beinhalten. Die botanische Nomenklatur ehrt den Stifter des Jesuitenordens, Ignatius von Loyola (1491–1556); die Artbezeichnung „amara" charakterisiert die äußerst bitter schmeckenden toxischen Früchte.

Die homöopathische Urtinktur wird aus den getrockneten, zerstoßenen Samen hergestellt. Ignatia wird auch als die weibliche Nux vomica bezeichnet, da beide ähnliche Symptome bezüglich Nervensystem zeigen, so vor allem die reizbare Empfindlichkeit, nervöse Erschöpfung und die allgemeine Krampfneigung. Allerdings ist die emotionale Ebene bei Ignatia trotz hysterischer Neigung viel sensibler und sanftmütiger als bei der hypochondrisch explosiven Nux-vomica-Persönlichkeit.

Auch zu Natrium muriaticum besteht eine Symptomen-Verwandtschaft. Im Vergleich hierzu hat Ignatia ihre Gefühle weniger unter Kontrolle, besitzt eine stärkere Neigung zu Krämpfen und ist egozentrischer. Das Mittel ist bei Frauen und Kindern häufiger indiziert als bei Männern.

Die Themen der Arznei mit psorisch-tuberkulinischem Miasma sind: *Romantik, Idealismus, Sensibilität, Verletzlichkeit, Kummer, Widerspruch und Wechselhaftigkeit.*

Typus

Bei der Ignatia-Persönlichkeit handelt es sich um **gefühlsbetonte, zart besaitete, sensible, übererregte** Menschen **(vorwiegend Frauen)** mit schlanker Statur, schwarzen Haaren und braunem Teint. Sie sehen chic aus und legen Wert auf stilvolle Kleidung; sie bevorzugen dunkelblaue (Synth.: ign., lach., nux-v., staph.), zitronengelbe (Synth.: ign. 2, ars-i., sep.) oder hellgrüne (sep. 2, tub. 2, ign., nux-v., sil.) Farben; gegen Orange haben sie eine Abneigung (Synth.: ign. 2, lach., nux.-v., puls.).

Die Arznei kommt bei **Männern** nur vereinzelt zur Anwendung, insbesondere dann, wenn sie eine zarte, **empfindsame, zu stillem Kummer** neigende Gemütslage besitzen. Ihre Lieblingsfarbe ist meistens Hellblau (Synth.: ign., nux-v., sep.).

Vithoulkas unterscheidet beim weiblichen Geschlecht zwei Ignatia-Versionen.

Einerseits **emanzipierte Frauen**, die von Männern unabhängig sein wollen und sich behaupten möchten. Aufgrund ihres sensiblen Nervenkostüms können sie sich jedoch schlecht durchsetzen, obwohl sie bestrebt sind, ihre Weiblichkeit abzulegen und hohe Verantwortung zu übernehmen. Sie sind kultiviert (ästhetisches Flair), künstlerisch begabt (Malen, Musik, Tanz, Literatur) und von schneller Auffassungsgabe (ungeduldig, immer in Eile). Gewissenhaft, peinlich genau und zielstrebig verrichten sie ihre Aufgaben und haben sowohl ein klares Wertesystem als auch strenge Maßstäbe (hohe Erwartungen an sich und die engste Umgebung). Oftmals engagieren sie sich über ihre Kräfte. Nach außen wirken sie kühl und reserviert mit Hang zur Einsamkeit. Man muss mit ihnen behutsam umgehen, weil sie leicht verletzbar und beleidigt sind und ihre Gefühle nicht unter Kontrolle halten können (wird schnippisch und trotzig). Auf Streit reagieren sie sehr empfindlich (Synth.: ant-c., carl., ign., lach.); bei Verlust der Stellung treten massive Beschwerden in Erscheinung (Synth.: ign. 2, plat. 2, pers., staph.).

Der andere Charaktertyp hat für Emanzipation wenig übrig, im Gegenteil, es sind Frauen, die sich in einer Partnerschaft stark unterordnen, eine perfekte Beziehung aufbauen möchten und sich für die **Familie selbstlos aufopfern**. Sie haben bezüglich Liebe und Ehe hohe Erwartungen, schwärmen in Elegien, sind **romantisch** veranlagt und sehnen sich nach dem Märchenprinzen. Nicht selten kommt es, da ihre anspruchsvollen, phantasiereichen Träume nicht erfüllt werden können, zu Enttäuschungen und **Liebeskummer** (Synth.: stiller Kummer aus enttäuschter Liebe: ign. 3., nat-m. 3, ph-ac. 3, phos.). Dabei fällt es ihnen äußerst schwer, ihren Gefühlen freien Lauf zu lassen. Diese werden unterdrückt mit tiefem Gram und ununterbrochenem Seufzen. Der Gefühlsstau führt oft zu Verkrampfungen.

Ignatia gehört zu den klassischen **Kummerarzneien** wie Natrium muriaticum und Acidum phosphoricum. Die Frauen sind nicht fähig, die gegebene Situation (Liebesentzug) zu akzeptieren und machen sich selbst Vorwürfe: „Wie konnte mir so etwas passieren?“ Das Klagelied nimmt verschiedene Facetten an: „Ich kann so nicht mehr weiterleben“, oder „Mein Leben hat keinen Sinn mehr“. Sie brüten vor sich hin, sehen alles schwarz und halten an den negativen Gedanken fest. Alle Symptome sind Ausdruck einer großen Fassungslosigkeit.

Die Enttäuschungen führen zu Verbitterung, Verhärtung und Verkrampfung – in eine Sackgasse der Emotionen. Sie sind außerstande, über die unglücklichen Ereignisse hinwegzukommen, ziehen sich zurück, werden schweigsam und verharren in Trübsal.

Man sieht sie selten **weinen und falls doch, dann** nur stundenlang **im stillen Kämmerlein**, gefolgt von lautem Schluchzen (Synth.: weint wenn alleine: con. 2, nat-m. 2, ign.). Will man sie trösten, wenden sie sich zornig ab (Synth.: wird zornig bei Trost: hell. 2, nat-m. 2, ars., cham., ferr., ign., nux-v., sabal, sep., sil.) oder reagieren sehr gereizt (Synth.: **weint, will aber nicht getröstet werden**: carb-an., cycl., helon., ign., nat-m., plat., stann., sulph., thuj., verat.).

Ähnliche Emotionen zeigen sich auch bei **Verlust (Tod) eines geliebten Menschen** (eines Kindes, Ehepartners, Bekannten). Die Betrübten geraten in Panik, sind schockiert (Verkrampfungen, Zuckungen) und unfähig mit der Trauer fertig zu werden (Synth.: Traurigkeit mit Seufzen: ign. 3, androc., lach., nux-v.). Weil sie niemanden belasten möchten, unterdrücken sie ihren seelischen Schmerz und versuchen, sich nichts anmerken zu lassen. Trotzdem haben sie große Schwierigkeiten, mit dem Alleinsein umzugehen. In solchen Fällen hilft Ignatia fast augenblicklich. Es verhindert, dass sich aus der verkrampften und verbitterten Gemütslage körperliche Beschwerden entwickeln.

Ignatia ist auch ein probates Mittel für **Heimweh**. Dabei kommt es zu ähnlichen Symptomen wie bei einem Liebeskummer. Die Betroffenen leiden unter einer verzehrenden und krankmachenden inneren Sehnsucht nach ihren Angehörigen, besonders im Laufe des Morgens. Aufgrund des quälenden Heimwehs können körperliche Symptome wie Hautausschlag, Magenschmerzen, Kopfweh, Migräne, Neuralgien oder Menstruationsbeschwerden auftreten, und zwar nicht nur bei einer

Verhaltensmerkmale bei der homöopathischen Anamnese

Die charmant aussehende Ignatia-Persönlichkeit gibt sich zu Beginn der Anamnese verschlossen, in sich gekehrt. Sie spricht mit leiser, unsicherer Stimme, muss immer wieder tief Luft holen und versucht ihr unwillkürliches Gähnen zu unterdrücken. Sie erweckt den Eindruck, am Boden zerstört zu sein, weicht aber Fragen betreffs ihrer Gemütslage vehement aus. Zunächst einmal berichtet sie über ihre körperlichen Beschwerden, welche oft widersprüchlich und unlogisch sind. Man wird daraus nicht so recht klug. Während des Gespräches wechselt sich ihre Stimmung immer wieder, einmal fröhlich und dann wieder bedrückt. Mal ist sie redselig, dann wieder schweigsam (Synth.: bell., buth-a., cimic., ign., nat-m.). Erst wenn die Klientin Vertrauen zum Homöopathen gefunden hat, redet sie über ihre Enttäuschungen, Seelenschmerzen und Sorgen, welche ihr das Leben zur Qual machen. Sie hat ihren Halt verloren, macht sich immer wieder Vorwürfe und fühlt sich schuldig. Obwohl sie versucht, das Leid tapfer zu ertragen und sich nichts anmerken zu lassen, kommt sie nicht über ihren Kummer hinweg. Sie kämpft gegen ihre Tränen, kann sich aber gegen das Schluchzen nicht wehren. Möchte der Therapeut sie trösten, kann sie jedoch schnippisch werden und das Gespräch sofort abbrechen. Auch zu freundliche Worte weist sie energisch ab. Es braucht von Seiten des Homöopathen großes Feingefühl, um die Anamnese durchführen zu können. Was die Patientin benötigt, ist Halt und Stütze, man soll einfach da sein, so gewinnt sie Zutrauen und bekommt Hoffnung, aus ihrem Gefühlstief herauskommen. Ist einmal der Funke geweckt, klammert sie sich fast schwärmerisch an den Homöopathen und ist hingerissen von der therapeutischen Behandlung.

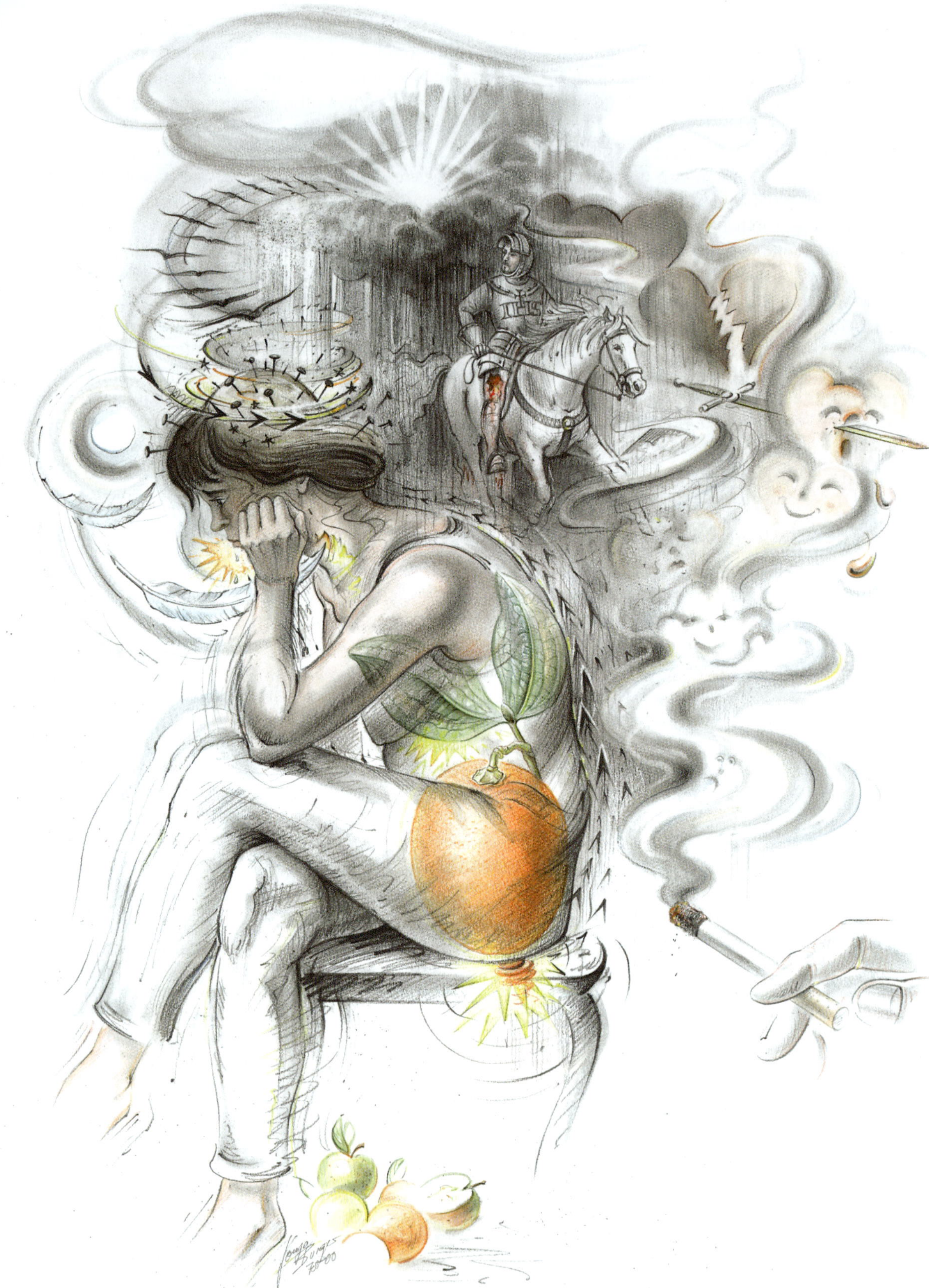

Abb. **25** **Ignatia-Persönlichkeit:** sensibel, zart besaitet, empfindsam, emanzipiert oder selbstlos aufopfernd, sorgenvoll, Liebeskummer, Heimweh, Traurigkeit mit Seufzen, weint im stillen Kämmerlein, will nicht getröstet werden, bekommt hysterische Anfälle, Zittern und Krämpfe, Kloßgefühl im Hals, Kitzelgefühl, Reizhusten, Kopfschmerzen wie von Nägeln, Widerwille gegen Tabakrauch, Mastdarmvorfall, Krämpfe im Rücken.

Reise, im Urlaub oder im Ferienlager, sondern auch nach einem länger befristeten Wegzug in ein anderes Land. Sobald die Betroffenen sich an die Heimat zurückerinnern, verfallen sie in eine tiefe Traurigkeit und beginnen laut zu seufzen.

Ignatia ist auch ein Hauptmittel für **Folgen von Schock und Schreck**, mit Gliederzucken, Zittern oder sogar Krämpfen (Epilepsie), z. B. bei Personen, die schrecklichen Gefahren ausgesetzt waren oder gerade noch dem Tode entronnen sind, bei Unfallopfern auf der Straße, bei Geschändeten, bei Raubüberfällen oder nach Vergewaltigung.

Hysterische Anfälle treten nicht nur nach schockartigen Erlebnissen auf, sondern auch bei Kummer (Synth.: Hysterie durch Kummer: gels. 2, ign. 2, bar-s.) oder durch Schmerzen. Dabei sind die Leidtragenden verstört und wissen nicht, was sie tun. Auch der Magen reagiert, indem alles erbrochen wird. Solche Anfälle zeigen sich auch bei Eifersucht, die anfänglich noch versteckt brodelt. Sie lassen sich nichts anmerken, aber wenn das Maß der Gefühle überbordet, kommt es zu einem richtigen Vulkanausbruch.

Die Ignatia-Patientin leidet unter massiven **Stimmungsschwankungen**, einmal freundlich und nett, dann wieder abweisend und kühl, quietschvergnügt und dann traurig und verstimmt. Die Wechselhaftigkeit des Gemüts zeigt sich im Pendeln zwischen Hass und Liebe oder Zuneigung und Abneigung. Typisch widersprüchlich ist das krankhafte Lachverhalten bei traurigen Mitteilungen.

Das überreizte und **übersensible Nervenkostüm** widerspiegelt sich in der Geräusch- und Lärmempfindlichkeit, der Schreckhaftigkeit, der Verletzlichkeit bei geringsten Kleinigkeiten, den Zornausbrüchen bei Widerspruch und dem bangen Gefühl in überfüllten Räumen.

Die psychische Belastung ist die Ursache für die verschiedensten gesundheitlichen Beschwerden: seelisches Trauma, Enttäuschung, Liebesentzug, Verlust eines geliebten Menschen, Beleidigung, Schock u. a. Die verletzte Psyche verlagert ihre Störungen auf die körperliche Ebene (psychosomatische Beschwerden). Vorherrschend sind **Krämpfe der glatten Muskulatur**, außerdem Zuckungen und Zittern des Körpers, Krämpfe in der Speiseröhre, in Schlund und Magen, in der Brust, im Rücken, der Gebärmutter, der Glieder usw.

Oftmals führt die **spasmodische Veranlagung** zu unerträglichem Kloßgefühl im Hals (muss immer wieder schlucken; während des Schluckvorgangs besser).

Die psychische Spannung begünstigt in vielen Fällen einen lästigen Kitzelhusten (ohne Krankheitszeichen) mit dem Gefühl, als ob der Kehlkopf mit einer Hühnerfeder gereizt würde. Der Husten verstärkt sich, je mehr man hustet; ferner hat er die Tendenz, abends beim Hinlegen aufzutreten.

Es können sich auch pulsierende **Kopfschmerzen** einstellen, die sich bei reichlichem Urinabgang bessern, sich aber durch Tabak, Aufregung oder Überanstrengung verschlimmern. Schmerzen haben die Neigung, von einem Ort zum anderen zu wechseln und plötzlich wieder zu verschwinden. Auffallend ist auch die Veranlagung, nachts mit Hungergefühl und Leere im Magen zu erwachen, wobei Essen aber keine Linderung bringt.

Ignatia präsentiert viele **widersprüchliche, paradoxe Symptome** wie z. B.: Fieber ohne Durst – nur im Stadium des Frostes (mit rotem Gesicht bei Frost); Frieren hört beim Entblößen auf (Synth.: Frost wird bei Entblößen der Kleider besser: camph. 3, apis 2, ip. 2, sep. 2, calc-s., ign., led., med., puls.); verlangt nach frischer Luft – Zugluft und Wind wird aber schlecht vertragen; hitzige Kopfschmerzen werden durch kalte Anwendungen nicht besser, jedoch beim Bücken erträglicher, nicht aber bei Ruhe und im Liegen; Ohrenschmerzen und Ohrgeräusche werden durch Musik besser, durch Ruhe schlechter; Zahnschmerzen sind beim Kauen erträglicher; Halsweh beim Schlucken von festen Speisen gelindert, aber beim leeren Schlucken verschlimmert; kitzelnde Hustenanfälle verstärken sich, je mehr man hustet; Leeregefühl im Magen wird durch Essen nicht besser; bei Magenverstimmung Verlangen nach Sahne und schwer verdaulichen Speisen, verträgt aber keine reizlose Kost wie Milch, Haferbrei, Früchte; Übelkeit wird durch Essen besser; Hämorrhoiden bessern sich beim Gehen, verschlimmern sich aber beim Sitzen; Haut juckt ohne Hautausschlag.

Psyche

Romantik

- schwärmerisch veranlagt, baut Luftschlösser

Sensibilität

- zarte, fein besaitete Gefühle, welche aber bei Kummer und Trauer verdrängt werden
- kann trotz hoher Empfindsamkeit Emotionen nicht ausdrücken

Zurückhaltung

- schweigsam durch Kränkung (Synth.: ign. 3)

Wechselhaftigkeit

- bald fröhlich gelaunt, dann traurig; einmal freundlich, dann wieder gereizt, schwankt zwischen Liebe und Hass

Zorn

- bei Trost, Widerspruch, Ärger, Ungeduld mit Kloßgefühl im Hals, Zuckungen oder Krämpfe

Hysterie

- nach Schock, Enttäuschung, Liebeskummer, Verlust eines geliebten Menschen

Depression

- erträgt Kummer und Trauer still und opferbereit
- kann über unglückliche Erlebnisse nicht hinwegkommen
- brütet in negativen Gedanken schweigsam vor sich hin

Schreckhaftigkeit

- durch geringstes Geräusch

Lachen

- bei traurigen Angelegenheiten

Weinen

- zurückgezogen mit Schluchzen
- hysterisch bei schockartiger Gemütserregung

Furcht

- in überfüllten Räumen (wird ohnmächtig)
- vor Vögeln, Hühnern
- vor Dieben in der Nacht
- vor Zusammenbruch der Gesundheit, Krankheit, Krebs
- vor schlechten Nachrichten
- vor Tadel

Angst

- nach Kaffee (Synth.: bart., cham., ign., nux-v., stram.)
- vor dem Fliegen (Hysterie)

Illusion

- sei ruiniert (Synth.: ign. 3, calc., verat.)
- von der ganzen Welt im Stich gelassen zu sein

Wahnidee

- verflucht zu sein
- eine unheilbare Krankheit zu haben
- ein Unrecht, Verbrechen begangen zu haben

Wahnsinn

- durch Schreck (Synth.: ars. 3, bell. 3, ign. 2, plat.)
- nach Unglück (Synth.: calc., ign., nat-m., rhus-t.)
- durch Verlust des Vermögens (Synth.: calc., ign., rhus-t., verat.)

Leitsymptome

Kälte

- friert, was aber beim Entblößen aufhört
- nach Kälte plötzliche Hitze durch den ganzen Körper
- Zugluft, kalter Wind unverträglich, verlangt aber nach frischer Luft

Paradoxe Beschwerden

- widersprüchliche Symptome, die nicht der Norm entsprechen
- hat Blähungen, verlangt aber nach Zwiebeln
- Gesichtsfarbe wechselt in der Ruhe

Wechselhaftigkeit

- Schmerzen von Ort zu Ort, welche plötzlich verschwinden
- Stimmungsschwankungen, ist hin- und hergerissen
- setzt die Scheidung durch, kehrt aber bald wieder zum Partner zurück

Husten

- Kitzelhusten abends beim Hinlegen
- verstärkt sich, je mehr man hustet

Kloßgefühl

- im Hals, muss immer wieder schlucken (beim Schluckvorgang besser), Globus hystericus
- Schlucken von Flüssigkeit ist schwieriger als feste Speisen
- Klumpen, der nicht hinuntergeschluckt werden kann
- nach Streit, Ärger, Schock, Enttäuschung, Kummer

Krämpfe

- in Speiseröhre, Magen, Bauch, Gebärmutter, After, Muskeln, Gelenke, Rücken, Nacken
- beim Schlucken und Gähnen, Glottis-, Kinnbackenkrampf

Schweiß

- schwitzt nur im Gesicht

Fieber

- wechselhaft, ohne Durst (nur im Stadium des Frostes) mit Zuckungen

Frost

- mit rotem Gesicht und Durst

Zuckungen

- nach Schreck, Kummer, Tadel, Zurückweisung, Enttäuschung, während Zahnung, bei Würmern, oft verbunden mit Zittern

Modalitäten

Verlangen

- zu reisen, nach Einsamkeit, nach Halt, tief Atem zu holen
- nach Roggenbrot, Käse, exotischen Speisen, Zwiebeln

Abneigung

- gegen Trost, Kinder (Synth.: weil die Welt so schlecht ist: ign., nat-m., plat., staph.)
- gegen Tabak, Kaffee, Milch

Unverträglichkeit

- reizlose Kost, Milch, Haferbrei, Kaffee, Süßigkeiten

Hunger

- erwacht nachts um 2 Uhr mit Leere im Magen, Essen bringt aber keine Linderung

Durst

- nur bei Frost, nicht im Fieber
- mit Unfähigkeit zu schlucken (Synth.: bell., cic., hyos., ign., lyss.)

Besserung

- Wärme, Druck, Reisen, Liegen auf der schmerzhaften Seite, Lagewechsel, Wasserlassen, durch Schluckvorgang

Verschlechterung

- Trost, Kälte, Zugluft, kalter Wind, Kummer, seelische Erregung, Enttäuschung, Schreck, Schock, Berührung, Denken an die Beschwerden

Absonderliche Symptome

Schlaf

- träumt von Wasser, ertränkt zu werden, von Enttäuschung, Kummer, Dieben, Feuer, Gewalt, Fortsetzung vorheriger Gedanken, wissenschaftlich
- Träume ziehen das Gemüt in Mitleidenschaft
- Muskelzuckungen beim Einschlafen
- schlaflos nach Kränkung (Synth.: calc. 2, coloc. 2, ign. 2, staph.)
- schlaflos nach Schreck (Synth.: acon. 3, ign. 2)
- schlaflos durch tägliche Sorgen (Synth.: ambr. 2, calc. 2, graph., ign., kali-p.)
- schlaflos durch Kummer (Synth.: nat-m. 3, gels. 2, ign. 2, kali-br. 2, sulph. 2, graph., lach.)

Kopf

- Haarausfall nach Kummer
- Blutandrang nach der Menses (Synth.: nat-m. 2, chin., ign., sulph., thuj.)
- Schmerzen, als würde ein Nagel durch den Kopf getrieben, besser im Liegen auf der schmerzhaften Seite
- Schmerzen enden mit Erbrechen und Abgang von reichlichem Urin
- Schmerzen mit Heißhungeranfällen, Essen bessert
- Schmerzen durch bedrückende Nachrichten (Synth.: cocc., ign., nux-v., staph.)
- Schmerzen bei Kummer (Synth.: ign. 3., staph. 3, arn. 2, calc. 2, ph-ac. 2, phos. 2, puls. 2, nat-m., op., pic-ac.)

Augen

- Zickzacklinien vor den Augen bei Kopfschmerzen
- stechende Schmerzen besser durch Wärme (Synth.: hep. 2, ign. 2, sil. 2, thuj.)

Ohren

- Klingen vor der Menses (Synth.: ferr. 2, ign. 2)
- Schmerzen werden durch Musik besser, Ruhe schlimmer

Nase

- Verstopfung wie von einem Blatt (Synth.: bar-c., ign., kali-bi., mur-ac.)

Gesicht

- Schmerz durch Tabak (Synth.: ign. 2, sep.)
- Haarwuchs am Kinn bei Frauen (Synth.: ign., ol-j.)
- Hitze und brennende Röte auf der einen Wange

Mund

- beißt sich beim Reden (Kauen) auf die Zunge (Wange)
- Empfindung wie eine Gräte im Hals bei Mandelentzündung
- Gefühl, als ob man über etwas Hartes hinwegschlucken müsste
- Gefühl eines Klumpens beim Schlucken (Synth.: lach. 3, lac-c. 2, rumx. 2, colch., ign.)

Brust

- Zusammenschnürung des Herzens bei Kummer
- Husten bei Kummer (Synth.: cham. 2, arn., asar., ign., ph-ac., phos.)

Magen

- Leeregefühl wird durch Essen nicht besser
- Leeregefühl vor der Menses
- Übelkeit wird durch Essen besser
- Gefühl, eine Kugel steige vom Magen zur Kehle hinauf (bei Kummer, Ärger)
- Gefühl, als ob der Magen schlaff herunterhängen würde
- Schmerz nach Kaffee (Synth.: cham. 3, nux-v. 2, cocc., dig., ign.)
- Schmerz durch Schreck (Synth.: ign. 2, carb-v.)
- Schmerz durch Ärger, Verdruss (Synth.: cham., ign., phos.)

Bauch

- hart während der Menses (Synth.: sep. 2, ign., nat-m., puls.)
- Gefühl, als ob die Därme herunterhängen würden
- Schmerzen nach Erregung (Synth.: nux-v. 2, ign., puls.)
- Schmerzen nach Tabak (Synth.: borx., brom., ign.)

Verdauung

- Mastdarmvorfall bei geringstem Drücken, während Stuhlgang, beim Bücken oder Heben
- Durchfall nach Kummer (Synth.: coloc. 2, gels. 2, ign. 2, ph-ac. 2, calc-p., merc., op.)
- Durchfall nach Schreck (Synth.: gels. 3, arg-n. 2, kali-p. 2, op. 2, puls. 2, acon., ign., ph-ac., phos., verat.)
- Peristaltik läuft verkehrt (Synth.: asaf., cocc., elaps, ign., nux-v.)

Nieren

- reichlicher, blasser Urin, meist nach einem Schmerzanfall oder Krampf

Genitalien

- Auffahren während der Menses (Synth.: ign. 4)
- Seufzen vor der Menses (Synth.: ign. 2, lyc., nat-m.)
- Fehlgeburt durch unterdrückten Kummer (Synth.: ign., nat-m.)
- Fehlgeburt nach Schreck (Synth.: acon. 2, gels. 2, ign. 2, op. 2, cimic.)

Haut

- übermäßige Körperbehaarung bei Frauen
- Prickeln, als würde eine Ameise über die Haut laufen (Synth.: anac., ign., ph-ac., pic-ac.)

Glieder

- Gefühl von etwas Lebendigem im Arm

Rücken

- Krämpfe im Rücken nach Kummer
- Nackenkrampf bei akuten Sorgen

Besondere Anzeigen

- Schwangerschaftserbrechen durch Zigarettenrauch
- Schwangerschaftserbrechen besser durch Essen

Vergleiche

- nux-v., nat-m., chin., caust., calc., strych., plat., sep., ambr., staph., ph-ac., nux-m., aur., gels., zinc.

Bewährte Indikationen

Kopfschmerzen

- pulsierend, besser durch reichlichen Harnabgang, mit Heißhunger
- periodisch halbseitig wie von einem drückenden Nagel, von innen nach außen oder umgekehrt, besser beim Liegen auf der schmerzhaften Seite, schlimmer durch Kaffee, Tabak, Alkohol, Überanstrengung

Ohnmacht

- Neigung zu Anfällen in großen Menschenansammlungen, durch Schreck, in der Küche oder um eine Szene zu machen

Epilepsie

- nach Ärger, durch Kränkung mit hysterischen Krämpfen

Arzneianalogien

Ignatia amara, die tropische Kletterpflanze, rankt sich im Dschungel in die höchsten Wipfel der Bäume. Diese strebsamen Triebe charakterisieren die hoch gesteckten Ziele und Luftschlösser, die das Gemüt der entsprechenden Persönlichkeit beherrschen. Sie braucht Halt und Stütze, klammert sich, hält fest und kann nicht loslassen (Gefühlswelt), ansonsten würde sie zusammenfallen.

Ignatia in der Kinderheilkunde

Ignatia-Kinder sind empfindsam (zart besaitet), leicht erregbar, geistig sehr begabt und beweglich. In der Schule zeigen sie eher überdurchschnittliche Leistungen und zeichnen sich durch Fleiß und Pflichtgefühl aus. Oft wird aber ihr Nervensystem derart überfordert, dass sich Beschwerden wie Kopfschmerzen (nach der Schule wie auch abends) oder Zuckungen im Gesicht (macht Grimassen beim Sprechen) entwickeln. Obwohl sie sehr gewissenhaft und gut vorbereitet sind, reagieren sie bei Prüfungen mit Lampenfieber. Sie haben Angst, sich zu blamieren und möchten deshalb nicht einen einzigen Fehler machen.

Auch bei Kummer und Enttäuschungen wird das Wohlbefinden des Kindes arg in Mitleidenschaft gezogen. Dabei kommt es bei seelischer Verletzung oder Traurigkeit nicht aus sich heraus, d. h. es tut so, als ob alles in Ordnung wäre – innerlich aber sind die Gefühle in Aufruhr. Oft leiden die Jugendlichen unter einer Scheidung der Eltern oder unter dem Umstand, dass die Eltern dauernd streiten und sich „in den Haaren" liegen. Es fällt ihnen außerordentlich schwer, den Verlust eines geliebten Familienmitgliedes (Tod der Großeltern oder eines nahestehenden Bekannten) zu akzeptieren. Sie trauern im stillen Kämmerlein und sind kaum zu trösten. Sie weinen mit einem sanften Schluchzen, bei akuter Gemütserregung können sie fast auf eine hysterische Art Tränen vergießen.

Die ansonsten braven Kinder, welche immer liebkost werden möchten, können auch eifersüchtig sein, wenn z. B. ein jüngeres Geschwisterchen geboren wird. Sie fühlen sich vernachlässigt und ziehen sich beleidigt zurück. Hysterische Eifersuchtsszenen gibt es auch, wenn Kameraden in der Schule besser sind und größere Aufmerksamkeit erhalten. Zudem bekommen sie Krampfanfälle oder sogar epileptische Konvulsionen, wenn man sie tadelt oder zurechtweist. Das Kind kann eine regelrechte Furcht vor Maßregelungen entwickeln und sich bei geringster Kritik verkrampfen und versteifen (Kloß im Hals oder Stottern). Zuckungen (Tics) oder Krämpfe während der Zahnung, oft mit wechselhafter Gesichtsfarbe (Blässe und Röte) sind typisch für Ignatia-Kinder.

Ignatia hilft auch bei Heimweh (Synth.: caps. 3, ph-ac. 3, clem. 2, ign. 2, eup-per., hell., mag-m., senec.), wobei das Kind gefühlsmäßig massiv leidet, sich aber nichts anmerken lässt.

Zartfühlend wie sie sind, reagieren Ignatia-Kinder sehr schreckhaft und geräuschempfindlich, ferner sind sie bei geringsten Kleinigkeiten beleidigt und gekränkt.

Als Teenager sind sie schüchtern, launenhaft und großen Stimmungsschwankungen unterworfen. Ihre Empfindlichkeit wird noch größer – alles „gerät ihnen in den falschen Hals". Wenn sie sich aufregen, reagieren sie mit anhaltendem Schluckauf. In der Pubertät werden sie oft von Liebeskummer befallen. Nicht selten verlieben sich die Mädchen in einen verheirateten Mann. Sie sind bei Zurückweisungen maßlos verletzt, da ihre romantischen Gefühle nicht in Erfüllung gehen. Es besteht die Neigung zu Magersucht oder Ess-Brechsucht (Bulimie) wie auch zu lang anhaltendem Kummer. Wenn sie sich endlich von unerfüllten Hoffnungen erholt haben, wenden sie sich oft aus Trotz von der Männerwelt ab (Feministin) oder heiraten den nächstbesten Typen, der ihr über den Weg läuft.

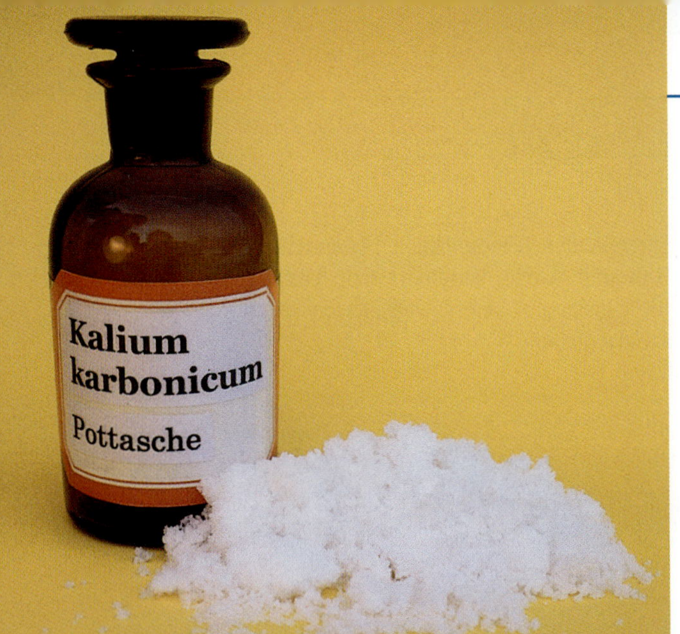

Kalium carbonicum

Allgemeines

Kalium carbonicum, K_2CO_3, ein weißes, körniges, wasserlösliches Pulver, kommt in der Natur nicht in Reinform vor, sondern findet sich im mineralsalzhaltigen Bestandteil der Pflanzenwelt (außer bei Meerespflanzen). Früher wurde die Substanz aus der Asche, welche bei der Verbrennung von Holz und Pflanzen zurückblieb, gewonnen. Die Asche wurde in Potte (Töpfe) abgefüllt, ausgelaugt und eingedampft. Den Kalium-carbonicum-haltigen Rückstand bezeichnete man als Pottasche. Heute wird das Mineralsalz durch Einleiten von Kohlendioxid in Kalilauge hergestellt.

In der Homöopathie ist Kalium carbonicum ein tief und lang wirkendes Polychrest. Das Wesen des Mittels ist nicht leicht zu erfassen. Das Arzneimittelbild hat viele wechselnde und widersprüchliche Symptome und passt für Patienten mit versteckten und unspezifischen Beschwerdebildern, die sich oft schleichend entwickeln.

Die Themen der Arznei sind: *Familie, Dogmatik, Konservatismus, Starrheit, Kälteempfindlichkeit, Schwäche und Lebensangst.*

Typus

Das Erscheinungsbild von Kalium carbonicum ist entweder durch **untersetzte oder korpulente Statur** geprägt mit welkem, schlaffem Gewebe (Neigung zu Übergewicht und Plattfüßen). Der Gesichtsausdruck wirkt **abgehärmt**, eingefallen, kränklich, blass, verbunden mit halonierten Augen und sprödem, glanzlosem Haar (Synth.: calc., fl-ac., kali-n., med. 2, psor. 2, thuj. 2, tub.). Charakteristisch ist die steife, etwas gehemmte, **verkrampfte Haltung** mit angespannten Bewegungen. Der Patient kleidet sich stillos, **altmodisch**, trägt mit Vorliebe Grau oder Braun, was seinem Bedürfnis nicht aufzufallen entgegenkommt. Er gibt sich seriös, konventionell, korrekt, ordentlich, **konservativ**, diszipliniert, gewissenhaft und möchte immer das Richtige tun. Durch sein **übersteigertes Pflichtbewusstsein** (Synth.: zuviel Pflichtgefühl: carc., cupr., kali-c. 3), lebt er in einem angespannten Zustand. Verantwortung steht an oberster Stelle, weshalb er sich strikt an Regeln und **Paragraphen** hält. Es ist für ihn unmöglich gegen Vorschriften zu verstoßen, denn er möchte immer und überall die Grundwerte bewahren. Buchstabengetreu kontrolliert er mit starrer Haltung jeden Aspekt des Lebens. **Dogmatisch** sieht er das Weltbild in schwarz-weiß, gut und böse oder richtig und falsch. Er ist stur, **unflexibel** und hält sich an die bewährten Gesetze. Diese Biederkeit verleiht ihm ein ernsthaftes, nüchternes, trockenes, mechanisches, taktisches, rational wirkendes Gepräge mit großen Sachzwängen. Es fehlt ihm an Spontaneität (unflexibel – bewältigt das Leben mit angezogener Handbremse), und er befürwortet moralische, konservative Prinzipien. Als **Traditionalist** werden Veränderungen abgelehnt (Synth.: Abneigung gegen neue Ideen: hep., kali-c., lyc., nit-ac., sil.), er steckt in einem Panzer aus Sicherheit und Kontrolle (Synth.: Selbstkontrolle erhöht: kali-c., mosch., nat-c., nat-s.). Er ist tüchtig im Beruf, praktisch und **pragmatisch** veranlagt, taktisch und zweckbetont, erfüllt seine Pflichten wie ein Uhrwerk. Besorgt um seine materielle Sicherheit geht er sehr **gewissenhaft** mit Geld um (geizig, hängt an seinem Besitz). Auch das öffentliche Ansehen ist für ihn äußerst wichtig, er möchte nicht aus der Reihe tanzen oder im Rampenlicht stehen. Er ist in jenem Metier zu finden, wo Ordnung und Pflichtgefühl gefordert sind: Beamter, Polizist, Richter, Staatsanwalt, Buchhalter, Treuhänder.

Die Kalium-carbonicum-Persönlichkeit ist **mehr Kopf- als Gefühlsmensch**, verstandesbetont, scheint keine Emotionen zu besitzen und wirkt **ernsthaft**, grau, trocken, humorlos. Selten bricht sie in Tränen aus, die Gefühle sind stets unter Kontrolle. Mit all den Zwängen, die sie sich selbst auferlegt, fühlt sie sich überfordert, dem Zusammenbruch nahe. Sie steckt in einem Gefängnis physisch-psychischer Erschöpfung.

Große Sorge zeigt der Patient für seine **Familie**, sie ist für ihn einer der wichtigsten Eckpfeiler im Leben – um sie dreht sich alles. Er ist häufig die Stütze des familiären Zusammenlebens, braucht aber auch den Halt seiner Angehörigen. Sobald im unmittelbaren Familienkreis Probleme auftreten, überkommt ihn Unruhe und Panik. Mit großer Aufopferung bemüht er sich um Lösungen.

Kalium-carbonicum-Persönlichkeiten leiden häufig aus geringstem Anlass unter **massiven Schwächezuständen**. Sie fühlen sich dauernd erschöpft und möchten sich immer wieder hinlegen. Sobald sie sich aufraffen, werden sie von einer ohnmachtsartigen Hinfälligkeit befallen, verbunden mit ängstlichen Schweißausbrüchen und dem Gefühl, als ob die Beine versagen würden.

Es besteht ferner die Veranlagung zu **Anämie** (Mangel an Erythrozyten), welche mit enormer Entkräftung, Ödembildung (aufgedunsenes Gesicht, Anschwellung der Oberlider), Kälteempfinden und bleichem, milchig weißem Teint charakterisiert wird.

Auch bei **Hypotonie** ist der Wasserhaushalt (Oberlidödem, Schwellung der Glabella) gestört, begleitet von Schwäche, Frostigkeit, Schweißausbrüchen, Beklemmung in der Herzgegend und Kreuzschmerzen.

Gleiche Merkmale zeigen sich bei **Herzbeschwerden**. Die Betroffenen mit unregelmäßigem, aussetzendem Puls und großer Hinfälligkeit haben das Gefühl, als ob das Herz an einem Faden hängen würde. Es können stechende Schmerzen in Herz und Brust auftreten, die zu Atemnot führen und zum Niederlegen zwingen (flachliegen ist unverträglich – muss sich aufrichten).

Aufgrund der mangelnden Lebenswärme und der Kreislaufschwäche ist das Risiko zu **Erkältungskrankeiten** erhöht. Infektionen schlagen schnell auf die Brust und werden von trockenem, hackendem Brüllhusten begleitet, dessen Attacken (häufig beginnend nach Mitternacht bis 2 oder 4 Uhr) den ganzen Körper mit Würgen und Erbrechen erschüttern. Bronchiale Beschwerden sind von stechenden Schmerzen (schlimmer rechts), ausstrahlend in den Rücken gekennzeichnet.

Auch bei **Bronchialasthma** treten stechende Brustschmerzen und nächtliche Attacken nach Mittenacht bis 2 oder 4 Uhr in Erscheinung mit Verschlimmerung beim Flachliegen. Die Kranken müssen sich im Bett aufrichten oder sich vornübergebeugt mit den Ellbogen auf die Knie gestützt („Kutschersitz") hinsetzen (hin- und herschaukeln bessert die Atembeklemmung). Sie schwitzen Tag und Nacht, sind enorm geschwächt und frieren ununterbrochen (schlimmer bei Kälte).

Bei **Pneumonie** sind die stechenden Brustschmerzen (meistens links, vereinzelt auch am rechten, unteren Lungenlappen) derart heftig, dass die Patienten beim Einatmen aufschreien. Sie können weder essen, trinken noch schlafen.

Verhaltensmerkmale bei der homöopathischen Anamnese

Bei der homöopathischen Anamnese ist der Kalium-carbonicum-Patient schwierig zu erkennen. Er ist verschlossen und schwer zu durchschauen. Es fällt ihm ausgesprochen schwer, über seine Gefühle zu sprechen, er beantwortet Fragen sehr nüchtern und ablehnend. Er möchte anonym bleiben und gibt sich ernsthaft, kontrolliert und verspannt. Seine Angst vor Krankheiten (Synth.: Hypochondrie: kali-c. 3, carc., cupr.) gibt er nicht zu erkennen. Trotz seiner starren, etwas komplizierten Art erwartet er Hilfe bezüglich seiner empfindlichen Beschwerden. Diesbezüglich hält er sich pflichtbewusst an auferlegte Diäten und Vorschriften. Die Diagnosen und die Behandlungsmethoden müssen jedoch wissenschaftlich begründet sein. Auffallend ist seine steife Haltung. Er sitzt mit vornübergebeugtem Oberkörper oder hat aufgrund seiner markanten Schwäche das Bedürfnis sich anzulehnen oder aufzustützen. Während der Anamnese lässt er sich nicht hetzen, mitunter macht er bei der Beantwortung der Fragen viele Sprachfehler, benutzt falsche Worte oder führt die Sätze nicht zu Ende (kann die Gedanken nicht mehr sammeln).

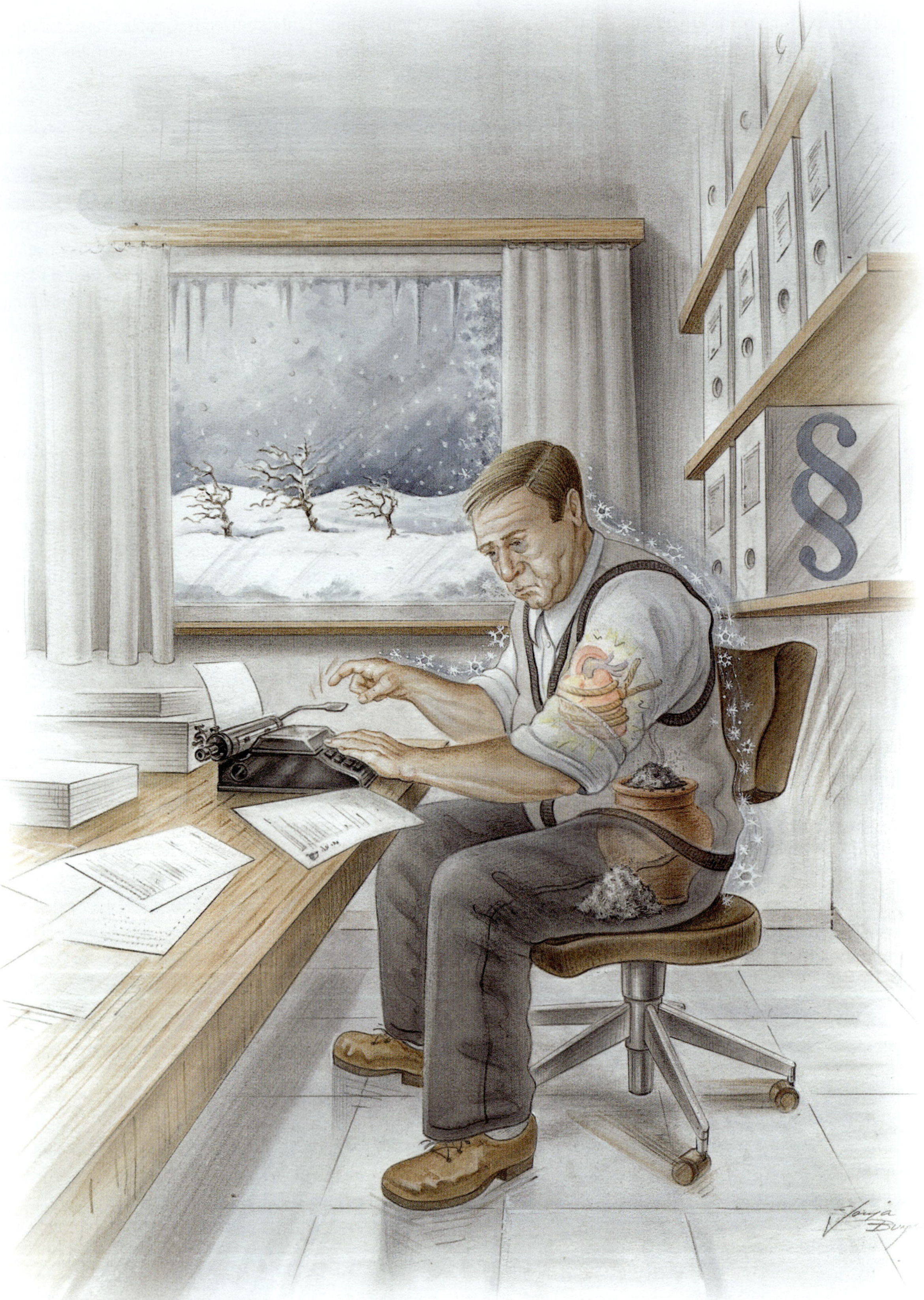

Abb. **26** **Kalium-carbonicum-Persönlichkeit:** blasser, abgehärmter Gesichtsausdruck, bieder, ernsthaft, verkrampft, vornübergebeugte Haltung, altmodisch gekleidet, traditionsbewusst: benutzt alte Schreibmaschine und keinen Computer – Abneigung gegen neue Ideen, hält sich an Vorschriften und Paragraphen, Mangel an Lebenswärme, Kältegefühl, zugluftempfindlich, Ödeme der Oberlider, halonierte Augen, Umschnürungsgefühl des Herzens, Schwäche.

Die **Menstruation** setzt meistens zu früh ein, ist lang, schwach oder stark, mit scharf übel riechendem Regelblut und wird von Schwäche, Kälteempfinden und stechenden, wehenartigen Schmerzen im Uterus und Rücken begleitet. Vor der Periode ist das Gesicht aufgedunsen, während der Menses sind die Oberlider geschwollen.

Die Tendenz zu **rheumatischen Beschwerden** ist gesteigert, charakterisiert durch stechende Schmerzen von der Schulter zum Handgelenk, im Handgelenk, im Rücken (Gefühl, als ob das Kreuz abgebrochen wäre) und in den Hüften. Die Gliedmaßen versagen ihren Dienst schon nach geringster Anstrengung (Muskelschwäche). Schmerzen werden deutlich besser durch Wärme (möchte im Bett eingemummelt mit Wärmflasche und aufgestützt mit Kissen liegen bleiben), verschlimmern sich nachts zwischen 3 und 5 Uhr und bei geringstem Kälteeinfluss. Nach Wärmeanwendungen haben sie die Eigenart, den Ort zu verlassen und an einer anderen Stelle aufzutreten.

Letztlich wird Kalium carbonicum bei **Schlafstörungen** in Betracht gezogen. Da die Betroffenen an ihren Ängsten und Sorgen festhalten, können sie abends schlecht einschlafen und erwachen bereits wieder nach 4 Stunden, meistens um 2 bis 4 Uhr. Tagsüber sind sie enorm geschwächt und möchten sich bereits nach dem Frühstück wieder ins Bett legen (Tieflage ist unbequem, muss mit mehreren Kissen unter dem Kopf schlafen).

Psyche

Empfindlichkeit

- erschrickt wegen Nichtigkeiten, das kleinste Geräusch versetzt ihn in Schrecken (erschrickt zu Tode)
- möchte nicht berührt werden, fährt sonst dabei ruckartig zusammen (Synth.: erschrickt leicht durch Berührung: kali-c. 2, ruta)
- überempfindlich gegen Schmerz, Kälte, Luftzug, Veränderung

Kontrolle

- kontrolliert seine Gefühle, möchte sie nicht aufdecken
- hält sich selbst unter Kontrolle, kann nicht in Wut ausbrechen
- sichert übergenau seine finanziellen Verhältnisse

Unzufriedenheit

- beklagt sich dauernd über die selbst auferlegte Überforderung
- klagt über die eigene Situation, ist im Widerstreit mit sich selbst
- ist frustriert, braucht Unterstützung, drangsaliert Angehörige

Reizbarkeit

- ist bei Kleinigkeiten verärgert, streitsüchtig
- Stimmung wechselhaft, bald fröhlich, bald mürrisch, verdrießlich
- kritisiert alle, verträgt aber keinen Tadel von außen
- ist bei Angriff verletzt, kämpft aber nicht

Angst

- vor drohender Krankheit, Tod, Armut, vor Neuem, Durchzug
- vor Verlust der sozialen Anerkennung
- die Kontrolle, den Halt zu verlieren
- vor Alleinsein, braucht den Halt der Familie, Freunde: möchte einer Gruppe angehören
- um die Sicherheit, Integrität seiner Familie
- vor Dunkelheit, sieht Gespenster
- nachts nach Mitternacht 2 Uhr (Synth.: chin., graph., kali-c., nat-m.)
- wird im Magen, Solarplexus empfunden
- beim Aufwachen

Wahnidee

- der Körper sei ausgehöhlt (Synth.: der ganze Körper sei hohl: aur., kali-c. 2, pall.)
- hinter ihm sei ein Abgrund (Synth.: kali-c. 2)
- sieht Vögel (Synth.: bell., kali-c., lac-c.)
- Leute seien anwesend

Leitsymptome

Kälte
- extrem zugluftempfindlich, alle Fenster müssen geschlossen sein
- friert immer, besitzt keine Lebenswärme, wird starr
- kalter Schweiß mit Frost

Schmerzen
- stechend wie von Messern, lanzinierend, in jedem Organ, wandernd hin und her (bei Bewegung oft besser)
- wechseln den Ort, ziehen zu einem kälteren Teil
- verschlimmern sich beim Liegen auf der schmerzhaften Seite

Schwellung
- wie ein Säckchen am Oberlid, zwischen den Augenbrauen
- Gesicht aufgedunsen, morgens beim Erwachen
- Neigung zu Ödemen am ganzen Körper

Schwäche
- müde, schläfrig während des Essens
- anfallsweise, ohnmachtsähnliche Schwäche bei geringster Anstrengung, oft mit Schweiß
- jede Anstrengung verursacht Herzschwäche mit Erschöpfung
- große Schwäche im Rücken, Bedürfnis sich anzulehnen
- Schwäche nach Koitus
- Schwäche mit Versagen der Glieder und Zittern
- anhaltende Schwäche nach Geburt, Fehlgeburt, in der Schwangerschaft

Modalitäten

Verlangen
- nach Sicherheit, Gesellschaft (ist abhängig von anderen, fühlt sich sicherer), nach Freunden, aber behandelt sie schlecht, nach Halt in der Familie, nach Unterstützung und Zugehörigkeit

Abneigung
- gegen Berührung

Unverträglichkeit
- Milch, Brot (Blähung, Völle), Vollkornbrot, Kaffee, kalte Getränke, Durchzug, Wetterwechsel

Zeiten
- Verschlimmerung nach Mitternacht bis 2 oder 4 Uhr

Seiten
- mehrheitlich rechts (Schulterblatt, Brust, Bauch)

Besserung
- Aufsitzen, Vorwärtsbeugen, Anlehnen, Wärme, Bettwärme, heiße Speisen

Verschlechterung
- Flachliegen, Liegen auf der schmerzhaften Seite, Zugluft, Kälte, Wetterwechsel, kalte Getränke, Berührung, nach Koitus, morgens beim Erwachen, nach Flüssigkeitsverlust: Schweiß, Erbrechen, Durchfall, Regelblut, Koitus

Absonderliche Symptome

Schlaf
- schlaflos zwischen 2 bis 5 Uhr
- schreit um Hilfe im Schlaf
- träumt vom Streit mit der Familie

Kopf
- Schwindel beim Drehen des Kopfes
- Schwindel kommt vom Magen (Synth.: kali-c. 2)
- Kopfschmerz beginnt mit Gähnen
- Kopfschmerz beim Fahren im kalten Wind
- Gefühl, als ob der Kopf sich drehen würde
- Gefühl, als ob das Gehirn lose wäre

- Gefühl, als ob man an den Haaren gezogen würde

Gesicht

- Schwellung vor der Menses (Synth.: bat-c., graph. 2, kali-c. 2, merc. 2, puls. 2)

Augen

- Ausfallen der Augenbrauen
- geschwollene Oberlider wie ein Säckchen
- gedunsen zwischen Lidern und Augenbrauen
- Schwellung der Lider während der Menses (Synth.: apis, cycl., kali-c.)
- Lider entzündet, verklebt morgens
- Öffnen der Augen schwierig morgens beim Erwachen
- Schwäche der Augen nach Koitus

Ohren

- Stiche in den Ohren von innen nach außen
- Gefühl, als ob Hitze nach außen strömen würde

Nase

- Nasenbluten beim Waschen des Gesichts morgens
- verstopfte Nase im warmen Zimmer

Mund

- Schwitzen auf der Oberlippe
- Gefühl eines Fremdkörpers (Fischgräte) in der Kehle
- Gefühl, als ob etwas in der Speiseröhre stecken würde
- Zahnschmerz nur beim Essen
- Verschleimung des Rachens morgens
- im inneren Hals stechende Schmerzen bei Abkühlung (Synth.: kali-c. 3)

Brust

- trockener, harter Husten mit stechenden Schmerzen in der Brust und im Rücken
- Husten, als ob der Kopf in Stücke zerspringen würde
- Husten mit Würgen und Erbrechen
- Schmerzen durch die rechte untere Brust
- Gefühl, als ob das Herz umschnürt wäre
- Gefühl, als ob das Herz aufgehängt wäre
- Gefühl, als ob das Herz an einem Faden hängen würde
- Stiche im Herz bis zum Rücken

Magen

- Gefühl, als sei der Magen voll Wasser
- Angstgefühl im Magen
- Schmerzen nach kalten Getränken bei Überhitzung
- Würgen durch Erregung

Abdomen

- Gefühl von Wasser im Bauch
- Stiche in der Lebergegend
- Hitze nach dem Essen (Synth.: kali-c. 3,)

Nieren

- gesteigerte Uratausscheidung, mit Ödemen, Schwellung der Augen
- Schmerzen (vor allem links) bei kaltem Wind, Durchzug

Genitalien

- während der Menses starke Rückenschmerzen
- Amenorrhöe mit Rückenschmerzen

Extremitäten

- Gliederschmerzen beim Aufliegen
- Gefühllosigkeit, Taubheit im Fuß nach Essen (Synth.: kali-c. 3)

Rücken

- Rückenschmerzen nach Mitternacht 3 Uhr
- Rückenschmerz erstreckt sich zu den Oberschenkeln
- Rückenschmerz in Lumbalregion erstreckt sich in Gesäß und zu den Oberschenkeln (Synth.: kali-c. 3, thuj.)
- Schmerzen im Kreuz, als ob es auseinander brechen wollte

Haut

- kann nicht schwitzen, trotz körperlicher Anstrengung
- Schweiß an den schmerzenden Körperteilen

Besondere Anzeigen

- erschwerte Menarche junger Mädchen, anämisch blass
- wenn sich nach überstandener Lungenentzündung jeder Schnupfen in der Lunge festsetzt
- heftige Kreuzschmerzen bei Schwangeren, hat das Gefühl, nicht mehr weitergehen zu können, muss sich hinlegen
- Geburtsstillstand, Verkrampfung des Muttermundes
- unzureichende Wehen mit starken Schmerzen in der Lumbalregion
- schwache Wehen, als wolle das Kreuz zerbrechen
- Gallenkolik nach Geburt

Vergleiche

- ars., kali-bi., kali-p., kali-s., kali-br., bry., calc., lyc., nat-m., sil., phos., chin., gels.

Bewährte Indikationen

Keuchhusten
- Anfall nach 3 Uhr mit morgendlichem Auswurf

Sinusitis
- mit gelb-grünen Sekreten (stinkend) mit Kopf- und Rückenschmerzen

Halsschmerzen
- mit dem Gefühl einer Fischgräte im Rachen (Splittergefühl)

Schilddrüse
- Unterfunktion mit großer Schwäche, schwachem Herz

Gelbsucht
- mit Stichen zur rechten Schulter, ganzer Oberbauch schmerzt

Lebererkrankung
- mit Schmerzen ins rechte Schulterblatt und durch die rechte Brustseite

Anämie
- bei bleichen, jungen Mädchen mit ödematöser Schwellung des Gesichts und Kreuzschmerzen

Arthritis
- im Knie mit stechenden Schmerzen und großer Schwäche

Rückenschmerz
- lumbal nach Schwangerschaft, Geburt, Abort

Hämorrhoiden
- äußerst berührungsempfindlich, blutend, schmerzhaft

Arzneianalogien

Pottasche (Kalium carbonicum) wird durch Auslaugen der Holzasche gewonnen und charakterisiert das Ausgebranntsein (Burnout) des Patienten. Die graue Asche versinnbildlicht außerdem die graue Maus. Das Pulver schmeckt flau wie Waschpulver und kennzeichnet die Konstitution mit wenig Flexibilität.

Kalium carbonicum in der Kinderheilkunde

Es handelt sich bei Kalium carbonicum um ängstliche Kinder, welche sich im Dunkeln fürchten, nicht alleine schlafen können und gedämpftes Licht zum Schlafen brauchen. Sie sind sehr empfindlich und dürfen nicht laut oder forsch angesprochen werden, sonst steigt ihnen die Angst in den Magen. Auch möchten sie nicht berührt werden, derweil sie sofort zusammenzucken. Sie sind sehr kitzelig, scheu, introvertiert, ernsthaft und zurückgezogen, mit Abneigung auf Veränderungen im Alltag. Oft sind es Adoptivkinder, die aus irgendwelchem Grund von den Eltern weggegeben wurden und in einer fremden Familie ohne Mutterliebe aufwachsen müssen. Als Säugling haben sie großes Verlangen, getragen und geschaukelt zu werden. In der Schule kämpfen die Jugendlichen gegen immense Schwierigkeiten in Mathematik. Beim Vorlesen brechen sie schnell in Tränen aus.

Trotz Schwäche und Empfindlichkeit kann man den Kindern schon sehr früh Pflichten übertragen. Gehorsam und gewissenhaft wird alles ausgeführt.

Aufgrund der mangelnden Lebenswärme besteht aus geringstem Anlass (Zugluft, kaltes Wetter, Nässe) die große Neigung zu Erkältungen, mit trockenem Husten (oft Würgen und Erbrechen) und nächtlicher Verschlimmerung nach Mitternacht, 2 bis 5 Uhr.

Pubertierende reagieren sehr schüchtern gegenüber dem anderen Geschlecht. Mädchen haben zur Zeit der Menarche die Veranlagung zu Anämie und chronischen Kreuzschmerzen.

Kreosotum

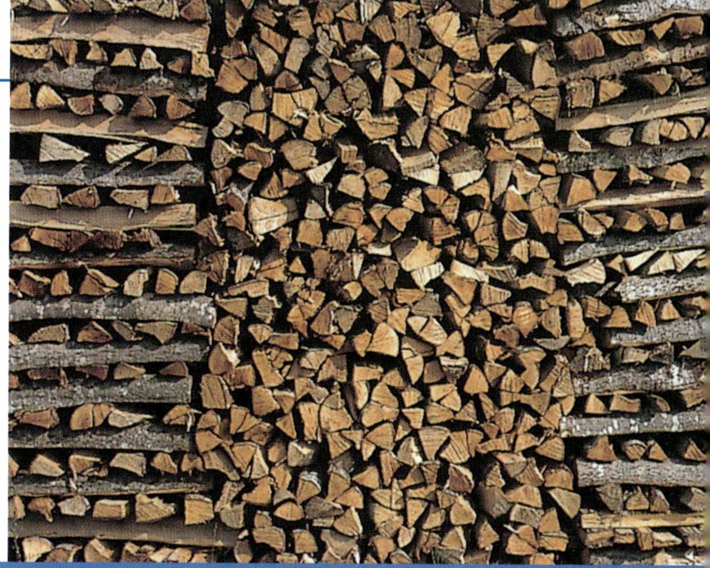

Typus

Bei Kreosotum handelt es sich um eher dunkle Typen mit erdfahlem Gesicht, rötlich heißen Wangen und leidendem Ausdruck. Es sind häufig **hochgeschossene Personen**, die zu schnell gewachsen sind. Sie lachen selten, manchmal nur im Schlaf, und sie sind sehr **sensibel**. Alles geht ihnen schnell zu Herzen. Beim Hören von Musik beginnen sie oft zu weinen oder sie bekommen starkes Herzklopfen. Sobald sie sich aufregen, empfinden sie ein **starkes Klopfen im ganzen Körper** bis zu den Fingerspitzen. Möglicherweise leiden sie an Gedächtnisschwäche. Wenn sie beschäftigt sind, bleiben sie plötzlich stehen und wissen nicht mehr, was sie soeben machen wollten.

Die Kreosotum-Persönlichkeit besitzt ausgesprochen **empfindliche Schleimhäute** (vorwiegend im Genital-, Verdauungs- und Atemtrakt). Diese sondern viel **ekelhaft riechendes, wundmachendes Sekret** ab und neigen zu **Geschwürsbildung** mit **profusen dunklen Blutungen**. Dies ist meistens die Ursache für die allgemeine Schwächung. Es besteht die Bereitschaft zur **Wundheit** (tief greifende Entzündung) mit brennenden Schmerzen und abnormalen **Hämorrhagien**.

Allgemeines

Kreosotum stammt vom Buchenholzkohlenteer der Rotbuche (Fagus sylvaticus), einem Buchengewächs (Fagacea), welches in ganz Europa verbreitet ist. Der Baum kann bis zu 300 Jahre alt werden und erreicht eine maximale Höhe von ca. 40 Metern. Im ausgewachsenen Stadium trägt er jedes Jahr bis zu 60 000 lichtgrüne, länglich ovale Blätter. Die Gattungsbezeichnung stammt aus dem griechischen „fagus" (= Essen) und charakterisiert die essbaren Buchennüsschen. Der lateinische Beiname „sylvaticus" (= Wald) verdeutlicht den Standort des Baumes. Kreosotum wird von den griechischen Wörtern „kreos" (= Fleisch) und „oxi" (= konservieren) abgeleitet, was auf die konservierende Wirkung des Buchenholzrauches hinweisen soll. 1870 konnte der Chemiker Reichenbach im Buchenholzkohlenteer verschiedene Phenole (Gujacol, Kreosol, Kresol) nachweisen.

Die Urtinktur wird aus dem destillierten Buchenholzteer hergestellt.

Die Themen der Arznei sind: *scharfe, stinkende Absonderungen, profuse dunkle Blutungen, Brennschmerz und Wundheit.*

Verhaltensmerkmale bei der homöopathischen Anamnese

Auffallendstes Merkmal des Kreosotum-Patienten sind die extrem übel riechenden, fauligen Absonderungen (fast wie Kadaver), welche im Besprechungszimmer einen miefen, unangenehmen Gestank verbreiten. Alles stinkt fürchterlich an ihm: Mundgeruch, Sputum, Sekrete, Eiter, Blutung, Ausfluss, Wunden und Geschwüre, wobei wunde Stellen bei geringster Berührung leicht zu bluten beginnen. Selbst bei einem Nadelstich fließt ungewöhnlich viel Blut hervor.

Psyche

Reizbarkeit

- missmutig mit übertriebenen Wunschvorstellungen, will alles haben, ist aber unzufrieden

Verzweiflung

- wünscht sich bei negativem Krankheitsbefund den Tod

Furcht

- vor Wasser
- vor Intimverkehr infolge Empfindlichkeit

Illusion

- alle Körperteile seien in Bewegung

Leitsymptome

Geruch

- abstoßender, fauliger Geruch aller Absonderungen

Sekrete

- ekelhaft riechend, brennend, ätzend, wundmachend, juckend, Geschwürsneigung: Nasenfluss, Mundsekrete, Absonderungen im Hals, an den Genitalien, am After

Blutungen

- Schleimhäute bluten leicht, schon nach leichtem Druck
- reichlich mit dunkler Verfärbung nach geringsten Einflüssen
- reichlich aus kleinsten Wunden (Synth.: zinc. 2, am-c., carb-v., hydr., kreos., lach., ph-ac., phos., sul-ac.), Blutungen stehen in keinem Verhältnis zur Stärke der Verletzung
- Blutung nach Intimverkehr, nach Untersuchung beim Frauenarzt
- profuse dunkle Blutungsneigung: Zunge, Lippen, Nase, Zahnfleisch, Augen, Uterus, Anus, Wunden, Geschwüre

Juckreiz

- extrem (Kratzen verschlimmert): Haut, Ekzem, Pusteln, Blasen, Furunkel, Geschwüre (schlechter bei Bettwärme)
- ohne Hautausschlag (Dolichos)

Schmerzen

- brennen wie Feuer (Genitalien, beim Wasserlassen, Wunden, Geschwüre, entzündete Schleimhäute, in den Augen, in der Brust, Magen, am Anus)

Geschwüre

- der entzündlichen Schleimhäute: Vagina, Uterus, Zunge, Mund (Aphthen), Gangrän

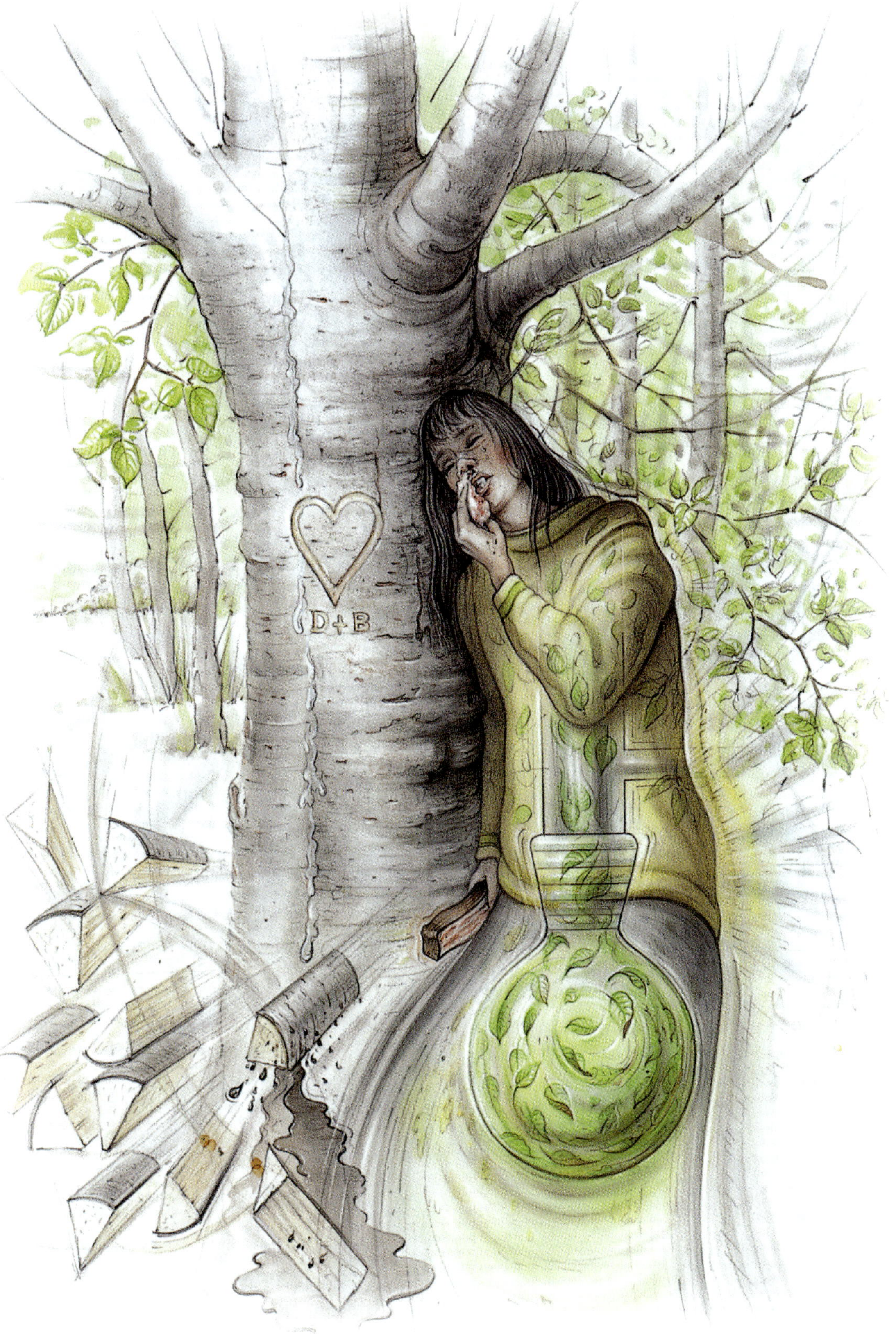

Abb. **27** **Kreosotum-Persönlichkeit:** dunkle Hautfarbe, erdfahles Gesicht, rötlich heiße Wangen, ernsthaft, hoch sensibel, weinerlich, schnell erregt mit Klopfen im ganzen Körper, Pulsationen bis zu den Fingerspitzen, empfindliche Schleimhäute mit ekelhaft riechenden Sekreten, brennenden Schmerzen, Geschwürsneigung, Blutungen von schwärzlicher Farbe aus geringstem Anlass, geschwärzte Zähne, Verlangen nach Geräuchertem.

Modalitäten

Verlangen

- nach Geräuchertem (Synth.: caust. 3, kreos. 2, calc-p.)

Abneigung

- gegen Intimverkehr infolge Beschwerden

Durst

- unerträglich intensives Verlangen nach Getränken

Seite

- mehrheitlich links

Zeiten

- allgemeine Verschlimmerung von abends 18 Uhr bis morgens 6 Uhr

Besserung

- Wärme, Bewegung, heiße Speisen

Verschlechterung

- Bettwärme, Kratzen, Kälte, im Freien, Ruhe, Liegen, Zahnung, Schwangerschaft, während und nach der Menses

Absonderliche Symptome

Schlaf

- erwacht, als ob jemand gerufen hätte
- träumt von Abmagerung, Verschluss des Halses, von wachsenden Dingen, schmutziger Wäsche, Schnee, Urinieren, Verletzung, Verfolgung, Vergewaltigung

Kopf

- Schmerz, als ob ein Brett gegen der Kopf gedrückt würde
- Schweregefühl in der Stirn, als ob alles herauskäme
- intensive Schmerzen, ausstrahlend in die Zahnwurzeln

Augen

- salzige Tränen, heiß, scharf
- abends pulsierendes Gefühl in den Augen
- sieht blaue, dunkelblaue Farben vor den Augen

Ohren

- hört schlecht vor (Synth.: kreos. 2, ferr., scroph-n.) oder während (Synth.: calc. 2, kreos. 2, mag-m., scroph-n.) der Menses
- Geräusche im Ohr vor (Synth.: borx. 2, kreos. 2, bry., ferr., phos.) oder nach (Synth.: chin., ferr., kreos.) der Menses
- Schmerz durch Musik oder während der Menses (Synth.: ph-ac. 2, ambr., cham., kreos., tab.)

Nase

- ekelhafte, eingebildete oder wirkliche Gerüche morgens beim Erwachen
- nach Nasenbluten auffallende Vergesslichkeit

Mund

- Schwellung mit schäumendem Speichelfluss
- Aphthen, Geschwüre in der Schwangerschaft
- übler Mundgeruch von faulen Zähnen
- bitterer Geschmack nach Trinken von Wasser
- Risse am Mundwinkel, auf den Lippen bei jeder Menstruation

Brust

- Husten bei jeder Lageveränderung im Bett
- Brennen in der Brust

Magen

- Gefühl von Eiswasser im Magen
- Erbrechen von süßlicher, wässriger Flüssigkeit
- das Erbrochene ist so scharf, dass es die Mundschleimhaut angreift

Verdauung

- widerlich stinkende Durchfälle
- Verstopfung mit starker Abmagerung
- hochgradige Obstipation, schreit auf während Stuhlgang

Nieren

- übel riechender Urin wie braunes Bier mit rötlichem Sediment
- kann nur im Liegen oder zurückgebeugt Wasser lassen
- Harndrang, muss das Bett so schnell wie möglich verlassen
- Harndrang beim Strecken der Hände

Genitalien

- elektrische Stöße in der Scheide, wie aus dem Bauch kommend
- Blähungen aus der Vagina, insbesondere während der Menses
- Regelblutung hört plötzlich beim Gehen oder Sitzen auf und beginnt erst wieder im Liegen
- eitriger Fluor, wundmachend mit Juckreiz, Wundheit bis zu den Oberschenkeln, brennend
- Blutung nach Intimverkehr, große Furcht davor
- Schwellung des Penis, einen Tag nach Intimverkehr

Haut

- Hautausschlag zur Zeit der Menses (Synth.: apis, dulc., kreos.)

Glieder

- Schweregefühl in der Hand vor der Menses
- Gefühl von Kugeln in den Fersen

Rücken

- Schmerzen mit milchigem Fluor, erstrecken sich zur Vagina

Besondere Anzeigen

- Winterhusten bei alten Leuten mit Druck auf der Brust
- Sterilität durch starken Fluor
- Schwangerschaftserbrechen mit reichlichem Speichelfluss
- nach Wespen-, Bienenstich bei Allergiebereitschaft

Vergleiche

- carb-ac., iod., lach., ars., phos., sulph., hydr., sec., merc., nit-ac., sep., sab., carb-v., thuj., fluor-ac., mez.

Bewährte Indikationen

Parodontitis

- schwammig , geschwollen, schmerzhaft, dunkelrot, leicht blutend (Synth.: schwarzes Blut sickert heraus: bov., kreos.), brennende Schmerzen, bisweilen schwarze Verfärbung der Zähne (Karies)

Bronchitis

- mit eitrig blutenden, übel riechenden Sekreten, Husten löst Gähnen aus (Schlüsselsymptom), hustet bei jeder Lageveränderung im Bett (Synth.: kreos. 3., ars., con.)
- Brennen in der Brust

Gastritis

- mit Neigung zu Magengeschwüren, fauliger Mundgeruch, Brennen wie Feuer im Magen

Sommerdurchfall

- von Kindern mit übel riechendem Atem, Umgebung des Afters ist wund entzündlich

Metrorrhagie

- intermittierende Regelblutung, zu früh, zu stark, zu lange und unterbrochen, hört beim Gehen auf (Synth.: coc-c., kreos., mag-c., sabin., sec.)
- Blut dunkel gefärbt, wundmachend, juckend, übel riechend

Fluor

- scharfer, wundmachender, übel riechender Weißfluss, der die Wäsche gelb verfärbt, Genitalmykose

Maligne Entartung

- von Gebärmutter, Eierstöcken, Mammae, Magen, After, Lunge mit schwärzlichen, übel riechenden Blutungen und Geschwüren

Diabetes

- (bessert den Durst des Zuckerkranken), mit Juckreiz, Gangrän und Katarakt

Arzneianalogien

Der Buchenholzteer mit seinem rauchig stechenden Geruch mag die stinkenden Sekrete der Schleimhäute und Geschwüre charakterisieren, während die schwarze Farbe des Teers seine Entsprechung in den dunklen Blutungen findet. Die hauchdünnen lindgrünen Frühlingsblätter der Rotbuche dagegen lassen sich mit der dünnen, leicht blutenden Haut und Schleimhaut der Kreosotum-Persönlichkeit vergleichen.

Kreosotum in der Kinderheilkunde

Es handelt sich um älter (nicht ihrem Jahrgang entsprechend) aussehende, groß gewachsene, hagere Kinder, die zu Verstopfung (Synth.: Schreien während Stuhlgang: rheum 3, kreos. 2, valer.) neigen. Ihr Wunschbegehren ist sehr groß, aber sobald sie das Gewünschte bekommen, werfen sie es wieder weg.

Das Mittel passt gut für Bettnässer im ersten Schlaf, die schwer zu wecken sind (Synth.: unwillkürliches Urinieren nachts, das Kind ist schwer zu wecken: kreos. 3, bell. 2, caust., sep.), und bei denen der Urin sehr übel riecht. Wenn sie erwachen, müssen sie schnellstens aus dem Bett springen, weil sie den Urin nicht halten können.

Sehr hilfreich ist Kreosotum bei der Dentition mit starken Schmerzen (Synth.: schreit bei der Zahnung: apis 2, kreos. 2, rheum 2, ter. 2), kann nicht beruhigt werden, muss dauernd gewiegt werden, oft verbunden mit Konjunktivitis. Das Zahnfleisch ist schwammig geschwollen und sobald die Zähne durchbrechen, werden sie schnell kariös (Synth.: faule Zähne, sobald sie durchbrechen: kreos. 2, staph.), sie verfärben sich schwärzlich. Letztlich ist Kreosotum bei chronischem Magenkatarrh der Kinder eine hilfreiche Arznei.

Lachesis

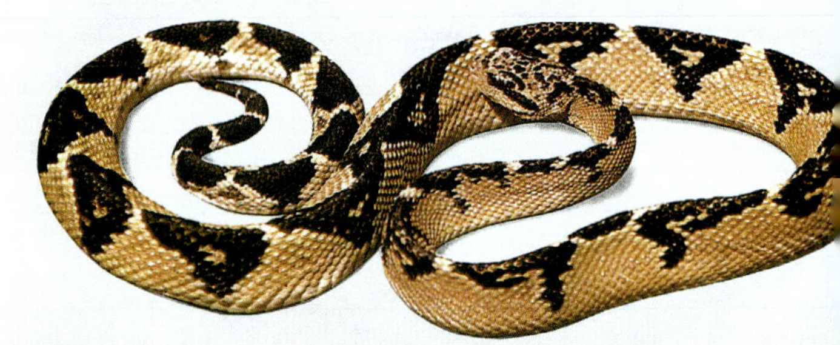

Typus

Lachesis ist mehrheitlich beim **weiblichen Geschlecht** vertreten. Es sind groß gewachsene oder auch kleine Frauen von magerer wie fettleibiger Statur, mit braunem oder **rötlich schimmerndem Haar** mit Sommersprossen, aufgedunsenem Gesicht, **bläulich-rotem Teint**, roter Nasenspitze, **leidenschaftlichem Blick**, sinnlichen Lippen und magischer Ausstrahlung. Sie haben eine Vorliebe für **extravagante Kleider** mit rotschwarzen oder lilafarbenen großflächigen Mustern. Diese müssen locker sitzen, werden stets eine Nummer zu groß gewählt mit großzügig **weitem Dekolleté**. **Enge Gürtel** oder Uhrenbänder sind unangenehm.

Es sind vitale, lebensfrohe, **extrovertierte** Persönlichkeiten, welche **energiegeladen** sind. Sie essen hastig, **reden viel** und sind immer in Bewegung. Sie brauchen wenig Schlaf und vollbringen ihre Höchstleistungen vor allem nachts (Nachtmenschen). Stets sind sie **erregt**, fühlen sich überreizt und müssen sich zwanghaft Zugang zu frischer Luft verschaffen (Klaustrophobie). Ihre überschießenden gestauten Kräfte suchen ein Ventil wie bei einem überhitzten Dampfkochtopf, der seinen Druck *explosionsartig* mit lautem Getöse entströmen lässt. Diese Eigenart ist kennzeichnend für das emotionale Verhalten. Sobald sich die inneren Hochspannungen abreagiert haben, verstummt die Erregung bis zum nächsten Ausbruch. Mit diesem charakteristischen Temperament präsentieren die Betroffenen ein **unbeständiges**, sprunghaftes Verhalten, das vom Wechsel zwischen Anspannung und Entspannung geprägt ist. So pendeln sie in ihren Gefühlen von einem Extrem ins andere: **Hass – Liebe**, Arroganz – Bescheidenheit, Misstrauen – Vertrauen, Streitsucht – Fröhlichkeit (Synth.: lach. 2, staph. 2, croc., spong.), Religiosität – Atheismus, Maßlosigkeit – Zurückhaltung, Redefluss – Verschwiegenheit, Rache – Verzeihung usw.

Am besten kann man den Lachesis-Wesenszug im aufgewühlten, überforderten Zustand erkennen, so z. B. bei **eifersüchtigen** Auseinandersetzungen. In Liebes-

Allgemeines

Die Brasilianische Buschmeisterschlange (Lachesis muta L.) aus der Familie der Grubennattern (Crotalidae) ist beigefarbig und auf dem Rücken und dem Dreieck des Kopfes mit einem dunkelbraunen bis schwarzen Muster geschmückt. Sie lebt in den tropischen Regenwäldern Mittel- und Südamerikas, ist nachtaktiv, tagsüber sucht sie sich die Kühle des Schattens mit Temperaturen von 20 bis 24 °C. Sobald es wärmer wird (über 25 °C) fühlt sie sich unwohl, bei extremer Hitze oder Sonnenbestrahlung kann sie sogar zugrunde gehen.

Bei den brasilianischen Einheimischen heißt die Schlange „Surukuku“, wegen der summenden Geräusche, die sie verbreitet. Die so genannte „Meisterin des Urwaldes“ kann bei Annäherung sehr aggressiv, heimtückisch und bösartig werden. Ihr Gift ist meistens tödlich (Kardiotoxine) mit Kreislaufversagen und Blutzersetzung.

Das 2 bis 3,5 Meter lange Reptil mit den 2,5 Zentimeter langen Giftzähnen trägt seinen Namen „Lachesis“ in Anlehnung an die griechische Schicksalsgöttin, welche befähigt ist, den Lebensfaden abzutrennen. Der Beiname „muta“ stammt vom lateinischen „mutus“ (= stumm) und nimmt auf den geräuschlosen Schwanzrüssel der Schlange Bezug. Als Synonym wird auch die Bezeichnung „Lachesis trigonocephalus“ verwendet.

Constantin Hering hat 1828 die Wirkung von Lachesis entdeckt. An sich und seinen Schülern hat er zahlreiche Arzneimittelprüfungen mit immer höheren Potenzen vorgenommen. Dabei hat er sich selbst eine bleibende Lähmung des linken Armes zugezogen.

Das Polychrest mit syphilitisch-psorischem Miasma wird durch Trituration des frischen Giftes hergestellt. Es besitzt charakteristische Themen: *Vitalität, Eifersucht, Leidenschaft, Geschwätzigkeit, Sprunghaftigkeit, Entlastung.*

beziehungen und im Freundeskreis kommt es zu hartnäckigen Konkurrenzkämpfen und **Rivalitäten mit heftigen Wutausbrüchen**. Es besteht oft eine unbegründete blinde Eifersucht, welche die Betroffene wie eine unheilbare Krankheit beherrscht. Sobald z. B. der Ehemann zu spät nach Hause kommt oder einer anderen Frau harmlose Komplimente macht, kann sie eine ausgesprochen „giftige" Szene aufführen. Dies kann sogar so weit gehen, dass sie psychotisch wird (Synth.: Eifersucht mit Beschimpfungen und Vorwürfen: lach. 2, nux-v. 2; Streitsucht aus Eifersucht: calc-s. 2, cench. 2, hyos. 2, lach. 2, nux-v.; Eifersucht aus enttäuschter Liebe: lach. 2, hyos., nat-m.).

Wenn die Emotionen nicht mehr unter Kontrolle gehalten werden können, arten die Gefühle in erbitterten Hass aus, verbunden mit **bösartigem Intrigieren** und rachsüchtigem, hinterhältigem Verhalten.

Hinter diesen exzentrischen Affekten steckt eine ausgesprochen starke **Ichbezogenheit**. Die Lachesis-Persönlichkeit möchte immer im Mittelpunkt stehen, weshalb sie jede Konkurrenz mit Arglist ausschaltet und unterdrückt. Stolz und eitel wie sie ist, braucht sie Bewunderung und Anerkennung (Synth.: ichbezogen, spricht immer von sich selbst: lach., par., staph.). Sie selbst lässt sich in ihrem Wirkungskreis weder einschränken noch dominieren, im Gegenteil, sie braucht **Unabhängigkeit** und Freiheit. Allerdings lässt sie sich von schmeichelnden Komplimenten leicht blenden und beeinflussen.

Im Allgemeinen ist der Lachesis-Typ eine **lebensfrohe Natur**. Er hat stets einen humorvollen Spruch auf Lager, oft auch mit satirischem oder lakonischem Ton. Er ist meistens in positiver Stimmung und braucht täglich einen Kick. Es besteht die **Suchtneigung** zu Kaffee, Alkohol (schnell beschwipst), Nikotin, Drogen und Süßigkeiten.

Der Typus ist **intellektuell begabt**, einfallsreich, kreativ und mit Scharfsinn gesegnet. Er hat eine schnelle Auffassungsgabe und rasche Gedankenfolge (springt von einem Thema zum anderen).

Typisch für Lachesis ist die **Logorrhöe** (Synth.: redselig, geschwätzig, erregt: cupr. 2, lach. 2, ther. 2, sel.). Sie redet und redet wie ein Papagei, spricht im Wortschwall wie ein Wasserfall, manchmal so hastig, dass die Wörter verschluckt oder die Sätze nicht zu Ende gesprochen werden. Die Satztiraden, d.h. der bildhafte, erregte Redefluss, ist ein Ventil der Emotionen, welcher kaum unterbunden werden kann. Da sie den Mund nicht halten kann, kommt es häufig zu polemischen Auseinandersetzungen.

Typisch ist auch ein stark **religiöses, spirituelles** Engagement, das leider allzu oft fanatische, sektiererische Züge annimmt und in intolerantes, sendungsbewusstes Verhalten ausartet. Der grenzenlose missionarische Enthusiasmus (Weltverbesserer) ist gepaart mit beengenden Dogmen und moralischen Drohungen (Weltuntergangszenarien). Entsprechend besitzen die Lachesis-Persönlichkeiten einen Hang zum Wunderglauben, zur **Esoterik** und haben oft hellseherische, intuitive Fähigkeiten mit prophetischen Talenten.

Auch das Gegenteil kann der Fall sein, wenn atheistische Ideen verherrlicht werden. Mit spitzer Zunge wird rebellisch, skeptisch und **satirisch** alles in Frage gestellt, was den Bereich des Übernatürlichen betrifft.

Der Lachesis-Typ hat in seinen Gefühlen und Idealen jegliches Maß verloren und läuft Gefahr, aus der Realität zu entgleiten. Dies lässt sich auch bei der **Sexualität** beobachten. Die **Sinneslust** funktioniert wie ein Ventil, das den angestauten Druck (animalischer Trieb) hemmungslos ausbrechen lässt. Die sexuellen Gepflogenheiten sprengen den konventionellen Rahmen mit der Neigung zu Nymphomanie, übertriebener Masturbation oder häufigem Partnerwechsel.

Bis sich eine Lachesis-Frau zur **Heirat** entschließt, können viele Jahre vergehen. Beziehung und Ehe bedeutet für sie Einengung und Verlust von Freiheit. Kommt es trotzdem unter vielen Bedenken zu einer Heirat, verhält sie sich in der Beziehung aufgeschlossen und liebenswürdig engagiert für den Partner. Nur darf sie nicht eingeengt werden und sollte immer wieder als die „Beste aller Ehefrauen" bestätigt werden.

Bei Lachesis-Männern ist die Eifersucht und die Geschwätzigkeit weniger ausgeprägt. Sie sind sehr **selbstbewusst, sexuell aktiv** und in Stresssituationen (Midlife-Crisis) leicht dem Alkohol (Tomatennase) verfallen. Ihre Missgunst und ihr Neid können sie zwar unterdrücken, jedoch bei Erfolg von anderen im näheren Umfeld brechen diese in Form von Sarkasmus und Zynismus durch.

Gesundheitlich haben die Lachesis-Persönlichkeiten mit **Einschlaf- und Durchschlafproblemen** zu kämpfen. Kaum sind sie im Bett, plagen sie Atembeschwerden (Adam-Stokes-Syndrom) mit der Angst zu ersticken. Überdies führt der Schlaf zur Verschlimmerung aller Beschwerden, weshalb sie sich vor der Nachtruhe fürchten.

Durch Sonne, Hitze, Alkohol oder Eifersucht können massive **Kopfschmerzen** ausgelöst werden, vorwiegend hinter dem linken Auge, ausstrahlend zur Nase mit blassem Gesicht (heißer Kopf, kalte Glieder). Schwarzer Kaffee oder Ruhe erleichtern die Schmerzen.

Der **Hals** ist bei Lachesis eine äußerst empfindliche Körperstelle. Bezeichnend ist die Neigung zu Angina, Tonsillitis auf der linken Seite (ausstrahlend bis zum Ohr) mit bläulich verfärbten Schleimhäuten. Die Schmerzen verschlimmern sich beim Leerschlucken oder durch heiße Getränke. Durch Berührung des Halses wird ein lästiger Husten ausgelöst.

Es zeigen sich auch **Kreislaufbeschwerden** mit plötzlichen Anfällen von Entkräftung, Ohnmacht oder Schwindel, verbunden mit Blutandrang zum Kopf,

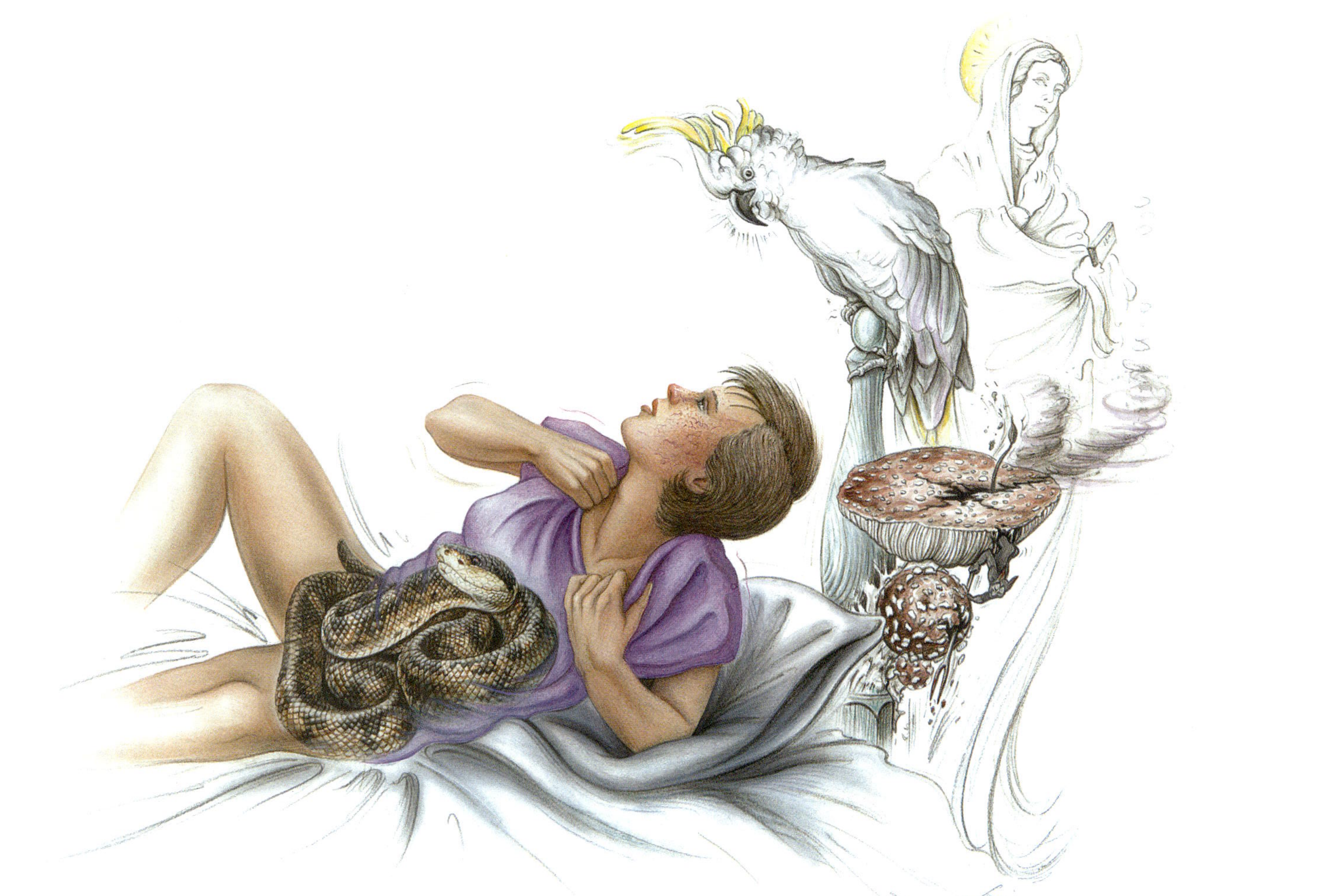

Abb. **28** **Lachesis-Persönlichkeit:** bläulich-roter Teint, leidenschaftliche, sinnliche Ausstrahlung, extravagant gekleidet, extrovertiert, egozentrisch, wechselhafte Gefühle: Liebe – Hass, kleines Teufelchen, streitsüchtig, reagiert sehr giftig, aggressiv, rachsüchtig, eifersüchtig, erträgt keine Ungerechtigkeiten, geschwätzig, redet wie ein Papagei, überempfindlich auf enge Kleidung am Hals, trägt offenen Kragen, Dekolleté, lockere Kleider, kann keinen Gürtel tragen, Neigung zu Kreislaufbeschwerden mit plötzlicher Entkräftung, Hitzewallungen, Blutandrang zum Kopf, Herzklopfen, livide Verfärbung der Haut, klimakterische Beschwerden mit heftigen Wallungen und Schweißausbrüchen, Gesichtsröte, Stimmungsschwankungen, Verschlechterung durch Schlaf, Unverträglichkeit von Alkohol, religiöse Wahnvorstellungen.

Verhaltensmerkmale bei der homöopathischen Anamnese

Imponierend beim ersten Kontakt in der Sprechstunde mit der Lachesis-Persönlichkeit ist die ungebremste Geschwätzigkeit. Sie beugt sich über das Pult des Therapeuten und redet ohne Punkt und Komma pausenlos und hemmungslos drauflos. Sie beherrscht die Konversation, wobei es kaum möglich ist, eine Zwischenfrage zu stellen. Die Zeit läuft dem Therapeuten im wahrsten Sinne des Wortes davon. Es bleibt ihm nichts anderes übrig, als sich ruhig zu verhalten. Die Patientin schweift bei ihrem Erzählen von einem Thema ins andere ab, sodass es unmöglich ist, in der ersten Konsultation das miteinander besprochene Wirrwarr zu enträtseln. Weitere Konsultationen sind notwendig, um einen geordneten Überblick des Beschwerdebildes zu erhalten. Für die Patientin ist es sehr wichtig, dass man den Schilderungen ihrer Beschwerden genügend Aufmerksamkeit schenkt, weil sie sonst ihrer Unzufriedenheit mit zynischen Bemerkungen Ausdruck zu verleihen vermag. Sie fühlt sich erleichtert, wenn sie sich aussprechen kann. Sie redet sich ihren Zorn oder ihre Depression buchstäblich von der Seele und jammert über ihre Krankheit (Synth.: lach. 3, arg-n., nux-v., ph-ac.; klagt über ihre Krankheit: lach. 3, ant-t. 2, nux-v. 2, ph-ac.). Sie ist der Idee verhaftet, ihr Körper sei voller Gifte oder durch die eingenommenen chemischen Medikamente geschädigt worden. Charakteristisch ist das unverhältnismäßig starke Schmerzempfinden und dass die Symptome allgemein intensiv und sehr schnell ablaufen.

Kongestion, Hitzewallung, Bluthochdruck und Herzbeschwerden. Die Blutzirkulation ist in Wallung, als ob Schlangengift in den Körper gelangt wäre.

Das **Herz** (Gefühl, es hänge an einem Faden) ist mitbelastet. Es zeigt seine Störung mit Klopfen beim Liegen auf der linken Seite an sowie durch **livide Verfärbung** der Haut (Gesicht, Lippen, Extremitäten, Ohren) und Atemnot bei körperlicher Anstrengung.

Im Weiteren können sich **Venenschwächen** entwickeln. Diese äußern sich in zyanotisch angestauten Krampfadern, Besenreißern, Couperose im Gesicht, Neigung zu Embolie und Thrombose sowie Ulcus cruris (bläuliche Verfärbung – schnell fortschreitende, destruktive Geschwüre).

Prämenstruelle Beschwerden (PMS) kündigen sich mit Wutausbrüchen, Hitzewallungen, Reizbarkeit, Depressionen und Kopfschmerzen an; während die **Dysmenorrhöe** von dunklen Blutungen (schwarz) und pulsierenden Kopfschmerzen gekennzeichnet ist – die Schmerzen bessern sich aber beim Eintreten der Regelblutung.

Lachesis ist außerdem ein wichtiges Homöopathikum bei **klimakterischen Störungen**. Die Betroffenen fühlen sich durch das Ausbleiben der monatlichen Regel oder durch Hysterektomie unwohl (Fehlen der Entlastung), krank mit brennenden Schmerzen auf dem Scheitel, Blutandrang zum Kopf, Hitzewallungen, Gesichtsröte, Bluthochdruck, Herzklopfen und Stimmungsschwankungen.

Psyche

Ungeduld

- rastlos, immer in Eile, hektisch angespannt

Zorn

- außergewöhnlich wütend, sarkastisch verletzend
- streitsüchtig, taktlos mit ungezügelter Zunge
- explosiv, kann sich nicht beherrschen
- muss sich über den Ärger abreagieren können

Eifersucht

- gegen Ehepartner, Arbeitskollegen, Freundinnen, Geschwister, Vater (Sohn)

Empfindlichkeit

- gegen Berührung, Geräusche, mangelnde Anerkennung

Depression

- morgens beim Erwachen, unglücklich, unzufrieden
- bei Einengung, sieht alles schwarz

Furcht

- vor Herzkrankheiten
- betrogen zu werden
- das seelische Gleichgewicht verlieren zu können
- vor dem Schlaf infolge Atemnot und Beschwerden

Angst

- vor Schlangen, z. B. bei Fernsehszenen mit Herzklopfen
- in engen Räumen, Platzangst, glaubt zu ersticken

Wahnidee

- hört Stimmen, die ihr befehlen zu stehlen
- glaubt, jemanden ermorden zu müssen (Synth.: ars, hep., hyos., lach.)
- glaubt, ein Unrecht begangen zu haben
- von einer übermenschlichen Macht beherrscht zu werden
- glaubt, zwei Willen zu haben
- glaubt, dass sie verfolgt, bespitzelt würde
- glaubt, dass sie vergiftet würde (Synth.: cimic., hyos., lach., lina.)
- glaubt verhext zu sein

Leitsymptome

Wärme

- Hitze, warmes Zimmer, warmes Bad, Sonnenbestrahlung unverträglich (Kopfweh, Ohnmacht, Herzklopfen, Kongestion)
- trockenes, warmes Wetter unverträglich (Synth.: ant-c., carb-v., kali-bi., lyc.)
- streckt die Füße infolge Hitze aus dem Bett

Frühjahr

- Neigung zu Heuschnupfen, Asthma, gesundheitlichen Beschwerden, wenn die Temperatur wieder steigt

Bläuliche Farbe

- livide purpurfarben: Gesicht, Wangen, Lippen, Zahnfleisch, Hals, Mandeln, Hämorrhoiden, Krampfadern, Couperose, Gelenke, Wunden, Haut, Schleimhäute

Blutungen

- dunkel wie verkohlte Strohteilchen, gerinnt schnell
- mit Einsetzen der Regelblutung verschwinden die körperlichen und geistigen Symptome

Absonderungen

- fühlt sich besser nach Eintritt von Ergüssen: Blutung, Schweiß, Fluor, Stuhl, Tränen

Fieber

- mit Hitze auf dem Scheitel, unstillbarem Durst, besonders abends und nachts

Entzündungen

- mit klopfenden, pulsierenden Schmerzen und purpurroter Verfärbung

Schmerzen

- wellenartig, stimmen nicht mit dem Puls überein, klopfend, pulsierend, hämmernd

Hals

- Klotzgefühl im Hals
- Würgen im Magen bei Schlucken (Synth.: graph. 2, kali-c. 2, lach. 2, merc-c. 2, tub.)
- empfindlich gegen geringste Berührung (Synth.: lach. 3, lac-c. 2, nicc., bell.)
- Beengung der Halsgegend verursacht Panik
- kann nichts Enges an Hals und Taille ertragen (Synth.: lach. 3, sep.)

Modalitäten

Verlangen

- nach Vergnügen, Freiheit, Unabhängigkeit, sexueller Erfüllung
- nach Kaffee, Stimulanzien, Süßigkeiten, Obst, Fruchtsäften, Austern

Abneigung

- gegen Heirat (Synth.: lach. 2, nux-v., pic-ac., puls.)

Unverträglichkeit

- seelischer Druck, Einengung, Alkohol, heiße Getränke, Berührung

Hunger

- kann nicht aufhören zu essen, fühlt sich nie satt

Durst

- unlöschbar, heiße Getränke schaden aber dem Magen

Seiten

- links (außer Ischias: rechts) oder von links nach rechts

Zeiten

- nachts im Schlaf, morgens beim Erwachen, im Frühling

Besserung

- kühle, frische Luft, kaltes Wetter, kaltes Wasser, frisches Obst, durch Essen, Absonderung (Schweiß, Blutung, Stuhl, Tränen, Fluor), Bewegung, Wandern, Schimpfen, Explodieren

Verschlechterung

- Hitze, warmes Wetter, warmes Bad, warmes Zimmer, warme Getränke, Sonne, heißer Sommer, Sauna, enge Räume, Einschlafen, Schlaf, morgens beim Erwachen, enge Kleider, vor Eintritt der Regel, Ausbleiben der Regel, im Klimakterium

Absonderliche Symptome

Schlaf

- träumt von Schlangen, Tod, erstickt zu werden, erotisch, visionär, ermordet zu werden
- Atemstillstand während des Schlafes, erwacht mit Erstickungsgefühl
- stockender Atem beim Einschlafen

Kopf

- Schwindel mit Übelkeit beim Schließen der Augen (Synth.: lach. 2, ther. 2)
- Hitze auf dem Scheitel in der Menopause (Synth.: lach. 3, sulph. 2, carb-an., cimic., croc.)
- Schmerz erstreckt sich zum Hals (Synth.: lach. 2, merc. 2, chel., cupr., lyc.)
- Schmerz über den Augen zur Nasenwurzel

Augen

- Zucken bei starrem Blick
- trübsichtig bei Kopfschmerzen (Synth.: lach. 2, sil. 2)
- Gefühl, die Augen würden an einem Faden gezogen

Ohren

- knackende Geräusche im Schlaf
- Ohrenschmalz weißlich: (Synth.: lach. 3, chel., con., sep.)
- empfindlich gegen Wind (Synth.: cham. 3, lach. 3, lyc. 2, merc. 2, caust.)

Nase

- empfindlich gegen Geruch von Kaffee
- vikariierendes Nasenbluten (Synth.: ham. 3, phos. 3, lyc. 2, lach. 2, puls. 2)

Gesicht

- rot marmoriert (Synth.: lach. 2, ferr.)

Mund

- Zittern der Zunge beim Herausstrecken
- Zähne empfindlich gegen Wärme (Synth.: lach. 3, nat-m. 2)
- Belag der Tonsillen links (Synth.: lach. 3, lac-c., merc-i-r.)
- Eiterung der Tonsillen links (Synth.: lach. 2, sep.)
- Gefühl eines Klumpens beim Schlucken (Synth.: lach. 3, lac-c. 2, rumx. 2, calc., ign.)

Brust

- Husten beim Berühren des Halses
- erschwertes Atmen durch Berührung des Kehlkopfes (Synth.: lach. 3, apis, bell.)
- Asthma durch Eifersucht, intensive Gemütserregung
- Gefühl, das Herz würde an einem Faden hängen
- Gefühl, das Herz sei geschwollen
- Gefühl, das Herz würde stehenbleiben

Magen

- Gefühl, eine Kugel würde vom Magen in den Hals aufsteigen
- Leeregefühl im Klimakterium
- Schmerzen nach oder anstatt der Menses

Verdauung

- Gefühl, als ob der After verschlossen wäre
- Blutung aus dem Anus in der Menopause

Nieren

- Blase Kältegefühl (Synth.: lach., lyss., sabal, syr.)
- Gefühl, es würde eine Kugel in der Blase rollen

Genitalien

- während der Menses geschwätzig (Synth.: bar-c. 2, lach. 2, stram. 2)

- während der Menses brennende Kopfschmerzen auf dem Scheitel (Synth.: lach. 2, nat-m. 2, phos. 2, sulph. 2)
- reichlich Fluor vor derMenses (Synth.: lach. 2, nux-v. 2, alum.)
- Menses unterdrückt durch Gemütsbewegung (Synth.: lac-d. 2, lach. 2, ziz.)
- Schmerzen in den Ovarien nach der Menses (Synth.: lach. 3, pall. 2, zinc.)
- während der Menses Krampfadern geschwollen (Synth.: ambr., con., lach., puls.)

Haut

- Kälte links (Synth.: lach. 2, sil. 2, cast., dios.)
- Hitzewallung ohne Schweiß (Synth.: lach. 3)
- schuppt sich wie bei einer Schlange

Glieder

- diabetisches Gangrän (Synth.: carb-ac., con., lach., solid.)
- gangränöse Geschwüre Beine: ars. 3, lach. 3, lyc. 3, sec. 3, carb-v. 2)
- Hitze Handflächen nachts (Synth.: lach. 3, ol-j. 2, nit-ac.)
- Hitze Fußsohlen nachts (Synth.: lach. 3, bar-c., fl-ac. petr., thyr.)
- Ruhelosigkeit der Beine in der Bettwärme (Synth.: lach. 3, aster., mez.)

Rücken

- Herpes zoster (Synth.: cist. 2, lach. 2, merc. 2, rhus-t.)

Besondere Anzeigen

- Haarausfall in der Schwangerschaft (Synth.: lach. 3)
- Wassersucht bei Neugeborenen
- Zyanose bei Neugeborenen
- Vorbeugung gegen Embolie vor Varizen-Operation
- Wespenstich mit Herzbeschwerden, Kreislaufstörung

Vergleiche

- lac-c., plat., hyos., phos., apis, sulph., med., agar., stram., mosch., arg-n., glon., sang., bell., gels., cact., crot-h., verat., caust., vip., lyss.

Bewährte Indikationen

Kopfschmerzen

- linksseitig und auf dem Scheitel bei Hitze, in der Sonne, vor der Menses, während der Schwangerschaft, im Klimakterium mit sehr blassem Gesicht, sich in die Nase erstreckend, Berührung unerträglich, beim Haarekämmen

Tonsillitis

- links mit splitterartigen Schmerzen, bläulich rote Verfärbung, Linderung durch Eis oder kalte Getränke, Zusammenschnürung und Klumpen im Hals

Heuschnupfen

- bei den ersten warmen Sonnenstrahlen im Frühling mit linksseitigen Kopfschmerzen und Halsenge (berührungsempfindlicher Hals)

Asthma

- Beengung, muss Kragen öffnen, Kleider lockern, fühlt sich besser im Freien, schlechter in warmen Räumen, nachts und durch Schlaf, morgens beim Erwachen

Angina pectoris

- hochrotes, bläuliches Gesicht, Bluthochdruck, Atemnot nach jeder Anstrengung, Enge am Hals, Erstickungsgefühl, berührungsempfindlich, Wärme in jeder Form verschlimmert

Dysmenorrhöe

- je stärker die Schmerzen, umso schwächer der Blutfluss, mit dunkelroten bis schwarzen Blutungen, linksseitigen Kopfschmerzen, linksseitigen Eierstockschmerzen, besser, wenn der Regelfluss richtig in Gang kommt

Adnexitis

- Schmerzen links auf die rechte Seite ausdehnend, besser durch uterinen Ausfluss, Bauch äußerst berührungsempfindlich, Kälte lindert

Klimakterium

- unwohl seit Regelfluss versiegt ist, hämmernde Kopfschmerzen links, Brennen auf dem Scheitel, Hitzewallungen, Halsenge, äußerst berührungsempfindlich

Hämorrhoiden

- groß, purpurviolett, reichlich blutend, klopfende Schmerzen, wie von einem Hammer

Arzneianalogien

Die Lachesis-Persönlichkeit fühlt sich im Frühling, wenn die Temperaturen wieder ansteigen, ausgesprochen unwohl – es ist die Zeit, in der die Schlange ihre Haut abwirft. Das Reptil ist nachtaktiv, was den Nachtmenschen charakterisiert, zudem sucht es den kühlen Schatten des Regenwaldes. Sobald die Temperaturen über 25 °C steigen, beginnt es zu leiden, bei extremer Hitze kann es sogar eingehen. Diese Hitzeunverträglichkeit ist auch beim Arzneimittelbild vorhanden. Als „Meisterin des Urwaldes" ist die Schlange sehr aggressiv und heimtückisch, was auf die pathologische Eifersucht Bezug nimmt.

Lachesis in der Kinderheilkunde

Lachesis-Kinder haben oft ein rötliches Gesicht (erröten leicht) und sind ausgesprochen hyperaktiv. Sie haben viele Eisen im Feuer, sind unternehmungslustig, oft von der Angst befallen, sie könnten etwas verpassen. Besonders am Abend ist es schwer, sie ins Bett zu bringen. Einerseits haben sie mit Einschlafproblemen zu kämpfen, andererseits möchten sie bis spät in die Nacht am Computer spielen oder sich mit anderen Lieblingsbeschäftigungen die Zeit vertreiben. Wenn man sie zurechtweisen möchte, reagieren sie mit heftigen Zornesausbrüchen. Die Kinder sind der Meinung, dass ihre Altersgenossen und Schulkameraden mehr Freiheiten hätten als sie selbst und dass sie selbst von den Eltern zu streng erzogen würden.

Bei Freundschaften sind sie sehr besitzergreifend, oft mit eifersüchtigen Streitereien und der Neigung, die Kontrahenten an den Haaren zu ziehen. Die Jugendlichen sind auch auf ihre Geschwister krankhaft eifersüchtig und können sehr grob werden (schlägt das jüngere Kind).

Da sie geistig rege und von schneller Auffassungsgabe sind, haben sie in der Schule bezüglich Leistungen keine Probleme. Sie sind begabt für Mathematik (Synth.: cocc., lach., nux-v., sil.) und haben ein gutes Gedächtnis. Selbst bei faulem Verhalten in der Schule bringen sie gute Noten nach Hause. Allerdings ist ihr Betragen undiszipliniert und gibt immer wieder Anlass zu Tadel. Oft sind sie Anführer von boshaften Streichen, die sie ihren Lehrkräften und Mitschülern spielen. Autoritäten werden besonders in der Pubertät abgelehnt. Sie fühlen sich von ihnen eingeengt und möchten uneingeschränkt ihre Lebensziele verwirklichen. Sie sind frühreif (bei Mädchen findet die Menarche bereits im 11. Lebensjahr statt), und die Sexualität erwacht bei ihnen sehr früh (Neigung zu übertriebener Masturbation). Erste Liebesbeziehungen nehmen einen stürmischen Verlauf. Möglicherweise sind die Pubertierenden von der Religion extrem fasziniert (Synth.: ars. 2, calc. 2, lach. 2, sulph. 2).

Lycopodium

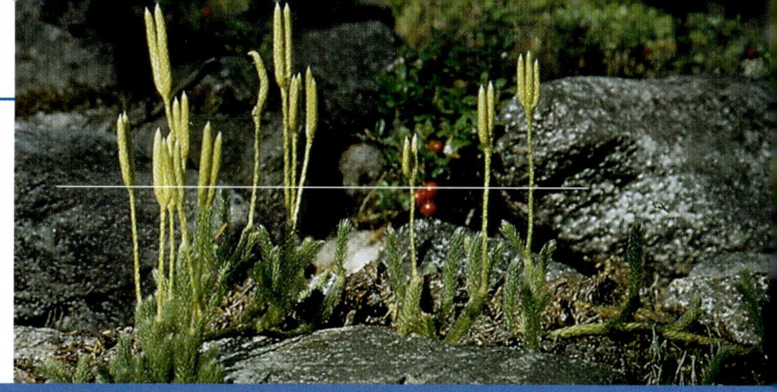

Typus

Das Bild der Lycopodium-Persönlichkeit (mehrheitlich Männer) erscheint wie ein Puzzle, das aus verschiedenen Charakteren zusammengesetzt ist. Es sind gut aussehende, vornehm gekleidete, **gepflegte Typen** mit markanten Gesichtszügen **(strenger Ausdruck)**, starken Augenbrauen, tiefen Stirnrunzeln wie Dackelfalten und kräftig gezogenen Nasolabiallinien. Die Personen sehen meistens älter aus als sie in Wirklichkeit sind: **frühzeitige Glatzenbildung** (Geheimratsecken), graue Haare und **gelb-graues Gesicht** (oft mit Warzen). Sie haben einen starken Händedruck, ein steifes Auftreten und sind **ernsthaft** im Gemüt. Trotz freundlichem und charmantem Benehmen wirken sie trocken wie die Bärlappsporen und kühl wie das Mondlicht. Dies zeigt sich auch beim Lachen, welches nicht spontan herzlich, sondern eher technisch, fast verkrampft wirkt.

Die Lycopodium-Charakteristik wird mit einem **cholerischen Hypochonder** verglichen, der seine Gefühle nicht zeigen kann. Nach außen hin wirkt er ruhig und kühl, innerlich hingegen ist er sehr unsicher und nervös.

Nichtsdestotrotz möchte er vorwärtskommen und Karriere machen. Er nimmt alles in Kauf, um erfolgreich zu sein und entwickelt dabei eine unbändige **Leistungsfähigkeit,** geprägt von Zwängen. Der aufgebürdete Stress ist wie eine zweite Haut, die sein Wesen überdeckt und die er kaum mehr abstreifen kann. Der **Ehrgeiz**, Geld zu verdienen (Synth.: ars., calc., lyc., nux-v., sulph.), gute Geschäfte zu machen oder auf der beruflichen Laufbahn nach oben zu steigen, treibt ihn unermüdlich an, was ihn letztlich als erfolgreichen Geschäftsmann, Unternehmer, Verkäufer oder Manager mit Fähigkeiten im Umgang mit Finanzen (Synth.: ars., lyc., puls.) auszeichnet.

Von der Arbeit besessen wird er immer wieder vom bangen Gefühl geplagt, Bankrott zu gehen, den Ansprüchen und der Verantwortung nicht mehr zu genügen oder seine hart erarbeitete Position nicht mehr halten zu können. Nach außen gibt er sich selbstsicher, innerlich aber wird er von massiven **Existenzängsten** geplagt. Er versteckt seine Phobien hinter einer Fassade (Poker-Gesicht). Um sein Selbstwertgefühl aufzu-

Allgemeines

Der Keulenbärlapp (Lycopodium clavatum L.) ist ein mehrjähriges Bärlappgewächs (Lycopodiacea), welches 10 bis 25 Zentimeter groß wird und mit meterlangen Stängeln den Boden entlangkriecht. In den Winkeln der dachziegelartig angeordneten Blatttriebe sitzen zu zweit oder zu dritt die Sporenbehälter als quirlständige Fruchtähren. Sie sehen wie Kerzenständer aus und sind kolbenartig verdickt. Die Pflanze, welche zur Fruchtreife Wolken von gelbem Sporenpulver verstreut (wurde früher als Blitz- und Tablettenpulver verwendet), ist vorwiegend in Nordeuropa von Finnland bis Norwegen, Schweden und Russland, in den Nadelwäldern, in der Heide und im Moor bis auf 1700 Meter Höhe zu finden.

„Lycopodium", der Gattungsname, stammt aus dem griechischen „lykos" (= Wolf) und „podion" (= Füßchen), was die Ähnlichkeit der Pflanze mit einem Wolfsfuß erklärt. Die Artbezeichnung „clavatum" – aus dem lateinischen „clava" (= Klaue) – charakterisiert die beblätterten Zweige. Der deutsche Name „Bärlapp" nimmt Bezug auf das althochdeutsche Wort „Lappa" (= Tatze) und vergleicht die Gestalt der Pflanze mit einer Bärentatze.

Die homöopathische Ursubstanz wird aus den frischen Sporen hergestellt. Es braucht 1 bis 2 Stunden, bis endlich die Umhüllungen durch Verreiben im Mörser aufgeschlossen sind und den fetthaltigen Kern freigeben. Die Arznei ist wirkungslos, wenn das Pulver nicht lange genug vermörsert worden ist.

Neben Sulphur und Calcium carbonicum gehört Lycopodium zu den meist verwendeten Homöopathika. Das Polychrest mit psorisch-sykotischem Miasma ist in unserer modernen Gesellschaft häufig vertreten. Es sind Personen, die keine Emotionen zeigen, nach außen ausgeglichen wirken, innerlich aber unsicher sind. Sie haben einen Hang zu Perfektion und einen ausgeprägten Ehrgeiz ihre Karriere betreffend. Die Themen der Arznei sind: *Unsicherheit, Aufgeblähtheit, Distanziertheit, Strebsamkeit und Selbsttäuschung.*

werten neigt er zu Prahlerei. Dabei betont er gerne seinen eigenen Erfolg, brüstet sich mit seinem Besitz und lässt andere seine scheinbare Macht spüren, insbesondere liebt er es, sich über die Fehler oder Unzulänglichkeiten anderer lustig zu machen. Sein Verhalten ist stets darauf ausgerichtet, zu gefallen, Komplimente zu erhalten und sich **Respekt zu verschaffen**, als Kompensation für die heimlichen Selbstzweifel.

Je größer seine Unsicherheit ist, desto stärker verdrängt er seine Gefühle. Im Extremfall zeigt er ein tyrannisches, arrogantes, diktatorisches, **herrschsüchtiges** Benehmen. Andererseits kann er mit zurückhaltendem Charme oder Herzlichkeit imponieren, um dann wieder mit kurz angebundenem, barschem, rauem Umgangston aufzufallen.

Wegen außerordentlicher **Angst vor Kritik** oder Versagen werden alle Aufgaben und Arbeiten bis ins kleinste Detail vorausgeplant und nachkontrolliert: „Vertrauen ist gut, Kontrolle ist besser". Typischerweise ist er gegenüber Mitarbeitern oder Untergebenen sehr misstrauisch und bespitzelt sie, aus Furcht, jemand könnte seine Selbstzweifel erkennen und aufdecken. Dies ist auch der Grund, weshalb er Konfliktsituationen meidet, in denen er als Verlierer hervorgehen könnte. Er geht bestimmten Konfrontationen gezielt aus dem Weg und versucht sich nicht zu exponieren. Selbst wenn er mit etwas nicht einverstanden ist, hält er seine Meinung zurück und passt sich an (Opportunismus), ganz besonders dann, wenn ihm dies für seine Ziele dienlich ist. Er glänzt durch sehr gute **Selbstkontrolle**. Er beherrscht seine Gefühle souverän und zeigt nach außen kaum Regungen, auch wenn er innerlich noch so aufgewühlt und gereizt ist. Dieses angepasste Verhalten legt er vor allem im öffentlichen Bereich, am Arbeitsplatz und in Gesellschaft an den Tag. Zu Hause in der Familie kann er die andere, konträre Charakterseite ausleben (tyrannisch, diktatorisch, eigenwillig).

Gegenüber seinen Arbeitgebern, Vorgesetzten und Autoritäten gibt er sich unterwürfig und freundlich. Zu seinen Untergebenen ist er hingegen hart und machtbewusst. Über ihm stehende Personen werden unter großer Aufopferung mit Liebenswürdigkeiten verwöhnt (Einschmeicheln). Gleichgestellte Kollegen behandelt er mit Distanz. Er steht ihnen kritisch gegenüber, weil sie ihm als Konkurrenten gefährlich werden können. Untergebenen Mitarbeitern zeigt er sich sehr tolerant, da sie ihm nicht in die Quere kommen. Insgesamt schwingt er sein Zepter mit Klugheit und Berechnung. Wegen seines tiefen Misstrauens und versteckten **Selbstzweifels** fragt er immer wieder nach allen Seiten, was andere über ihn denken und sprechen.

In seinen Befürchtungen verstrickt er sich immer mehr in chaotische Situationen, die ihn wiederum zu noch größerer Selbstbeherrschung zwingen. Dabei lastet er sich noch zusätzliche Arbeit und Stress auf. Jede Anstrengung erfolgt aus der Absicht, sein Image zu verbessern. Selbst Humor wird diesbezüglich eingesetzt; doch seine Fröhlichkeit wirkt aufgesetzt, unehrlich, ist ohne Wärme und Offenheit – sie ist nur vorgespielt. Manchmal verraten auch seine Stirnfalten: „Lachen verboten!"

Wenn die Lycopodium-Persönlichkeit durch alles Bemühen nicht zur erwarteten und erstrebten Anerkennung kommt, wird sie zum Einzelgänger. Sie wird distanziert, verschwiegen, unnahbar und depressiv.

Lycopodium gehört zu den Konstitutionen mit **gutem Intellekt**, schneller Auffassungsgabe (körperlich schwach – Verstand scharf) und der Vorliebe für abstraktes Denken. Es sind **Kopfmenschen**, welche ihr Wissen (Buchwissen) gerne zu Schau stellen und damit prahlen. Mit ihrem antrainierten „intellektuellen Bodybuilding" glauben sie immer Recht zu haben und können Schwächen kaum eingestehen. Wissenschaft ist für sie das Maß aller Dinge, weshalb sie dem Materialismus und Rationalismus zugetan sind. Mit Spiritualität und Religiosität können sie nichts anfangen. Dank ihren geistigen Fähigkeiten eignen sie sich großes **Fachwissen** an. Sie sind gefragte Referenten oder Dozenten.

Gerade vor solchen öffentlichen Auftritten vor Publikum bricht die heimliche Angst, Fehler zu machen oder nicht zu gefallen, durch. Sie leiden unter großer Erwartungsspannung und **Lampenfieber**. (Synth.: gels. 3, lyc. 2, sil. 2, anac., arg-n.). Möglicherweise werden vor lauter Erregung beim Sprechen falsche Worte benutzt (Synth.: stram. 3, dios., lyc.).

Zu Hause im Familienkreis präsentiert sich die Lycopodium-Persönlichkeit mit einem ganz anderen Gesicht. Hier muss sie sich nicht mehr zusammenreißen, sondern kann ihre Macht- und Herrschsucht vollumfänglich und rückhaltlos ausleben. Der Betroffene gibt sich gegenüber der Ehefrau und den Kindern sehr **tyrannisch**. Besonders mit rebellierenden Töchtern steht er ständig auf Kriegsfuß. Gebieterisch kämpft er für Moral, Recht und Ordnung und ist gleichzeitig höchst **intolerant**. Er erzieht die Kinder streng und traditionell. Patriarchalisch möchte er in seinem häuslichen Kreis alles im Griff haben.

Trotz allem ist er ein häuslicher Typ. Alleinsein ist ihm unerträglich, ja er fürchtet sich davor. Seine Familie möchte er gerne um sich herum haben, wenn auch ein bisschen auf Distanz. Er gibt seinen Angehörigen alles an materiellen Werten, was sie brauchen, jedoch mit einer gewissen **Knauserigkeit**. Auch wenn das Einkommen angemessen ist, wird überall gespart, kein unnötiges Geld ausgegeben. Wenn er an Familienfesten Geschenke macht, sind sie von nutzbarem Wert, aber ohne persönliche Note. Die Unfähigkeit, Gefühle zu zeigen, äußert sich auch im sexuellen Verhalten. Es **mangelt ihm an Zärtlichkeit**, Einfühlungsvermögen und Bindungsfähigkeit.

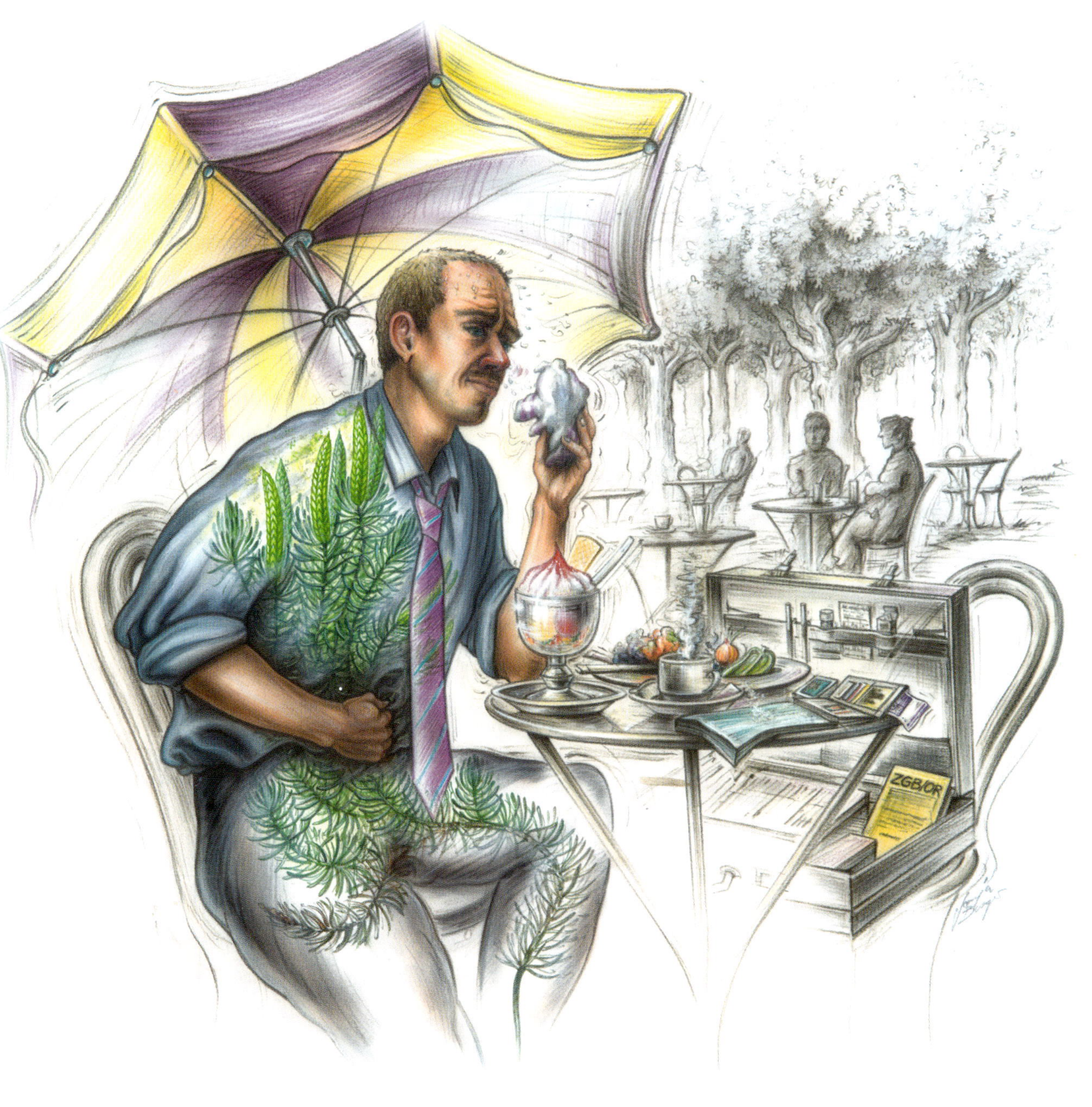

Abb. **29** **Lycopodium-Persönlichkeit:** markante Gesichtszüge, strenger Ausdruck, tiefe Stirnfalten, kühl, distanziert, cholerisch veranlagt, ehrgeizig, unternehmerisch, gestresst, herrschsüchtig, hat hohe Ansprüche an sich und andere, intellektuell, strebsam, rechthaberisch, Lampenfieber bei öffentlichen Auftritten, Versagensängste, empfindlich gegen kalte Luft, Erkältungsneigung mit verstopfter Nase und grünlichen Sekreten, harnsaure Diathese, Tendenz zu Gallen-Nierensteinen, Flatulenz, Trommelbauch, Windabgang bessert, erträgt keinen engen Gürtel, Appetitstörungen, Verlangen nach warmen Getränken und Speisen, kaltes Essen (Eis) ist unverträglich, rechtsseitige Beschwerden, Verschlimmerung bei Hitze und schwülem Wetter.

Zwar kann er in jungen Jahren als prahlender Schürzenjäger in Erscheinung treten, doch ist sein Verliebtsein oft von kurzer Dauer und meistens nur oberflächlich. Innerlich ist er verkrampft und unnahbar. Dies mag auch ein Grund sein , weshalb er sich zu Prostituierten hingezogen fühlt. Erwartungsdruck im sexuellen Bereich führt bei ihm häufig zu Erektionsproblemen. Er fürchtet sich vor Impotenz und greift deshalb schnell einmal zu Hilfsmitteln wie Viagra.

Lycopodium kann auch bei **Frauen** angezeigt sein. Sie zeigen ähnliche Charaktereigenschaften wie die Männer: **strebsam, unsicher, intellektuell, rational und geschäftstüchtig**. Man findet sie häufig in den Chefetagen und in hohen Positionen der Wissenschaft. Sie besitzen **wenig weibliche Reize** (knochige Gesichtszüge, schmaler Brustkorb), umso mehr sind sie karrierebewusst. Für die Bindung in der Ehe haben sie kaum Interesse; sie scheuen sich, die Verantwortung als Mutter einzugehen und sind unfähig einen Haushalt zu führen (Synth.: lyc., nux-v., sil., staph.).

Lycopodium-Mütter werden von den Ängsten geplagt, bei der Kindererziehung etwas falsch zu machen. Sie sind sehr **streng** und fürchten sich ununterbrochen, dass ihren Zöglingen etwas zustoßen könnte. Durch die überfürsorgliche, **autoritäre** und eiserne Erziehung besitzen die Kinder wenig Freiraum, weshalb auch ihr Selbstvertrauen auf der Strecke bleibt.

Gesundheitlich besteht bei Lycopodium-Kranken eine große Anfälligkeit (empfindlich gegen kalte Luft) für **Katarrhe mit schleimigen Sekreten**. Jede Erkältung setzt sich in der Nase fest mit völlig verstopfter Nase und schlecht abgehenden, **grünlich-gelben Sekreten** mit Geruchsverlust und auffallender **Nasenflügelatmung**. Bei Halsentzündung besteht ein starkes Zusammenschnürungsgefühl – der Patient kann weder Festes noch Flüssiges schlucken.

Ein weiteres Merkmal für Lycopodium ist die **harnsaure Diathese**. Entweder lagert sich die Harnsäure als Gichtknoten in Muskeln und Gelenken ab oder sie wird als rötliches Sediment im Harn ausgeschieden. Außerdem besteht **die Neigung zu Nieren- und Gallensteinen**. Vielfach zeigen sich rechtsseitige Lokalisationen (Gicht, Arthritis, Arthrose, Nierensteine), die später auch auf die linke Seite übergehen können. Die Bereitschaft zu **Rheuma** ist gesteigert, wobei alles verkrampft, versteift und verspannt ist: Nacken, Schulter, Rücken (Hexenschuss, Ischias), Knieschmerzen (zuerst rechts dann links). Die rheumatische Spannung manifestiert sich mit Vorliebe im **rechten Schultergelenk** oder äußert sich auch mit Brennen zwischen den Schulterblättern.

Es machen sich ferner Störungen des Harnapparates mit erschwertem Wasserlassen bemerkbar. Der **Urinabgang** ist gestaut, trotz Völlegefühl der Blase, der Strahl ist geteilt und setzt plötzlich aus. Letztlich geht er nur noch tröpfchenweise ab. Vielfach können die Kranken nicht urinieren, wenn jemand anwesend ist (Synth.: kann nur alleine urinieren: ambr. 2, hep., lyc. 2, mur-ac., nat-m. 2, tarent.). Der Urin ist dunkel verfärbt und enthält **grießigen Bodensatz** oder ein rötliches Sediment. Prostatiker bekommen durch den Harnstau Rückenschmerzen, die sich durch Urinabgang bessern. Bei dauerhaftem Stress, Ärger und Kummer besteht die Neigung zu Nierensteinen mit Tendenz zu Koliken (rechts- und linksseitig), welche durch Wasserlassen (rötliches Sediment) oder Windabgang gebessert werden.

Aufgrund der harnsauren Diathese und der Stauungen im Nieren-Blasen-Trakt, treten oft chronische **Ekzeme** und Hautstörungen in Erscheinung, verbunden mit Juckreiz (Bettwärme verschlimmert), klebrig stinkendem Schweiß (Fußschweiß), Abszessen und Neigung zu sich ausbreitenden Geschwüren.

Ein weiterer Schwachpunkt ist die **Leber**: Leberschrumpfung, Leberschwellung, Gallensteine mit Kolik von 16 Uhr bis 20 Uhr, leberbedingte venöse Stauung, Druck- und Berührungsempfindlichkeit im Leberbereich, Stechen unter dem rechten Rippenbogen.

Ein Hauptproblem des Lycopodium-Typs sind die verschiedenartigen **Verdauungsstörungen**, vor allem Blähungsbeschwerden. Jede Mahlzeit verursacht **Blähungen und Völlegefühl**, wobei die Beschwerden vor allem im Unterbauch, bereits schon während des Essens oder erst nach Stunden (zwischen 16 und 20 Uhr) auftreten. Die Kranken klagen über eingeklemmte Blähungen, oftmals nachmittags bis abends (auch nachts, wodurch sie aufgeweckt werden). Sie sind voller Luft und leiden an chronischer **Darm-Gärung** wie von arbeitender Hefe. Der Bauch ist angespannt, alles drückt nach oben, verursacht Schwindel, Mundgeruch, Kopfweh. Außerdem besteht das Gefühl, als ob sich etwas im Darm auf und ab bewegen würde. Der Gürtel muss gelockert werden, enge Kleidung ist unverträglich.

Die Betroffenen verspüren überhaupt keinen **Appetit** – dieser kommt erst mit dem Essen (je mehr er isst, umso hungriger wird er) oder kommen hungrig zu Tisch und sind bereits nach wenigen Bissen satt. Es kann auch unmittelbar nach dem Essen wieder Hunger auftreten, wobei vorwiegend Verlangen für heißes Essen und Trinken besteht, aber auch nach **Süßigkeiten** (welche jedoch heftiges Sodbrennen verursachen).

Verhaltensmerkmale bei der homöopathischen Anamnese

Wird der Lycopodium-Patient krank, möchte er seine Beschwerden möglichst schnell behoben haben. Er verlangt, dass man ihn sofort operiert oder ihm ein entsprechendes, stark wirksames Medikament verabreicht, auf dass er bald wieder „auf den Damm“ kommt. Für Homöopathie ist er wenig ansprechbar. Heilung geschieht bei ihm wie in einem Do-it-yourself-Laden. Vielfach ignoriert er seine Symptome und will die Erkrankung selbst, mit eigenem Willen, überwinden. Wenn er nach endlosen Misserfolgen Zuflucht beim Homöopathen sucht, gibt er über seinen Zustand wenig Auskunft. Er täuscht sogar vor, dass alles in Ordnung sei. Verzweifelt sucht der Therapeut nach persönlichen Angaben, die homöopathisch verwertet werden können, vielfach aber ohne Erfolg. Bei Fragen bekommt man vom Kranken kaum eine direkte Antwort – er fühlt sich davon häufig angegriffen. Auch Fragebögen werden nur spärlich ausgefüllt. Erkrankungen mitzuteilen heißt für ihn, seine Innerlichkeit aufzudecken und Schwäche zu zeigen, was ihm überhaupt nicht behagt. Er verkrampft und versteift sich und ist unfähig, sich selbst richtig zu beobachten. Letztlich zeigt er auch wenig Interesse, Fehler in seiner Lebensführung aufzudecken und zu verbessern. Er möchte einfach ein homöopathisches Mittel ausgehändigt bekommen, damit die Beschwerden baldmöglichst verschwinden. Basta! Erst wenn sich die Krankheit ernsthaft verschlimmert, gerät er in Panik mit der Befürchtung, er könnte nicht mehr gesund werden, und reagiert mit manischer Depression.

Psyche

Reizbarkeit

- wegen geringsten Kleinigkeiten, versucht aber seinen Ärger zu verstecken
- leicht verärgert, verdrießlich bei Widerspruch, beherrscht sich aber

Depression

- grundlos verstimmt, niedergeschlagen, melancholisch
- schwermütig morgens beim Erwachen

Fröhlichkeit

- wenn es donnert, blitzt (Synth.: carc. 2, sep., bell-p., lyc.)

Empfindlichkeit

- Geräusche, Gerüche

Weinen

- wenn man ihm dankt oder bei Undankbarkeit
- ist bei sentimentalen Ereignissen überwältigt, ergriffen

Furcht

- die Verantwortung nicht tragen zu können
- dass er sein Ziel nicht erreichen werde
- dass jemand seine Unsicherheit erkennen und aufdecken würde
- vor dem Zusammenbruch, vor dem Versagen
- vor geschäftlichem Misserfolg (Synth.: psor. 2, arg-n., lyc., sil.)
- vor dem Alleinsein, möchte jemand in der Nähe haben, jedoch etwas distanziert
- vor öffentlichen Auftritten, vor Prüfungen, Lampenfieber
- vor Impotenz

Angst

- um die Gesundheit, vor Krebs
- im Tunnel beim Zugfahren (Synth.: stram. 3, arg-n. 2, lyc. 2)
- vor Tunnels (Synth.: stram. 4, arg-n. 3, acon. 2, lyc. 2)
- in der Dunkelheit, in einer Menschenmenge, vor engen Räumen

Wahnsinn

- hochmütig, arrogant (Synth.: lyc. 3, verat. 3, hyos. 2, stram. 2, lach.)
- tadelt andere
- die Pflicht vernachlässigt zu haben
- etwas Falsches gemacht zu haben

Leitsymptome

Kälte

- ein Fuß kalt, der andere heiß (Synth.: lyc. 3, puls. 2, chel., dig., ip.)
- Mangel an Lebenswärme, kann aber Hitze nicht ertragen, liebt mittlere Temperaturen

Schmerzen

- rechts (Schulter, Eierstock, Hoden, Beine, Lunge, Leber usw.)
- beginnen rechts und wandern nach links
- plötzliches Auftreten und Verschwinden
- brennend zwischen den Schulterblättern

Abmagerung

- schreitet von oben nach unten (vom Kopf zur Brust)

Atmung

- Nasenflügelatmung, fächerartige Bewegung der Nasenflügel
- kann nicht durch die Nase atmen, verstopft

Fieber

- ansteigend nachmittags von 16 bis 20 Uhr und wieder fallend

Appetit

- kommt erst mit dem Essen, je mehr er isst, umso hungriger wird er
- kommt hungrig zu Tisch und ist bereits nach wenigen Bissen satt (Völlegefühl, aufgebläht)
- erwacht hungrig nachts, muss essen
- langes Hungern, Fasten wird schlecht vertragen (Zittern, Kopfschmerzen)
- muss zu regelmäßigen Zeiten essen, bekommt sonst Beschwerden

Blähung

- Bauch (unterer Teil) stark aufgetrieben, aufgebläht
- aufgebläht, aufgetrieben, besonders von 16 bis 20 Uhr (Synth.: lyc. 3, puls. 2, thuj.)
- alles, was er isst, verwandelt sich in Blähungen, Trommelbauch
- stark aufgebläht nach Knoblauch, Zwiebeln (Synth.: lyc. 3, sulph. 3), Bohnen, Erbsen, Kohl und schweren Speisen
- Unbehagen, muss den Gürtel lockern, enge Kleider am Bauch sind unerträglich

Modalitäten

Verlangen

- nach warmen, temperierten Getränken und Speisen, nach Süßigkeiten, Oliven, Austern (sind aber unverträglich)

Abneigung

- gegen Kinder (Synth.: lyc., plat., raph., sep.)
- gegen Gesellschaft, kann aber nicht alleine sein, möchte jemanden in distanzierter Nähe haben
- gegen das Tragen von Hüten (Synth.: iod. 2, led. 2, lyc. 2, carb-an.)
- gegen kalte Getränke oder Speisen, Bohnen, Erbsen, Kohl

Unverträglichkeit

- kalte Getränke und Speisen, Alkohol (Leberbeschwerden), Kohl, Bohnen, Käse (Blähung), Süßigkeiten (Sodbrennen)

Seiten

- rechts oder rechts beginnend und auf die linke Seite wandernd
- von oben nach unten

Zeiten

- Verschlimmerung der Beschwerden von 16 bis 20 Uhr
- morgens beim Erwachen schlimmer
- am Wochenende, bei Entspannung am Abend schlimmer

Besserung

- frische, kühle Luft, im Freien, abends nach 20 Uhr, um Mitternacht, Bewegung, warme Getränke und Nahrung, mittlere Temperaturen, Windabgang, Lockern der Kleider (Gürtel), Wasserlassen, Aufstoßen

Verschlechterung

- Hitze, warmes Zimmer, schwüles Wetter, kalte Getränke und Speisen, Hunger, Fasten, von 16 bis 20 Uhr, morgens beim Erwachen, Ruhe, Schlaf, Druck, enge Kleidung

Absonderliche Symptome

Schlaf

- kann nicht einschlafen, wenn abends nichts gegessen wurde
- wacht auf mit Hunger (Synth.: arth. 2, am-c., ant-c., aran. 2, chin., ign. 2, lyc. 2, lyss. 2, petr. 2, ph-ac. 2, psor. 2)
- zuviel Essen führt im Schlaf zu Blähungen und Windabgang
- bellt und knurrt wie ein Hund im Schlaf
- träumt von Unfällen, Eifersucht, Ertrinken, Riesen, Prüfung, Versagen, Schmerzen in den Schläfen

Kopf

- Schmerzen beginnen auf der rechten Seite und wandern nach links
- Schmerzen von 16 bis 20 Uhr (Synth.: caust., hell., lyc. 3)
- Schmerzen, wenn nicht regelmäßig gegessen wird
- Schmerzen gehen sofort zurück nach dem Essen
- Schmerzen abwechselnd mit rotem Sand im Urin
- Gedächtnisschwäche, gebraucht falsche Worte, verspricht und verschreibt sich oft

Augen

- Schmerzen nachmittags von 16 bis 20 Uhr (Synth.: lyc. 3, caust., gent-l., hura, sil.)
- Gefühl, als seien die Augen zu groß
- Augen sind im Schlaf halb geöffnet
- Pupillen sind erweitert vor der Menses
- sieht nur die Hälfte eines Gegenstandes

Ohren

- Ohrgeräusche nachmittags um 16 Uhr (Synth.: lyc. 3, dios., puls.)
- Ohrgeräusche während des Stuhlgangs
- Schmerz rechts, dann links (Synth.: lyc. 2, bar-c.)
- schuppiger Hautausschlag im Gehörgang (Synth.: lyc. 3, psor. 2, all-s.)
- eitrig stinkendes Ekzem hinter den Ohren

Nase

- fächerige Bewegung der Nasenflügel (Synth.: amm-c., ant-t., brom. 2, chel. 2, iod. 2, lyc. 3, merc-i-f., phos. 2, pyrog., spig. 2, sulph-ac., zinc.)
- Nasenbluten nachmittags 16 Uhr (Synth.: lac-c. 2, lyc.)
- Schnupfen rechts, dann links (Synth.: carb-v. 2, brom., chel., euphr., lyc.)
- empfindlich gegen starke Gerüche
- Essen und Trinken kommt aus der Nase heraus

Gesicht

- Gräulich-gelbe Gesichtsfarbe (Synth.: lyc. 3, carb-v. 2, kali-c. 2, chel., kreos.)
- Entzündung der Parotis erst rechts dann links
- Schmerzen nachmittags um 16 Uhr
- Warzen am Kinn (Synth.: thuj. 2, lyc. 2)

Mund

- bitterer Geschmack nachts (Synth.: lyc. 3, ant-t. 2, lach., rhus-t.)
- Zahnschmerzen gegen 16 Uhr
- Entzündung der Halsdrüsen, erst rechts dann links
- Belag rechts auf den Mandeln (Synth.: lyc. 2, ign., lac-c., merc-i-f.)

Brust

- Husten abends vor dem Einschlafen (Synth.: lyc. 3, con. 2, hep. 2, carb-v., ign.)
- Husten bessert sich beim Liegen auf dem Rücken
- Husten von 16 bis 20 Uhr
- Pneumonie mit Nasenflügelatmung (Synth.: amm-c. 2, ant-t. 2, kreos. 2, lyc., phos. 2, sulph. 2)
- Herzbeschwerden beim Liegen auf der linken Seite
- Gefühl, das Herz hinge an einem Faden

Magen

- Leeregefühl mit Zittern (Synth.: amm-c., cimic., lyc., zinc.)
- Gefühl, als steige Dampf vom Magen in den Kopf
- Gefühl, als steige eine Kugel von unten in den Schlund
- bekommt Magenschmerzen beim Lachen
- Leeregefühl nachmittags (Synth.: lyc. 3, sang. 2, am-m., fago., stront-c.)
- Übelkeit von 16 bis 20 Uhr

Bauch

- krampfartiger Schmerz nachmittags 16 Uhr (Synth.: lyc. 3, caust., coloc., hell.)
- anhaltendes Gefühl im Bauch wie von arbeitender Hefe
- Bauchschmerzen von Wein
- Leberschmerzen durch Kränkung (Synth.: lyc. 3)

Verdauung

- Diarrhöe nachmittags 16 bis 20 Uhr (Synth.: lyc., hell.)
- Verstopfung seit Pubertät oder Schwangerschaft

Nieren

- kann nicht urinieren, wenn jemand anwesend ist (Synth.: ambr. 2, hep., lyc. 2, mur-ac., nat-m. 2, tarent.)

- tröpfelnder Urin nachmittags 16 Uhr (Synth.: lyc. 3)
- muss lange warten bis Urin abgeht, pfeift vor sich hin
- Harnstrahl unterbrochen wegen Krampf
- Harnstrahl hört plötzlich auf, dann kommen noch einige trübe Tropfen
- hält die Hände beim Wasserlassen auf den Bauch
- Harn brennt heiß wie geschmolzenes Blei
- fettiges Häutchen auf dem Urin
- Blasenentzündung mit rotem Sediment

Genitalien

- Eierstockschmerzen erstrecken sich von rechts nach links (Synth.: lyc. 3, graph., xan.)
- vor der Menses Schwellung des Fußes oder Unterschenkels
- Blutabsonderungen aus den Genitalien beim Stuhlgang
- Physometra – Gasbildung in der Vagina
- bekommt Weißfluss bei Vollmond
- Varizen an den äußeren Genitalien, vor allem rechts

Glieder

- gangränöse Geschwüre an den Beinen (Synth.: ars. 3, lach. 3, lyc. 3, sec. 3, carb-v.)
- gangränöse, juckende Geschwüre (Synth.: lyc. 3, sil. 3, ph-ac. 2, psor. 2)
- Schmerzen rechts, dann links (Synth.: lyc. 3, bell., mez., sang., sulph.)
- ein Fuß heiß, der andere kalt, Wasserlassen bessert (Synth.: lyc. 3., med.)

Rücken

- Gefühl von heißer Kohle zwischen den Schulterblättern
- Rückenschmerzen nach Urinieren besser (Synth.: lyc. 3, med.)

Besondere Anzeigen

- Kahlköpfigkeit junger Menschen
- verstopfte Nase bei Säuglingen (Synth.: lyc. 3, nux-v. 3, aur. 2, kali-bi. 2, samb. 2)
- Schiefhals bei Säuglingen
- Dreimonatskoliken von Säuglingen, aufgebläht, aufgetrieben
- Fötus bewegt sich im Bauch, wie Purzelbäume
- Haarausfall nach der Schwangerschaft, während der Stillzeit

Vergleiche

- abrot., aesc., aloe, ant-c., berb., bry., chel., calc., carb-v., chin., coll., cycl., hell., kali-c., led., lith., mag-m., nat-m., nux-v., phos., rhod., sars., sep., sulph.

Bewährte Indikationen

Kopfschmerzen

- durch Leber-, Gallen-, Pankreasbeschwerden, nachmittags schlimmer ab 16 Uhr, mehr rechts, oder ausgelöst durch Stress, auftretend am Wochenende, am Feierabend oder bei Entspannung

Schnupfen

- Katarrh beginnt im rechten Nasenloch, ist verstopft, kann nicht mehr durch die Nase atmen, fächerartige Bewegung der Nasenflügel

Heuschnupfen

- verstopft mit Nasenflügelatmung, schlimmer bei Stress, Leberbeschwerden

Angina

- rechts, wandert nach links, besser durch warme Getränke

Tonsillitis

- beginnt rechts, dann links (merc-i-f.) mit eitrigem Belag, kann nur Warmes trinken

Pneumonie

- vernachlässigte, schlecht behandelte, verschleppte Lungenentzündung (rechts) mit Beteiligung der Leber und auffallender Nasenflügelatmung, rostroter Auswurf

Gallenkolik

- besser durch warme Getränke

Hepatitis

- anhaltende Leberentzündung mit zunehmender Schwäche und ziehenden Schmerzen unter dem rechten Rippenbogen, Gürtel unerträglich, aufgetrieben, eingeklemmte Blähungen

Nierenstein

- rechtsseitige Kolik mit Rückenschmerzen (besser nach Urinabgang), harnsaure Diathese, rotes Sediment im Urin, Harnstau

Prostataadenom

- mit Rückenschmerzen (Urinabgang bessert), rötliches Sediment im Urin, krampfartige Miktionsbeschwerden, Harnstau

Hämorrhoiden

- hervortretend, schmerzhaft bei Berührung oder im Sitzen, Blut im Stuhl, verstopft

Gicht

- gichtig angeschwollene Finger (Synth.: lyc. 3, kali-i. 2, sulph. 2, anag.)

Psoriasis

- Schuppenflechte besonders an den Fingernägeln, juckend

Arzneianalogien

Lycopodium präsentiert sich als zäher, strebsamer, ehrgeiziger Zeitgenosse, der sich durch große Anpassungsfähigkeit und Ausdauer auszeichnet, entsprechend der Pflanze, welche sich über Jahrtausende hinweg unverändert erhalten hat, währenddessen andere Gewächse längst von der Erde verschwunden sind oder sich in andere Formen weiterentwickelt haben. Die harten, keulenartigen Sporenträger des Bärlapps können mit der Gefühlskälte und mit der inneren Distanz verglichen werden. Das spröde Spurenpulver versinnbildlicht ferner die emotionale Trockenheit der Betroffenen.

Lycopodium in der Kinderheilkunde

Lycopodium-Kinder sind nicht gerade hübsch. Sie sehen älter aus als sie sind, mit welker, faltiger, gelb gefärbter Haut. Der Kopf ist ein bisschen zu groß geraten, im Gegensatz zum übrigen Körper. Hals, Nacken und Arme sind dünn wie Haselstauden und die Stirn ist gerunzelt, das Gesicht hat einen starren, kummervollen Ausdruck. Man bringt das Kind nur schwer zum Lachen. Bei Krankheiten wird es schwach und magert ab, besonders von oben nach unten. Physisch ist es wenig leistungsfähig und zeigt wegen seiner schwachen Muskeln Widerwillen gegen Sport und ausgiebige Wanderungen. Umso stärker offenbaren sich seine intellektuellen Fähigkeiten. Es besitzt einen ausgesprochen scharfen Verstand mit Sinn für Mathematik und Wissenschaft. In der Schule möchte es sich unter Beweis stellen. Bei Prüfungen ist es sehr aufgeregt, lässt sich zwar nichts anmerken, macht Schreibfehler, wobei Buchstaben und Zahlen verwechselt oder ausgelassen werden. Üblicherweise hat es keine Lernschwierigkeiten und gibt sich arrogant und altklug.

Als Baby schreit es den ganzen Tag und schläft nur nachts (Jalapa umgekehrt). Nach der Geburt leidet es an Gelbsucht und wird häufig von Dreimonatskoliken befallen, die nachmittags von 16 bis 20 Uhr andauern. Bereits zur Stillzeit tritt stinkender Mundgeruch auf, so stark, dass man das Zimmer öfters durchlüften muss. Ferner muss man es zu festgesetzten Zeiten stillen, da es nicht lange Hunger ertragen kann und dann laut schreit. Zuviel Nahrung wird nicht vertragen, da sonst starke Blähungen mit aufgetriebenem Bauch, Koliken oder stinkende Winde in Erscheinung treten. Überdies ist es chronisch verstopft (Stuhlgang nur alle 2 bis 3 Tage), wobei alles nach oben drückt mit häufigem Aufstoßen. Die Verdauungsstörungen führen nicht selten zu chronischen Hautekzemen (Risse, besonders hinter den Ohren auftretend) mit wässrigen Sekreten. Außerdem weist die Haut viele Sommersprossen und Leberflecken auf.

Den Tränenkanal benutzt das Baby sehr aktiv, um seinen Willen kundzutun. Es weint viel und laut, damit es seinen Willen bekommt, vor allem in den ersten Lebensmonaten. Es lässt sich ungern auf die Arme nehmen, wehrt sich sogar gegen zu nahen Körperkontakt.

Nachts schläft es vielfach auf dem Rücken mit halbgeschlossenen Augen. Während des Schlafes reibt es sich öfters an der Nase, die gerne verstopft ist. Nicht selten wacht das Kind auf und möchte etwas essen oder trinken. Morgens beim Erwachen ist es missgelaunt und reizbar.

Es besteht eine große Empfindlichkeit gegen Kälte. Bereits bei geringstem Luftzug tritt Stockschnupfen in Erscheinung, der chronisch andauert mit auffallender Nasenflügelatmung. Außerdem entzünden sich die Mandeln (rechts beginnend und auf die linke Seite wechselnd), verbunden mit stinkendem Eiter und geschwollenen Halsdrüsen. Dabei verlangt das kranke Kind nach warmen Getränken (kalte verschlimmern) und nach warmen Umschlägen um den Hals.

Lycopodium-Kinder fürchten sich vor vielem: vor Menschen (bar-c.), vor der Dunkelheit und vor dem Alleinsein. Abends können sie nicht einschlafen, wenn nicht ein Elternteil bei ihnen bleibt – sie weinen, wenn das Licht gelöscht wird.

In späteren Jahren haben sie große Angst in der Schule zu versagen. Vor Prüfungen leiden sie unter Lampenfieber. Das Kind reißt sich zusammen und möchte sich nicht lächerlich machen. Es klagt über Magen- und Bauchschmerzen oder beginnt zu stottern, macht Fehler beim Reden und Schreiben (vertauscht die Buchstaben).

Es hält sich auch vor neuen unbekannten Situationen zurück und weiß nicht, wie es sich verhalten soll. Dies zeigt sich besonders beim Eintritt in den Kindergarten oder in die Spielgruppe. Das Kind weigert sich, am Stundenplan teilzunehmen oder bleibt sogar zu Hause.

Beim Spielen können die Kinder sehr tyrannisch werden und die Kameraden dauernd herumkommandieren. Sie geben sich lieber mit jüngeren Kindern ab, die sie beherrschen können. Nicht selten kommt es zu Raufe-rein (Synth.: Schlagen der Kinder: cham. 3, cina 3, cur. 2, chel., lyc.).

Auch in der Pubertät zeigen die Jugendlichen eine egoistische Veranlagung. Sie entwickeln ein verkrampftes Verhältnis gegenüber dem anderen Geschlecht. Akne, fettige Haut, Hautflecken und stinkender Schweiß sind häufige Begleitsymptome. Manchmal offenbaren sich starke Aggressionen gegenüber den Eltern mit rechthaberischen Trotzreaktionen. Gegenüber den Kameraden geben sie sich sehr aufgebläht und prahlen mit allerhand vorgetäuschten Erfolgen. Gerade in der Pubertät treten als Folge der heimlichen Minderwertigkeitsgefühle große Unsicherheiten und Versagensängste auf, die dann durch übermäßig cooles Auftreten überdeckt werden.

Pubertäre Mädchen haben eher eine männliche Erscheinung, sind intellektuell begabt und oft magersüchtig. Mit dem Vater stehen sie häufig auf Kriegsfuß.

Magnesium muriaticum

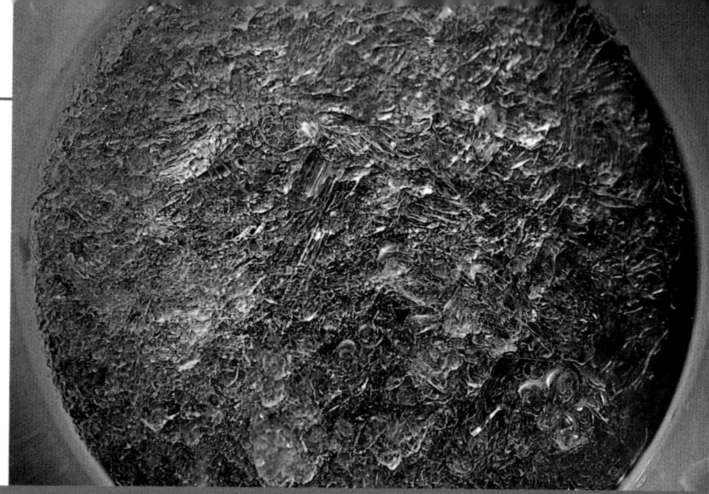

Typus

Bei der Magnesium-muriaticum-Persönlichkeit handelt es sich mehrheitlich um schlanke, blasse Frauen mit gelblichem Teint, tiefen Stirnfalten und leidgeprüftem, gequältem Ausdruck. Ihre **Stimmungslage ist verdrießlich, säuerlich**, insbesondere morgens nach dem Aufstehen. Die Betroffenen **(Morgenmuffel)** fühlen sich unausgeschlafen, müde, benommen und brauchen mehrere Stunden Anlaufzeit, bis sie sich an den Tag gewöhnt haben. In dieser Zeit möchten sie weder gestört noch angesprochen werden. Es fällt ihnen dann auch ausgesprochen schwer, Entscheidungen zu treffen, lieber warten sie zu, bis sie sich frischer und munterer fühlen. Es sind aber **pflichtbewusste, hilfsbereite** Personen, die sich für das Wohl anderer aufopfern und oft zu viele Aufgaben und zu hohe Verantwortung übernehmen. Unter Stress werden sie sehr unruhig mit dem bangen, ängstlichen Gefühl, die Anforderungen nicht mehr erfüllen zu können. Dabei haben sie den Drang dauernd umherzugehen; sobald sie sich zur Entspannung hinlegen, verstärken sich sowohl die **Unruhe** als auch die ängstlichen Emotionen.

Es ist ein Charakteristikum der Magnesium-muriaticum-Persönlichkeit, dass sie sich bei Streit sehr unwohl fühlt und deshalb **polemischen Auseinandersetzungen aus dem Wege** geht. Sie besitzt ein ausgeprägtes **Harmoniebedürfnis**, um des Friedens willen unterdrückt sie sogar die eigenen Gefühle. Laut den Angaben von Vithoulkas, Morrison und Scholten ist es für die Pazifistin und Friedensstifterin unmöglich, in einer zwieträchtigen Umgebung zu leben, sie möchte, dass alle in ihrer Nähe glücklich und zufrieden sind.

Typisch ist eine starke Veranlagung zu **Heimweh** (stille, schlechte Laune) und ein großes **Bedürfnis nach Zuneigung**. Wird ihr ausgeprägter Wunsch nach Geborgenheit und Obhut enttäuscht, fühlt sie sich von der ganzen Welt verlassen und neigt dazu, in Depression zu verfallen.

Allgemeines

Magnesium muriaticum ($MgCl_2$ – Magnesiumchlorid) findet man im Meerwasser und in verschiedenen Mineralquellen. Es hat eine abführende Wirkung. Wegen des bitteren Geschmacks bezeichnete Hahnemann das Kristallsalz als „Salzsaure Bittererde“. Die Urtinktur wird durch Verreibung des kristallinen Mineralsalzes hergestellt.

Die Themen der Arznei (tief wirkendes Antipsorikum) sind: *„Saures“ Gemüt, Morgenmuffel, Pazifist, Existenzangst und ängstliche Unruhe.*

Die Betroffenen haben die Vorstellung, dass sie gealtert aussehen würden und ihre jugendliche Frische verloren hätten.

Die Wirkung von Magnesium muriaticum konzentriert sich hauptsächlich auf **Leber** und **Nerven**, wobei sich die Beschwerden beim Umhergehen (in frischer Luft) bessern und beim Hinlegen (Schlüsselsymptom) verschlimmern. Bei den leberbedingten Leiden mit einer **dicken gelb belegten Zunge** und Zahneindrücken strahlen die Schmerzen von unterhalb der rechten Rippe bis in den Rücken aus (schlechter beim Liegen auf der rechten Seite) und der Bauch ist stark aufgebläht. Die Nacht ist gestört durch enorme Einschlafschwierigkeiten (Unruhe) und **Erwachen um 1 bis 3 Uhr** (Organuhr: Leberzeit nach Dr. Stiefvater).

Magenbeschwerden sind weitere charakteristische Symptome (besser durch festen Druck auf die Magengegend). Das Aufgestoßene hat den Geschmack nach faulen Eiern oder Zwiebeln. Bezeichnend ist eine Unverträglichkeit von salzigen Speisen und Milch (unverdaulich – Übelkeit), ein anhaltendes Hungergefühl (weiß aber nicht auf was) und die Neigung zu **Sodbrennen, Gastritis**, Magengeschwür, Anorexia nervosa oder Bulimie.

Magnesium muriaticum ist im Weiteren bei **Dysmenorrhöe**, verbunden mit Leberbeschwerden, Verdauungsstörungen, Magenübersäuerung, Herzsymptomen sowie hysterischer Veranlagung indiziert. Dabei strahlen die Schmerzen in die Oberschenkel aus und die Blutungen sind dunkel (mit schwarzen Klumpen). Die Arznei empfiehlt sich auch, wenn die Regel in den **Wechseljahren** erneut auftritt, nachdem sie länger ausgesetzt hatte.

Verhaltensmerkmale bei der homöopathischen Anamnese

Wenn die Magnesium-muriaticum-Persönlichkeit einen Homöopathen aufsucht, macht sie oft ein saures, verdrießliches Gesicht, ist niedergeschlagen, launisch depressiv und gibt auf Fragen nur spärlich Antwort – ist kurz angebunden. Geht man der Sache auf den Grund, stößt man auf tiefgreifend enttäuschte Gefühle, welche durch unbefriedigte Bedürfnisse nach Zuneigung und Geborgenheit entstanden sind. Magnesium muriaticum leidet unter Entbehrung von Zuwendung und Fürsorge, die durch Verlust einer Beziehung, durch Trennung oder durch Streitigkeiten im familiären Umkreis entstanden ist. Sie fühlt sich einsam, von allen Freunden verlassen, hält aber ihre Aggressionen im Zaum, aus Angst, durch Auflehnung Unfrieden stiften zu können. Die unterdrückten Emotionen führen zu Leber-, Magen-, Verdauungs- und Nervenbeschwerden (Bulimie).

Psyche

Friedensstifter

- erträgt keine Aggressionen, vermeidet Konflikte
- braucht Frieden, Harmonie

Unruhe

- muss sich in Bewegung halten, Umhergehen bessert
- abends im Bett, sobald die Augen geschlossen werden, wird ängstlich

Empfindlichkeit

- gegen Geräusche, Auseinandersetzungen, Abwendung

Depression

- glaubt, das Leben nicht bewältigen zu können
- fühlt sich physisch und psychisch erschöpft
- fühlt sich im Stich gelassen
- sondert sich ab, um nicht enttäuscht, verletzt zu werden

Furcht

- keine Zuneigung von den Angehörigen zu bekommen

Angst

- Angst, dass sie von einer geliebten Person enttäuscht werden könnte, keine Zuneigung erhalten würde
- nachts im Bett beim Schließen der Augen (Synth.: carb-v. 3, mag-m. 2, psor. 2, calc., calc-an.)
- springt aus dem Bett, muss umherlaufen

Illusion

- glaubt in der Luft zu schaukeln

Wahnidee

- keine Freunde zu haben, dass es niemanden gibt, dem sie vertrauen kann
- sieht überall Wolken

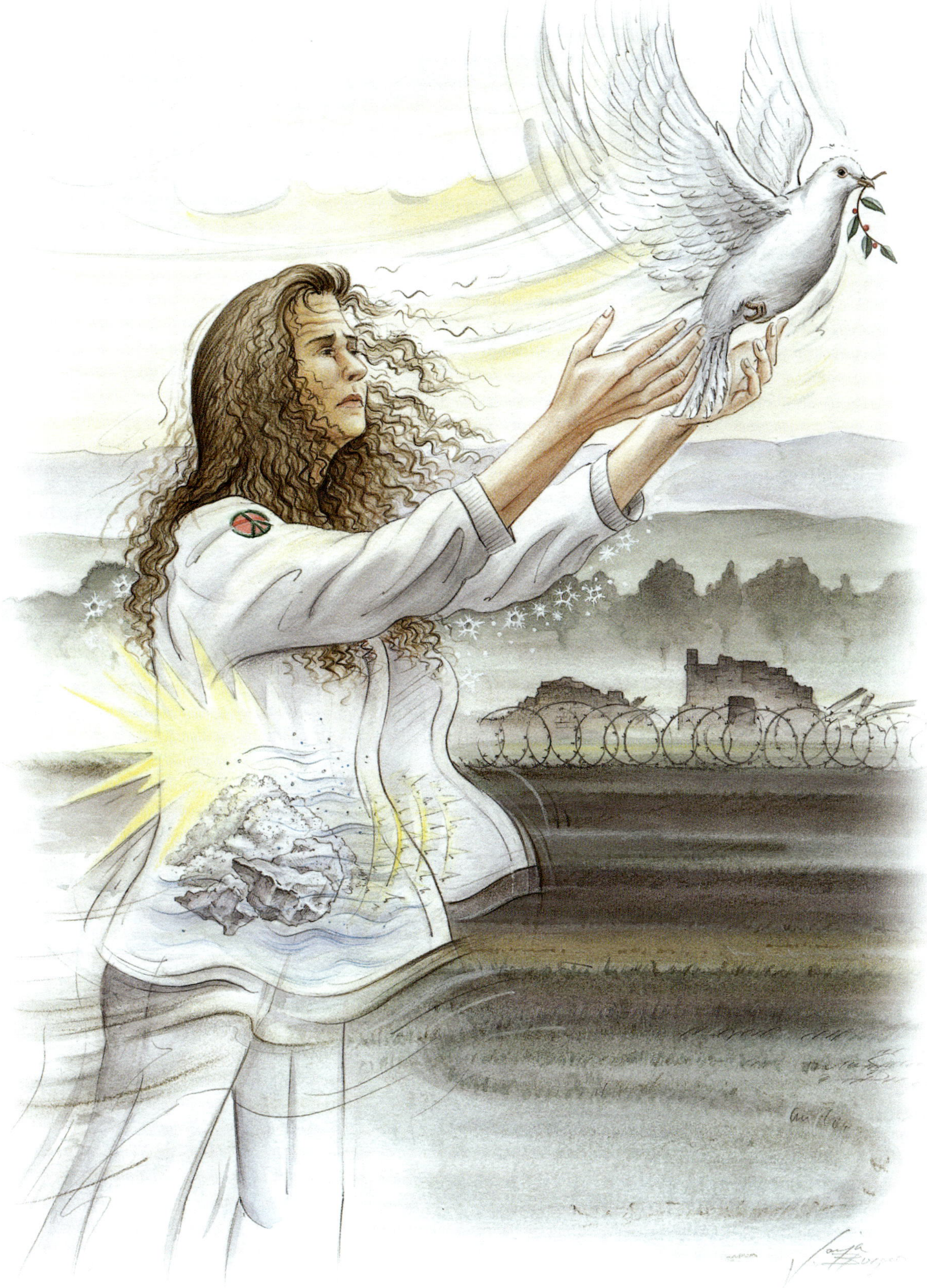

Abb. **30** **Magnesium-muriaticum-Persönlichkeit:** schlanke Statur, blasses, gelbliches Gesicht, tiefe Stirnfalten, leidgeprüfter Ausdruck, niedergeschlagen, verdrießlich, ruhelos, Morgenmuffel, hilfsbereit, geht Streitereien aus dem Wege, harmoniebedürftig, Friedensstifter, empfindliche Magenstörungen, saures Aufstoßen, Leberbeschwerden mit Schmerzen von der rechten Rippe ausstrahlend in den Rücken, Bauch stark aufgebläht, Mangel an Lebenswärme, frostig, Verlangen nach frischer Luft.

Leitsymptome

Kälte

- Mangel an Lebenswärme, schlimmer durch Kälte, verlangt aber nach frischer Luft
- frostig, aber streckt die Füße aus dem Bett (Synth.: Hitze Fußsohlen, entblößt sie: calc. 2, cham. 3, cur., fl-ac., glon., mag-m., petr. 2, phos. 2, puls. 3, sang. 2, sanic. 2, sulph. 3)

Druck

- festes Drücken mit der Hand bessert Kopfschmerzen, Rückenschmerzen, Dysmenorrhöe, aber berührungsempfindlich
- Drücken auf den Bauch bessert zögernden Harnabgang

Trockenheit

- extrem trockene Schleimhäute

Säure

- Transpiration, Aufstoßen, Mundgeruch, Mimik

Schwäche

- am Morgen beim Erwachen, apathisch, keine Energie
- beim Baden im Meer

Schmerzen

- wie elektrische Schläge, besonders beim Hinlegen

Modalitäten

Verlangen

- nach frischer Luft, Harmonie, Frieden, nach Gemüse, Obst, leichten Speisen, Salat, Süßigkeiten

Abneigung

- gegen Streit (Synth.: atro., card-m., lyc., mag-c., mag-m.)

Unverträglichkeit

- Salz, Milch (Synth.: unverdaut: mag-m. 3, mag-c. 2)

Periodizität

- alle 6 Wochen (Kopfschmerzen)

Seite

- Verschlimmerung beim Liegen auf der rechten Seite

Zeiten

- schlimmer morgens beim Erwachen, um 3 Uhr nachts

Besserung

- fester Druck mit den Händen, Bandagieren, warmes Einhüllen, Herumgehen, Liegen auf der linken Seite, frische Luft, Aufstoßen, Zitronensaft, Saures

Verschlechterung

- Berührung, Kälte, Hinlegen, Schließen der Augen, beim Einschlafen, morgens beim Erwachen, am Meer, Enttäuschung, Streit, Aufregung

Absonderliche Symptome

Schlaf

- zuckt beim Einschlafen zusammen
- weint, spricht ängstlich im Schlaf (Synth.: mag-m. 2, alum., graph.)
- erwacht wie durch einen elektrischen Schlag
- schläft vorzugsweise auf der linken Seite
- träumt, am Bahnsteig zurückgelassen zu werden, verfolgt zu werden, sich im Wald zu verirren, ins Wasser zu fallen, von der Familie getrennt zu werden

Kopf

- Gefühl, an den Haaren gezogen zu werden
- Kopfschmerzen in den Schläfen während der Menses, besser bei festem Druck mit der Hand
- Kopfschmerzen andauernd 2 bis 3 Tage lang
- Kopfschmerzen beim Niesen besser (Synth.: calc., lil-t., lyc., mag-m., mur-ac.)
- Kopfschmerzen berstend jede 6. Woche
- Kopfschmerzen berstend, muss fest mit den Händen pressen (Synth.: glon., mag-m. 2, carb-an., nux.m.)
- Kopfschmerzen besser durch saure Speisen (Zitrone)

Augen

- Schmerzen beim Blick ins Feuer, ins Licht

Ohren

- Schmerzen beim Niesen besser (Synth.: mag-m.)
- Hautausschlag hinter den Ohren

Nase

- Brennen der Nasenflügel
- Verlust des Geruchs- und Geschmackssinns nach Grippe

Gesicht

- Neuralgie besser durch Hitze und festen Druck
- Ausschlag im Gesicht vor der Menses

Mund

- Gefühl, als ob die Zunge verbrannt wäre
- Zungenrisse brennend wie Feuer
- Gefühl, als ob die oberen Schneidezähne verlängert wären
- an den Rändern breit eingekerbte Zunge, gelber Belag
- Gefühl, als ob eine heiße Kugel in den Hals aufstoßen würde

Magen

- Gefühl, als würde der Magen herausfallen
- Aufstoßen wie verdorbene Eier, Zwiebeln
- Gefühl, Schwäche komme aus dem Magen

Bauch

- Schmerzen schlimmer durch Milch, Fett
- Schmerzen durch Liegen auf der rechten Seite
- Gefühl, die Leber würde beim Liegen auf die linke Seite herübergezogen

Verdauung

- Stuhl krümelt, wenn er aus dem Rektum kommt
- Stuhl wie Schafskot, verstopft

Nieren

- Harnretention besser beim Gehen
- kann nur Wasser lassen, wenn fest auf die Bauchdecke gedrückt wird
- unbemerkter Harnabgang

Genitalien

- Menstruationsfluss verstärkt nachts
- vor der Menses starke Übelkeit
- Akne im Gesicht vor der Menses

Glieder

- warme Füße, deckt sie ab
- Taubheitsgefühl, Kribbeln in den Extremitäten
- Hitze, entblößt den Fuß (Synth.: mag-m., sulph.)
- streckt die Füße aus dem Bett trotz Frostigkeit
- Zucken wie elektrische Schläge beim Gehen (Synth.: alum-p., lyc., mag-m. 2, manc.)

Besondere Anzeigen

- Obstipation bei Neugeborenen
- Obstipation bei Durchbruch der Zähne
- bei gestillten Kindern, Milch unverdaut

Vergleiche

- lyc., rhus-t., nat-m., chin., sep., mag-c.

Bewährte Indikationen

Kopfschmerzen

- besser durch festen Druck, Einhüllen des Kopfes, durch Zitronensaft, schlimmer beim Hinlegen

Trigeminusneuralgie

- reißende Schmerzen besser durch warmes Einhüllen, Umhergehen, schlimmer beim Hinlegen

Tachykardie

- Herzklopfen in Ruhe wie Messerstiche, muss sich auf und ab bewegen und die Herzgegend reiben

Bulimie / Anorexia nervosa

- nach Verlust der gewohnten Zuwendung, Fürsorge im Familienkreis, fühlt sich von allen verlassen

Metrorrhagie

- mit Rückenschmerzen, besser beim Anlehnen oder Liegen auf hartem Kissen

Restless-legs-Syndrom

- ruhelose Beine abends beim Einschlafen, muss infolge Kribbeln in den Beinen aufstehen und umherlaufen

Ischias

- linksseitig, muss sich bewegen, kann sich nicht hinlegen, besser durch festen Druck

Magnesium muriaticum in der Kinderheilkunde

Magnesium muriaticum ist häufig indiziert bei Kindern, deren Eltern viel in Streit verfangen sind. Das Kind hat Angst, Zuneigung und Geborgenheit zu verlieren, es reagiert bei Auseinandersetzungen mit großem Unbehagen, möchte schlichten und die familiäre Harmonie wieder zurückgewinnen. Wenn es zur Scheidung kommt, hat es das Gefühl, von allen verlassen zu werden – es zieht sich zurück und leidet unter dem Verlust der Nestwärme. Es können aufgrund des psychischen Drucks Leberstörungen mit Verdauungsbeschwerden und Appetitlosigkeit (Bulimie) in Erscheinung treten.

Während der Zahnung leidet das Kind unter hartnäckiger Obstipation, ferner kann es die Milch nicht verdauen.

Medorrhinum

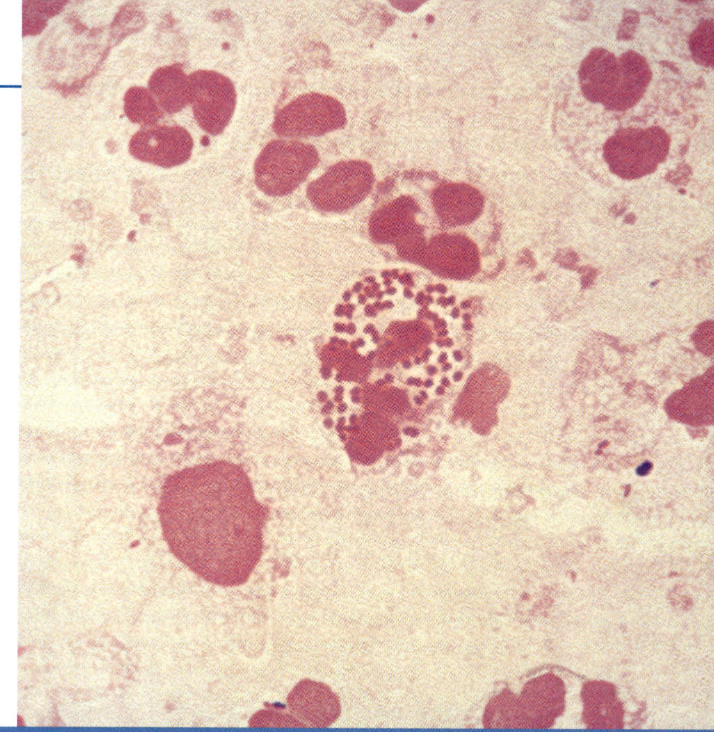

Typus

Die Persönlichkeit, welche Medorrhinum braucht, ist kräftig gebaut, hat einen runden Kopf mit dickem, gewelltem Haar, langen Augenwimpern und sinnlichen Lippen. Der Teint ist gewöhnlich dunkel, der **Ausdruck leidenschaftlich**. Die Betroffenen sind **energiegeladen**, überschwänglich und voller Tatendrang. Sie handeln schnell, bisweilen unüberlegt und verrichten verschiedene Tätigkeiten gleichzeitig, sie haben viele „Eisen im Feuer". Voller Eifer, Enthusiasmus und Betriebsamkeit bringen sie sich selbst unter starken **Zeitdruck**. Die Draufgänger und Allrounder sind immer in Eile, sei es bei der Arbeit, beim Sprechen, Essen oder Gehen, und haben meist nicht genügend Zeit, etwas richtig zu Ende zu führen. Voller Hochspannung und innerer Unruhe lieben sie das Abenteuer. Mit **Leidenschaft** und Begierde möchten sie alles im Leben bis zum Äußersten auskosten. Als Nimmersatt lieben sie gutes Essen und Trinken, schöne Künste, gute Musik und sexuelle Erfüllung. Sie suchen Vergnügen durch Drogen, Alkohol und Sex und zeigen dabei weder Verantwortungsgefühl noch Rücksichtnahme. Ihre Sinnesfreuden sind gepaart mit Selbstsucht und Narzissmus. Besonders stark ausgeprägt ist ihr **Geschlechtstrieb**. Alles dreht sich um die Sexualität, verbunden mit geiler Sprache und lüsternen Witzen. Erotik ist für sie ein wichtiger Bestandteil des Lebens, wobei sie häufig den Partner wechseln und sich gerne auch mit Gruppensex, Seitensprüngen, Perversionen, Nymphomanie usw. vergnügen.

Allgemeines

Medorrhinum wird aus dem Eitersekret der unbehandelten Trippererkrankung (akutes und chronisches Stadium) gewonnen, deren Infektion durch Neisseria-gonorrhoeae-Bakterien verursacht wird. Die Nomenklatur ist griechischen Ursprungs aus „medo" (= Glied) und „rhein" = (fließen) und nimmt Bezug auf den Ausfluss der Geschlechtskrankheit. Die Arznei wurde erstmals vom amerikanischen Arzt Swan geprüft und in Allens „Materia medica of Nosodes" 1890 registriert.
Sie ist ein Hauptmittel des sykotischen Miasmas, dabei ist häufig eine gonorrhoische Belastung vorhanden, entweder in der Vorgeschichte des Patienten selbst oder bei den Vorfahren. Die Arznei ist speziell im Anfangsstadium bei Tripper oder bei unterdrückter Gonorrhöe indiziert, wobei Folgekrankheiten wie Arthritis, Rheuma, Knochenerkrankungen, Infektionen des Urogenitaltraktes oder Versagen des Gedächtnisses in Erscheinung treten können. Das Mittel zeigt Ähnlichkeiten zu Nux vomica und ist bei Frauen wie Männern gleich häufig vertreten.

Die Themen der Arznei sind: *Leidenschaft, Begierde, mentale Schwäche, stinkende Sekrete und Erkältlichkeit.*

Mit ihren furiosen Neigungen pendeln sie zwischen **Extremen** hin und her. Aus Liebe wird plötzlich Hass, aus Verlangen schlagartig Abneigung. Das sprunghafte Verhalten widerspiegelt sich in der Gemütslage und in der Gesinnung. So können sie innerhalb kurzer Zeit von extrovertiertem zu verschlossenem, introvertiertem Zustand wechseln, von offenherzig zu schüchtern, von liebevoll zu hartherzig, von sensibel zu gefühllos, von arbeitsfreudig zu faul, von kompetent zu unwissend, von enthusiastisch zu phlegmatisch, von optimistisch zu pessimistisch, von hellwach zu stumpfsinnig trüb, von intuitiv zu sachlich neutral, von religiös zu freidenkerisch. Als ausgesprochene Nachtmenschen (fühlt sich nachts besser) sind sie tagsüber apathisch und lethargisch. Diese Wechselhaftigkeit sehen wir auch bei ihrer Beziehung zu Tieren, z.B. wird der eigene Hund, die Hauskatze abgöttisch umsorgt, andererseits aber auch wieder grausam behandelt.

Durch diese **Inkonstanz** gerät die Medorrhinum-Persönlichkeit im Umgang mit der Familie, am Arbeitsplatz, im Freundeskreis und in der Gesellschaft oft in Schwierigkeiten. Bei Auseinandersetzungen verhält sie sich sehr misstrauisch und streitsüchtig mit der Neigung, andere zu schädigen oder zu misshandeln.

Oft wird der Überfluss zum Überdruss, d.h. die unstete, hektische, schwankende, unbeständige und labile Lebenshaltung führt häufig zur Verwirrung mit wildem Chaos im Kopf. Dadurch entwickelt sich mit der Zeit eine große **mentale Schwäche**. Die Patienten sind kaum mehr imstande sich zu konzentrieren und vergessen alles. Sie verlieren ständig den Faden oder können sich nicht mehr an die Namen der engsten Freunde erinnern. Der Orientierungssinn und das Zeitgefühl sind gestört. Sie müssen alles aufschreiben, damit es ihnen nicht gleich mental entschwindet. Aus Verlegenheit beginnen sie an den Fingernägeln zu kauen oder sind dauernd am Räuspern.

Auf der körperlichen Ebene besteht eine starke **Erkältungsneigung**. Die Kranken können unter verschiedensten entzündlichen Erkrankungen leiden: chronische Rhinitis, Sinusitis, Otitis, Konjunktivitis, Gastritis (Ulkus), Urethritis, Zystitis, Vaginitis, Arthritis (der Kniegelenke), Neigung zu gestielten Warzen, Feigwarzen, Naevi, Muttermalen oder Leberflecken.

Verhaltensmerkmale bei der homöopathischen Anamnese

Der Medorrhinum-Patient ist in der Sprechstunde nicht leicht zu erkennen und wird oft mit Thuja, Syphilinum, Platinum, Lachesis oder Nux vomica verwechselt. Er kann sehr offen, freundlich und selbstsicher auftreten. Auffallend ist, dass er auf die gestellten Fragen immer zunächst die Frage für sich wiederholen muss, bevor er antwortet. Der Patient kann seine Beschwerden nicht schildern, ohne dabei ständig Tränen zu vergießen – er weint, wenn er von seiner Krankheit erzählt (Synth.: weint beim Sprechen: med. 2). Andererseits verliert er ununterbrochen den Faden und fragt immer wieder, wo er stecken geblieben ist. Er klagt über ein wüstes Gefühl im Kopf, das ihn ganz verwirrt. Sobald er sich konzentrieren muss, schließt er wieder für längere Zeit die Augen. Um nichts zu vergessen hat er sich die wichtigsten Symptome aufgeschrieben.

Der Kranke leidet unter der großen Furcht, dass er nicht mehr gesund werden würde. Er sieht seine Krankheit als Strafe für seinen exzentrisch geführten Lebenswandel. In seiner Ängstlichkeit verhält er sich sehr merkwürdig. Immer wieder schaut er rückwärts wegen des Gefühls, jemand würde hinter ihm stehen.

Typische familienanamnestische Belastungen sind Herzkrankheiten oder unterdrückte Gonorrhöe. Der Patient selbst kann schon in jungen Jahren an Angina pectoris leiden oder einen allopathisch behandelten Tripper hinter sich haben. Bezeichnend ist die sykotische Pathologie im Urogenitaltrakt: Urethritis, Prostatitis, Orchitis, Zystitis, Vaginitis, Adnexitis, einhergehend mit übel riechenden Sekreten (Fischlake), Warzen, Kondylomen, Herpes-Ausschlägen und Menstruationsbeschwerden.

Psyche

Reizbarkeit

- tagsüber launisch, ärgerlich, gegen Abend fröhlich
- aggressiv abwechselnd mit Liebenswürdigkeit
- boshaft bis zur Gewalttätigkeit
- verdrießlich gegen sich selbst, hegt den Gedanken sich zu erschießen

Ungeduld

- bei geringsten Kleinigkeiten
- ist dauernd in Eile und Hast
- läuft ständig umher, kann nicht stillsitzen
- schiebt alles auf und muss dann alles unter Druck erledigen

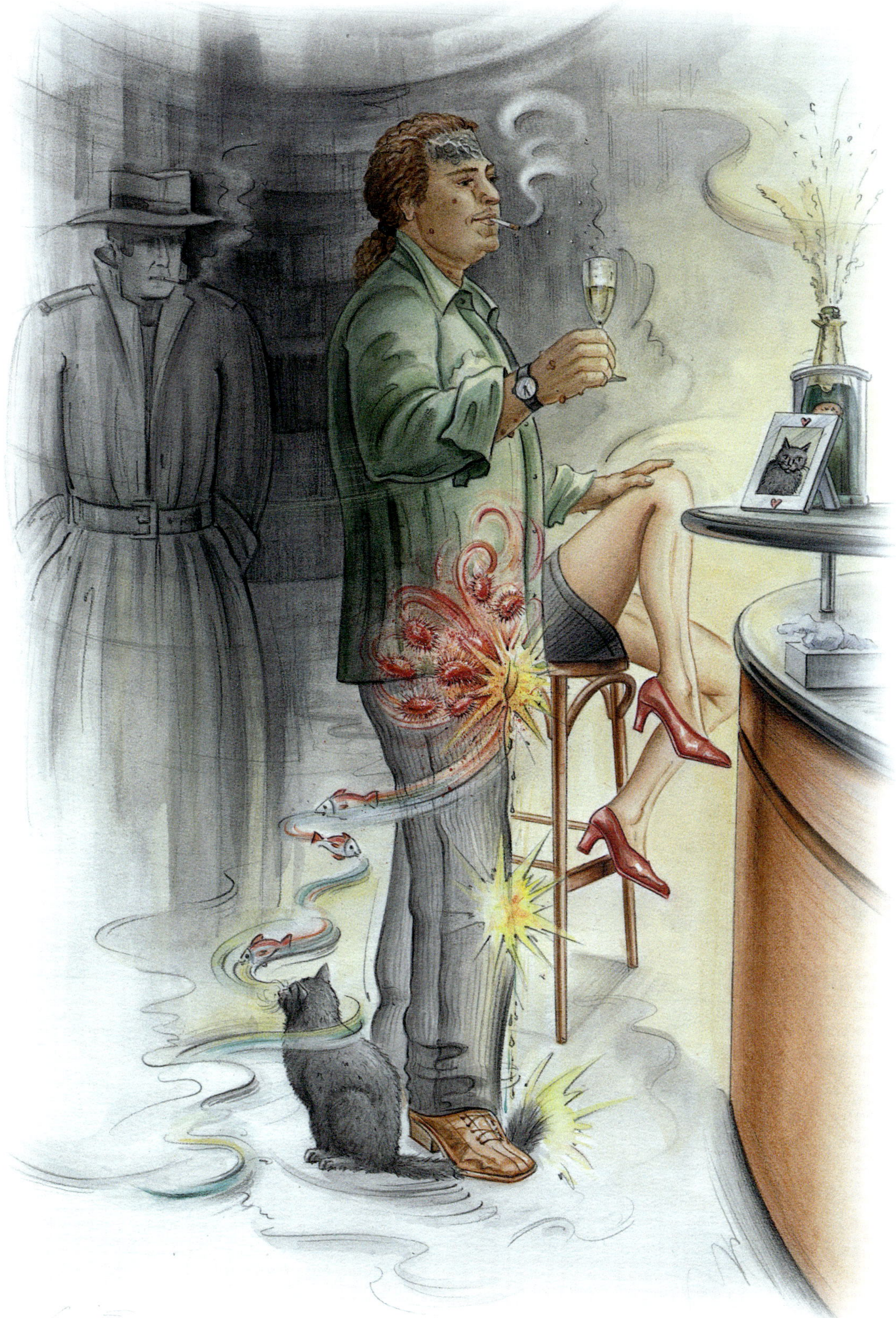

Abb. **31** **Medorrhinum-Persönlichkeit:** kräftige Statur, gewelltes Haar, leidenschaftlicher Ausdruck, voller Aktivitäten, Allrounder, immer in Eile, Hochspannung, innere Unruhe, liebt Abenteuer, gutes Essen, schöne Künste, gute Musik, sexuelle Erfüllung, alles dreht sich um Sex, alkoholsüchtig, narzisstisch veranlagt, wechselhaftes Verhalten (arbeitsfreudig – träge, liebevoll – kühl, optimistisch – pessimistisch), Nachtmensch, tierliebend, Chaos im Kopf, Muttermale, Warzen, Feigwarzen, Naevi, Leberflecken, chronisch verschnupft, Entzündungen im Genitalbereich, unterdrückte Gonorrhöe, Sekrete riechen nach Fischlake, Kondylome, Herpes genitalis, Arthritis im Knie, empfindliche Fußsohlen, hat das Gefühl, jemand würde hinter ihm stehen, Furcht im Dunkeln, vor Ungeheuern.

- wenn eine bestimmte Zeit festgesetzt ist
- möchte, dass sofort alles in Erfüllung geht

Angst

- um die Gesundheit
- für das exzentrischen Leben bestraft zu werden
- Klaustrophobie

Furcht

- im Dunkeln, vor Ungeheuern
- vor Wahnsinn, den Verstand zu verlieren
- vor drohenden, ansteckenden, epidemischen Krankheiten (Synth.: calc. 3, sulph. 2, lach., med., syph.)
- vor Unglück, Katastrophen, etwas Schlimmes würde passieren

Wahnidee

- jemand würde hinter ihm stehen
- hört vermeintliche Schritte hinter sich (Synth.: med., crot-c.)
- sieht im Dunkeln Geister
- als würde er verfolgt, blickt nach hinten (Synth.: med., staph.)
- jemand würde ihn am Kopf berühren (Synth.: med. 3)
- sieht Ratten durchs Zimmer laufen (Synth.: aeth. 2, ail., ars., cimic., med.)
- eine unverzeihliche Sünde begangen zu haben (Synth.: chel., med.)

Leitsymptome

Schlaf

- Knie-Ellbogen-Lage

Hitze

- der Fußsohlen, streckt sie aus dem Bett
- zieht die Schuhe aus, liebt es barfuß zu gehen

Empfindlichkeit

- der Füße, kann nicht auf harter Unterlage (Steinen) laufen

Stuhlgang

- muss sich beim Stuhlgang zurücklehnen (Schlüsselsymptom)

Sekrete

- übel riechend nach Fischlake im Genitalbereich
- gelblich, brennender Art
- jede Art von Absonderung bessert das Befinden

Haut

- Muttermale, Naevi, Pigmentflecken, Warzen, Kondylome, Polypen, übermäßiges Gewebswachstum

Modalitäten

Verlangen

- nach Fleisch, Fett, Fisch, Salz, Süßigkeiten, Eis, unreifen Früchten, Orangen, Saurem, alkoholischen Getränken, Tabak

Abneigung

- gegen Auberginen, schleimige Speisen, Bohnen, Erbsen, Austern, berührt zu werden

Seite

- vorwiegend links

Zeiten

- schlimmer von Sonnenaufgang bis Sonnenuntergang
- schlimmer von 4 bis 16 Uhr

Besserung

- von Sonnenuntergang bis Sonnenaufgang, am Abend, am Meer, Seeluft, bei nassem Wetter, Feuchtigkeit, in der Bauchlage, durch Absonderungen, Zurücklehnen, Strecken, Zufächeln von Luft

Verschlechterung

- Hitze, Bedecken, tagsüber, von Tagesanbruch bis abends, Föhn, Denken an die Beschwerden, Unterdrückung von Absonderungen, nach 4 Uhr

Absonderliche Symptome

Schlaf

- Lage kniend (Synth.: med. 2, stram.)
- träumt von Orgien, Verfolgung, Wasser, Toten
- erschrickt leicht beim Erwachen

Kopf

- wildes Gefühl im Kopf, verwirrend
- drückendes Gefühl auf dem Scheitel wie von einem Gewicht
- Gefühl wie ein Reifen um die Stirn
- intensiver, brennender Schmerz im Gehirn
- Schmerz besser beim Rollen des Kopfes von einer Seite zur anderen (Synth.: agar. 2, cina, kali-i., med., ph-ac.)

Augen

- Gefühl, als ob das Auge vorgewölbt sei
- Gefühl, als ob man auf alles starren würde
- Schmerzen, als ob das Auge herausgezogen würde

Ohren

- Ohrenschmerz erstreckt sich in die Eustachische Röhre

Nase

- Gefühllosigkeit, Taubheit mit Nasenbluten (Synth.: acon., bell., med.)

Mund

- kupferartiger Geschmack im Mund

Brust

- Husten besser in Bauchlage
- Husten nach unterdrückter Gonorrhöe (Synth.: med. 2, thuj. 2, benz-ac., sel.)
- Asthma bei nasskaltem Wetter (Synth.: dulc. 3, med. 2, nat-s. 2)
- Kälte der Brustwarze
- Gefühl, das Herz sei geschwollen
- linke Seite heiß, rechte Seite kalt beim Gehen an der Sonne

Magen

- Heißhunger unmittelbar nach dem Essen
- Schmerzen nachts nach Mitternacht (Synth.: med. 3, ars. 2, kali-c. 2, lyc.)
- Schmerzen bessern sich beim Liegen in Knie-Ellbogen-Lage

Bauch

- Kälte in der Lebergegend (Synth.: bar-c., med.)
- Schmerz erstreckt sich zur rechten Schulter (Synth.: kali-bi. 2, med. 2, chel., crot-h., merc-c.)

Verdauung

- Stuhlabgang bessert sich beim Zurücklehnen, kann nur Stuhl absetzen, wenn er sich nach hinten lehnt

Nieren

- kann nur in Knie-Ellbogen-Lage Urin ablassen (Synth.: med. 2, par. 2)
- blubberndes Gefühl in der Nierengegend (Synth.: berb. 2, med. 2, lyc.)
- gelbe Absonderung aus der Harnröhre morgens (Synth.: med. 2, fl-ac.)

Genitalien

- stark übel riechende Regelblutung mit gelbem Ausfluss
- Fluor übel riechend wie Fischlake (Synth.: sanic. 2, med., thuj.)
- Menstruationsblut dunkel, schwer auszuwaschen (Synth.: med. 2)
- Schmerzen im Eierstock erstrecken sich diagonal nach oben (Synth.: murx. 2, apis, med.)

Haut

- Hautausschlag durch den Druck der Kleider
- fadenförmige Warzen

Glieder

- Entzündung der Knie nach unterdrückter Gonorrhöe (Synth.: med. 2, sil.)
- Schmerzen schlimmer durch Gewitter (Synth.: med. 3, rhod. 3, nat-c. 2, hyper., tub.)
- ständig ruhelose, zappelige Füße
- Knöchel enorm angeschwollen
- Hitze, möchte, dass Hände und Füße angefächelt werden

Rücken

- Schmerzen nach Urinieren besser (Synth.: lyc. 3, med.)
- heftiges Brennen der Wirbelsäule vom Nacken absteigend

Vergleiche

- sulph., nux-v., lach., carc., anac., plat., nat-s., nit-ac., thuj.

Bewährte Indikationen

Sinusitis
- mit dickem, gelbgrünem Auswurf und eiskalter Nasenspitze

Asthma
- bei schönem Wetter (besser bei nassem Wetter, wenn es regnet, am Meer, beim Liegen in der Knie-Ellbogen-Lage)

Magengeschwür
- mit Schmerzen um 2 Uhr nachts (Erwachen)

Dysmenorrhöe
- mit Kopfschmerzen, starke Schmerzen in den Mammae, Unterleibskrämpfe, brennende Schmerzen im Kreuz oder in den Eierstöcken, klumpiges Blut

Zystitis
- mit Brennen und eitrig stinkendem Ausfluss

Urethritis
- mit gelblichen Sekreten, stinkend nach Fischlake

Vaginitis
- mit übel riechendem Ausfluss (Fischlake)

Prostatitis
- mit Schmerzen im Unterleib und in der unteren Wirbelsäule

Prostataadenom
- mit ammoniakalischem Urin, muss sich beim Wasserlassen nach hinten lehnen

Arthritis
- nach Vorgeschichte einer Gonorrhöe

Rheuma
- chronisch mit sykotischer Diathese und empfindlichen Fußsohlen (kann nicht laufen), geschwollene Knöchel

Sterilität
- mit starker Tendenz zu Fehlgeburten

Arzneianalogien

Die Gonorrhöe als Geschlechtskrankheit ist verbunden mit Lust und Begierde. Patienten, die Medorrhinum benötigen, sind geprägt von starker sexueller Triebhaftigkeit und Leidenschaft mit ausgeprägter Sinnlichkeit.

Medorrhinum in der Kinderheilkunde

Medorrhinum-Kinder sehen blass aus, wie wenn sie schlecht ernährt wären. Als Säuglinge leiden sie unter scharf markierter Windeldermatitis oder Exanthemen um den Anus. Es besteht ein familiär bedingtes, sykotisches Miasma (Gonorrhöe in der Vorgeschichte der Familie – häufige Aborte der Mutter). Oft sind es Kinder, die in einem Elternhaus aufwachsen, wo Gefühle stark unterdrückt werden. Die Erziehung ist mit großen Schwierigkeiten verbunden. Es zeigen sich Verhaltensstörungen, Aggressivität, Wutausbrüche (schlägt oder tritt die Eltern, Geschwister) und Streitsucht (prügelt sich mit anderen Kindern). Wegen ihres angeborenen Eigensinns kann man ihnen kaum etwas beibringen. Wenn man sie z.B. vor der heißen Herdplatte warnt, verbrennen sie sich aus Ungezogenheit erst recht die Finger. Sie haben die Neigung alles anzufassen und dabei vieles aus Ungeschicklichkeit fallen zu lassen oder zu zerbrechen. Sie sind linkisch, stolpern ständig über die eigenen Füße und stehen ständig unter Hast und Eile. Mit ihrer Betriebsamkeit und ihrem Erlebnisdrang möchten sie überall dabei sein und lassen sich weder einschränken noch bändigen. In der Schule pendeln sie zwischen guten und ungenügenden Leistungen, oft verbunden mit Legasthenie (Lese- und Schreibschwäche bei normaler oder erhöhter Intelligenz). Ihre Sexualität erwacht zu früh. Sie zeigen schon in vorpubertärem Alter den Drang zu masturbieren; häufig sind es Jugendliche, die eine Vorliebe für Doktorspiele haben.

Gesundheitlich haben sie mit Ekzemen (oft an den Genitalien), chronischem Schnupfen mit Beteiligung der Nebenhöhlen, Asthma (bei schönem Wetter), rezidiven Mittelohrentzündungen, blumenkohlartigen Warzen und Bettnässen (jede Nacht unwillkürlicher Abgang großer Mengen von alkalischem Urin) zu kämpfen. Es sind Kinder, die gerne in der Bauchlage (Knie-Ellbogen-Lage) schlafen und infolge Hitze die Füße aus dem Bett strecken. Außerdem haben sie die Neigung, ständig an den Fingernägeln zu kauen. Entweder sind die tierliebend oder tierquälerisch (quält Insekten).

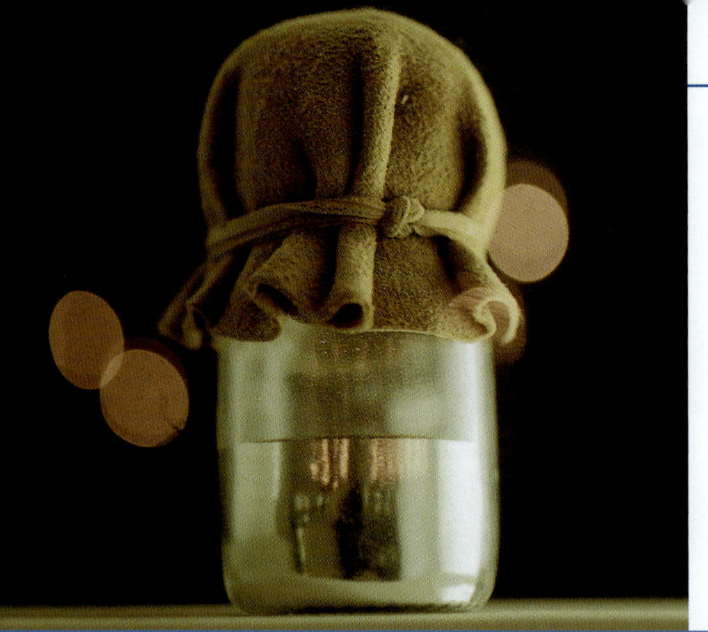

Mercurius solubilis

Allgemeines

Hahnemann hat Mercurius solubilis aus schwarzem Quecksilberoxid (Hydrargyrum oxydatum nigrum Hahnemanni) hergestellt und in die Homöopathie eingeführt. Das Homöopathikum wird auch aus reinem Quecksilber (Mercurius vivus) zubereitet, es wurde früher als „lebendiges Silber" (lateinisch: vivus = lebendig) bezeichnet. Dieses besitzt quasi ein ähnliches Arzneimittelbild wie Mercurius solubilis. Paracelsus gab dem Quecksilber den Namen Mercurius in Anlehnung an den römischen Götterboten Merkur, der sich, wie das flüssige Metall, durch Beweglichkeit und Flüchtigkeit (Verbindung zwischen Materie und Feinstofflichkeit) auszeichnete. Der Name„Hydrargyrum" ist griechisch und bedeutet „flüssiges Silber". Das aus Zinnober gewonnene quecksilbersulfathaltige Erz findet sich in Vulkanspalten und heißen Quellen (Spanien, China, Türkei). Beim Verglühen zwischen 400 und 700 °C spaltet es sich in Schwefelsäure und kondensiert zu Quecksilber, das dann aufgefangen und gereinigt wird.

Mercurius solubilis dagegen ist eine Mischung aus Mercuroamidonitrat ($N_3Hg_2NO_3$). Quecksilber und Quecksilberoxid (HgO) werden durch Trituration mit Milchzucker löslich (solubilis = löslich) gemacht.

Die homöopathische Arznei ist eines der Hauptmittel für das syphilitische Miasma mit partiellen Anteilen von Psora, Sykose und Tuberkulinie.

Charakteristische Themen sind: *Wechselhaftigkeit, Lebhaftigkeit, Instabilität, Impulsivität, Zerstörung, stinkende Absonderungen.*

Typus

Die Mercurius-solubilis-Persönlichkeit (Frauen, Kinder und Männer) hat unzählige Facetten und ist aufgrund ihrer **veränderlichen und widersprüchlichen Disposition** sehr schwer zu erkennen. Im Allgemeinen handelt es sich um magere, hellhaarige Personen (blonde, widerspenstige Mähne) mit blassem Teint, aufgedunsenen Lidern, buschigen Augenbrauen, hagerer Nase, eckigem Gesicht mit ernstem Ausdruck und durchdringendem Blick. Sie sehen etwas **schmuddelig** aus, wirken aber jünger als sie sind. Die Lippen sind **rissig** und an den **Mundwinkeln** zeigen sich **geschwürige** Hautveränderungen; die **Hände sind feucht**. Ihre Redensweise ist **hastig, stotternd** (stolpert über die Worte), aber wortgewandt und sprunghaft während der Kommunikation. Es sind **„quecksilbrige"** Typen (mehr Stadt- als Landmenschen), die ständig in Bewegung sind und keine Ruhe finden. Sie sind **geistig äußerst rege** (haben tausend Dinge im Kopf) und zeigen großes Interesse **(wissbegierig)** für die Computerwelt. Allem Neuen gegenüber sind sie unbekümmert und offen eingestellt. Es fehlt ihnen oft das **Gespür für Gefahren** (Synth.: hep., merc., ip., plat.). Ihr Verhalten ist **egozentrisch**, arrogant, frech und respektlos, manchmal auch intolerant, stur und diktatorisch. Ihre Devise heißt: „Alles oder nichts". Mit dieser Haltung manipulieren sie andere, um ihre **eigensüchtigen** Ideen durchzusetzen. Raffiniert, **respektlos**, zugleich hinterhältig, falsch, verschlagen oder betrügerisch (Synth.: bell., calc., merc.), unter Umständen auch mit vorgetäuschter charmanter, freundlicher Manier, möchten sie alle ihre Ziele im Eilzugtempo verwirklichen. Ihr Umfeld leidet unter diesem Benehmen, was ihnen wiederum vollkommen gleichgültig zu sein scheint.

Die Betroffenen sind **narzisstisch** veranlagt, von sich selbst fasziniert und überzeugt, sie seien die Besten. Sie streben nach Anerkennung und reagieren bei entsprechender Zurückweisung gefühlskalt und reserviert. Es ist schwierig, mit ihnen befreundet zu sein; Beziehungen halten wegen ihres unangenehmen, **rücksichtslosen Betragens** nicht lange, man möchte mit ihnen am liebsten nichts zu tun haben. Ihre Überheblichkeit, Einbildung und Arroganz ist eine Fassade, hinter der sich große Selbstzweifel und Verunsicherung verbergen.

Nach außen imponiert die Mercurius-Persönlichkeit durch **Impulsivität**. Bei Kritik oder Beleidigung (erträgt keinen Widerspruch) spürt sie den Reflex, sofort zuzuschlagen. Ihre Wut kann sich derart steigern, dass sie den Kontrahenten auf der Stelle umbringen könnte (Synth.: Verlangen zu töten wegen geringster Beleidigung: hep. 2, merc. 2, nux-v. 2; bei Widerspruch: merc. 2). Sie ist sehr **rachsüchtig** und kann schlecht verzeihen. Mit großem Misstrauen fühlt sie sich von allen Seiten attackiert, von Feinden umgeben und muss sich zu Wehr setzen.

Unzufriedenheit und schlechte Laune sind ihre ständigen Begleiter, andererseits besitzen die Betroffenen einen starken Drang nach **Freiheit** und Unabhängigkeit (Synth.: Anarchist: arg-n. 2., caust. 2, merc. 2, kali-c.). Unter Umständen können sie als Revoluzzer in Erscheinung treten mit Neigung zu provozieren (Synth.: protestiert, erhebt Einspruch: caust. 2, ars., lach., merc., sep.).

Auch ihr **Sexualverhalten** ist aufreizend. Sie haben die Neigung zu Homo- und/oder Bisexualität mit großer Vergnügungssucht und Neigung zu exzessiven, perversen Praktiken. Sie können sich schnell verlieben (Liebe auf den ersten Blick), doch flaut die Leidenschaft auch wieder schnell ab und sie werden gefühlskalt und desinteressiert.

Sie sind großen **emotionalen Schwankungen** unterworfen. Sie pendeln dauernd hin und her zwischen Sinnlichkeit und Gefühlsarmut, Moral und Opportunismus, maßloser Genusssucht und heroischer Enthaltsamkeit, zwischen Tagträumen und nüchterner Realität, Intuition und pragmatischer Logik, Spiritualität und Rationalität, zwischen Heiterkeit und Schwermut, Offenheit und Zurückhaltung, Ernsthaftigkeit und Albernheit. Sie sind **fasziniert vom Übernatürlichen** und zeigen großes Interesse an der Erforschung des Dies- und Jenseits, an Esoterik, Okkultismus, Science-Fiction und außerirdischen Geschehnissen.

Sie möchten der Wahrheit auf den Grund gehen, suchen kompromisslos nach Klarheit und Verständnis aller Dinge.

Die **Instabilität** ist ein wesentlicher Charakterzug der Mercurius-solubilis-Persönlichkeit. Dies ist vor allem sichtbar an der mangelnden Abwehrkraft gegenüber Einflüssen wie Kälte und Wärme, psychischen Attacken, Kritik und Anfeindungen. Es fehlt generell an **Widerstandskraft** gegenüber krankmachenden Faktoren. Nichts scheint verträglich zu sein, weder Nahrungs- und Genussmittel noch Medikamente, Natur-

Verhaltensmerkmale bei der homöopathischen Anamnese

Wenn der Mercurius-Patient erstmals zur Konsultation beim Homöopathen erscheint, ist es für eine gute Fallaufnahme sehr wichtig, dass er die Empathie des Therapeuten spürt, da sonst die Anamneseerhebung äußerst schwierig verlaufen kann. Er verlangt Respekt und Anteilnahme und fordert eine offene, klare, wahrheitsgetreue Beurteilung des Zustandes. Viele Beschwerden zeigen sich als Folge enttäuschter Gefühle, impulsiver Streitereien und polemischer Auseinandersetzungen im familiären und näheren Umkreis. Auch sexuelle Exzesse, Impfeinflüsse und die syphilitisch miasmatische Grundbelastung sind Ursachen für viele Krankheitserscheinungen. Der Kranke ist extrem unzufrieden und legt großen Wert darauf, dass ihm Verständnis entgegengebracht wird, andernfalls kann sein Redefluss abrupt abbrechen. Er scheut sich auch nicht, seiner Enttäuschung mit Aggressivität und verletzenden Worten Ausdruck zu verleihen. Eine typische Geste ist das Zupfen an der Nase während des Gesprächs. Offensichtlich ist es für ihn äußerst schwierig, ruhig im Stuhl zu sitzen.

Auffallend ist, dass der Kranke über eine große Abwehrschwäche gegenüber verschiedensten Einflüssen wie Wärme, Kälte oder pathologischen Keimen klagt.

Wenn der Krankheitszustand massiv fortgeschritten ist (syphilitische Destruktion) und der Patient seine Stabilität verloren hat, fällt er in einen zittrigen, physischen und psychischen Erschöpfungszustand. Bezeichnend ist die extrem übel riechende Körperausdünstung, die den ganzen Praxisraum mit Gestank erfüllt. Nachdem der Patient das Ordinationszimmer verlassen hat, muss das Zimmer erst einmal lange durchlüftet werden, um den Gestank loszuwerden. Vor der Verabschiedung möchte der Patient unbedingt wissen, welches Homöopathikum ihm verordnet wird. Falls man ihm den Namen des Mittels verheimlicht, zweifelt er an der gewissenhaften Behandlung und lässt nichts mehr von sich hören.

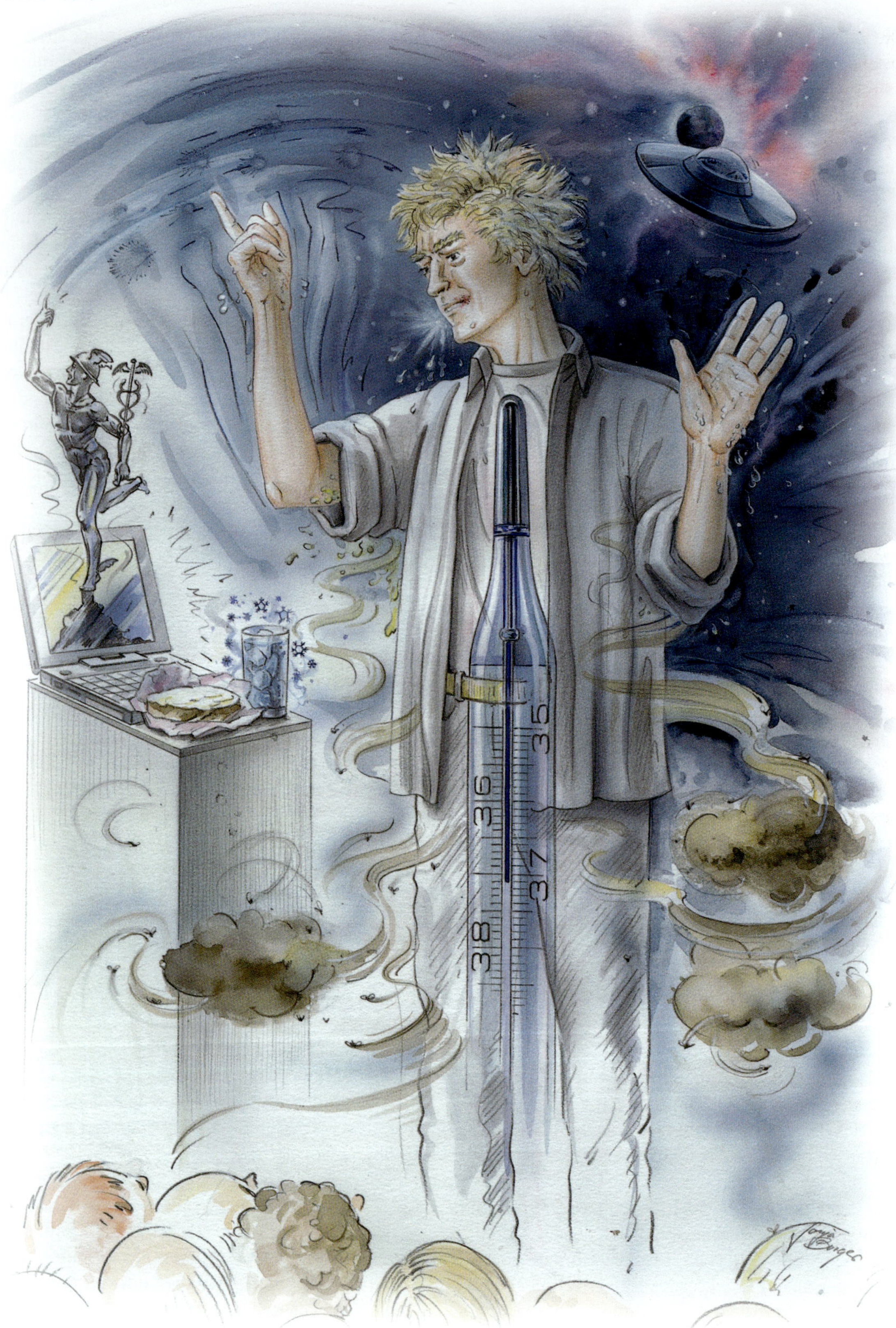

Abb. **32** **Mercurius-Persönlichkeit:** magere, hellhaarige Person mit widerspenstiger Mähne, blassem Teint, buschigen Augenbrauen, hagerer Nase, eckigem Gesicht, schmuddelige Erscheinung, Luftikus, quirlig, überheblich, arrogant, Revoluzzer, fasziniert von Esoterik, Okkultismus, Computer, Neigung zu reichlichen Schweißausbrüchen, übel riechende Ausdünstung, stinkende Sekrete, intensiver Speichelfluss, geschwürige Mundwinkel, schießende Zahnschmerzen, entzündliches, schwammiges Zahnfleisch, Schluckzwang, metallischer Geschmack, reagiert wie ein Thermometer auf extreme Kälte-Wärme-Einflüsse, extremer Durst auf kalte Getränke, Verlangen nach Butterbrot.

heilmittel, Homöopathika, extreme Temperaturen oder Umweltfaktoren. Es besteht eine große Anfälligkeit für **entzündliche Prozesse**, die anfänglich flüssige, milde, später gelb-grünliche, **wundmachende Sekrete** absondern (Mercurius kupiert das erste Stadium und kuriert auch eitrig chronische Spätfolgen). Mercurius heilt **Infektionen** von Augen, Ohren, Nase, Nebenhöhlen, Mund, Zahnfleisch, Hals, Bronchien, Magen, Darm, Nieren, Blase, Genitalien, Haut, Gelenken, Knochen und Lymphdrüsen, welche mit aufsteigendem Frösteln, **Drüsenschwellung, stinkenden Absonderungen** wie Schweiß, Speichelfluss, Harn und Stuhl verbunden sind.

Die syphilitisch-miasmatische Belastung mit Destruktion zeigt sich speziell an Knochen, Gelenken, Haut und Schleimhaut (Geschwüre).

Durch den **Stabilitätsverlust** verliert der Kranke seine körperliche und geistige Beweglichkeit. Er spricht nur noch langsam und kann sich kaum mehr konzentrieren, vergisst, was er soeben sagen wollte oder gelesen hat. Auch die örtliche und zeitliche Orientierung ist gestört (verirrt sich auf bekannten Straßen) und das Auffassungsvermögen vermindert sich offensichtlich (schwer von Begriff). Die **Entkräftung** ist so groß, dass er zu zittern beginnt und in Suizidgedanken abdriftet.

Psyche

Wechselhaftigkeit

- zwischen Tagträumen und Realität, Intuition und kühler Logik
- zwischen Genuss und Abstinenz
- zwischen Optimismus und Pessimismus
- zwischen Lachen und Weinen

Unzufriedenheit

- immer schlecht gelaunt (Synth.: unzufrieden: hep. 3, merc. 3, lach., nit-ac.)
- verdrießlich, mürrisch, missmutig, misstrauisch

Traurigkeit

- bei Sonnenschein (Synth.: merc. 2, stram. 2, gels.)
- kann nicht alleine sein

Streitsucht

- impulsiv bei Kritik, Ablehnung, Vorwurf; wird derart zornig, dass er den anderen schlagen oder töten könnte
- erträgt keinen Widerspruch
- erträgt nicht, wenn ihm etwas aufgezwungen wird, wehrt sich vehement

Rigorosität

- hat keine Skrupel, sagt unverzagt, was ihm nicht passt
- scheut sich nicht, andere unbeherrscht zu verletzen

Zurückhaltung

- gibt sich verschlossen, wenn er keine Zuneigung findet

Furcht

- Selbstmord begehen zu können
- vor Krankheiten: AIDS
- rücklings angegriffen zu werden
- es könnte ein Unglück passieren

Angst

- den Verstand zu verlieren
- vor drohendem Tod
- als ob er etwas verbrochen hätte
- vor spitzen Nadeln und Gegenständen

Impuls

- Gegenstände zu zertrümmern
- Suizidabsicht, aus dem Fenster zu springen
- jemanden zu verletzen, wenn er ein Messer sieht
- sich selbst zu töten

Wahnidee

- jeder sei sein Feind (Synth.: merc. 2, plat., granit-m.)
- sei von Feinden umgeben (Synth.: anac. 2, crot-h. 2, merc. 2, carb-n-s., marb-w.)
- nach Schreck (Synth.: bapt., bell., calc-p., merc., plat.)

Leitsymptome

Temperaturen

- erträgt weder Hitze noch Kälte, liebt mittlere Temperaturen
- reagiert sensibel wie ein Thermometer auf extreme Wärme- oder Kälteeinflüsse, kalte Luft, nasskaltes Wetter, tropische Hitze, Bettwärme (kann sich aber nicht aufdecken)

Entzündung
- der Haut und Schleimhäute, Gelenke und Knochen, mit anfänglich flüssigen, später eitrigen, grünlich-gelben, stinkenden Ergüssen

Schmerzen
- brennend, stechend

Sekrete
- anfänglich dünnflüssig mild, später dick, grünlich-gelb, scharf wundmachend, stinkend, blutend

Eiter
- Neigung zu chronischen, eitrigen, grünlich-gelben, stinkenden Ergüssen nach unbehandeltem oder verschlepptem Primärstadium

Fieber
- hohes Fieber mit übel riechendem Schweiß, Drüsenschwellung und heraufsteigendem Frost

Frost
- über den Körper heraufsteigend, kein Schüttelfrost (Schlüsselsymptom)

Schweiß
- reichlich bei fast jeder Beschwerde, besonders nachts, mit Verschlimmerung des Befindens, je mehr Schweiß, umso schlechter der Zustand, übel riechend

Übler Geruch
- abstoßend, ekelerregend, faulig: Atem, Mundgeruch, Speichel, Sekrete, Eiter, Schweiß, Körperausdünstung, Urin, Stuhl, Fluor

Geschmack
- metallisch im Mund

Schwellung
- des entzündeten, schwammigen Zahnfleischs und dick belegte Zunge mit Zahneindrücken
- der Lymphdrüsen (Hals, Parotis, Leiste) mit Tendenz zur Eiterung

Speichelfluss
- reichlich, übel riechend, nachts im Bett, bei Entzündung wie Seifenschmiere oder zäh

Geschwüre
- oberflächlich, nicht in die Tiefe gehend, schnell sich ausbreitend, der Haut und Schleimhäute (Gangrän, Ulcus duodeni, Ulcus cruris, Colitis ulcerosa) mit faulig stinkenden Sekreten, Eiterbildung, kündet sich durch Kribbeln und Ameisenlaufen an

Durchfall
- mit grünlich-schleimigen, stinkenden Stühlen, Gefühl von unvollständiger Entleerung, nicht fertig zu sein

Schwäche
- mit Zittern, Abnahme des Körpergewichts und der physischen und psychischen Fähigkeiten, Zunge zittert beim Herausstrecken, antwortet infolge Entkräftung nur langsam

Modalitäten

Verlangen
- angenommen zu werden, nach Klarheit, Wahrhaftigkeit, nach kalten Getränken, Butter, Brot, Zitrone, Milch

Abneigung
- gegen Falschheit, Unehrlichkeit, Unklarheit, Kritik, extreme Temperaturen, gegen Kaffee, scharfen Käse, Salz, Fleisch, Süßigkeiten, Wein, Fett

Unverträglichkeit
- reagiert auf alles, was in den Körper kommt: Speisen, Medikamente, Umwelteinflüsse, Stimulanzien, Süßes

Durst
- extrem auf kalte Getränke

Seite
- schlimmer beim Rechtsliegen

Zeiten
- schlimmer nachts

Besserung
- kalte Getränke, Saures, Milch, mäßige Temperaturen, Liegen auf der linken Seite, Ruhe

Verschlechterung
- Hitze, Kälte, extreme Temperaturen, Abkühlung, kalte Luft, nasses Wetter, Wetterwechsel, Bettwärme, Ofenwärme, warme Räume, Liegen auf der rechten Seite, Bewegung, Schwitzen, Licht, Vollmond, Alleinsein

Absonderliche Symptome

Schlaf

- unruhiger Schlaf mit Zucken, erwacht häufig wie durch Schreck
- hört alles im Halbschlaf
- Schlaflosigkeit beim Liegen auf der rechten Seite
- Schlaflosigkeit durch Schmerzen in den Knochen (Synth.: kalm. 2, merc. 2, anac., daph., plb.)
- Schlaflosigkeit besser durch Trinken von Kaffee
- träumt, von Hunden gebissen zu werden, Nadeln zu verschlucken, von Überschwemmung, Sex, Feuer, Freiheit, Tod, Leiden, Krieg, Geistern
- Schweiß die ganze Nacht: (Synth.: hep. 3, merc. 3, kali-a.) ohne Linderung

Kopf

- Schwindel beim Liegen auf dem Rücken
- Schwindel nach Kopfschmerz (Synth.: merc-sil., merc., merl., phos.)
- Gefühl, als ob der Kopf bandagiert wäre
- Schmerz beim Blicken seitwärts (Synth.: acon., dig., merc., sil.)
- Schmerz erstreckt sich zum Hals (Synth.: lach. 2, merc. 2, chel., cupr., lyc.)
- Schmerz erstreckt sich zum Ohr (Synth.: merc. 2, ars-met., chinin-d., grat., lyc.)
- erstreckt sich zu den Zähnen (Synth.: merc. 2, crot-h., graph., lyc.)
- brennender Schmerz abends im Bett (Synth.: merc. 2, carb-v., nat-c.)
- Schweiß auf der Kopfhaut während der Menses (Synth.: cham., merc., phos., verat.)
- stinkender Schweiß auf der Kopfhaut (Synth.: calc. 2, merc. 2, staph. 2, puls.)
- Hautausschlag zerstört das Haar (Synth.: lyc., merc., mez., rhus-t.)

Augen

- katarrhalische Entzündung nachts (Synth.: merc. 3, cinnb. 2, dulc.)
- stechend rheumatische Schmerzen (Synth.: merc. 2, rhus-t. 2, bry.)
- brennender Schmerz beim Blick ins Feuer (Synth.: apis 2, merc. 2, nat-s. 2, mag-m., phyt.)
- Gefühl, es würden Feuerfunken aus den Augen ausgesendet
- Erkältungen schlagen rasch auf die Augen, reichlich Tränenfluss

Ohren

- Schmerzen in der Bettwärme (Synth.: merc. 3, nux-v. 2, merc-i-f., phos.)
- Schmerzen besser bei kalten Anwendungen (Synth.: aur., merc., puls.)
- Schmerzen bringen fast um den Verstand (Synth.: puls. 2, merc.)
- dicker, gelber, eitriger, übel riechender Ohrenfluss

Nase

- alles riecht faulig
- Niesen im Sonnenlicht
- perforierende Geschwüre (Synth.: kali-bi. 2, merc-c. 2, fl-ac., hippoz., merc.)
- Schnupfen in warmer Luft (Synth.: merc. 3, apis 2, ant-c.)

Gesicht

- Entzündung der Parotis rechts (Synth.: merc. 3, bar-m. 2, calc. 2, kali-bi. 2, kali-c. 2)
- Entzündung der Sublingualdrüsen (Synth.: merc. 3, kalm., psor., sil.)
- gedunsen vor der Menses (Synth.: graph. 2, kali-c. 2, merc. 2, puls. 2, bar-c.)

Mund

- Mitte der Zunge schwarze Furche (Synth.: phos. 3, merc. 2, chlol., lept., sep.)
- Zahneindrücke am Zungenrand
- Gefühl, die Zähne seien locker oder zu lang
- stinkende Geschwüre (Synth.: bapt. 2, merc. 2, nit-ac., nux-v., plb.)
- Bläschen werden zu Geschwüren (Synth.: carb-an. 2, merc. 2, calc., clem.)
- Fremdkörpergefühl im Hals

Brust

- Husten, als ob die Brust zerspringen würde
- Husten verschlimmert sich beim Liegen auf der rechten Seite
- Milchabsonderung während der Regel (Synth.: puls. 2, tub. 2, merc., pall.) oder anstelle der Menses

Magen

- Sodbrennen nachts (Synth.: merc. 2, rob. 2, coc-c., kali-ni., ptel.)

Bauch

- Abszess in der Leistengegend (Synth.: hep. 3, merc. 2, sil., sulph.)

Verdauung

- extrem erschöpft nach Stuhlgang
- Stuhl wie gehackter Spinat (Synth.: acon. 3, arg-n. 2, cham. 2, merc. 2)

Nieren

- grünliche Farbe des Urins
- Harnröhre durch geronnenen Schleim verstopft (Synth.: merc. 2, sep. 2, cann-s., graph., uva)

Genitalien

- während der Menses Wutanfälle
- wundmachender, grünlicher oder blutiger Ausfluss

Haut

- entzündliche Haut, wo zwei Körperteile sich berühren
- Gefühl, als sei das Bein zu kurz
- leicht blutende Geschwüre (Synth.: merc. 3, carb-v., ph-ac.)
- feuchter Hautausschlag in der Kniekehle (Synth.: merc. 3, sep. 3, graph. 2)
- Schmerzen der Beine nachts im Bett (Synth.: merc. 3, carl.)
- zappelige Beine nachts mit Knochenschmerzen
- reißende Schmerzen der Gelenke, Hüfte, Knie oder Unterschenkel nachts im Bett
- Zittern bei Erregung (Synth.: merc. 3, gels., phos.)
- Zittern des Unterarms beim Schreiben
- Zittern der Hand beim Hochheben

Rücken

- Herpes zoster (Synth.: cist. 2, lach. 2, merc. 2, rhus-t.)
- kann keine Zugluft am Nacken ertragen (Synth.: hep. 2, merc. 2, sil. 2, kali-ars.)

Besondere Anzeigen

- Milchbildung bei Jungen oder Mädchen
- schlechte Milch bei stillenden Frauen, Kind verweigert sie
- wundes Flügelfell (Pterygium) am inneren Augenwinkel
- vereitertes Panaritium
- Aphthen beim Kauen von Kaugummi
- Warzen mit Haaren, Naevi mit Haaren (syphilitisch)

Vergleiche

plat., ars., syph., thuj., tub., puls., med., nux-v., hep., nat-m., iod., sil., am-m., arg-n., nit-ac.

Bewährte Indikationen

Konjunktivitis

- durch geringsten Lichteinfluss, nachts bei künstlichem Licht, beim Blick ins Feuer (Schmied, Lagerfeuer), eitrig brennende Tränen, stechende Schmerzen, Sandgefühl

Sinusitis

- mit grünlich stinkendem Eiter, Schmerzen erstrecken sich zu den Ohren und Zähnen, Hitze und Kälte ist unerträglich, übel riechender Mundgeruch

Otitis

- mit blutigem, übel riechendem, eitrigem Ohrenfluss, stechende Schmerzen, Ohrspeicheldrüse geschwollen, oft rechtsseitig, Knochenschmerzen nachts

Rhinitis

- mit gelbgrünen, übel riechenden, wundmachenden Absonderungen, schlimmer im warmen Zimmer, rote Nase

Heuschnupfen

- mit heraufsteigendem Frost, braucht trotzdem kühle Luft, Tränenfluss bei Licht

Akne

- chronische Eiterpusteln, die Narben bilden, übel riechender Schweiß

Parodontitis

- schwammig angeschwollenes Zahnfleisch, eitrig entzündet, übel riechender Mundgeruch

Zahnschmerzen

- neuralgisch durch hohle Zähne oder Amalgamfülllungen, vor allem nachts, hält die Backe kühl, reibt sie

Pharyngitis

- mit stinkendem Mundgeruch, Speichelfluss, Gefühl, als ob Dampf aus dem Rachen steigen würde

Tonsillitis

- mit eitrigen Geschwüren, stinkendem Atem, verlangt nach Kälte

Kolitis

- schleimiger, stinkender Durchfall mit Eiter oder Blut vermischt, Neigung zu Ulcerosa, Tenesmus, lange anhaltendes Drängen nach dem Stuhlgang

Zystitis

- mit Schwellung der Leistendrüse, stinkender Schweiß, stechend brennende Schmerzen, grünlicher Urin

Urethritis

- mit grünem Sekret, Harnröhre verstopft durch Schleim

Vaginalmykose

- rezidiv mit wundem, rohem Gefühl der Genitalien, stinkender Ausfluss, Juckreiz und Brennen besonders nachts

Krebs

- von Mammae oder Gebärmutter mit syphilitischem Miasma, hemmt das Wachstum von Epitheliomen

Morbus Parkinson

- Zittern der Glieder, Wackeln des Kopfes

Arthritis

- mit reißenden, nächtlichen Knochenschmerzen

Arzneianalogien

Mercurius wird mit Merkur, dem römischen geflügelten Götterboten, in Verbindung gebracht. Diese Symbolik charakterisiert die quirlige, sprachgewandte, alles wissende und durchforschende Art der Mercurius-solubilis-Persönlichkeit. Das Quecksilber reagiert in der Kanüle des Thermometers auf jede Wärme-Kälte-Schwankung, äquivalent der Empfindlichkeit des Patienten auf extreme Temperaturen. Außerdem ist das flüssige Metall leichtflüchtig und wandlungsfähig, was den extremen emotionalen Schwankungen der Konstitution entspricht.

Mercurius in der Kinderheilkunde

Mercurius solubilis entspricht quecksilbrigen Kindern, die frühreif, aufgeweckt, altklug, kokett, wissbegierig und geistig sehr agil sind. Sie sind dauernd in Bewegung, möchten alles ausprobieren, alles anfassen und haben überhaupt keine Angst vor Gefahren. Unbändig, wild und verspielt strotzen sie vor Energie, was sich auch in der stotternden, hastigen Sprache bemerkbar macht. Beim Umgang mit ihren Kameraden sind sie sehr herrschsüchtig und können bei Widerrede aggressiv und zornig werden. Während ihren unbeherrschten Wutausbrüchen haben sie keine Hemmungen zuzuschlagen oder Gegenstände zu zertrümmern. Sie brauchen lange, bis sie das Gehen lernen, doch wenn sie es einmal beherrschen, werden sie ruhelos. Mit ihren Eltern stehen sie in fortwährenden Auseinandersetzungen. Sie verlangen nach vielem, doch wenn ihnen etwas verweigert wird, sind sie beleidigt und reden kein Wort mehr. Auch auf Nichteinhalten von Versprechen reagieren sie sehr empfindlich. Sie erwarten, dass Abmachungen eingehalten werden, ansonsten können sie vor lauter Enttäuschung eine lange, unbeherrschte Szene machen. Schnell steigt in ihnen das Gefühl auf, zu wenig Aufmerksamkeit und Zuneigung zu bekommen, worauf sie sehr misstrauisch werden.

Das Immunsystem der Kinder ist ausgesprochen schwach. Bei geringsten Temperaturveränderungen sind sie erkältet, mit Entzündungen in Nase, Ohren, Augen, Hals, Mandeln, Bronchien oder Blase, verbunden mit stinkenden Schweißausbrüchen, Speichelfluss, Drüsenschwellung und wundmachenden, eitrigen Sekreten. Oft setzt sich die Erkältung in der Kehle fest. Auch Parodontitis, Aphthen im Mund und Entzündungen der Mundschleimhaut mit penetrantem Mundgeruch machen sich häufig bemerkbar. Die Dentition verläuft schwierig und ist von Speichelfluss sowie übel riechendem Durchfall begleitet.

Die Jugendlichen können mit Schmerzen recht gut umgehen und sie ertragen, doch bei Temperaturextremen von Kälte oder Hitze fühlen sie sich sehr unwohl. Sie neigen zum Frösteln, reagieren auf Bettwärme oder warme Räume mit großem, mürrischem Unbehagen. Auffallend ist, dass das Kissen häufig von Speichel durchnässt ist und dass das Kind trotz des feuchten Mundes großen Durst auf kalte Getränke hat. Außerdem wird es oft von einem unersättlichen Heißhunger befallen, ekelt sich aber vor zahlreichen Speisen wie Fleisch, Süßigkeiten, Käse und vielem mehr. Das Butterbrot ist seine Lieblingsspeise, am liebsten mit großen Schichten belegt.

Die Arznei ist insbesondere bei rechtsseitigem Mumps (Hauptmittel) mit starkem Speichelfluss indiziert, ferner bei Scharlach mit eitriger Halsentzündung, belegter Zunge und stinkendem Nachtschweiß. Sie bewährt sich auch bei Akne mit eitrigen Pusteln, welche Narben hinterlassen.

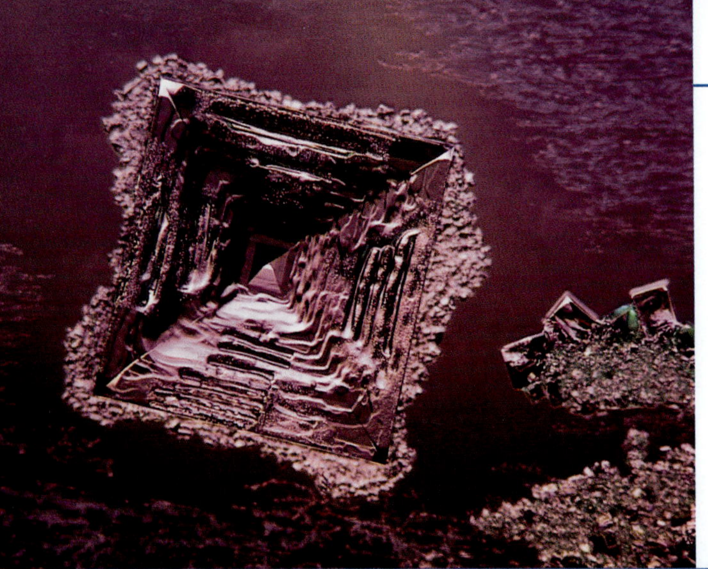

Natrium muriaticum

Allgemeines

Natrium muriaticum ist die Verbindung des Alkalimetalls Natrium mit der Säure Chlor und wird chemisch als Natriumchlorid bezeichnet. Es handelt sich hierbei um durchsichtige Kristalle, bei denen unter dem Mikroskop kubische Strukturen erkennbar sind. Die Substanz kommt in der Natur in verschiedenen Formen vor, einerseits in der Erdschicht abgelagert als Steinsalz (Saline), andererseits im Meer gelöst als Meersalz. In gereinigter Form wird sie als Tafel- oder Kochsalz bezeichnet. Der deutsche Name stammt aus dem lateinischen „salarium", was sich auf den Sold römischer Soldaten bezieht, der mit Salz aufgewogen wurde. Die homöopathische Nomenklatur „muriaticum" ist ebenfalls lateinisch: muria = Salzlake.

In heißem Wasser gelöstes Steinsalz wird zur Herstellung der Arznei verwendet, wobei die ersten Potenzstufen durch Trituration in Milchzucker erfolgen. Die banale Substanz, welche im Rohzustand keine Heilwirkung besitzt, wirkt homöopathisch verarbeitet tief und lang anhaltend. Nach Kent passt sie für sich langsam entwickelnde, lange dauernde und tief eingewurzelte Krankheiten. Sie ist in vieler Hinsicht mit Ignatia vergleichbar, allerdings mit weniger Hysterie, Beengung und Tränenfluss.

Natrium muriaticum mit vorwiegend sykotischem Miasma beinhaltet folgende Themen: *Enttäuschung, Kummer, Trauer, Zurückgezogenheit, Verletzlichkeit und Verdrängen der Gefühle.*

Das Homöopathikum ist häufig indiziert in der westlichen Welt mit ihrer provozierenden Lebensweise, insbesondere bei Zeitgenossen, welche sich gegen die äußeren Zwänge nicht zur Wehr setzen können, ihre **Gefühle unterdrücken, Emotionen verbergen** und sich von allem abkapseln. Sie sind verschlossen, versuchen sich aber, um **Schwierigkeiten aus dem Wege zu gehen**, der Allgemeinheit anzupassen. Nach außen geben sie sich makellos, innerlich aber lasten viele Probleme auf ihnen. Unannehmlichkeiten werden unter den Teppich gekehrt. Die Betroffenen bewegen sich in einer Gesellschaft von Perfektionisten, wobei im Kampf um Karriere, Vergnügen und Existenz das harmonische Familienleben auf der Strecke bleibt. Gezwungenermaßen werden Nestwärme, Geborgenheit und ausgleichende Privatsphäre geopfert.

Die Disposition zu dieser Lebensform wird oft schon in der Kindheit geprägt, indem Eltern ihren Zöglingen zu wenig Zuneigung schenken, ihre Gefühle nicht beachten, ja sogar unterdrücken und sie in zwanghafter Disharmonie erziehen. Solche Erfahrungen bilden die Grundlage der Disposition für Natrium muriaticum.

Typus

Die Natrium-muriaticum-Persönlichkeit kommt sowohl bei Frauen und Kindern als auch bei Männern vor, wird aber beim weiblichen Geschlecht häufiger beobachtet. Die feminine Vertreterin neigt zu einer wächsernen Gesichtshaut, die gerne auch wegen der akneartigen Pusteln und Pickel mit Make-up überdeckt wird. Das Haar ist bereits einen Tag nach der Kopfwäsche wieder fettig und schuppig. Über der Oberlippe besteht die Tendenz zu übermäßigem Haarwuchs (Damenbart) (Synth.: cortico., nat-m., sep., thuj., thyr.). Auffallend ist der lange dünne Hals, der kummervolle Ausdruck und die etwas steife Haltung beim Gehen. Die Betroffene zeigt **wenig Eleganz** (Synth.: calc., nat-m., nux-v., plat., sil.) und trägt mit Vorliebe eng anliegende Kleider von rosa oder hellblauer Farbe. Sie kann sowohl über- als auch untergewichtig sein.

Männer haben ein aufgedunsenes Gesicht, eine breite Stirn, oft eine Glatze und einen schweren Knochenbau. Das Sehvermögen ist geschwächt, was das Tragen von dicken Brillen notwendig macht.

Allgemein handelt es sich um **ernste Gemüter**. Die betroffenen Personen sind loyal, solide, freundlich, liebenswert, aber mit nüchterner, unnahbarer Note; sie sind sehr **diskret**, lassen sich nicht aus der Reserve locken und geben sich **konservativ** (unaufgeschlossen). Sie haben wenig Humor, ihr Lachen ist angespannt und oberflächlich, manchmal bei unpassenden Momenten, wie z. B. in ernsthaften oder traurigen Situationen. Von gesellschaftlichen Vergnügungen halten sie sich lieber fern.

Die Natrium-muriaticum-Persönlichkeit möchte von allen geliebt werden, weshalb sie sich bedingungslos den gegebenen Situationen anpasst, sie lässt sich sogar manipulieren. Schweigend unterdrückt sie ihre eigenen Bedürfnisse zugunsten der anderen. Sie kann es nicht ertragen, jemandem einen Schmerz zuzufügen, macht sich schwere Vorwürfe und leidet unter **Schuldgefühlen**. Sie kann kaum jemandem etwas abschlagen, im Gegenteil, sie ist sehr **hilfsbereit** und immer zur Stelle, wenn man sie braucht. Mit großem **Mitgefühl** kümmert sie sich sorgenvoll um die Bedürfnisse anderer und ist gegenüber dem Leid ihrer Mitmenschen sehr empfindsam. Sie kann gerade wegen ihrer Sensibilität Schmerzen von anderen selbst körperlich an sich spüren. Das leidvolle Schicksal ihrer Angehörigen rührt sie oft zu Tränen, während die Augen bei ihrem eigenen Kummer trocken bleiben.

In ihrem **sozialen Engagement** lädt sie sich oft zu viele Bürden auf. Sie möchte allen helfen, Not lindern, Frieden stiften und Armut beheben (Helfer-Syndrom). Ihre Wohltätigkeit ist grenzenlos, getrieben vom Gefühl, nützlich sein zu müssen und dem Nächsten zu dienen, damit die Welt ein bisschen besser wird.

Die täglichen Pflichten und Aufgaben werden sehr zuverlässig, **gewissenhaft**, perfekt und pflichtbewusst durchgeführt, gepaart mit einem hohen Verantwortungsgefühl (Synth.: nimmt ihre Verantwortung zu ernst: cocc., ign., nat-m.). Alles wird bis ins letzte Detail gründlich vorausgeplant – nichts wird dem Zufall überlassen. Die Natrium-muriaticum-Persönlichkeit legt großen Wert auf Struktur und Ordnung und will mit dem Verstand den Sachen auf den Grund gehen. Sie leistet viel, gibt ihr Bestes und ist diesbezüglich oft hart gegen sich selbst.

Sie meidet das Rampenlicht, hält sich zurück und sucht die **Einsamkeit**. Sie ist eine Einzelgängerin, die eine Schutzmauer um sich aufbaut und sich nicht gerne in die Karten schauen lässt. **Zurückgezogen**, distanziert, **introvertiert** isoliert sie sich von der Gesellschaft und stürzt sich in die Arbeit. Niemand weiß richtig Bescheid über sie, da sie kaum etwas von sich preisgibt oder ihre Gefühle zeigt. Das Alleinsein überbrückt sie mit Musik (Klassik), welche sie liebt, oder mit Literatur (Bücherwurm). Sie ist auch sehr naturverbunden und hat eine **Zuneigung zu Tieren** (Katzen, Hunde, Pferde), von denen sie sich besser verstanden fühlt.

Im alltäglichen Umgang ist sie mit ihrer großen Sensibilität sehr **verletzlich,** bereits durch geringste Kleinigkeiten. Sie lässt sich nichts anmerken, reagiert bei Tadel, Kritik, Angriff oder Zurechtweisung äußerlich gefasst, aber innerlich sehr betroffen mit Erregung. Deshalb geht sie jeder Auseinandersetzung aus dem Wege, koste es was es wolle. Vor allem erträgt sie es nicht, ausgelacht oder abgewiesen zu werden; das ist für sie unverzeihlich (ist nachtragend) und verstärkt ihr Gefühl, nicht geliebt und nicht verstanden zu werden.

Enttäuschungen in der Liebe oder Verlust eines geliebten Menschen lösen bei ihr tief gehende Krisen aus. Sie kann selbst nach Jahren noch immer über einen nahegestandenen Verstorbenen (Mutter, Vater, Geschwister, Bekannter) trauern und weinen, dies jedoch nur im stillen Kämmerlein. Eine partnerschaftliche Trennung, Auflösung einer Liebesbeziehung, der Bruch einer Freundschaft verursacht in gleicher Art einen lebenslangen Kummer, d. h. sie **grämt** sich anhaltend mit den schmerzlichen Erinnerungen.

Sie kann ihren **Seelenschmerz nicht loslassen** und „streut immer wieder Salz" auf ihre Wunden (Synth.: verweilt bei Enttäuschung: nat-m. 2, ph-ac. 2), um die Vergangenheit wachzuhalten (Synth.: Gedanken an die Vergangenheit: cann-i., meny., nat-m., granit-m.).

Die Natrium-muriaticum-Typen machen sich bei Schicksalsschlägen stets große Vorwürfe und haben das Gefühl versagt zu haben. Sie suchen den Fehler dauernd bei sich und entschuldigen sich immer wieder für längst vergangene Delikte.

Ihr Gemüt ist verhangen von dunklen Wolken, sie fühlen sich niedergeschlagen, **depressiv**, melancholisch und können sich an nichts mehr erfreuen (empfindet

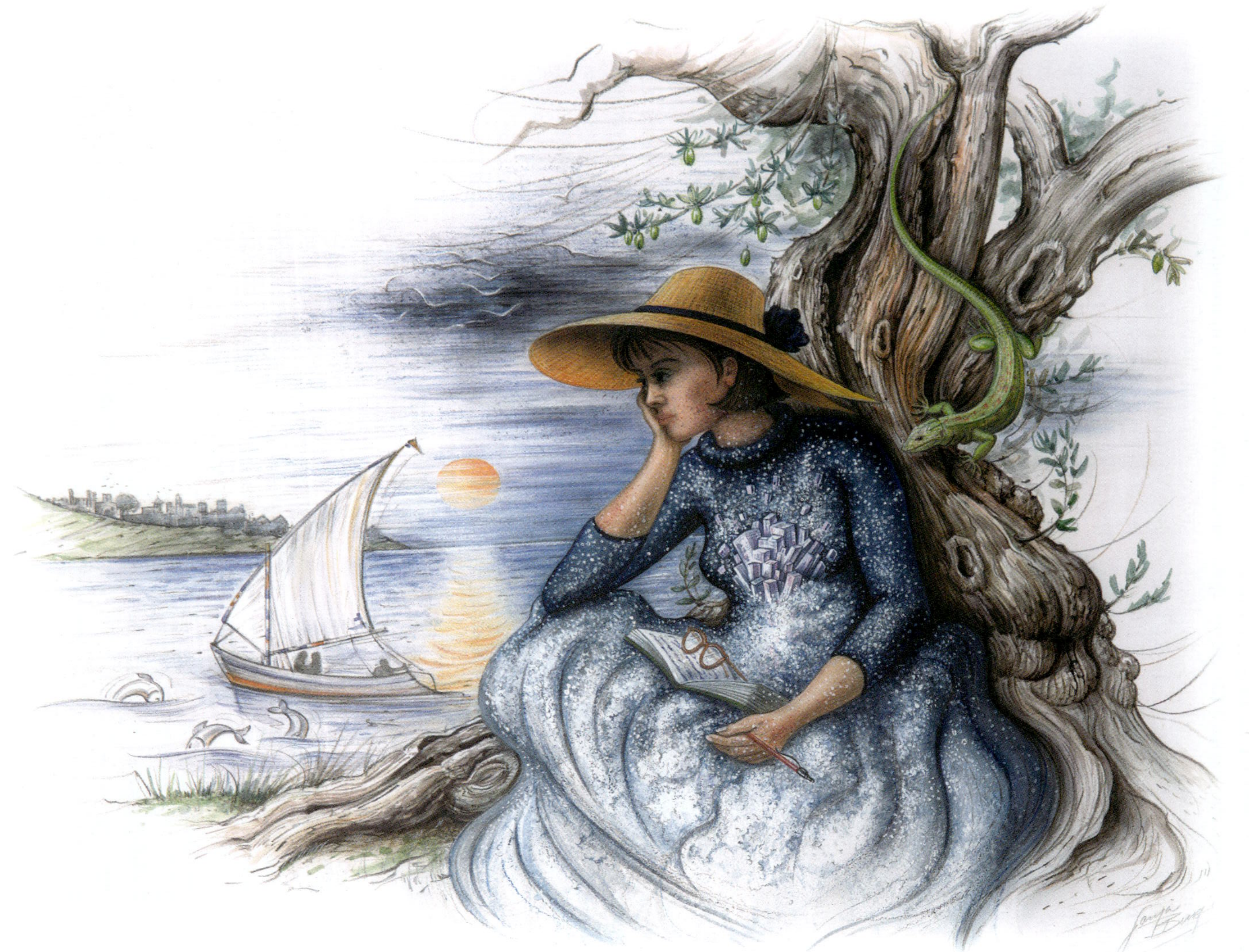

Abb. **33** **Natrium-muriaticum-Persönlichkeit:** Einzelgängerin, kummervoller Ausdruck, wächsernes Gesicht, blasse, ölige Haut, fettiges Haar, Akne, Herpes labialis, ernsthaft, konservativ, introvertiert, zurückgezogen, verschlossen, hilfsbereit, mitfühlend, sozial engagiert, lässt sich manipulieren, gewissenhaft, verletzlich, traurig, depressiv, stiller Kummer, kann ihren Seelenschmerz nicht loslassen, brütet über Vergangenes, verdrängte Emotionen, weint still für sich, abweisend auf Trost, Bücherwurm, Leistungsknick besonders vormittags um 11 Uhr, lang anhaltende Kopfschmerzen von Sonnenaufgang bis Sonnenuntergang, Neigung zu Hautausschlägen, Anämie, Hormonschwankungen mit Unterleibsbeschwerden, Hypertonie, kann nicht schwitzen, fühlt sich unwohl am Meer, Verlangen nach Salz, Sonnenunverträglichkeit.

seelische Wunden sehr tief gehend). Sie sind nicht mehr in der Lage ihre Gedanken unter Kontrolle zu halten und grübeln stundenlang vor sich hin. Möchte man sie trösten, weisen sie jede Ermunterung energisch zurück (wird sogar wütend). Sie möchten **kein Mitleid**, da sie glauben, andere durch ihr Leid zu belasten. Es ist für sie enorm schwierig, Hilfe überhaupt anzunehmen. Sie möchten niemandem zu nahe kommen und versuchen ihre schmerzlichen Emotionen zu **verdrängen.**

Sie werden unzufrieden, fallen in eine negative Grundstimmung (erwarten immer das Schlimmste) und werden von **Süchten** geplagt: Heißhunger nach Schokolade, Pralinen usw. Es machen sich aber auch Essstörungen wie Bulimie oder Anorexia nervosa (Abmagerung von oben nach unten) oder Verhaltensstörungen wie Nägelkauen oder Abreißen der Nagelhaut bemerkbar. Durch ihre chronisch verstimmte Gemütslage sind sie nicht mehr fähig, ein normales Leben zu führen und versinken in eine gravierende Depression. Manchmal sind sie nicht einmal mehr in der Lage, Tränen zu vergießen. Sie fühlen sich emotional abgestumpft, innerlich leer und wünschen sich, bald sterben zu können.

Die weibliche Natrium-muriaticum-Persönlichkeit zeigt in der Partnerschaft eine besondere Charakteristik: Entweder verliebt sie sich Hals über Kopf in einen Mann, von dem sie Zuneigung, Stabilität und Geborgenheit erwartet oder es dauert aufgrund ihrer Abneigung gegen das männliche Geschlecht (Synth.: am-c., nat-m., puls., sep., staph.) lange, bis sie sich zum Ehebündnis bereit erklärt. Kommt einmal die Heirat zustande, ist sie eine sehr gewissenhafte, zuverlässige, **treue Gattin**, die stark auf ihren Partner ausgerichtet ist und sich der neuen Lebenssituation gänzlich anpasst. Sie benötigt stets viel Zuneigung und Komplimente, damit sie nicht von **Minderwertigkeitsgefühlen** heimgesucht wird. Sie möchte ihren Gatten allein für sich besitzen und wird schon bei unbedeutenden Gegebenheiten äußerst eifersüchtig. Sie lebt in einer ständigen Angst, die Liebe ihres Partners zu verlieren. Deshalb engt sie ihn mit ihrer überfürsorglichen Art ein und gewährt ihm wenig Freiraum. Aus der Vorstellung heraus, dass die Welt zu schlecht ist, entwickelt sie eine Abneigung Kinder zu bekommen (Synth.: ign., nat-m., plat., staph.).

Ihre Schwäche, Gefühle zu zeigen, führt auch in der Ehe zu Konflikten. Es ist für sie schwer, zärtlich zu sein, sich emotional auszudrücken und sich beim Partner anzuschmiegen. Sie ist sexuell prüde, **verkrampft, kann nicht loslassen** und entspannen (kein Orgasmus).

Kommt es zur Ehekrise, wird sie sehr unglücklich, depressiv und noch verschlossener als zuvor. Sie spielt über Jahre hinweg die **Opferrolle** und macht sich immer wieder selber große Vorwürfe. Es ist für sie äußerst schwierig, über ihren eigenen Schatten zu springen, deshalb verdrängt sie ihre Enttäuschungen. Sie leidet schwer, fühlt sich minderwertig, einsam und verlassen und erfüllt ihre Pflichten nur noch zwangsläufig mit starken, melancholischen Stimmungsschwankungen. Als Mutter fehlt es ihr oft an Zärtlichkeit. Sie erzieht ihre Kinder zwar fürsorglich und aufopfernd, aber immer mit einer gewissen Distanz.

Die chronische psychische Belastung kann bei Natrium-muriaticum-Patienten diverse psychosomatische Beschwerden (psychosomatisch) zur Folge haben. Als erstes Merkmal zeigt sich eine große Schwäche, sei es der **Leistungsknick vormittags um 10 Uhr**, die Erschöpfung nach Erkältung, Kopfmüdigkeit oder Ermattung nach geringsten körperlichen oder geistigen Anstrengungen oder Antriebslosigkeit morgens nach dem Erwachen.

Weiterhin besteht die Bereitschaft zu **lang anhaltenden Kopfschmerzen**, auftretend morgens beim Erwachen (von Sonnenaufgang bis -untergang) oder um 10 Uhr vormittags (bis 15 Uhr), von hämmernder Art, als ob ein Hämmerchen auf den Kopf schlagen würde, mit Verschlimmerung bei Licht oder Sonne und Linderung beim Liegen im dunklen Raum oder durch kalte Umschläge.

Auch **Schlafstörungen** (kann nur auf der rechten Seite schlafen) machen sich bemerkbar. Die Betroffenen können abends infolge sorgenvoller, grübelnder Gedanken (traurige Ereignisse des Tages, Kummer aus der Vergangenheit) nicht einschlafen. Als Zeichen der Immunschwäche treten wiederholt **Herpesbläschen** auf (vorwiegend an den Lippen, bei jeder Erkältung rezidivierend). Die Haut reagiert mit Störungen wie Ausschlag am Haaransatz, **akneartigen Pusteln, Ekzemen**, Schuppenflechte, Neurodermitis, Urtikaria, Allergien (gegen Sonne oder Kälte), Rissen (Lippen, Mundwinkel, After) oder Abschälen der Haut an den Fingern. Im Mund zeigen sich immer wieder brennende Aphthen (Synth.: nat-m. 2, chinin-ar., sulph.).

Weiterhin besteht die Neigung zu **Anämie** (nach Blutverlust, in der Schwangerschaft) mit Blässe des Gesichts, Abmagerung (von oben nach unten), Schwäche, Herzklopfen, Kopfschmerzen und Verstimmung. Wiederum leiden die Betroffenen unter **Hormonschwankungen** (prämenstruell, pränatal, klimakterisch) mit Anomalien der monatlichen Regelblutung (zu spät, zu spärlich oder zu stark; nach der Menses Verstimmung, Kopfschmerzen, Schwäche) oder vaginaler Trockenheit, Myom, Amenorrhöe (nach Kummer) und Sterilität. Im Klimakterium können Ödeme (Wasserretentionen), Bluthochdruck, Herzrhythmusstörungen, Ekzeme, Schlafbeschwerden, Herpes, Kopfweh, Rheuma, Knoten der Mammae, Präkanzerose (Gebärmutter, Eierstock) oder Depressionen auftreten. Nicht selten sind Herz- und Schilddrüsenprobleme (Überfunktion) oder die Veranlagung zu Diabetes mellitus vorhanden.

Verhaltensmerkmale bei der homöopathischen Anamnese

Die Natrium-muriaticum-Persönlichkeit lässt viel Zeit verstreichen bis sie sich entschließt, einen Homöopathen aufzusuchen. Erst wenn die Pathologie fortgeschritten ist und sie sich nicht mehr zu helfen weiß, nimmt sie nach langem Hin und Her Hilfe in Anspruch. Mit bedrücktem Gesicht erscheint sie zum vereinbarten Termin. Man gewinnt den Eindruck, dass ihr Erscheinungsbild von einer gewissen Trauer begleitet ist. Auffallend ist, dass sie die Hand bei der Begrüßung rasch zurückzieht und bei der Besprechung den direkten Augenkontakt vermeidet. Anfänglich wirkt sie verklemmt und nimmt nicht selten eine Haltung ein, bei der sie die Arme verschränkt hält, um eine gewisse Distanz zu halten. Sie zeigt gewöhnlich als Zeichen der Erregung Schweißperlen auf der Nase. Den Fragebogen hat die Patientin gründlich und gewissenhaft ausgefüllt. Der Dialog kommt aber nur zögernd in Gang, weil sie es vermeidet, über ihren Gemütszustand nähere Angaben zu machen (weicht Fragen aus). Erst wenn sie spürt, dass man sie weder bedrängen noch bemitleiden möchte, beginnt sie zögerlich über vergangene Enttäuschungen zu erzählen. Dabei bricht sie immer wieder in Tränen aus. Sie schämt sich und bittet aus Verlegenheit laufend um Entschuldigung. Bald einmal wird das ganze Gespräch von erlittenem Kummer, Konflikten und Verlusten aus der Vergangenheit beherrscht. Der ganze Seelenschmerz, den die Patientin seit vielen Jahren mit sich herumträgt, offenbart sich während des Gesprächs immer mehr. Die Trauer sitzt tief und spiegelt sich in der schweren, ernsten, betrübten und depressiven Gemütslage. Immer wieder sagt sie: „Es ist so schwer, mir kann niemand helfen", und sie weist die Schuld für das erlittene Leid sich selber zu. Es ist nicht einfach, die Patientin aus ihrer inneren Not zu befreien. Laufend wiederholt sie: „Ich möchte Sie mit meinem Kummer nicht belasten", oder „Es ist mir nicht recht, wenn ich Ihnen so viele Umstände mache".

In dem Moment, da man ihr Hoffnung geben kann, dass z.B. die Homöopathie auch für solch schwermütige Zustände Mittel zur Verfügung hat, horcht sie auf und gewinnt Vertrauen. Auf einmal ist sie begeistert und verspricht, die Arznei gewissenhaft einzunehmen und regelmäßig über die Wirkung Auskunft zu geben. Etwas erleichtert und mit verändertem, gelöstem Gesichtsausdruck verlässt sie die Praxis. Wenn sie sich zu einer Nachbesprechung anmeldet, möchte sie gleichzeitig Termine für ihre ganze Familie und ihre Bekannten vereinbaren.

Psyche

Traurigkeit

- hoffnungslos, verzweifelt, bemitleidet sich selbst, wünscht sich, dass ihr Leben bald zu Ende ginge

Kummer

- lang anhaltend aus enttäuschter Liebe (Synth.: ign. 3, nat-m. 3, ph-ac. 3, phos.)
- lang anhaltend durch Verlust eines geliebten Menschen
- lang anhaltend durch Mobbing, Zurückweisung am Arbeitsplatz

Weinen

- schließt sich ins Zimmer ein und weint ins Kopfkissen
- kann öffentlich nicht weinen, unterdrückter Tränenkanal
- weint, wenn allein (Synth.: con. 2, nat-m. 2, ign.)
- weint über das Unglück anderer

Depression

- bleibt am Kummer hängen, der Seelenschmerz beherrscht jahrelang die Gemütslage, stiller Gram
- am Ende der Periode

Trost

- weist Trost ab, fühlt sich danach schlechter, angegriffen
- Tobsucht, Raserei durch Trost (Synth.: nat-m. 2)

Eifersucht

- zwischen Frauen (Synth.: ars., nat-m., nux-v., sep.)

Empfindlichkeit

- Geräusche, Gerüche, nicht beachtet zu werden

Furcht

- bemitleidet, bedauert zu werden (Synth.: chin., nat-m.)
- andere mit ihrem Leid zu belasten

- die Kontrolle zu verlieren
- vor Zurückweisung, ausgelacht zu werden
- dass die Eltern sterben könnten
- vor Menschenmenge (Klaustrophobie)
- von Räubern überfallen, vergewaltigt zu werden

Angst

- vor Spinnen, Schlangen
- vor der Zukunft
- verlassen zu werden, jemanden zu verlieren
- invalid zu werden, von anderen abhängig zu sein
- vor Tadel, Kritik, keine Zuneigung zu bekommen

Zwang

- sich nicht schmutzig zu machen, putzt fortwährend die ganze Zeit, wäscht immer wieder die Hände

Illusion

- glaubt ihre Mutter sei gestorben

Wahnidee

- sie sei in einem Netz gefangen
- sie werde geschaukelt beim Hinlegen oder Schließen der Augen
- hört entfernte Stimmen (Synth.: anac., bell., cham., nat-m., stram.)
- sieht vermeintliche Diebe im Haus

Leitsymptome

Kälte

- friert, aber mag weder Hitze noch starke Sonnenbestrahlung

Sonne

- schwächt, erschöpft, verursacht Benommenheit, Kopfschmerzen, Schwindel, Hautallergie, Sonnenbrand, liebt eher bedecktes Wetter, benötigt intensiven Sonnenschutz

Meer

- fühlt sich am Meer nicht wohl, traurig, melancholisch (auch das Gegenteil kann der Fall sein)
- der Aufenthalt fördert Kopfschmerzen, Asthma, Hautausschlag, Obstipation
- nach Baden im Meer: Herpes auf der Zunge

Liegen

- kann nicht links liegen, Herz setzt unregelmäßig aus
- möchte hart liegen, verbessert Rückenschmerzen

Abmagerung

- von oben nach unten
- des Halses, des Nackens

Absonderungen

- wässrig, weißlich, wie Eiweiß (Schnupfen, Tränen)

Ödeme

- Flüssigkeitsretention, gestaute Ausscheidung

Trockenheit

- der Schleimhäute: Mund, Lippen, Zunge, Mastdarm (trockener Stuhl schafkotartig), After, Vagina

Schweiß

- kann nicht schwitzen oder nur an einem bestimmten Körperteil
- statt Schwitzen Urtikaria, rote Flecken im Gesicht
- schwitzt beim Essen
- schwitzt mit salzigen Absonderungen

Urinieren

- kann kein Wasser lassen, wenn andere zugegen sind (Synth.: nat-m. 3, ambr. 2, hep., mur-ac., tarent.), „schüchterne Nieren“

Risse

- Lippen (in der Unterlippe bei kaltem Wetter), Mundwinkel, Fingerspitzen, am After

Schmerzen

- lang anhaltend, chronisch (Kopfschmerzen)
- vom Sonnenaufgang bis Sonnenuntergang
- auftretend um 10 Uhr vormittags (bis 15 Uhr), schlimmer durch Wärme, Sonne

Fieber

- intensiv hoch, auftretend um 10 Uhr, intermittierend, mit Herpes labialis (Synth.: nat-m. 3, carb-v., rhus-t.), stark durstig auf kalte Getränke, große Hitze

Frost

- auftretend um 10 Uhr, verlangt nach kaltem Wasser

Modalitäten

Verlangen

- nach Zuneigung, Anerkennung, geliebt zu werden, Einsamkeit
- gierig nach Salz, scharfen Speisen, Saurem, bitteren Getränken, Süßigkeiten, salzigem Fisch, Teigwaren, Knoblauch

Abneigung

- gegen Gesellschaft (Synth.: in der Schwangerschaft: nat-m. 2, lach., nux-m.), Trost, Mitgefühl, über Emotionen zu sprechen
- gegen Berührung, Zärtlichkeiten, Sex
- gegen Brot, Bohnen, Erbsen

Unverträglichkeit

- Kritik, Zurechtweisung, Demütigung
- Allergie auf Schokolade, Kirschen

Hunger

- fühlt sich besser bei wenig Nahrung, leerem Magen, beim Fasten
- starker Hunger, magert trotzdem ab

Durst

- viel Durst auf Wasser, infolge Trockenheit der Schleimhäute
- vormittags um 10 bis 11 Uhr

Zeiten

- auftretende Beschwerden erscheinen oft um 10 bis 11 Uhr
- von Sonnenaufgang bis -untergang

Besserung

- nach Sonnenuntergang, bei bedecktem Wetter, in frischer Luft, Rechtsliegen, Liegen auf dem Rücken, Alleinsein, durch sentimentale, melancholische Musik, kalte Umschläge, bei leerem Magen, beim Fasten, bei starkem Druck, nach Schwitzen

Verschlechterung

- durch Sonne, Hitze, heißes Wetter, Wetterwechsel von kalt zu warm, am Meer, Baden im Meer, in Menschenmenge, durch Trost, Demütigung, Spott, am Ende der Periode, morgens nach dem Aufstehen, von Sonnenaufgang bis -untergang, um 10 Uhr, bei Vollmond, durch Berührung

Absonderliche Symptome

Schlaf

- träumt von Räubern, kontrolliert infolge Angst das ganze Haus vor dem Schlaf
- träumt zu verdursten, gefangen genommen zu werden, geschlagen zu werden, von Feuer, Salzwüste, Beschuldigung
- Auffahren durch elektrische Schläge (Synth.: arg-m. 2, ars. 2, nat-m. 2, nux-v. 2)

Kopf

- Schwindel beim Schauen aus dem Fenster (Synth.: nat-m. 3, carb-v. 2, camph., ox-ac.)
- Schwindel durch alkoholische Getränke (Synth.: coloc. 3, nat-m. 3, nux-v. 3, caust., verat.)
- Gefühl, das Gehirn sei lose
- Blutandrang nach der Menses (Synth.: nat-m. 2, chin., ign., sulph., thuj.)
- Schmerzen vormittags 10 Uhr, 10 bis 15 Uhr (Synth.: nat-m. 3)
- Schmerzen in der Stirn vormittags 10 Uhr (Synth.: nat-m. 3, gels. 2)
- Schmerzen periodisch alle 3 oder 4 Tage (Synth.: aur., eup-per., nat-m., sang.)
- Schmerzen betäubend morgens beim Erwachen, raubt die Besinnung (Synth.: nat-m. 3, tarent. 2, chin., kali-n.)
- Hautausschlag, Ekzem am Haarrand
- Hautausschlag am Haaransatz, hinten herum von einem Ohr zum anderen (Synth.: sulph. 3, nat-m. 2, kal-sil., nit-ac., petr.)

Augen

- Gefühl, die Augen würden zusammengezogen
- Gefühl, die Augäpfel seien zu groß
- Gerstenkorn rechts (Synth.: nat-m. 2, am-c., cypr., ferr-p.)
- Hautausschlag juckend um die Augen (Synth.: nat-m. 3)
- schuppiger Herpes an den Lidern (Synth.: psor. 3, chel. 2, nat-m. 2, kreos., sep.)
- sieht feurige Zickzacklinien (Synth.: nat-m. 3, graph. 2, sep. 2, con., ign.)

Ohren

- Gefühl einer Luftblase im Ohr (Synth.: nat-m. 2, hura)
- Geräusche vormittags 11 Uhr (Synth.: nat-m. 2, mag-c.)

Nase

- Absonderung weiß wie Eiweiß (Synth.: nat-m. 3, aur. 2)
- Hitze an der Nasenspitze (Synth.: nat-m. 2, bell., caps., con., m-arct.)
- Schnupfen durch Entblößung des Körpers (Synth.: hep. 2, nat-m. 2)

Gesicht

- blass nachmittags (Synth.: hura, mag-c., nat-m.)
- rot morgens beim Erwachen
- Flecken am äußeren Hals (Synth.: graph., nat-m., sars., sep.)

Mund

- Gefühl eines Haares auf der Zunge
- Ekzem um den Mund (Synth.: mez. 2, nat-m. 2, kal-sil., mur-ac.)
- Gefühl eines Klumpens, Kloßes im Hals (Fremdkörpergefühl)
- Zahnschmerz reißend während der Menses (Synth.: ars., mag-c., sul-ac.)

Brust

- Gefühl, die Brust sei mit etwas überzogen
- Herz flattert wie ein Vogelflügel, schlimmer auf der linken Seite
- Herz setzt kurz aus beim Hinlegen
- Gefühl, das Herz hänge an einem Faden
- Kältegefühl in der Herzgegend bei Überanstrengung

Magen

- Appetit vormittags 10 Uhr (Synth.: nat-m. 2, iod., kali-n.)
- Aufstoßen süßlich in der Schwangerschaft (Synth.: nat-m. 2)

Bauch

- hart während der Menses (Synth.: sep. 2, ign. 2, nat-m., puls.)

Verdauung

- Durchfall vormittags 10 Uhr (Synth.: nat-m. 2)
- Durchfall nach stärkehaltigen Speisen (Synth.: nat-m. 3, nat-s. 3, bry., nat-c.)
- Gefühl eines Klumpens im Enddarm
- Hautausschlag am Rektum um den Anus (Synth.: petr. 3, berb. 2, graph. 2, nat-m. 2, lyc.)
- Obstipation am Meer (Synth.: arg-met., bry., lyc., mag-m., nat-m.)
- Inkontinenz beim Schnäuzen der Nase (Synth.: caust. 2, nat-m., puls., zinc.)

Genitalien

- Menses unterdrückt durch enttäuschte Liebe (Synth.: hell., ign., nat-m., ph-ac.)
- Zittern der Glieder vor der Menses (Synth.: nat-m. 2, hyos., kali-c., lyc.)
- Zittern der Glieder während der Menses (Synth.: hyos. 2, nit-ac. 2, nat-m., plat., stram.)
- trübsichtig vor der Menses (Synth.: agn., bell., cinnb., nat-m., puls.)
- Fluor wie gekochte Stärke (Synth.: borx. 3, nat-m. 3, sabin., ferr-i., hep.)
- Haarausfall im Genitalbereich
- Trockenheit (Synth.: sep. 3, nat-m. 2)

Haut

- Urtikaria während Frost (Synth.: nat-m. 3, rhus-t. 3, ars. 2, apis, ign.)

Glieder

- aufgesprungene Finger (Synth.: nat-m. 3)
- Warzen auf der Handfläche (Synth.: dulc., nat-m., ruta)
- Warzen an den Fußsohlen
- Niednägel, kleine trockene Häutchen um die Fingernägel

Rücken

- Schmerzen entlang der Wirbelsäule, besser beim Liegen auf harter Unterlage (Hartliegen bessert Rückenschmerzen)

Besondere Anzeigen

- Abmagerung der Mammae in der Schwangerschaft
- Verstopfung von Säuglingen beim Wechsel auf Kuhmilch
- Haarausfall bei stillenden Frauen
- Hautallergie bei trockener Kälte
- Hautallergie nach Fisch, Salz, am Meer

Vergleiche

- ign., sep., aur., phos., caust., mag-c., chin., kali-c., ars., thuj., graph., alum., iod., sulph., rhus-t., staph.

Bewährte Indikationen

Schnupfen

- mit reichlich wässrigen Sekreten, dünn oder weiß wie Eiweiß, häufiges Niesen, gefolgt von trockenem, abgehacktem Husten, Verlust des Geschmacks- und Geruchssinns, Herpes labialis bei jeder Erkältung

Heuschnupfen

- mit reichlichem, wässrigem Nasenfluss wie aus einem Wasserhahn, ununterbrochenes Niesen nach dem Aufstehen, Kopfschmerzen, brennend scharfer Tränenfluss

Asthma

- im Wechsel mit Hautausschlag, ab Frühjahr bis Herbst, mit Stimmungsschwankungen

Amenorrhöe

- hartnäckig anhaltend durch Kummer, Sterilität

Obstipation

- Trockenheit der Schleimhäute im Verdauungstrakt durch Kummer, Stuhl trocken wie Schafskot, nur geringe Mengen

Malaria

- Folgen mit Frost um 10 Uhr vormittags, Herpes, Neuralgie, auch zur Vorbeugung bei Reisen in die Tropen (1 Woche vor und 8 Wochen danach)

Arzneianalogien

Kochsalz hat die Fähigkeit Wasser zu binden, was eine schöne Entsprechung zum Festhalten des Kummers im Arzneimittelbild hinweist; das Salz bringt zudem Eis zum Schmelzen, ähnlich wie die Arznei die Verbitterung und Verhärtung der Gefühle „auftauen“ kann. Die kubischen Kristalle verdeutlichen ferner den sich abgrenzenden Charakter der Natrium-muriaticum-Persönlichkeit. Die harte Salzsäule dagegen versinnbildlicht die eingetrockneten Gefühle und die Unfähigkeit, sich aus der Starre zu lösen, zu vergessen und loszulassen. „Der Koch ist wohl verliebt“, wird gerne gewitzelt, wenn das Essen versalzen ist: ein möglicher Hinweis auf das emotionale Ungleichgewicht.

Natrium muriaticum in der Kinderheilkunde

Natrium-muriaticum-Kinder sind nicht besonders hübsch. Als Säuglinge sehen sie wie ausgetrocknet aus, Frühgeburten haben Schwierigkeiten an Gewicht zuzunehmen. Die Entwicklung geht nur langsam voran (bar-c.) mit verspätetem Laufenlernen und Trockenwerden.

Die Kinder sind klein, schlank (untergewichtig), haben einen dünnen Hals und rissige Lippen. Sie sind scheu, liebevoll, brav, möchten aber von Fremden nicht auf die Arme genommen oder liebkost werden. Als „Rührmichnichtan" weisen sie jede Umarmung zurück. Trotzdem brauchen sie die Zuwendung der Eltern. Schnell haben sie das Gefühl, nicht geliebt zu werden, wobei sie sich emotional verschließen und noch ernster und schweigsamer werden. Insbesondere nach Zurechtweisung oder Tadel sind sie bedrückt und zugeknöpft und schmollen gerne. Sie lassen alle Unannehmlichkeiten reaktionslos über sich ergehen. Sie weinen selten, ab und zu im verschlossenen Zimmer, wenn es niemand sieht, oder ihr Weinen ist von sanfter Art wie ein jämmerliches Schluchzen (schreit nicht wie andere Babys oder Kinder). Oft sind es Erstgeborene, die für ihre jüngeren Geschwister sorgen wie Erwachsene. Man kann ihnen Verantwortung übertragen. Sie können auch die Rolle als Muttersatz pflichtbewusst erfüllen. Um den Eltern einen Gefallen zu tun, erledigen sie auch Aufgaben gegen ihren eigenen Willen. Da sie sehr folgsam sind und alle Pflichten ohne Widerrede verrichten, werden sie oft unbewusst vernachlässigt. Sobald das Kind merkt, dass es ignoriert wird, reagiert es sehr verletzt und eifersüchtig. Es lässt sich zwar nichts anmerken, bekommt jedoch Minderwertigkeitsgefühle oder gesundheitliche Beschwerden wie Appetitstörungen, Verdauungsbeschwerden, Herpes labialis, Ekzem, Blutarmut. Nicht selten kommen Verhaltensstörungen wie Nägelkauen und Niednägel vor (Abreißen der Nagelhäutchen).

In der Schule haben die Kinder Integrationsprobleme und Kontaktschwierigkeiten mit den Kameraden. Es sind Einzelgänger mit großen Berührungsängsten und Komplexen. Konflikten versuchen sie aus dem Weg zu gehen. Oft fühlen sie sich vom Lehrer nicht verstanden und in ihrer introvertierten Art nicht angenommen. Morgens beim Erwachen sind sie deprimiert und möchten am liebsten der Schule fern bleiben. Auch leiden sie unter massiven Prüfungsängsten. Als Folge des Schulstresses und der Konzentrationsschwierigkeiten machen sich wiederholte Kopfweh-Attacken bemerkbar (Schulkopfschmerz). Sie machen sich große Vorwürfe, dass sie nicht so leger, lässig, salopp und locker wie die anderen sein können. Ihre Jugendzeit ist allgemein mit massiven Problemen behaftet, was die entsprechende Krankheitsdisposition von Natrium muriaticum begünstigt.

Es gibt aber noch ganz andere Einflüsse, die für Natrium-muriaticum-Kinder typisch sind, so z. B. gestörte Familienverhältnisse. Das Kind reagiert sehr verletzlich bei einer Scheidung der Eltern, aber auch auf ein zerrüttetes Elternhaus, auf das Aufwachsen ohne Vater, Alkohol- und Suchtprobleme, auf mangelnde Zuneigung und Liebe, Finanzschwierigkeiten, zu strenge Erziehung, Kindesmissbrauch, schwere Krankheit eines Elternteils, Aufenthalt im Internat oder Pflegeheim, Adoptionsprobleme usw. Mit diesen desolaten Umständen hat das Natrium-muriaticum-Kind ein Leben lang zu kämpfen und es ist ihm unmöglich zu vergessen oder zu verzeihen.

Typische Merkmale zeigt das Natrium-muriaticum-Arzneimittelbild bei pubertierenden Mädchen. Sie sind maskulin (Synth.: nat-m. 2, carb-v., petr., plat., staph.), haben eine späte Menarche. Sobald die monatliche Regel einmal einsetzt, sind sie während der Periode sehr aufgebracht (Kopfschmerzen) und leiden danach unter massiven Stimmungsschwankungen (Synth.: Gemütsbeschwerden in der Pubertät: ant-c., hell., manc., nat-m.). Da sie von schwerer Akne befallen werden, leiden sie unter starken Minderwertigkeitskomplexen. Dies lässt sie sich in ihre eigenen vier Wände zurückziehen, stundenlang melancholische Musik hören und Liebesromane lesen. Als so genannte Mauerblümchen haben sie mit Anorexia nervosa oder Bulimie zu kämpfen. Trotz großem Appetit magern sie ab, sehen wie Bohnenstangen aus und leiden unter massiver Schwäche und Blutarmut.

Das Mädchen verliebt sich fast wahllos und Hals über Kopf, z. B. in einen viel älteren und verheirateten Mann. Kommt es nach einer stürmischen Begegnung zum Bruch, fällt es in eine tiefe Depression, welche jahrelang bestehen bleiben kann.

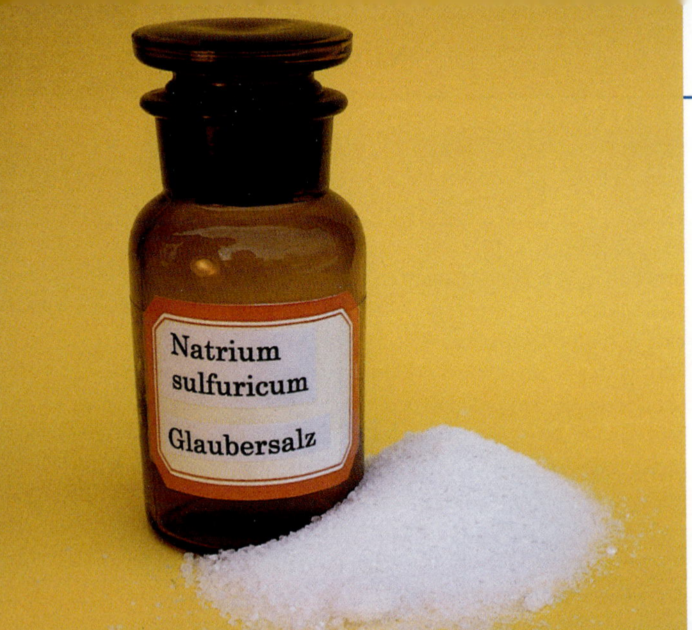

Natrium sulphuricum

Allgemeines

Natrium sulphuricum (Na_2SO_4) ist ein salzig schmeckendes Pulver mit rhombisch-prismatischen Kristallen, welches von Glauber 1658 als „Sali mirabile“ entdeckt wurde. Es trägt den Namen „Glaubersalz“ und wird häufig als Abführmittel zur Einleitung des Heilfastens gebraucht. Die Substanz, welche sich im Meerwasser und in Mineralquellen (Karlsbad) findet, wird durch Versetzung von Kochsalz mit Schwefelsäure gewonnen.

Homöopathisch werden die ersten Potenzstufen des Salzes durch Trituration in Milchzucker hergestellt. Es handelt sich um ein tief wirkendes Mittel und wird hauptsächlich dem sykotischen Miasma zugeordnet. Das Arzneimittelbild vereinigt zwei Charaktere: die Verschlossenheit von Natrium und die Leidenschaft von Sulphur.

Die Themen der Arznei sind: *Depressionen, Zurückhaltung, Begeisterung, Empfindlichkeit gegen feuchte Kälte und Folgen von Kopfverletzung.*

Typus

Natrium sulphuricum ist sowohl bei Frauen wie auch bei Männern angezeigt, allerdings mit einem geringen Mehranteil beim weiblichen Geschlecht. Die Betroffenen haben ein blasses, gelbliches, breites, aufgedunsenes Gesicht und einen knochigen, korpulenten Körperbau. Ihr Wesen ist geprägt durch völlig entgegengesetzte Eigenschaften wie **introvertiert und extrovertiert**, wortkarg und liebenswürdig, **melancholisch und frohgestimmt**, apathisch und feurig **temperamentvoll, verschlossen und gesellig, besonnen und unternehmungslustig** usw., was der Verbindung der beiden Elemente **Natrium und Sulphur** entspricht. Je nach Situation dominiert die eine oder andere Eigenart, plötzlich wieder **alternierend** oder beide Besonderheiten in sich **vereinend**. Letzteres zeigt sich vor allem durch das gefühlsbetonte Handeln, die phantasievollen Ideen, den **sensitiv** geprägten Idealismus und durch die feinfühlige, gründliche Systematik. Obwohl sie fragil sind, können sie bei ihren zielstrebigen Tätigkeiten hart gegen sich selbst sein. Sie engagieren sich **verantwortungsbewusst** mit hohem Pflichtgefühl und sind **hilfsbereit** und vertrauenswürdig. Oft wird ihre Uneigennützigkeit jedoch ausgenutzt und missbraucht. Ebenso haben sie aber auch ein großes Bedürfnis nach Unabhängigkeit und Freiheit. Großes Interesse besteht für spirituelle Bereiche, beseelt von tiefem Glauben und mit gesundem Menschenverstand.

Anhand des **ambivalenten Charakters** kommt es nicht selten zu Schwierigkeiten in verschiedenen Lebensbereichen. Speziell zeigen sich Probleme in der Partnerschaft; es kommt mit der Zeit zu immer größerer Entfremdung. Körperlich zeigt sich bei den Betroffenen eine große **Empfindlichkeit** gegenüber **feuchter**

Kälte. Obwohl sie warmblütig sind, reagieren sie bei Nässe, Regen, Nebel, feuchten Räumen, bei Aufenthalt in der Nähe von Flüssen, Seen und am Meer sehr sensibel (Gemütsschwankungen, Rheuma, Asthma, Infektanfälligkeit). Auch **wasserhaltiges Gemüse und Nahrungsmittel**, welche aus Gewässern stammen (Fisch) beeinträchtigen nachhaltig ihr Wohlbefinden.

Infolge feuchter Kälte (Umschlag zu feuchter Witterung, Regenwetter, lang anhaltender Herbstnebel) besteht die Bereitschaft zu **Bronchialasthma**, nicht selten in Verbindung mit Durchfall, Diabetes oder Depression (Synth.: Asthma bei nasskaltem Wetter: dulc. 3, med. 2, nat-s. 2). Es kann sich auch eine Bronchitis entwickeln mit lockerem Husten, grünlichem Auswurf und Stechen in der linken Brustseite. Bei jeder Hustenattacke springen die Patienten vom Liegen auf und halten die Hand auf den Brustkorb.

Die feuchtkalte Witterung begünstigt auch **grippale Infekte** mit schleimiger Nase (Sinusitis mit grünlichen Sekreten).

Natrium sulphuricum ist außerdem eine bewährte Arznei bei **Folgen von stumpfen Kopfverletzungen** (Gehirnerschütterung), wie Verwirrung, Depression, Persönlichkeitsveränderung, Konzentrationsstörungen, Migräne, Konvulsionen, Ekzem, Neuralgie usw. Ähnliche Reaktionen können auch nach einem Trauma der Halswirbelsäule (Schleudertrauma) auftreten. Eine weitere Indikation von Natrium sulphuricum ist die Neigung zu akuter **Hepatitis**. Die Patienten verspüren scharfe Stiche in der berührungsempfindlichen Lebergegend, haben aber das Bedürfnis, auf der rechten Seite zu liegen (Synth.: Schmerzen beim Liegen auf der rechten Seite besser: bry. 3, mag-m. 3, nat-s. 2, ptel. 2, ambr.).

Auch der Darm reagiert empfindlich **(Kolitis), mit tympanitischer Aufgetriebenheit** und starker Tendenz zu Durchfall (Diarrhöe nach Gemüse oder mehl- oder säurehaltigen Speisen) mit vorausgehendem Kollern und Rumpeln im Bauch (eingeklemmte Blähungen). Bereits morgens nach dem Aufstehen besteht hartnäckiger Drang, wobei der Stuhl anschließend mit lautem Getöse abgeht (Synth.: lauter Flatus während spritzendem Stuhl: aloe 3, nat-s. 3, thuj., eug.). Die Patienten haben tagsüber unwillkürlichen Stuhl- oder Schleimabgang bei Flatus (Wind).

Allgemein haben die Betroffenen eine starke **sykotische Belastung** (akute, unterdrückte Gonorrhöe in der Vergangenheit oder entsprechende familiäre Vorgeschichte) mit der Tendenz zu genitalen und perianalen Kondylomen, grünlichen Sekreten aus der Harnröhre, gelb-krustigem Ekzem im Genital- und Analbereich sowie Warzen an Händen und Fußsohlen oder Veranlagung zu Naevi, Zysten oder Lipomen. Die Bereitschaft zu Diabetes mellitus und harnsaurer Diathese ist erhöht.

Verhaltensmerkmale bei der homöopathischen Anamnese

Die Natrium-sulphuricum-Persönlichkeit lässt sich sehr gut durch ihr Doppelwesen erkennen. Zwei Herzen schlagen in ihrer Brust, die sorgsam differenziert werden müssen. Sie gibt sich während der Anamnese einmal teilnahmslos, abwesend, dann wieder offen und redselig (vor allem morgens sehr wortkarg). Sie kann gut zuhören, aber auch die Konversation selbst in die Hand nehmen. Bei der Schilderung ihrer Beschwerden präsentiert sie anfänglich einen entmutigten Eindruck (glaubt nicht an die Besserung), sie kann aber beim kleinsten Hoffnungsschimmer wieder optimistisch werden. Sobald sie positiv gestimmt ist, beginnt sie sich an den Nasenflügeln (Juckreiz) zu kratzen.

Während der Anamnese werden eventuelle Kopfverletzungen angesprochen, die in der Folge zu Veränderung des Wohlbefindens (psychisch und physisch) führten. Auch lässt sich eine sykotische Belastung erkennen, welche nebst der hohen Empfindlichkeit auf feuchte Kälte bei der Repertorisation und Hierarchisierung des Falles eine entscheidende Rolle spielt. Bemerkenswert ist das Rumpeln im Bauch, das während der Anamnese oft hörbar ist, und das gelbliche, aufgedunsene Gesicht mit der rötlichen Bindehaut der Augen. Wenn der Patient sich zur Untersuchung ausziehen muss, beginnt er sich sofort zu kratzen, meistens an den Unterschenkeln.

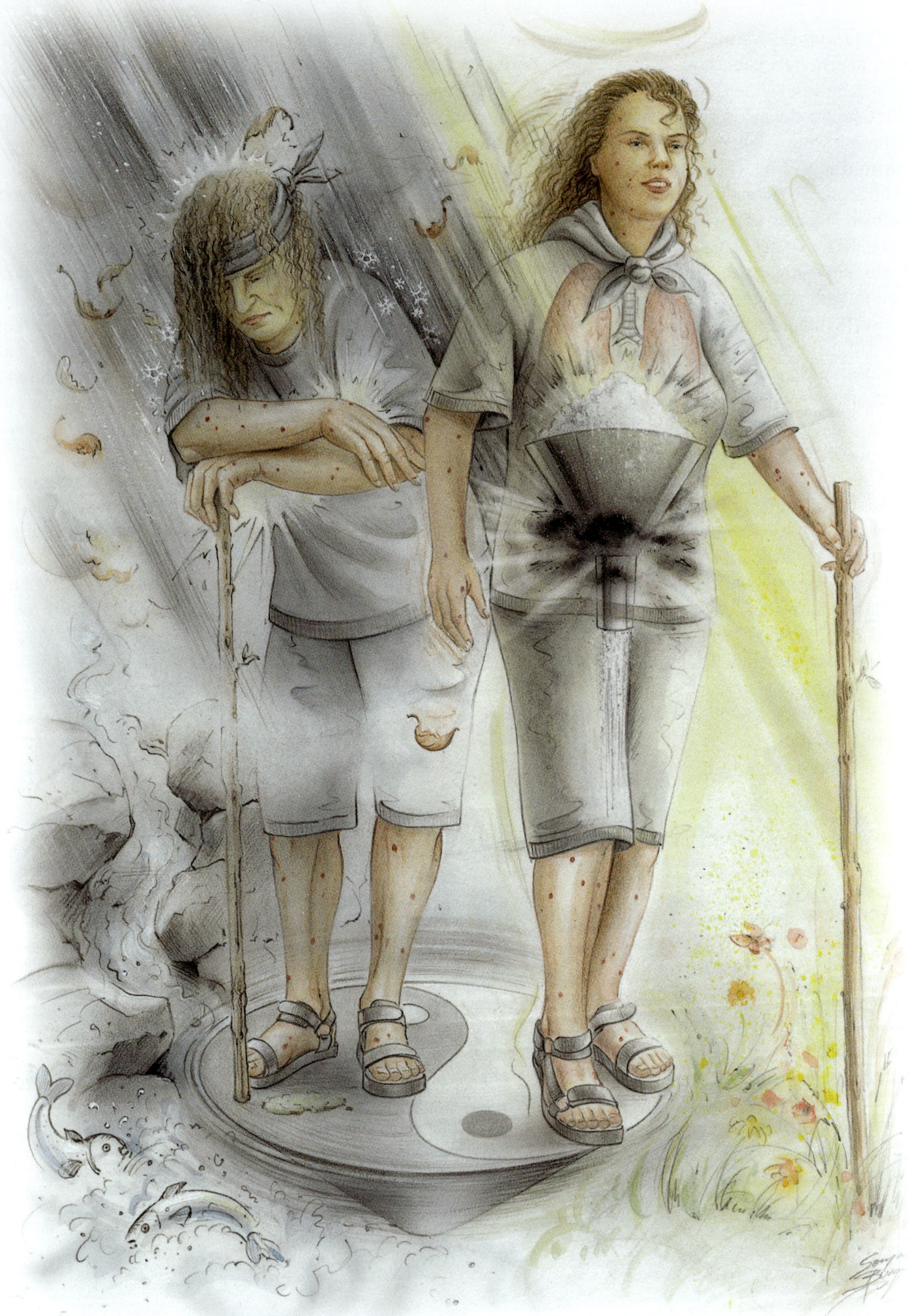

Abb. **34** **Natrium-sulphuricum-Persönlichkeit:** gelbliches, aufgedunsenes Gesicht, bilateraler Charakter: introvertiert – extrovertiert, depressiv – fröhlich, apathisch – temperamentvoll, verschlossen – gesellig, spirituelle Interessen, Empfindlichkeit gegen feuchte Kälte, Regenwetter, Nebel, feuchte Orte, fröstelt ununterbrochen, Bronchialasthma/Bronchitis mit grünlichem Auswurf, Stiche in der Lebergegend, tympanitische Aufgetriebenheit, Rumpeln im Bauch, Naevi, Hämangiome überall auf der Haut, Durst auf eiskalte Getränke, Unverträglichkeit von Fisch, wasserhaltigen Nahrungsmitteln, Durchfall, Herzklopfen, Folgen von Kopfverletzungen.

Psyche

Reizbarkeit

- Verdrießlichkeit, hält aber infolge von Schuldgefühlen nicht lange an
- übel gelaunt, Abneigung zu reden, möchte nicht angesprochen werden, gibt sich aber plötzlich freundlich und entgegenkommend

Fröhlichkeit

- nach Stuhlgang

Hilfsbereitschaft

- lässt sich ausnutzen, engagiert sich für andere mit Feingefühl

Depression

- mit Verweilen bei vergangenen Ereignissen
- nach Kopfverletzung

Weinen

- beim Hören von Musik

Suizidgedanken

- Abscheu vor dem Leben, muss sich zurückhalten, um sich nicht etwas anzutun (Synth.: nat-s. 3)
- Todessehnsucht, will sich erhängen, erschießen, fühlt sich aber gehindert durch Verantwortungsbewusstsein (hält davon ab)

Empfindlichkeit

- gegen Schmerzen, Druck, Berührung, Lärm

Friedfertigkeit

- kann nicht streiten, spielt den Vermittler

Zerwürfnis

- entfremdet sich von der Familie, vom Partner, mit dem Gefühl, im Wesen nicht verstanden zu werden
- Zusammenfahren bei Geräuschen

Furcht

- vor Menschenansammlungen
- vor Krankheiten

Leitsymptome

Kälte

- höchst empfindlich gegen feuchte Kälte trotz Lebenswärme
- spürt jeden Wechsel von trockener zu feuchter Witterung
- erträgt weder Regenwetter noch Nebel oder feuchtkalte Luft, aber auch keine direkte Sonnenbestrahlung
- friert zwar schnell, kann aber auch keine zu warmen Räume ertragen

Absonderung

- grünlich: Schnupfen, Sinusitis, Husten, aus der Harnröhre (Synth.: nat-s. 3, cinnb. 2, cob. 2, kali-i.), bei Fluor

Schwellung

- hydrogenoide Konstitution mit Neigung zu Ödemen

Fieber

- intermittierend, remittierend, Hitze mit Abneigung gegen Entblößung

Frost

- fröstelt ununterbrochen, wird nicht warm im Bett
- durch kalte Nässe

Modalitäten

Verlangen

- auf der rechten Seite zu liegen (bei Leberbeschwerden)
- nach Eis (Synth.: verat. 3, elaps 2, med. 2, nat-s. 2, merc-c.), eiskalten Getränken, Joghurt

Abneigung

- angesprochen zu werden (morgens), gegen Gesellschaft, gegen den Partner
- Joghurt, Milch

Unverträglichkeit

- enge Kleider um die Taille
- wasserhaltige Nahrungsmittel: Gemüse, Obst, Früchte, Nahrungsmittel aus Gewässern (Fisch), Kartoffeln, Milch

Durst

- großer Durst auf eiskalte Getränke

Seiten

- mehrheitlich links

Periodizität

- Auftreten der Beschwerden oder Verschlimmerung: 4 bis 5 Uhr, morgens nach dem Aufstehen (Durchfall), 2 Uhr nachts (Leber), im Frühling und Herbst

Besserung

- nach Stuhlgang, bei trockenem Wetter, Liegen auf der rechten Seite, Aufstoßen

Verschlechterung

- feuchte Kälte, Regenwetter, Nebel, feuchte Räume, Aufenthalt am Fluss, See, Meer, Wechsel zu feuchter Witterung, warmes, feuchtes Wetter, überhitzte Räume, Wetterwechsel im Frühling (Synth.: all-c., ant-t., gels., kali-s., nat-s.), Nachtluft, Verletzung, Gehirnerschütterung, Liegen auf der linken Seite, Nasswerden

Absonderliche Symptome

Schlaf

- träumt von Raufereien, fließendem Wasser, Reise auf Schiff, Fahren im Wagen, Beleidigung, geschnitten zu werden

Kopf

- Schwindel nach Essen, ist wie betrunken
- elektrische Schläge auf dem Scheitel (Synth.: carb-ac., nat-s.)

Augen

- sieht Funken beim Schnäuzen der Nase (Synth.: alum., cod., nat-s.)

Ohren

- Tinnitus besonders im rechten Ohr
- Klingen in den Ohren wie von Glocken
- Geräusche beim Liegen besser (Synth.: ph-ac. 3, bar-c. 2, bell., nat-c., nat-s.)
- blitzartig durchs Ohr schießende Schmerzen
- Gefühl, als würde sich das Ohr wie ein Ventil öffnen und schließen
- Schmerzen bei feuchtem Wetter

Nase

- Nasenbluten während der Menses
- Jucken der Nasenflügel

Gesicht

- Schweiß nach Essen (Synth.: cham. 3, alum., nat-s., psor., viol-t.)

Mund

- Zunge grünlich-braun, grau (Synth.: nat-s. 3)
- Brennen im Mund wie Pfeffer
- Zahnfleisch brennt wie Feuer, rot, geschwürig

Brust

- Warzen auf der Brustwarze (eingezogen)
- Herzklopfen schlechter beim Liegen auf der linken Seite

Magen

- Gefühl, der Magen sei durchbohrt
- Auftreibung wird durch Aufstoßen besser (Synth.: carb-v. 3, arg-n. 2, nat-s. 2, mag-c.)

Bauch

- Auftreibung nach Frühstück (Synth.: nat-s. 3, caust., nat-p.)
- tympanitisch aufgetrieben

Verdauung

- Durchfall folgt auf Husten
- Durchfall bei Asthma

Genitalien

- Menses reichlich, klumpig, danach grünlicher Fluor
- Menses nur morgens (Synth.: sep. 3, bov. 2, carb-an., nat-s.)
- Menses nur vormittags (Synth.: lycps-v., nat-s.)

Haut

- rote Wucherungen (Synth.: nat-s. 3, thuj.), warzenartige rote Gewächse am ganzen Körper

- Juckreiz beim Entkleiden der unteren Extremitäten (Synth.: nat-s. 2, rumx.)

Glieder

- Blutandrang zu den Händen (Synth.: phos. 3, nux-m. 2, elaps, nat-s., ph-ac.)
- Gichtknoten am Fuß (Synth.: led. 3, kali-i. 2, nat-s. 2, bufo)

Rücken

- Schmerzen beim Aufsitzen schlechter
- Stechen zwischen den Schultern wie von Messern
- Schmerzen beim Zurückhalten des Urins (Synth.: nat-s. 2, arn., con., rhus-t.)

Besondere Anzeigen

- Gelbsucht bei Neugeborenen
- Vorbeugung gegen Hepatitis auf Reisen
- Beschwerden beim Campen nach langem Regen, im Sommer
- Anfangsstadium von Appendizitis

Vergleiche

- nat-m., aur., med., chin., chel., dulc., kali-c., kali-bi., sulph., bry., thuj., podo., rumx., nuph., aloe

Bewährte Indikationen

Kopfschmerzen

- im Zusammenhang mit Leber-Gallen-Beschwerden, bitterer Geschmack, Erbrechen von Galle, Magenverstimmung, Photophobie, Gefühl, als dränge ein Bohrer in die Schläfen, besser im dunklen Zimmer, durch Erbrechen

Konjunktivitis

- bei feuchtkaltem Wetter mit rot geschwollenen Lidern (Brennen), morgens verklebt, grünliche Sekrete

Sinusitis

- chronisch durch feuchtkaltes Wetter mit grünlichen Sekreten, Katarrh im Rachen

Hepatitis

- berührungsempfindliche Leber, Stiche, gelbliche Hautfarbe, Schmerzen besser beim Liegen auf der rechten Seite, erhöhte Gallensaftsekretion

Arthritis

- durch Arbeiten bei feuchtem Klima (besonders linke Hüfte)
- Schmerzen verschlimmern sich um 4 Uhr morgens

Arzneianalogien

Natrium sulphuricum lässt sich vergleichen mit Salz und Pfeffer, d.h. bindend und feurig, was den ambivalenten Charaktereigenschaften des Patienten entspricht.

Natrium sulphuricum in der Kinderheilkunde

Bei Natrium sulphuricum handelt es sich oft um Kinder, deren Eltern eine sykotische Belastung zeigen. Sie haben ein wechselhaftes Verhalten: offen und verschlossen, sensibel und grob, apathisch und unternehmungslustig. Die Kinder tendieren zu Asthma bei feuchter Witterung und nach Kummer. Ihre Beschwerden verschwinden meistens in der Pubertät und kehren oftmals nach dem 30. Lebensjahr wieder. Sie können keine Gefahren erkennen, was mitunter das Risiko für Kopfverletzungen erhöht. Folgen von Traumata können Kopfschmerzen, Persönlichkeitsveränderungen und Konzentrationsstörungen sein. Auch nach einer Zangengeburt ist die Arznei in Betracht zu ziehen. Letztlich besitzen die Kinder eine große Empfindlichkeit gegen feuchte Kälte jeglicher Art.

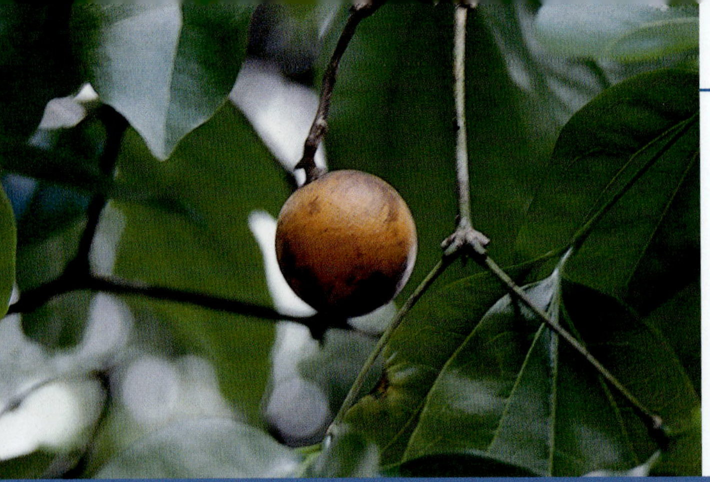

Nux vomica

Allgemeines

Die Brechnuss (Nux vomica), auch Krähenauge oder Brauntaler genannt, stammt vom Brechnussbaum (Strychnus nux vomica L.) und gehört wie Ignatia, Gelsemium, Spigelia und Curare zur botanischen Familie der Brechnussgewächse (Loganiaceae). Der mächtige, 10 bis 13 Meter hohe Baum, welcher im tropischen Südostasien von Indien, Sri Lanka, Burma, Malabar bis Nordaustralien beheimatet ist, trägt kugelige, derbschalige, graugelbe, bis fünf Zentimeter dicke Beeren mit weißem, gallertigem Fruchtfleisch, und zwei bis fünf hellgraue, scheibenförmige, ca. zwei Zentimeter breite, bittere Samen, welche infolge des Strychningehaltes hochgiftig sind. Die Nomenklatur stammt aus dem Lateinischen: „nux" (= Nuss) und „vomere" (= brechen), was die brecherregende Wirkung der Samen charakterisiert.

Die Urtinktur wird aus den getrockneten, pulverisierten Samen (Colubrina) hergestellt. Es handelt sich um eines der wichtigsten und größten Polychreste der Homöopathie, das hauptsächlich dem psorischen Miasma zugeordnet wird.

Die Themen der Arznei sind: *Stress, Ehrgeiz, Konkurrenz, Aggressivität, Ungeduld, Sucht und Hypochondrie.*

Das Mittel ist häufig für die Folgen von Symptomunterdrückung durch allopathische, aber auch homöopathische (Komplexmittel) und pflanzliche Medikamente indiziert. Es fördert gleich wie Sulphur (Antibiotika, Cortison) die Wiederherstellung des regulativen Gleichgewichts im Organismus, indem es die schädlichen Auswirkungen (Therapieresistenz, Nebenwirkungen) dieser Therapien ausleitet (Synth.: Missbrauch von allopathischen oder pflanzlichen Mitteln: nux-v. 2, camph.). Andererseits stabilisiert Nux vomica die überempfindliche Reaktionslage des Patienten, wenn er selbst das sanfteste Homöopathikum nicht verträgt.

Typus

Bei Nux vomica handelt es sich um groß gewachsene, schlanke, drahtige oder robuste, stämmige, **muskulöse Personen mit erdig-gelblichem Teint** und braunen Pigmenten (Leberstörung). Ihre Erscheinung ist durch ein **längliches, faltiges Gesicht** mit harten Zügen (Magenfurche zwischen Nase und Mundwinkeln), dunkle Augenringe, einen **durchdringenden Blick** und ein festes Kinn geprägt. Sie sind meist **elegant gekleidet** und haben eine Vorliebe für dunkelblaue, hellblaue und hellbraune Farben. Gegen Gelb, Grün, Orange, Violett und Purpur haben sie eine Abneigung. Es sind faszinierende Typen mit feurig hitzigem, sanguinischem, **cholerischem Temperament** und großen **Energiereserven**.

Die Arznei passt besonders gut für Personen mit sitzender Lebensweise, die viel Kopfarbeit verrichten und infolge der überfordernden Büroarbeit sowie der **geschäftlichen Sorgen** ständig unter Strom stehen. Viele der gesundheitlichen Störungen hängen mit dem hektischen, egozentrischen, absolut erfolgsorientierten und **karrierebewussten Lebensstil** zusammen. Nux vomica verkörpert das Bild des erfolgreichen Geschäftsmannes, der durch schnelle Auffassungsgabe und hohe Intelligenz brilliert, aber gleichzeitig von **Hyperaktivität** (Synth.: Verlangen nach ruheloser Aktivität: coff. 2, nux-v. 2, dig., ign., lycps-v., verat.) und Arbeitssucht getrieben ist. Er ist ein richtiger **Macher**, der viele „Eisen im Feuer" hat und gerne hoch pokert. Überspitzt gesagt trägt er in seinen Augen Dollar-Noten statt Pupillen. Kompetent, clever, geschickt, taktisch, selbstsicher, verantwortungsbewusst und **unternehmungslustig** ist er dauernd bestrebt, mehr Geld zu verdienen (Synth.: ehrgeizig, Geld zu verdienen: ars., calc., lyc., nux-v., sulph.) und den Erfolg seines Unternehmens zu steigern. Im Kampf um Lorbeeren akzeptiert er den Stress, der mit diesem Ziel verbunden ist und nimmt keine Rücksicht auf seine Gesundheit (ein innerer Zwang treibt ihn ständig zur Arbeit). Er macht sich viele Sorgen um seine Geschäfte (Synth.: puls. 2, acet-ac., caust., kali-p., lil-t., nux-v., podo., rhus-t.). Wenn der Erfolg nicht so eintritt, wie er es sich vorgestellt hat, fühlt er sich entkräftet und ausgelaugt (Synth.: entkräftete, ausgelaugte Geschäftsleute: nux-v. 3, coca 2, kali-p.). Unter dem Druck, den er sich mit seiner hohen Arbeitsmoral und dem Drang nach Höchstleistungen aufbürdet, reagiert er sehr angespannt, **nervös, gereizt**, streitsüchtig, unbeherrscht und explosiv. Aufgrund seines hitzigen Temperaments („sitzt auf einem Pulverfass") ist er schnell **aufbrausend** und jähzornig, insbesondere, wenn ein Vorhaben nicht wunschgerecht verläuft. Bei Unannehmlichkeiten kann ihm schon einmal „die Sicherung durchbrennen" und er beginnt herumzutoben.

Als Vorgesetzter, Chef oder Geschäftsleiter **(Manager)** ist er sehr exakt, sogar perfektionistisch und autoritär. Er liebt es, eigene Entscheidungen zu treffen sowie große **Verantwortung** zu übernehmen. Für die Mitarbeiter ist der Umgang mit ihm sehr unangenehm und schwierig, da er häufig äußerst übelgelaunt ist und besonders in den Morgenstunden unter **Stimmungsschwankungen** (hat keine innere Balance) leidet. Ununterbrochen hat er etwas herumzunörgeln und zu kritisieren. Er ist kaum zufrieden zu stellen, nichts kann man ihm recht machen, nie hört man ein Kompliment aus seinem Mund. Rücksichtslos reagiert er seine Launen an den Untergebenen ab. Wenn Situationen unangenehm werden, kann er Sitzungen abrupt abbrechen mit dem Spruch: „keine Diskussion, basta". Für einen pragmatischen Denker ist er sehr **diktatorisch**, starrsinnig und herrschsüchtig; gut gemeinte Ratschläge interessieren ihn nicht. Er folgt keinen Anweisungen, ignoriert Vorschriften und Regeln, möchte niemandem Rechenschaft ablegen müssen, lässt sich nicht vom eingeschlagenen Weg abbringen und ist überzeugt, der Einzige zu sein, der weiß, „wo's lang geht". Er hält seinen Posten, seine Firma fest in der Hand, will wie eine Dampfwalze alles bewältigen und glaubt, mit Geld jeden Wunsch erfüllen zu können. Er ist Dreh- und Angelpunkt allen Geschehens, wobei er gegenüber den Sorgen und Nöten anderer völlig taub ist. Sein Denken ist zielgerichtet – er möchte immer gewinnen, alles erobern. Nicht zuletzt **prahlt er mit seinen Erfolgen**, seinem Bankkonto, seinem Wohlstand und Reichtum und seinem hohen Ansehen in der Gesellschaft (Synth.: Prahler, Aufschneider, verschwenderisch: calc., nux-v., plat., puls.).

Sein **Erfolgszwang** führt zu großer innerer **Unruhe und Reizbarkeit**. Nichts kann schnell genug gehen, weshalb für ihn die Zeit zu langsam verstreicht. Für Trödeleien hat er nichts übrig, im Gegenteil, sie bringen ihn auf die Palme. Die Hektik und Rastlosigkeit widerspiegelt sich speziell beim Autofahren. Er rast mit überhöhter Geschwindigkeit über die Autobahn, missachtet Verkehrsvorschriften und wird aggressiv, wenn er im Stau stecken bleibt.

Seine **cholerisches** Temperament ist auch im Alltag sichtbar, speziell wenn etwas nicht sofort gelingt, wie er es sich vorgestellt hat: Zum Beispiel reißt er das Hemd auf, wenn die Knöpfe klemmen (Synth.: zerreißt die Kleidung: tarent. 2, verat. 2, nux-v.), knallt den Telefonhörer bei Widerwärtigkeiten auf die Gabel oder schlägt mit der Faust auf den Tisch. Wenn ihm ein Stuhl im Wege steht, wird dieser voller Wucht umgeworfen.

Furchterregend sind auch seine unbeherrschten **Tobsuchtsanfälle** bei polemischen Auseinandersetzungen, Kritik (ist schnell beleidigt) oder Widerrede (fühlt sich angegriffen). Er lässt seinem Zorn freien Lauf und kann handgreiflich werden, in extremen Situationen sogar zum Amokläufer eskalieren.

Die exzentrischen Charaktereigenschaften von Nux vomica zeigen sich in verschiedenen Lebensbereichen, so z. B. bei **kulinarischen Genüssen**. Obwohl die Betroffenen hastig und schnell essen (Synth.: ip. 2, nux-v. 2, ars., led., sulph.) und sich wenig Zeit nehmen, um gemütlich die Mahlzeit zu genießen, haben sie eine ausgesprochene Vorliebe für Feinschmeckerkost und sind maßlos im Umgang mit Gewürzen, Fleisch, fettigen Saucen usw. Durch die Schwelgerei verderben sie sich schnell einmal den Magen und kämpfen mit empfindlichen Verdauungsstörungen. Auch der Zigarettenkonsum ist beträchtlich sowie die **Sucht nach Kaffee und Alkohol** (kann nicht vom Alkohol lassen). Um sich von den täglichen Sorgen abzulenken, trinken sie oft einen über den Durst. Am Abend sitzen sie in der Kneipe und „füllen sich die Lampe voll", um am nächsten Morgen mit einem mächtigen Kater aufzuwachen (fühlt sich kotzelend).

Der Nux-vomica-Typ neigt zu Drogenmissbrauch. Er hat die Gewohnheit, jedes kleinste Wehwehchen mit allopathischen, homöopathischen oder pflanzlichen Arzneien (Bittermittel) zu unterdrücken.

Flatterhaft ist auch sein **Sexualleben**. Seine Triebhaftigkeit ist maßlos, leidenschaftlich, denn auch hier fühlt er sich unter großem Leistungsdruck, sich beweisen zu müssen. Der chauvinistische Playboy gibt sich extravagant, unersättlich, grenzenlos, besitzergreifend mit starker Libido und lasziven Phantasien. Mitunter führen die Ausschweifungen und die Nachtschwärmereien zur Erschöpfung, schlimmstenfalls bis zur Impotenz. In diesem Fall greift er ohne zu zögern nach potenzsteigernden Mitteln wie Viagra.

Weniger erfolgreich verläuft das **Eheleben** der Nux-vomica-Persönlichkeit. Einerseits besteht eine große Abneigung (möchte nicht heiraten, weil damit die Freiheit verloren geht) gegen Heirat (Synth.: lach. 2, nux-v., pic-ac., puls.), andererseits verhält er sich gegenüber seiner Partnerin sehr dominant, gebieterisch, eifersüchtig und uneinsichtig. Seine Frau behandelt er wie einen Besitz. Er selber erlaubt sich jedoch Seitensprünge und hat nicht selten eine Geliebte.

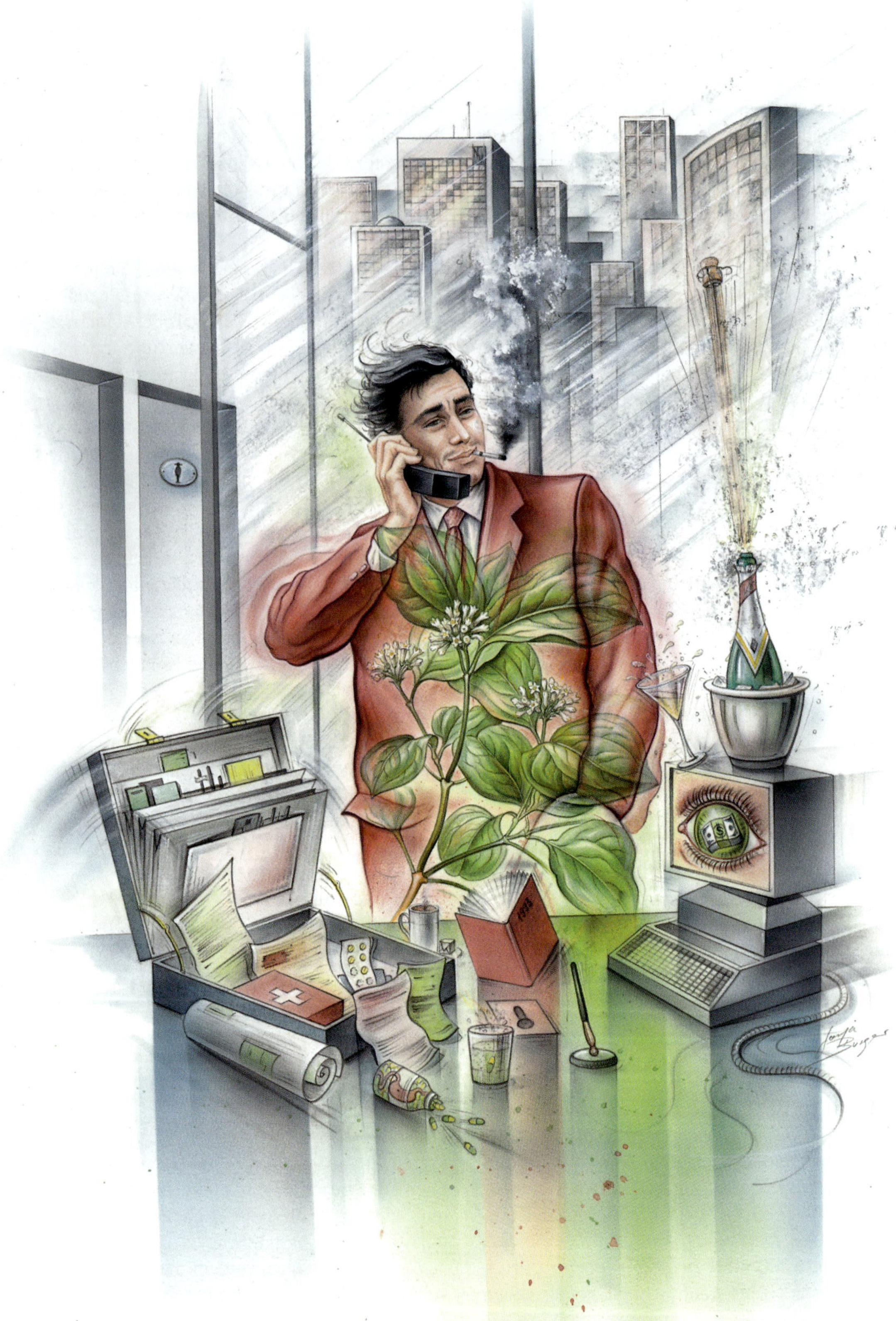

Abb. **35** **Nux-vomica-Persönlichkeit:** drahtige, robuste, stämmige Männer mit feurig hitzigem, cholerischem Temperament, vital, hyperaktiv, ehrgeizig, unternehmerisch, Workaholics, Führungsnaturell, geschäftsorientiert, gestresst, nervös, gereizt, explosiv, kratzbürstig, ist nie zufrieden, Nachtmensch, Schwelgerei, vergnügungssüchtig, hoher Zigaretten- und Alkoholkonsum, unstetes Sexualleben, starke Libido, hypochondrisch veranlagt, Medikamentenabusus, Neigung zu Kopfschmerzen, rezidive Erkältungen, empfindlicher Magen, träger, erfolgloser Stuhlgang, Leberbeschwerden, kann nicht erbrechen, chronische Rückenschmerzen, Muskelkrämpfe.

Er ist auch **geizig** und berechnend. Für sich selber kauft er die teuersten Luxusartikel, seiner Frau aber kann er ein neues Kleid verweigern, nur weil er dies nicht für nötig erachtet. Gehen sie aber gemeinsam zu einer Party oder zu einem Geschäftsessen, muss sich seine Angetraute mit exklusivem Schmuck und extravaganter Garderobe zieren, damit der **Showman** sein kostbares Eroberungsstück vor aller Welt präsentieren kann.

Über kurz oder lang führt die **überfordernde Lebensweise** zum **Kollaps.** Es stellen sich gesundheitliche Probleme ein (Schlafstörungen, Kopfweh, Magenbeschwerden, Verdauungsstörungen, Rückenschmerzen, Antriebslosigkeit, Schwäche usw.). Diese lästigen Beschwerden werden mit einer großen Anzahl von Pülverchen, Tabletten oder Elixieren wegtherapiert, unterdrückt. Die geringste Symptomatik greift ihn emotional stark an, dabei kann er äußerst **hypochondrisch** reagieren und sich oftmals kindisch verhalten. Gerne spielt er selbst den Doktor, d. h. er holt sich Informationen aus medizinischer Literatur oder Internet, um seinen Gesundheitszustand unabhängig beurteilen zu können (Synth.: hypochondrische Angst beim Lesen medizinischer Bücher: calc. 3., nux-v. 2, puls. 2, staph., sulph.). Schmerzen lassen ihn extrem reizbar werden – er kann es nicht ertragen, leiden zu müssen.

Kopfschmerz ist ein häufiges Symptom bei Nux vomica. Als Auslöser kommen in Frage: zuviel Essen und Trinken (Alkohol), Ärger, geistige Überanstrengung, starke Gerüche. Die Kopfschmerzen sind begleitet von Magenschmerzen, Übelkeit **(kann nicht erbrechen)**, Sodbrennen, Schwindel und Verstopfung. Die Schmerzen treten vorwiegend morgens nach dem Erwachen (Kater, als ob er nicht geschlafen hätte) in Erscheinung mit dem Gefühl, als ob die Schädeldecke bersten wolle oder sie sind krampfartig vom Hinterkopf zum linken Auge ziehend (auch im ganzen Kopf). Die Beschwerden verschlimmern sich durch Lärm, Licht, geistige Aktivität, Augenbewegung, Stimulation oder stürmisches Wetter.

Rezidivierende Erkältungen prägen das Nux-vomica-Bild. Die Anfälligkeit zeigt sich besonders nach Einwirkung von kalter, trockener Luft (Zugluft) oder nach Sitzen auf kalten Steinen. Stirnkopfschmerzen und Fließschnupfen treten im Wechsel mit verstopfter Nase (vor allem nachts) auf. Paradox dabei ist, dass sich trotz Kälteempfindlichkeit die Beschwerden an frischer Luft oder bei geöffnetem Fenster bessern. Entzündungen breiten sich rasch in Stirn- und Kieferhöhlen aus, wobei der Schleim die Choanen hinunterläuft. Ununterbrochen muss der fröstelnde Patient husten oder niesen. Weil dies aber jeweils die Kopfschmerzen verstärkt, versucht er die Reize zu unterdrücken.

Verhaltensmerkmale bei der homöopathischen Anamnese

Die Nux-vomica-Persönlichkeit sucht erst einen Homöopathen auf, wenn sie völlig heruntergekommen ist und sich durch die eigenen Maßnahmen nicht mehr selbst weiterhelfen kann. Der Betroffene beklagt sich, überfordert zu sein und bekennt, dass er versucht, sich mit Alkohol, Nikotin, Aufputsch- und Beruhigungsmitteln bei der Stange zu halten. Ferner teilt er mit, dass er trotz massiven Magen- und Verdauungsbeschwerden sein starkes Verlangen nach üppigem, fettigem und gewürztem Essen und nach Kaffee nicht beherrschen könne. Überlastet von Geschäftssorgen, beruflichem Stress (Synth.: von den täglichen Sorgen angegriffen: ambr., calc., nat-m., nux-v.), aber auch ausgebrannt durch den gesundheitlichen Raubbau seines exzessiven Lebenstils, ist er an der Grenze seiner Belastbarkeit angelangt. Die Nerven liegen blank, was sich in seiner gereizten Stimmung und angespannten Haltung zeigt. Er ist sauer auf die ganze Welt und ärgert sich über Kleinigkeiten, dabei kann er oft deftige Ausdrücke benutzen. Während der Schilderung seiner Beschwerden (Synth.: redselig, geschwätzig über seine Gesundheit: nux-v. 3) zeigt er die Neigung, sich dauernd mit der Hand über das Gesicht zu fahren, als ob er etwas abwischen wollte. Zudem können unwillkürliche Zuckungen am Körper auftreten als Zeichen seiner inneren Anspannung. Er jammert über seine Krankheit (Synth.: lach. 3, arg-n., nux-v., ph-ac.) oder klagt über seine Schmerzen (Synth.: mosch. 2, nux-v. 2, ars-h.) mit einer für ihn sonderbaren hypochondrischen Art. Bei geringsten Anlässen macht er ein großes Theater und fürchtet, durch die Beschwerden seine Existenz zu verlieren oder bankrott zu gehen. Er möchte schnell wieder gesund werden und fordert deshalb möglichst viele Medikamente. Er ist überzeugt, je mehr Arzneien er zu sich nimmt, umso schneller würde er genesen. Deshalb ist er enttäuscht und misstrauisch, wenn er vom Homöopathen nur ein einziges Mittel, das Simillimum, zur Reaktivierung seiner gestörten Lebenskraft verabreicht bekommt. So zeigt er überhaupt keine Kooperation, etwas an seiner ungesunden Lebensweise zu ändern, ist aber andererseits stark verunsichert (ungeduldig), wenn nach 1 bis 2 Wochen der Therapie noch keine Besserung eingetreten ist.

Im Frühling ist der **Heuschnupfen** ein zentrales Thema. Nachts kann die eine Nasenhälfte verstopft sein, dann wieder die andere (mal diese, mal jene) mit morgendlichem Niesen beim ersten Luftzug.

Die **Empfindlichkeit des Magens** ist unter anderem bedingt durch Stress, Ärger, Schwelgerei und Missbrauch von Genuss- und Arzneimitteln. Typische Reaktionen des Magens sind Krämpfe, vergebliches Aufstoßen, Sodbrennen, Völlegefühl (muss die Kleider lockern) und ständige Übelkeit (möchte erbrechen, kann aber nicht). Etwa 1 bis 2 Stunden nach dem Essen treten die Magenschmerzen auf. Nicht selten endet die chronische Übersäuerung des Magens in einem Magenulkus.

Die Verdauungsstörungen sind gekennzeichnet durch periodisch wiederkehrenden **erfolglosen Stuhldrang**, verkrampfte Verstopfung (sitzt ungewöhnlich lange auf dem WC und liest die Zeitung). Je mehr sich der Patient anstrengt und presst, umso weniger Stuhl geht ab. Aufgrund der anhaltenden Darmspastizität werden stark reizende Abführmittel eingesetzt (Synth.: Missbrauch von Abführmitteln: nux-v. 2, hydr., op., sulph.). Hat sich der Erfolg dann endlich eingestellt, bleibt ein lästiges, drängendes Gefühl im Enddarm zurück, als ob nichts abgegangen wäre.

Die Stuhlproblematik begünstigt nicht zuletzt das Auftreten von juckenden und **blutenden Hämorrhoiden**, die durch die sitzende Lebensweise noch verstärkt werden.

Wegen seines großen Verlangens nach fetten Speisen, Alkohol, Stimulanzien oder aufputschenden Medikamenten, leidet der Nux-vomica-Patient in zunehmendem Maße an **Leberstörungen**. Zusätzlicher Stress, Ärger, chaotische Lebensweise und chronische Ernährungsfehler lassen ihn zu einem Hauptkandidaten für Hepatitis, Gallensteine oder Leberzirrhose werden.

Auch die **Blase** kann ein Problemorgan sein. Es besteht die Bereitschaft zu **Reizblase** und Zystitis (vor allem nach Sitzen auf kalten Steinen oder Alkoholabusus) mit krampfhaft ziehenden Schmerzen und Harnabflussstörungen. Trotz quälendem Harndrang und Pressen gehen nur wenige Tröpfchen ab. Der Urin ist dunkel, oft mit rotem Sand und Schleimfetzen vermischt.

Nux-vomica-Patienten leiden oft unter **Rückenschmerzen** mit versteifter Wirbelsäule. Die Beschwerden erscheinen vorwiegend im Sitzen oder Liegen, wobei sich der Schmerz besonders im Kreuzbein lokalisiert. Bevor er sich im Bett umdrehen kann, muss sich der Kranke zuerst vollständig aufrichten. Trockene Kälte und Zugluft fördern die Ischialgie, verbunden mit schießenden Schmerzen bis zum Fuß. Das betroffene Bein zuckt, ist kalt und lahm. Auch beim Pressen des Stuhlgangs können plötzlich ischiasartige Schmerzen auftreten.

Viele quälende Symptome (gastrische Störungen, verstopfte Nase, überreizte Nerven, Verstopfung, Rückenschmerzen usw.) führen zu chronischem Schlafmangel. Die **Schlafqualität** ist zudem durch Nachtschwärmerei, berufliche Hyperaktivität, Geschäftssorgen und Ärger erheblich gestört. Wiederum sind Medikamente vonnöten, welche beruhigend und schlaffördernd helfen. Trotzdem erwacht er regelmäßig zwischen 2 und 3 Uhr und bleibt dann stundenlang wach (kann erst gegen Morgen wieder einschlafen). Am Morgen erwacht er wie gerädert, als ob er kaum eine Stunde geschlafen hätte. Der gähnende und sich andauernd streckende Morgenmuffel leidet besonders dann an Kopfschmerzen (Brummschädel), Übelkeit, Antriebsschwäche und gereizter Stimmung. Mittags wird das Manko durch ein kurzes Nickerchen ausgeglichen.

Die Nux-vomica-Frau

Obwohl Nux vomica vorwiegend bei Männern indiziert ist, kommt die Arznei bei entsprechender Symptomatik vor allem auch bei maskulinen Frauen in Betracht. Damit sind emanzipierte, selbstsichere, **karrierebewusste, ehrgeizige** Brünette gemeint, die durch **elegante Erscheinung** (Synth.: Eleganz, Anmut der Frauen: calc., nat-m., nux-v., plat., sil.) und ausgeprägtes **Führungstalent** glänzen. Sie sind unternehmungsfreudig und engagieren sich mit **kompromisslosem**, unabhängigem Stil für den geschäftlichen Erfolg. Aufgrund ihrer klar gesetzten Ziele wirken sie **provozierend**, etwas arrogant und egozentrisch (manipuliert Mitarbeiter und Untergebene). Mit ihrem Machtanspruch können sie sich stark überfordern und dadurch in Stress geraten.

Innerhalb partnerschaftlicher Beziehungen haben sie die „Hosen an" und bestimmen, „wo's lang geht". Wenn sie vor der **Hochzeit** stehen, werden sie von großen Zweifeln geplagt, da sie fürchten, ihre Selbstständigkeit aufgeben zu müssen. Meistens sind sie unfähig einen Haushalt zu führen, da ihre Vorlieben mehr im geschäftlichen Bereich anzusiedeln sind (Synth.: lyc., nux-v., sil., sulph.).

Die Nux-vomica-Frauen sind sehr emotional veranlagt, heißblütig, hysterisch und **aufbrausend;** sie verlieren in ihrer Ungeduld rasch die Beherrschung. Widerspruch macht sie aggressiv, bei geringsten Kleinigkeiten geraten sie in Wut. Sie können auch sehr **eifersüchtig** reagieren (Synth.: Eifersucht zwischen Frauen: ars., nat-m., nux-v., sep.).

Mit ihrem **leidenschaftlichen Temperament** und ihrer ausgeprägten Libido dominieren sie ihren Partner auch im Bett. Nach Ärger, sei es im Büro oder in der Partnerschaft, treten starke, **krampfartige Periodenschmerzen** auf. Ihre Menstruationsblutungen können plötzlich aufhören, um dann umso heftiger mit wehenartigen Krämpfen wieder einzusetzen. Schlechte Laune (wird ausfällig), Übelkeit, Kopfweh (Synth.: während der Menses drückende Schmerzen auf dem Scheitel: calc. 2, nat-s. 2, nux-v. 2, cast., ferr-p) und Kreuzschmerzen sind häufige Begleitsymptome während der Menses. Die **Regelblutung** erscheint nie pünktlich; meistens kommt sie ein paar Tage zu früh, sehr reichlich (dunkle Klumpen) und ist lange anhaltend (Synth.: Regel zieht sich lange hin bis zur nächsten Periode: carb-v., nux-v., sabin., sec.).

Psyche

Ehrgeiz

- zielorientiert, möchte Höchstleistungen vollbringen
- sieht keine Grenzen, überarbeitet sich
- ist besessen von seinem beruflichen Erfolg

Egoismus

- achtet nur auf seine eigenen Bedürfnisse
- will frei, ungebunden sein

Eigenwilligkeit

- intolerant, dickköpfig, kompromisslos, stur, rücksichtslos

Geiz

- großzügig gegen Freunde, geizig mit seiner Familie (Synth.: nux-v. 2, carb-v.)
- kann ohne Hintergedanken nicht großzügig sein

Ungeduld

- ist immer in Eile, hektisch, kann nicht warten

Unzufriedenheit

- findet überall Fehler, ist undankbar
- ist maßlos frustriert, wenn sich Erwartungen nicht erfüllen

Reizbarkeit

- bei Widerspruch, erträgt keine Kritik, kritisiert aber andere
- beim Versuch ihn zu trösten
- bei gesundheitlichen Beschwerden, Schmerzen
- wegen Kleinigkeiten, cholerisch veranlagt, aufbrausend
- vor Stuhlgang (Synth.: borx. 2, calc., nux-v. 2, aloe, merc.)
- morgens, ist mit dem falschen Bein aufgestanden
- bei geschäftlichem oder beruflichem Misserfolg

Empfindlichkeit

- gegen Licht, Lärm, Geräusche, Musik, enge Räume, enge Kleider, Gerüche (Parfüm, Blumenduft, Rauch), gegen geringste Beschwerden, kann kein Blut sehen (Ohnmacht), gegen Trödelei

Eifersucht

- zärtlicher Ehemann wird brutal aus Eifersucht (Synth.: ars., nat-m., nux-v., sep.)
- neigt dazu, die Ehefrau zu schlagen (Synth.: calc. 2., lach., nux-v., sulph.)
- wird brutal, will Rache ausüben

Wut

- wird gewalttätig, droht zu töten
- jähzornig, verliert die Nerven, schlägt zu

Depression

- fühlt sich ausgebrannt, Burn-out-Syndrom, kann nicht mehr
- kann trotz schwerem Kummer nicht weinen, nur bei Ärger
- droht sich zu erschießen, hat aber nicht den Mut dazu

Furcht

- vor Messern, mit Impuls zuzustechen
- vor schrecklichen Träumen (Synth.: nux-v. 3, sulph. 2)
- zornig zu werden, in Wut zu geraten (Synth.: nux-v. 2, calc., chin., staph.)
- das Geld zu verlieren, bankrott zu werden

Angst

- der Tod würde ihm bevorstehen
- hypochondrisch vor Krankheiten
- in Menschenmenge, in engen Räumen

Wahnidee

- jemand sei im Bett und mache nicht Platz
- glaubt, andere würden ihn verspotten (Synth.: ign., nux-v., ph-ac., sep.)
- das Bett würde sich herumdrehen
- alles würde gären
- würde von Tieren verfolgt werden

Leitsymptome

Kälte
- fröstelig, Mangel an Lebenswärme
- empfindlich gegen Kälte, insbesondere kalte, trockene Luft, Zugluft (weniger gegen feuchte Kälte)
- gereizt bei trockener Kälte, eisigem Wind mit Neigung zu Kopfschmerzen, Schnupfen, Bronchitis, Zystitis, Rückenschmerzen

Krämpfe
- alles ist verkrampft, verspannt (Magen, Speiseröhre, Bauch, Darm, Nacken, Muskeln, Gelenke, Waden, Rücken)
- im Magen 1 bis 2 Stunden nach dem Essen

Blockade
- erfolgloser Drang beim Stuhlgang, umgekehrte Peristaltik
- Übelkeit, kann aber nicht erbrechen
- strangulierte Blase, Urin geht nur tröpfchenweise ab, stoppt beim Pressen

Übelkeit
- mit Neigung zum Würgen, kann aber nicht erbrechen
- hat das Gefühl, es ginge ihm besser, wenn er erbrechen könnte

Enge
- unangenehme Völle in den Hypochondrien, muss die Kleider lockern

Völle
- Gefühl von einem Stein im Magen

Geschmack
- bitter im Mund, Zunge im hinteren Bereich weiß oder gelblich belegt (der vordere Teil ist sauber)

Niesen
- Anfälle morgens beim Erwachen und nach dem Aufstehen

Verstopfung
- Stockschnupfen, nachts verstopft, tagsüber fließend
- Obstipation, es gehen nur wenige Kotbällchen ab, danach drängendes Gefühl im Rektum

Schmerzen
- sind unerträglich, führen zu gereizter Stimmung
- zusammenziehender, krampfhafter Art

Ohnmacht
- bei Schmerzen, durch Kolik, bei Geburtswehen, durch Zorn, bei starken Gerüchen, in Menschenmenge, beim Betrachten von Blut

Zuckungen
- im Gesicht bei Aufregung

Fieber
- die stürmische Hitze steigt unter starkem Schwitzen zum Kopf mit hochrotem Gesicht, Schüttelfrost (kann sich nicht entblößen, muss zugedeckt bleiben trotz Hitzegefühl)

Frost
- Trinken von kaltem Wasser ruft Schaudern hervor (Synth.: eup-per., caps. 3, bell. 2, nux-v. 2, calen.)

Modalitäten

Verlangen
- nach Gesellschaft, nach Erfolg
- nach Alkohol, Bier, Wein, Schnaps, Kaffee, Cola, Fleisch, gewürzten Speisen, Fett

Abneigung
- sich zu entblößen, gegen enge Räume, Menschenansammlungen (Synth.: kann niemanden ertragen: sulph. 2, merc., nux-v., staph.)
- gegen Vollwertnahrung, Müsli

Unverträglichkeit
- enge Kleider, muss den Gürtel lockern
- Alkohol (Kater), Kaffee, stark gewürzte Speisen, allopathische Medikamente

Seite
- mehrheitlich linke Seite

Zeiten
- morgens beim Erwachen, nach dem Aufstehen, gereizt
- 2 bis 5 Uhr nachts, schlaflos
- 1 bis 2 Stunden nach dem Essen, Magenbeschwerden

Besserung

- Wärme, Ofenwärme, Bettwärme, warmes Zimmer, Zudecken, Ruhe, Schlaf, feuchtes Wetter, warme Getränke, heiße Speisen, nach Stuhlgang, Lockern der Kleider, Erbrechen, Einhüllen des Kopfes, nach Wutausbruch

Verschlechterung

- trockene Kälte, Zugluft, eisiger Wind, Abkühlung, Entblößen, Wetterwechsel von warm zu trockenkalt, kalte Speisen, nach dem Essen, Kleiderdruck, Stress, geistige Überanstrengung, Berührung, Licht, Lärm, Gerüche, Musik, nach Haareschneiden

Absonderliche Symptome

Schlaf

- träumt von Geschäftssorgen, Ausfallen der Zähne, von Ärger, Streit, Unglück, Krankheit, Hunden, Katzen, kriechenden Würmern, verfolgt zu werden
- schlaflos infolge Ideenreichtum, hat tausend Dinge im Kopf
- schlaflos im erleuchteten Zimmer (Synth.: staph. 3, coff. 2, lach., nux-v.)
- regelmäßiges Erwachen zwischen 2 und 3 Uhr
- fühlt sich am Morgen unausgeschlafen, verkatert
- schläft abends beim Sitzen (Lesen, TV) ein

Kopf

- Schwindel, als ob sich das Gehirn im Kreise drehen würde
- Schwindel weckt aus dem Schlaf
- Schwindel durch alkoholische Getränke (Synth.: coloc. 3, nat-m. 3, nux-v. 3, caust., verat.)
- Schwindel nach Ärger, Verdruss (Synth.: calc., ign., nux-v.)
- Schwindel durch Geruch von Blumen (Synth.: nux-v. 3, phos. 3, hyos.)
- hält den Kopf mit den Händen beim Husten (Synth.: bry. 3, nux-v. 3, nicc., sulph.)
- Blutandrang bei Obstipation (Synth.: nux-v. 2, aster., crot-h.)
- Blutandrang während Stuhlgang (Synth.: lyc. 2, nux-v. 2, sulph., aloe)
- Schmerz nach niederdrückenden, traurigen Nachrichten (Synth.: cocc., ign., nux-v., op., staph.)
- Schmerz durch warme Anwendungen besser (Synth.: nux-v. 2, kali-i., lach.)
- Schmerz reißend im Hinterkopf, erstreckt sich zum Nacken (Synth.: nux-m. 3, nux-v. 3, berb., ran-b.)

Augen

- unfähig, die Augen zu öffnen bei Kopfschmerzen (Synth.: tarent. 2, euph., nux-v., petr., ph-ac.)
- Blutung aus den Augen durch Husten, Keuchhusten
- Lähmung des linken Oberlides (Synth.: nux-v., plb., thuj.)

Ohren

- Jucken in der Eustachischen Röhre zwingt zum Schlucken (Synth.: nux-v. 3, gels., sil.)
- Schmerz schlimmer in der Wärme des Betts (Synth.: merc. 3, nux-v. 2, merc-i-f., phos., puls.)
- Schmerzen durch kalte Luft

Nase

- eingebildete Gerüche, als ob es brennen würde, nach Käse, Schwefel, Blut
- Nasenbluten durch unterdrückte Hämorrhoiden
- Nasenbluten mit Ohrgeräuschen (Synth.: bell., chin., graph., nux-v.)
- Schnupfen nach Haareschneiden (Synth.: nux-v. 3, bell. 2, sep. 2, puls., sil.)

Gesicht

- Akne durch Käse (Synth.: nux-v.)
- Akne bei Trinkern (Synth.: led. 2, nux-v. 2, ant-c., bar-c., rhus-t.)
- Hitze bei Schnupfen (Synth.: arum-t. 3, nux-v. 3, ars-met., croc., graph.)

Mund

- stechende Geschwüre (Synth.: bapt. 2, merc. 2, nit-ac., nux-v., plb.)
- Zahnschmerzen nach dem Mittagessen (Synth.: nux-v. 2, berb., lach., puls.)
- Zahnschmerz nach einer Füllung (Synth.: arn. 3, nux-v. 3, merc-i-f., merc., sep.)

Brust

- Asthma nach Zorn (Synth.: cham. 3, ars. 2, manc., nux-v.)
- Schmerzen der Brustwarze beim Stillen (Synth.: crot-t. 3, merc-c. 2, nux-v. 2, phyt. 2)

Magen

- Gefühl eines Klumpens im Magen nach dem Essen (Synth.: abies-n. 2, ars. 2, nux-v. 2, ph-ac. 2, med., nat-c., nat-m., puls., rumx.)
- Gefühl eines Steins im Magen nach dem Essen (Synth.: bry. 3, nux-v. 3, ars. 2, bar-c. 2, puls. 2, naja, nat-m., rhus-t., sil.)

- Erbrechen nach Zorn (Synth.: cham. 3, coloc. 3, nux-v. 3, valer. 2)
- Schmerz nach Kaffee (Synth.: cham. 3, nux-v. 2, coca, dig., ign.)

Bauch

- Schmerzen, als ob die Gedärme zerschlagen wären

Verdauung

- Durchfall nach alkoholischen Getränken (Synth.: nux-v. 3, ant-t., ars., lach., sulph.)
- Durchfall nach Zugluft (Synth.: caps. 3, nux-v. 3, acon. 2, bry.)
- Durchfall nach Stillen (Synth.: crot-t. 2, nux-v. 2, ant-c., nat-c.)
- umgekehrte Peristaltik (Synth.: asaf. 2, cocc., elaps, ign., nux-v.)
- während Stuhlgang Magenwürgen (Synth.: cupr. 2, ip. 2, nux-v. 2, podo.)

Nieren

- Harndrang vergeblich mit Stuhldrang (Synth.: canth. 2, dig. 2, nux-v. 2, alum., nat-m., sumb.)

Genitalien

- krampfartige Schmerzen im Uterus, muss sich zusammenkrümmen (Synth.: nux-v. 3, cact. 2, cimic. 2)
- Menstruationskrämpfe mit erfolglosem Stuhldrang

Haut

- Schweiß riecht nach Pferdeharn (Synth.: nit-ac. 2, nux-v. 2)

Glieder

- Wadenkrämpfe abends (Synth.: kali-n., mag-c., nux-v., sel., sil., sulph.)
- Gefühl, die Beine seien abgetrennt (Synth.: nux-v., op., stram.)
- Ärger wird in den Beinen gespürt (Synth.: nux-v. 2)
- Schmerzen durch jeden Luftzug (Synth.: nux-v. 2, calc-p., sumb., verat.)

Rücken

- muss im Bett aufsitzen um sich umzudrehen (Synth.: nux-v. 3)
- Schmerzen beim Drehen im Bett, ist fast unmöglich (Synth.: bry., nux-v. 2, zinc. 2, borx., dios., kali-n.)
- Ischias durch Pressen beim Stuhlgang (Synth.: nux-v. 2, rhus-t. 2, sep. 2, tell. 2, plat.)
- Schmerzen vor Stuhlgang (Synth.: babt., cic., kali-n, nux-v. 2, petr. puls., verat.)
- Schmerzen durch jeden Luftzug

Besondere Anzeigen

- Stockschnupfen bei Neugeborenen
- Obstipation bei Neugeborenen (Synth.: nux-v. 3, op. 3, sulph. 2, zinc. 2)
- Keuchhusten mit Kopfschmerzen, als ob die Schädeldecke zerspringen würde
- Schwangerschaftsübelkeit, kann aber nicht erbrechen
- Schlaflosigkeit in der Schwangerschaft durch Wadenkrämpfe (Synth.: cupr-act. 2, verat. 2, cham., coff., ferr., nux-v.)
- Ohnmacht bei jeder Wehe, Schmerzen erstrecken sich ins Rektum
- Verstopfung nach Narkose
- Erbrechen, Übelkeit nach Narkose
- Narkosevergiftung nach Operation
- Jetlag: Schädel brummt wie verkatert

Vergleiche

- stry., kali-c., hydr., bry., lyc., mag-c., ip., coloc., cham., coff., staph., aesc., sulph.

Bewährte Indikationen

Heuschnupfen

- eine Nasenhälfte abwechslungsweise verstopft, morgens nach dem Erwachen starke Niesanfälle beim ersten Luftzug, Nasenfluss im Freien mit dem Gefühl von verstopfter Nase

Asthma

- bei trockenem, kaltem Wetter (besser bei feuchtem Wetter), beginnt oft mit Niesen, krampfartigem Druckgefühl in der Brustmitte, Atemnot, muss die Kleider lockern, häufig verbunden mit Magenstörungen und Übelkeit

Magengeschwür

- bei gestressten, cholerischen Personen mit starkem Sodbrennen, auftretend 1 bis 2 Stunden nach dem Essen, Magenkrämpfe, Übelkeit, kann aber nicht erbrechen

Hämorrhoiden

- mit zusammenziehendem Gefühl im Rektum und Rückenschmerzen, besser durch Wärme und nach Stuhlgang

Dysmenorrhöe

- wehenartige Krämpfe mit Ohnmachtsneigung, Reizbarkeit, Übelkeit, Kreuzschmerzen, Kopfweh und Frösteln

Lumbago

- sehr heftige Schmerzen, kann sich im Bett nicht bewegen, muss aufsitzen, um sich drehen zu können

Entbindung

- bei erfolglosen Wehen, die bis ins Rektum ausstrahlen, äußerst aggressiv, missgelaunt

Abusus

- Alkohol, Nikotin, Drogen mit krankhaften Folgen, erleichtert die Entzugsreaktionen, stimuliert den Kater

Arzneianalogien

Strychnus nux vomica ist ein immergrüner, vitaler, mächtig großer Baum und verkörpert die robuste, dominante Erscheinung der Nux-vomica-Persönlichkeit. Die tennisballgroßen aufplatzenden Früchte mit harter Schale und weichem Kern charakterisieren die explosionsartigen, emotionalen Ausbrüche des Patienten, welcher sich nach außen halsstarrig und trotzig geben kann.

Nux vomica in der Kinderheilkunde

Nux vomica passt zu Speikindern, welche die Muttermilch schlecht vertragen und bereits als Säuglinge mit Verstopfung zu kämpfen haben. Das Homöopathikum ist vor allem bei robusten, frühreifen, trotzigen Knaben indiziert, die hyperaktiv (Synth.: ruhelose, rastlose Kinder: bell., bry., nux-v.), streitsüchtig, zänkisch, eifersüchtig (Synth.: Eifersucht zwischen Kindern: ars., carc., nat-m., nux-v., sep., verat.) sind. Die Jugendlichen vagabundieren überall herum und sind selten zu Hause anzutreffen. Gegen die Eltern können sie sehr widerspenstig sein (widerspricht ständig der Mutter) und aus geringstem Anlass in Wut geraten. Wenn ihnen etwas nicht passt oder nicht gelingt, rasten sie aus und werden jähzornig. In ihrer unbeherrschten Art sind sie imstande, die eigenen Spielsachen zu zerstören oder handgreiflich zu werden. Insbesondere in den Morgenstunden geben sie sich sehr mürrisch und machen ein griesgrämiges Gesicht.

In der Schule kommt ihr enormer Ehrgeiz zum Vorschein, indem sie stets der Beste und Erste sein wollen. Die Jungen sind intelligent, frühreif, sprachgewandt und besonders talentiert in der Mathematik (Synth.: cocc., lach., nux-v., sil.). Bei Konkurrenz (kann schlecht verlieren) gibt es schnell Streit mit tobsüchtigen und handgreiflichen Ausbrüchen. Auch im Sport sind sie sehr wettbewerbsorientiert und wollen immer an vorderster Front sein. Außerdem betätigen sie sich als Führer und Leiter von Jugendgruppen, wo sie mit ihrem Einfallsreichtum andere hervorragend motivieren können. Auch zeigen sie schon frühzeitig die Fähigkeit für erfolgreiche kommerzielle Geschäfte.

In der Pubertät fliegen oft die Fetzen, sei es im Streit mit den Eltern oder mit den Kameraden. In ihrer Halsstarrigkeit und ihrem Eigensinn lassen sie sich weder von der Mutter noch vom Vater zurechtweisen. Sie möchten die Jugend unbehindert genießen und suchen schon frühzeitig sexuellen Kontakt. Sie hängen dauernd in Diskotheken herum und stellen den Mädchen nach. Nicht selten kommt es zu Eifersuchtsszenen mit rachsüchtigen Handlungen. Es sind Aufschneider, Wichtigtuer, Sprücheklopfer, Schaumschläger, die mit ihrer Prahlerei bei den Mädels die Gunst bekommen möchten. Auch den Genuss von Alkohol, Nikotin oder Drogen benutzen sie als Statussymbol.

Durch den exzessiven Lebenswandel kommt es zu gesundheitlichen Schäden, welche sie durch Säureblocker, Schmerztabletten, Tranquilizer und Aufputschmittel zu unterdrücken versuchen. Insbesondere leiden sie an Kopfschmerzen, Magenverstimmungen, Übelkeit nach dem Essen, einem Gefühl wie ein Stein im Magen, träger Verdauung und Rückenschmerzen.

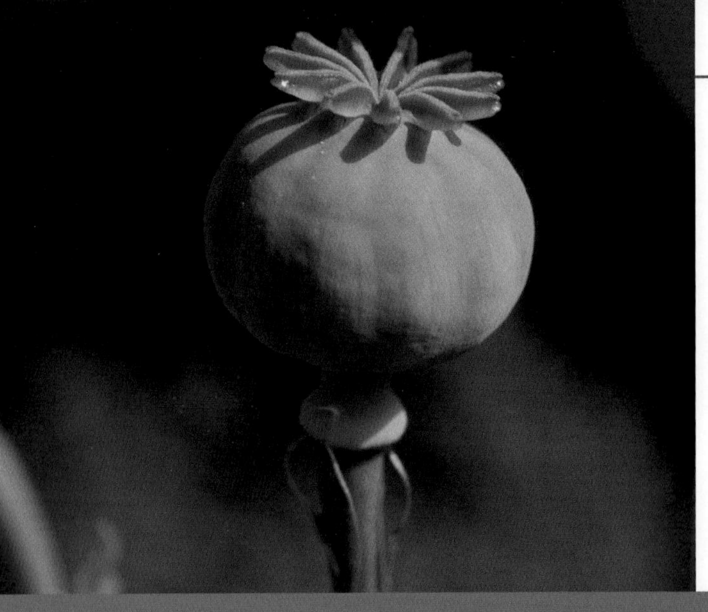

Opium

Allgemeines

Opium ist der eingetrocknete Milchsaft des Schlafmohns (Papaver somniferum L.), welcher eine berauschende, betäubende, schlaffördernde und schmerzstillende Wirkung besitzt. Die einjährige Pflanze aus der Gattung der Mohngewächse (Papaveraceae) trägt von Juni bis August endständig an langen runden Stängeln hellviolette Blüten mit dunkelviolettem Grund. Daraus reifen vielkammerige runde Kapselfrüchte, welche zahlreiche braungraue Samen beinhalten. Wenn die Außenseite der grünen, blau bereiften Schale angeritzt wird, fließt ein alkaloidhaltiger (Morphium, Opium) Milchsaft hervor, der als Latex bezeichnet wird. Die Pflanze wird im asiatischen Raum (Indien, China) kulturmäßig angebaut. „Papaver", der Gattungsname, stammt vom lateinischen „Papa" (= Kinderbrei) und „verum" (= echt), was die frühere Verwendung der alkaloidfreien Samen als Nahrung für Kinder charakterisiert. Der Beiname „somniferum" ist ebenfalls lateinischen Ursprungs aus „somnium" (= Schlaf) und „fero" (= ich trage), was die schlaffördernde Wirkung bezeichnet.

Die Urtinktur wird aus dem eingetrockneten Milchsaft des Schwarzen Opiums, auch Smyrna-Opium genannt, hergestellt.

Die Themen der Arznei sind: *Ambivalenz, Sensibilitätsstörung, Reaktionsmangel, Folgen von Schreck oder Schock und Hitzegefühl.*

Typus

Opium passt vorwiegend für Menschen mit schweren Krankheitsfolgen, ferner für **schockierte und traumatisierte Personen** sowie für **verhaltensgestörte Kinder**. Sie sind meist blond, eher schlank oder untergewichtig und haben ein rotes aufgedunsenes (wechselhaft blasses), ausdrucksloses Gesicht mit starrem oder verträumtem Blick. Die Augen sind entweder halb (Ptose) oder weit geöffnet, die Pupillen dilatiert (nicht den Lichtverhältnissen entsprechend) und unbeweglich. Die Haut ist von warmem Schweiß bedeckt (warmblütig). Häufig kann die Neigung zu **Blutandrang zum Kopf** sowie zu **Zyanose** (Lippen, Zunge, Gesicht) beobachtet werden.

Opium-Persönlichkeiten sind **unternehmungslustig** und gehetzt wie Nux vomica. Ihre Aktivitäten führen sie schnell und mit klarem Verstand (lebhafte Phantasien) aus. Sie können auch träumerisch, voreilig, kühn und mutig sein mit mangelndem Gefühl für Gefahren (Synth.: hep., merc., op., plat.). In ihrem **Übermut** spielen sie gerne falsche Tatsachen vor – es sind unberechenbare Schwindler, die es mit der Wahrheit nicht so genau nehmen.

Sind die Energien einmal erschöpft, wechselt der angeregte Zustand in eine Neurasthenie mit stumpfsinniger, konzentrationsloser **Betäubung** samt Schwere des Kopfes und Schläfrigkeit. Wie ein Pendel, das von der einen Seite auf die andere hinüberschwenkt, zeigen sich **ambivalente Neigungen**: einmal vergnügt, euphorisch, das andere Mal verstimmt, verzweifelt und ängstlich. Aktivität wechselt rasch zu Lethargie und Benommenheit. Andererseits machen sich auch **Sensibilitätsstörungen** bemerkbar, wobei die Betroffenen auf ihre Beschwerden gleichgültig und unempfindlich oder gereizt und wehleidig reagieren. Auch körperliche Störungen sind von dieser Janusköpfigkeit geprägt, beispielsweise Verkrampfungen wechseln mit Lähmungen und Schwäche. Diese **biphasischen, alternierenden Übergänge**, in psychischer wie physischer Hinsicht, sind von größter Wichtigkeit für die Mittelwahl bei neurologischen Erkrankungen wie Konvulsionen, Epilepsie, Delirium, Koma, Apoplex, Narkolepsie, Gehirnerschütterung oder Kopfverletzung.

Epileptische Anfälle können aus verschiedenartigen Gründen ausgelöst werden, z. B. nach Schreck, während dem Schlaf, durch grelles Licht, durch Zorn, bei Hitze (warmes Bad) oder nach Verletzung (bei Kindern, wenn ihnen Fremde in die Nähe kommen). Sie sind gekennzeichnet durch ein dunkelrot verfärbtes Gesicht, Bewusstlosigkeit (Synth.: bufo 3, op. 3, ars. 2, kali-bi. 2), Schaum vor dem Mund und lautes Schnarchen mit röchelnder, aussetzender Atmung.

Gleiches gilt bei **Apoplexie**, auch hier zeigt sich dunkelrot ein verfärbtes, geflecktes und erhitztes Gesicht und die röchelnde Atmung. Dabei fällt der Patient in einen komatösen Betäubungszustand mit herabhängendem Kiefer, verengten oder erweiterten Pupillen, großer Körperhitze, heißem Schweiß und konvulsivischer Bewegung der Glieder. Der Kranke reagiert weder auf Licht, Berührung, Geräusche noch auf sonst einen Reiz.

Auch **delirante Zustände** sind von hohem Fieber (Meningitis, Enzephalitis), hitzigen Schweißausbrüchen, Gesichtsröte und röchelnder Atmung begleitet. Im Fieberzustand (intermittierend oder remittierend) hat der Kranke das Gefühl, als ob das Bett zu heiß wäre, weshalb er sich abdeckt und völlig entblößt. Die Temperatur steigt oft über 40 °C und ist begleitet von Durstlosigkeit (extrem durstig im Froststadium) und extremer Schläfrigkeit.

Opium ist ferner ein Hauptmittel für Beschwerden, welche als **Folge von Schreck** in Erscheinung treten, seien dies Epilepsie oder Konvulsionen, Zittern der Glieder, Tremor, Schwindel, Schlaflosigkeit, Stimmverlust, Herzklopfen, Durchfall, Verstopfung, Enuresis, Harnverhalten, Harn- oder Stuhlinkontinenz, Abort oder Schizophrenie. Oft bleibt nach dem schockartigen Ereignis eine ungeheure Angst zurück, selbst wenn es Monate oder Jahre zurückliegt. Insbesondere nach dem Miterleben eines Unfalls können anhaltende psychische und physische Störungen auftreten (Synth.: Beschwerden durch Schreck beim Anblick eines Unfalls: acon. 4, op. 4, calc. 2).

Ähnliche Zustände zeigen sich auch nach unangenehmen **Überraschungen** (Synth.: coff. 3, op. 2, ferr., merc.) oder unangenehmen Nachrichten (Synth.: ign. 2, coloc., op., staph.).

Es besteht außerdem die Tendenz zu verschiedenartigsten **Lähmungszuständen** in Zunge (erschwertes Sprechen), Speiseröhre, Schlundmuskulatur (Nahrung gelangt in die Luftröhre und steigt zu den Nasenöffnungen hinauf), Blase (Harnretention, Inkontinenz) und Darm (fehlende Peristaltik) sowie zu Tremor und Zuckungen (Mundwinkel, Gesicht). Die Betroffenen leiden insbesondere unter **hartnäckiger Verstopfung** infolge Missbrauchs von Abführmitteln oder als Folge einer Operation – mit schwierigem Abgang von schwarzen Stuhlbällchen oder Zurückschlüpfen des Stuhles (Darmverschluss mit Erbrechen von Kot nach der Entbindung).

Verhaltensmerkmale bei der homöopathischen Anamnese

Die Opium-Persönlichkeit ist bei der homöopathischen Anamnese nicht immer leicht zu erkennen, sagte doch Hahnemann selbst, „dass der Opiumsaft schwieriger in seinen Wirkungen zu beurteilen ist, als irgend eine andere Arznei". Obwohl Betroffene aufgrund schwerer Erkrankungen (Apoplex, Epilepsie, Lethargie, Nervenzerrüttung, Obstipation usw.) einen Homöopathen aufsuchen, berichten sie, dass sie sich prächtig fühlen und an keinen massiven gesundheitlichen Störungen leiden. Der Erkrankte gibt sich gleichgültig, klagt nicht (Synth.: op. 4, stram. 3, hyos. 2), bleibt unberührt gegenüber seiner Krankheit (Synth.: gleichgültig gegen Leiden: op. 3, stram. 3, hell. 2, androc.) oder seinen Schmerzen (Synth.: arn., arund., iod., jatr-c., op.). Mit verlorenem Blick, unbeweglichen Augen, träumerischem Ausdruck und einem unbeschwerten Lächeln sitzt er im Sessel und wartet der Dinge, die während der Konsultation auf ihn zukommen. Bei näherer Ergründung seines Beschwerdebildes präsentieren sich charakteristische ambivalente Symptome, sei es die wechselnde Stimmungslage (vergnügt – lethargisch), die unbeständige mentale Verfassung (aufgeweckt, benommen) oder die inkonstante Sensibilität (Schmerzunempfindlichkeit, Zimperlichkeit gegen Leiden). Auffallend ist auch sein Redestil, einmal gibt er sich geschwätzig, mitteilsam (wiederholt alles 2- bis 3-mal), dann wieder ist er verschlossen, zurückhaltend, schwerfällig mit lahmer Zunge (kann nicht artikulieren). Fordert man den Patienten auf, sich ein bisschen anzustrengen, steigt ihm die Röte ins Gesicht, gefolgt von hitzigen Schweißausbrüchen und verschiedenen Tics. Die Erregung führt zu Zuckungen.

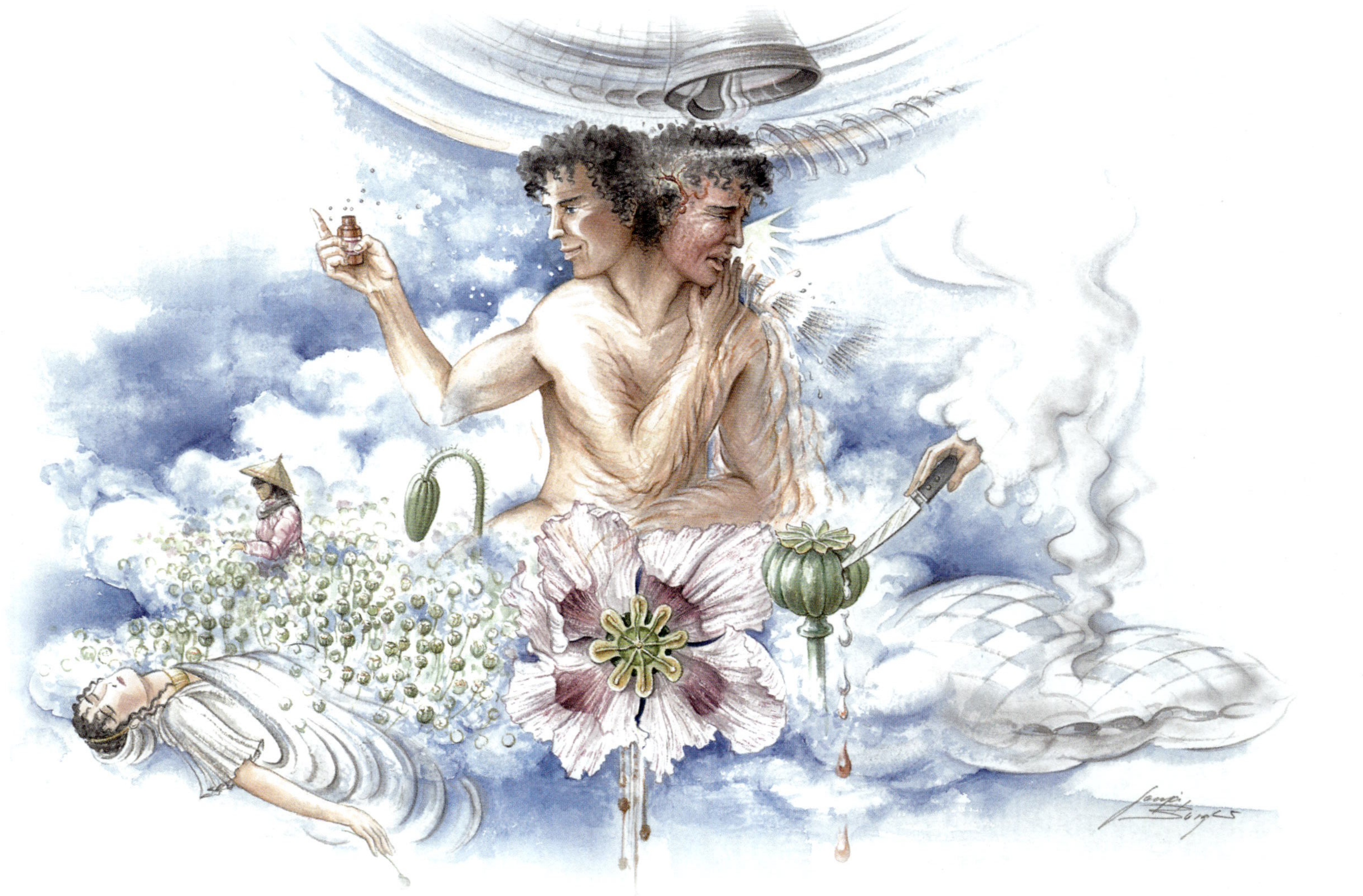

Abb. **36** **Opium-Persönlichkeit:** rotes, aufgedunsenes Gesicht, halb oder weit geöffnete Augen, Blutandrang zum Kopf, Zyanose der Lippen, Betäubung, ambivalente Neigungen: einmal vergnügt, euphorisch, dann verstimmt und verzweifelt, gleichgültig und unempfindlich, dann gereizt und wehleidig, biphasische, alternierende Übergänge (Janusköpfigkeit) in physischer und psychischer Hinsicht: Verkrampfungen wechseln mit Lähmungen, Handlungsstarre alterniert mit Überaktivität, Bett fühlt sich zu heiß an, warmblütig, sucht sich einen kühlen Fleck, Gefühl, als ob er in der Luft schweben würde, betäubender Schlaf oder Erwachen wegen geringstem Geräusch, hört entfernteste Kirchenglocken läuten, stertorös aussetzende Atmung, Gefühl, als sei Rauch im Gehirn, Folgen von Verletzung, Operation, Schock, Schreck, Mangel an Reaktionskraft.

Auch die **Schlafqualität** ist gestört, sie ist stuporös und durch schnarchende, aussetzende Atmung (erwacht mit Erstickungsgefühl) gekennzeichnet. Außerdem können die Betroffenen infolge Überempfindlichkeit des Gehörs (hört entfernteste Kirchenglocken läuten) nicht einschlafen.

Opium ist ferner bei **Alkoholikern** indiziert, die viele Delirien hinter sich haben und bei denen die Gesundheit durch die Sucht völlig zerstört wurde: Apathie, Nervenzerrüttung, psychotische Störungen.

Letztlich wird die Arznei bei **Reaktionsmangel der Lebenskraft** nach gut gewählten homöopathischen Mitteln (sulph.) in Betracht gezogen, insbesondere wenn entsprechende Opium-Symptome vorliegen.

Psyche

Wechselhaftigkeit

- Zorn abwechselnd mit Hochgefühl (Synth.: op. 2, ant-t., bov., caps., seneg.)
- Fröhlichkeit abwechselnd mit Zorn (Synth.: op. 2)
- Reizbarkeit abwechselnd mit Freude (Synth.: coff. 2, acon., choc., cycl., op.)
- Mut wechselt mit Entmutigung (Synth.: merc., op., staph.)
- voller Hoffnung und in der Folge Entmutigung (Synth.: merc. 2, op. 2, staph. 2, alum., kali-c.)
- fühlt sich pudelwohl, dann wieder bedrückt
- ist unternehmungslustig (viele Ideen im Kopf), alternierend mit Lethargie

Gleichgütigkeit

- apathisch, empfindet weder Freude noch Leid

Trägheit

- Handlungsstarre, Mangel an Entscheidungskraft nach Schock, Schreck

Aktivität

- geht bis zum Rand der Erschöpfung (Sport)

Frohsinn

- glückseliges Gefühl (op. 2., androc., coff.), euphorisch

Schreckhaftigkeit

- bei geringstem Geräusch, bei Horrorfilmen

Depression

- schwankt zwischen Hochgefühl und Schwermut
- Kummer durch längst vergangene Beleidigung (Synth.: cham. 2, ign. 2, op. 2, staph. 2, calc.)

Zorn

- Raserei, stampft mit den Füßen (Synth.: anac., lyc., nux-v., op., verat.)

Furcht

- vor dem Tod, vor Tadel

Angst

- wiederkehrend nach Schreck

Wahnidee

- sieht Katzen, Ratten, Skorpione, Drachen, Masken, Gespenster, Gesichter, schöne Dinge
- glaubt, er würde ermordet werden
- Gefühl, als ob der Körper zu leicht wäre
- Gefühl, als ob er in der Luft schweben würde
- fühlt sich glückselig wie unter Drogen
- bildet sich ein, von zu Hause entfernt zu sein

Leitsymptome

Hitze

- bekommt in der Hitze Krampfanfälle
- deckt sich ab, entblößt sich, Bett fühlt sich zu heiß an
- warmblütig, immer auf der Suche nach einem kühlen Fleck
- die Sonne führt zu Beschwerden (Epilepsie, Kopfschmerzen, Betäubung, Schwindel)

Ambivalenz

- schläfrig, stuporös abwechselnd mit Geräuschempfindlichkeit, wacht auf
- unempfindlich gegen äußere Eindrücke, alternierend mit hoher Empfindlichkeit gegen Licht, Lärm, Geräusche, Berührung
- wohlauf und munter, gefolgt von Benommenheit, Verwirrung wie betrunken

- gutes Gedächtnis, geistig klar, abwechselnd mit Stupor, Mangel an Ideen
- verstopft mit unwillkürlichem Abgang von Stuhl
- Harnverhalten mit Inkontinenz
- Pupillen verengt, dann vergrößert

Unempfindlichkeit

- Fehlen jeglicher Sensibilität, keine Reaktion auf Schmerzen, Licht, Wachrütteln, Ansprache
- Verlust der Sensibilität nach Schreck, Schock, Enttäuschung, Kränkung, Kummer

Überempfindlichkeit

- übersteigerte Empfindlichkeit gegen Licht, Sonne, Geräusch, Lärm, Schmerzen
- Sensibilitätsstörung, spürt weder kalt noch warm

Schmerzen

- mangelndes Empfinden bei Beschwerden, die normalerweise sehr schmerzhaft sind, beklagt sich nicht
- Schmerzlosigkeit bei gewöhnlich schmerzhaften Beschwerden (Synth.: op. 3, stram. 3, hell. 2, ant-c., ant-t.)

Röte

- des Gesichts, Zyanose der Lippen, Zunge, Fingerspitzen

Lähmung

- mangelnde Darmperistaltik, Harn-Stuhl-Retention, Harnverhalten
- der Schlundmuskulatur, Speisen gelangen in die Luftröhre
- Stupor, zerebrale Kräfte sind ausgeschaltet, gestörte Beweglichkeit, Sensibilität

Atmung

- schnarchend, röchelnd, Cheyne-Stokes-Atmung, nach Apoplex, bei Epilepsie, im Fieber
- langsam, unregelmäßig, aussetzend im Schlaf, erwacht mit Erstickungsgefühl

Zuckungen

- bei Erregung, der Mundwinkel, im Gesicht, der Glieder
- nach Schreck (Synth.: op. 2, stram. 2)

Konvulsionen

- nach Unterdrückung von Exanthem

Schweiß

- übermäßig, heiß, insbesondere bei Fieber, Erregung

Fieber

- hoch, über 40°C mit Hirnkongestion, rotes Gesicht, röchelnde Atmung, heißer Schweiß (entblößt sich), betäubende Schläfrigkeit, Durst im Froststadium, durstlos in der Fieberhitze
- intensive Hitze mit Betäubung, Bewusstlosigkeit (Synth.: nat-m. 3, op. 3, bell. 2., cact. 2, phos. 2)
- intensive Hitze des Gesichts, Körper aber kalt (Synth.: arn. 3, bell. 2, op. 2, stram. 2

Modalitäten

Verlangen

- nach Unerreichbarem (Synth.: bry., op.), nach frischer Luft, im Bett unbedeckt zu bleiben, sich zu entblößen

Unverträglichkeit

- Alkohol, Sonne, Hitze

Abneigung

- gegen Gesellschaft

Durst

- während des Frostes, durstlos in der Fieberhitze

Hunger

- hungrig, aber kein Verlangen zu essen

Besserung

- frische Luft, kühler Raum, Kälte, Abdecken im Bett, Entblößen, fortgesetztes Gehen, Erbrechen, kalte Speisen

Verschlechterung

- Hitze, Wärme, warmes Bad, Bettwärme, Sonne, Schweiß, unterdrückte Absonderungen, Schreck, unangenehme Nachrichten, Überraschung, Freude, Erregung, Tadel, nach Schlaf, Stimulanzien, Drogen

Absonderliche Symptome

Schlaf
- betäubt, wacht nur schwer auf (Synth.: op. 3, hell., lyc., sel., sul-ac., verat.)
- Auffahren mit Erstickungsgefühl (Synth.: lach. 2, op. 2)
- Atemstillstand, aussetzende, ungleiche Atmung (Synth.: ant-t. 2, bell., op.)
- langsame Atmung (Synth.: op. 3, acon., chin.)
- Schnarchen beim Ausatmen (Synth.: nux-v. 2, op. 2, arn., camph., chin.)
- Atmung setzt beim Einschlafen aus, muss wachgerüttelt werden
- erwacht wegen geringstem Geräusch, hört entfernteste Kirchenglocken schlagen
- träumt von Krieg, Drachen, Skelett, zu versagen, wundervollen Szenen

Kopf
- Schwindel wie betrunken mit Angst nach vorne zu fallen
- Schwindel nach Kopfverletzung (Synth.: nat-s. 2, arn., cic., op., ruta)
- Schwindel nach Schreck (Synth.: acon. 2, op. 2, crot-h.)
- ständige Bewegung des Kopfes (Synth.: ars., cocc., op.)
- Schmerz nach bedrückenden, traurigen Nachrichten (Synth.: cocc., ign., nux.-v., op., staph.)
- Schmerz durch Kränkung (Synth.: bry., cham., lyc., op.)
- Gefühl, als sei Rauch im Gehirn
- heißer Schweiß auf der Kopfhaut (Synth.: cham. 2, cimic. 2, glon. 2, op. 2, podo.)

Augen
- glasiger, stierender Blick mit Unbeweglichkeit der Augen

Ohren
- hört Geräusche, die gewöhnlich gar nicht wahrgenommen werden
- hört das Geräusch des Herzschlages
- hört das arterielle Blut im Kopf

Nase
- Verlust des Geruchssinns

Gesicht
- bläulich bei Kopfschmerzen (Synth.: op. 2, cact.)
- bläulich mit Atemnot (Synth.: op. 2, stram. 2, brom., bry.)
- betäubter, betrunkener Ausdruck

Mund
- violett gefärbte, dicke, belegte Zunge
- anhaltende Bewegung der Zunge (Synth.: acon., clem., op., stram.)

Brust
- stertoröse (aussetzende) Atmung nach Konvulsionen
- Gähnen nach Hustenanfall

Magen
- Erbrechen von Stuhlmassen
- Erbrechen vor oder während Konvulsionen
- grün dunkles Erbrechen (Synth.: crot-h. 2, sec. 2, op., stram., verat.)

Bauch
- Bauch hart, tympanitisch aufgetrieben
- Gefühl, als würden die Därme zerschnitten

Verdauung
- Darmlähmung (Synth.: op. 3, plb. 3, phos. 2, sec. 2, apoc.)
- Durchfall nach plötzlicher Freude (Synth.: op. 3, coff. 2)
- Obstipation bei Reisen (Synth.: alum. 2, nux-v. 2, op. 2, plat. 2, lyc.)
- unwillkürlicher Stuhl nach Schreck (Synth.: op. 3, phos. 2, verat. 2, gels.)
- Gefühl, als sei der Anus verschlossen

Nieren
- kann trotz voller Blase nur geringe Mengen Wasser lassen
- Harnverhaltung nach Schreck (Synth.: op. 3, acon., bell.)
- Spasmus während des Urinierens (Synth.: asaf. 2, cann-s., carb-s., op.)
- Prolaps nach Schock (Synth.: op. 3, gels.)

Genitalien
- Menses erscheint nach einem Schock
- Gefühl, als ob ein sich bewegender Fötus im Bauch befindlich wäre
- unwillkürlicher Orgasmus

Haut
- Blaufärbung der gesamten Haut, Zyanose

Glieder
- Gefühl, als seien die Beine (Unterschenkel) abgetrennt
- livide Farbe der Fingernägel (Synth.: colch. 2, ox-ac. 2, ars., op., sul-ac.)
- spastische Konvulsionen nach Schreck oder Zorn
- Schütteln der Extremitäten (Synth.: op. 2, kali-br.)

Besondere Anzeigen

- Nervosität und Schlaflosigkeit bei Entzug von Narkotika oder Sedativa
- Operationsschock mit Kreislaufversagen, dunkelrotem Gesicht, heißem Schweiß und aussetzender Atmung
- Narkosevergiftung; ist wie berauscht, benommen, stöhnt und schwitzt
- Benommenheit, wie berauscht nach der Narkose
- anhaltender Schluckauf in der Schwangerschaft
- Gefühl von heftiger Bewegung des Fötus in der Schwangerschaft
- Aufhören der Wehentätigkeit mit Koma und Zuckungen
- Verstopfung bei Neugeborenen (Synth.: nux-v. 3, op. 3, sulph. 2, zinc. 2)
- Harnverhaltung nach Stillen
- Folgen von Elektroschocks

Vergleiche

- nux-m., nux-v., bapt., bell., alum., coff., lach., arn., acon., hyos., gels., verat., hell., apis, ign.

Bewährte Indikationen

Gehirnerschütterung

- Kopftrauma, Sonnenstich mit hochrotem, aufgedunsenem Gesicht, halb geschlossenen Augen, verengten oder erweiterten Pupillen, schläfrig, verwirrt, realisiert die Umgebung nicht mehr

Psychisches Trauma

- Folgen durch Anblick eines Unfalls (Synth.: acon. 4, op. 4, calc. 2)
- nach Schock: erstarrt vor Schreck, Sprache bleibt weg, fühlt sich wie benebelt, starr, wird empfindungslos, reaktionslos, träumt nachts (wird Tag und Nacht von Gedanken an das erschreckende Ereignis geplagt)

Operationsfolge

- Abstumpfung der Sinnesorgane, chronische Obstipation, schläfrig, komatös

Abort

- durch Gemütsbewegung (Synth.: gels. 3, bapt. 2, helon. 2, op. 2, cham.)
- durch Schreck (Synth.: acon. 2, gels. 2, ign. 2, op. 2, cimic.)

Kopfschmerzen

- infolge Kränkung, Schreck, großer Freude, Alkoholmissbrauch mit Blutandrang zum Kopf, rot aufgedunsenem Gesicht, heißem Schweiß, klopfenden Karotiden, betäubt wie betrunken, kann nicht mehr denken

Arzneianalogien

Beim Anritzen der Mohnkapseln sondert sich ein erhärtender Milchsaft, das so genannte Opium ab. Dieser Prozess versinnbildlicht die psychische Abkapselung der Opium-Persönlichkeit, während das Eintrocknen des Saftes die Erstarrung nach Schreck charakterisiert.

Opium in der Kinderheilkunde

Opium-Säuglinge sehen nach der Entbindung durch ihre auffallend faltige Haut greisenhaft alt aus. Oft sind es Kinder, deren Mutter während ihrer Schwangerschaft einen großen Schock (wie gelähmt) erlebten, z. B. infolge Miterlebens eines Verkehrsunfalls, eines unerwarteten Sterbefalls im Kreise der Angehörigen oder Bekannten, eines Blitzschlages oder einer Feuersbrunst. Aufgrund des schrecklichen Ereignisses ängstigte sich die Schwangere vor drohendem Abort (Totgeburt) oder sie fürchtete sich, ihr Kind hätte dadurch einen Schaden erlitten.

Andererseits handelt es sich um Kinder, deren Mütter zu Beginn der Schwangerschaft aufgrund von Existenzangst oder anderen Notsituationen versuchten, ihre Frucht abzutreiben. Solch desolate Umstände können sich auch auf das Ungeborene übertragen, mit nachfolgenden Entwicklungs- und Verhaltensstörungen.

Oft sind es Kinder, die bei Annäherung von Fremden sehr schreckhaft reagieren und dabei ein rotes, aufgedunsenes Gesicht bekommen, hitzig schwitzen oder sogar einen epileptischen Anfall mit verengten Pupillen entwickeln. Häufig schreien sie während des Schlafes infolge Atemnot (Pseudokrupp) so laut auf, dass die ganze Umgebung erschrickt. Nach Schreck oder Schock leiden sie unter hartnäckiger Schlaflosigkeit mit Angst und bangen Befürchtungen. Auch können sie, nachdem sie trocken waren, wieder das Bett einnässen.

Die Jugendlichen haben kein Gefühl für Gefahren und ihr moralisches Empfinden lässt zu wünschen übrig. Sie sind unaufrichtig, verlogen, stehlen und lügen hemmungslos was das Zeug hält.

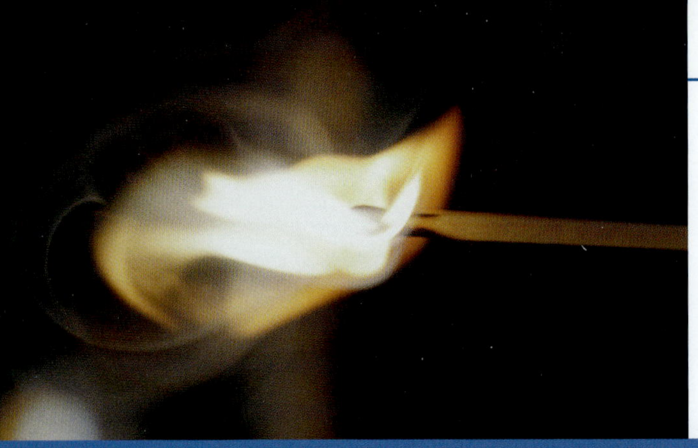

Phosphor

Allgemeines

Phosphor ist ein nichtmetallisches Element, das in drei Hauptformen (Weißer, Roter und Schwarzer Phosphor) zur 15. Gruppe des Periodensystems (wie Stickstoff) gehört. Der Weiße (Gelbe) Phosphor, welcher homöopathisch verwendet wird, ist sehr unbeständig und reagiert unter phosphoreszierendem Leuchteffekt (produziert eine grau-weiße, grelle Flamme) sehr leicht mit dem Sauerstoff der Luft. 1669 wurde die Grundsubstanz von einem Hamburger Alchemisten entdeckt und diente fortan zur Herstellung von Feuerwerkskörpern und Zündhölzern (wurde 1845 infolge der Giftigkeit durch den Roten Phosphor ersetzt). Chemisch wird der Weiße Phosphor durch Verglühen von Kalziumphosphaten bei 1300 °C gewonnen und gelangt als in Wasser gelagerte Stangen in den Handel. In der Natur kommt das Element nur in gebundener Form vor, z. B. als Apatit oder Phosphorit. Im menschlichen Organismus ist Phosphor in Knochen, Zähnen und Körperflüssigkeiten enthalten. Die Nomenklatur stammt aus dem Griechischen: „phos" (= Licht) und „phero" (= tragen), was die Leuchtkraft (Überbringer des Lichts) charakterisiert.

Die homöopathische Arznei wird durch Potenzierung des Weißen Phosphors in Glyzerin-Alkohollösung hergestellt.

Es handelt sich um ein großes Polychrest, das durch folgende Themen charakterisiert ist: *Vielseitigkeit, Kontaktfreudigkeit, Sensibilität, Erregung und Erschöpfung.*

Bei der Abgabe an tuberkulös belastete Patienten ist Vorsicht geboten, da die Arznei alte Krankheitsprozesse wieder auslösen oder beschleunigen kann.

Typus

Phosphor-Persönlichkeiten (mehrheitlich Männer) sind meistens schlank, zierlich, schmal gebaut (gebeugte Schultern, Trichterbrust), **hochgewachsen mit langen Gliedmaßen** (langgezogene Finger) und dünner, transparenter Haut. Sie sehen jünger aus als sie sind, wirken blass (leicht errötend bei Erregung) und faszinieren mit ihren offenen, funkelnden, **ausdrucksvollen, häufig blauen Augen,** die von langen Wimpern umrahmt sind. Das Haar ist fein, vielfach **blond mit rötlichem Schimmer** (Synth.: rote Haare: calc-p., lach., phos., sep., sulph.). Es sind gutaussehende, **strahlende**, freundliche, warmherzige, vertrauenswürdige **Typen** mit attraktiver, sympathischer, fesselnder, charismatischer Erscheinung. Man schätzt sie aufgrund ihrer guten Laune und ihres **erfrischenden Gemüts** als so genannte Sunnyboys. Sie haben Charme, sind überall beliebt und ziehen die Aufmerksamkeit auf sich. Als Gesellschaftsmenschen pflegen sie einen offenen Umgang und sind sehr **kontaktfreudig**, diplomatisch (möchten niemanden verletzen), aufgeschlossen und haben viele Freunde. Sie können sehr **amüsant** und unterhaltsam sein und strotzen vor ansteckender Lebensfreude. Mit **Optimismus** (sieht mehr das Gute als das Schlechte) genießen sie ihr Dasein. Alles Schwere, Bedrückende, Belastende ignorieren sie und wenden sich entschieden davon ab. Aggressionen und Sorgen gehen sie aus dem Wege.

Sie zeigen deutlich **narzisstische** Eigenschaften. Phosphor-Persönlichkeiten sind eitel, von sich selbst fasziniert, selbstgefällig und haben eine subtile Art, die Aufmerksamkeit auf sich zu lenken. Sie lieben es, im Mittelpunkt und Rampenlicht zu stehen, berühmt zu sein und bewundert zu werden. Es sind **geborene Schauspieler** und Entertainer, die sich in dramatischer, theatralischer Weise in Szene setzen können. Glanzvoll beherrschen sie die Kunst der Imitation.

Mit sprühendem Witz und schalkhaftem **Humor** wirken sie in der Öffentlichkeit wie eine frische Brise. Sie scharen die Leute um sich, spielen den Clown und sind immer am Lachen und Scherzen.

Sie sind **künstlerisch begabt** mit ästhetischem Empfinden für Musik (schätzt mehr Romantik und Balladen als Oper und Klassik), Tanz, Farben und Formen.

Eine weitere Charakteristik ist ihre **spielerische Natur**. Sie lieben das Risiko und das Abenteuer, nach deren Nervenkitzel sie fast süchtig werden können (Lotto, Turnier, Match). Wenn sie eine Wette verlieren, sind sie überzeugt, dass sie sicher das nächste Mal gewinnen werden. Sie neigen auch zum Missbrauch von Alkohol, Nikotin oder Drogen, weniger aus Sucht, sondern getrieben von einer Mischung aus Neugier und Leichtsinn.

Ihr Leben ist ständig in Bewegung, sie sind voller Motivation vieles zu erleben. In ihrem Drang nach aufregenden Erfahrungen flattern sie rastlos wie ein **Schmetterling** von einer Blüte zur anderen, verausgaben sich und verschwenden ihre Energien. Oft werden dabei die eigenen Möglichkeiten überschätzt und die Grenzen ignoriert, wodurch ihre Gesundheit Schaden nimmt. Als Nachtmensch und **„Luftikus"** haben sie viele Interessen. Ihr neugieriger Intellekt wird mehr von der Phantasie und Intuition (philosophisch) als vom Verstand (analytisch) beherrscht. Sie lernen schnell (Synth.: camph., coff., lach., phos., plat.), allerdings mit einer gewissen Oberflächlichkeit und **Zerstreutheit** (tagträumerisch, abgelenkt). Bei Überforderung verlieren sie schnell die Konzentration, treten geistig weg und erfahren eine plötzliche Erschöpfung.

Phosphor-Persönlichkeiten sind sehr offen, spontan und **transparent**. Ihr Innenleben präsentiert sich wie ein offenes Buch und sie kennen keine Geheimniskrämerei. Wenn sie psychisch angeschlagen sind, lassen sie sich nichts anmerken. Mit ihrem Schauspieltalent täuschen sie die freudigste Stimmung vor.

Grundsätzlich unterscheidet man die dynamische, spritzige, enthusiastische Erscheinung von der eher introvertierten, schüchternen, zurückhaltenden Konstitution mit sanfterer Ausstrahlung. Jedoch kann auch letztgenannte euphorisch und temperamentvoll reagieren.

Charakteristisch für beide Typen ist die **Feinfühligkeit** und das große **Mitgefühl**. Sensibel wie sie sind, haben sie die Fähigkeit, sich in andere einzufühlen und ihre Empfindungen wahrzunehmen. Das heißt, oftmals spüren sie Schmerzen oder Beschwerden ihrer Nächsten am eigenen Körper. Sogar bei Schicksalsschlägen von fremden Menschen können sie so großes Mitleid empfinden, dass sie unwillkürlich in Tränen ausbrechen. Sie sind sehr sozial veranlagt und möchten, dass alle in ihrer Umgebung glücklich und zufrieden sind, weshalb sie sich ständig um das Wohl ihrer Mitmenschen kümmern. Sie sind **hilfsbereit, großzügig** und können oft schlecht „nein" sagen.

Wegen ihrer Sensitivität fällt es ihnen schwer, sich gegen äußere Einflüsse **abzugrenzen** – wie ein Schwamm saugen sie alles in sich auf. Durch ihre „durchlässige Haut" reagieren sie auf geringste Stimmungsschwankungen wie ein Barometer. Negatives macht sie krank, Unangenehmes führt zu Anspannung, Stress oder Erschöpfung und streitsüchtige Auseinandersetzungen zu nervöser Erregung. Sie reagieren empfindlich auf Elektrosmog (Handy, Starkstromleitungen usw.), geopathische Störungen und atmosphärische Reize (Gewitter). Sie fühlen sich bei Lärm, Geräuschen, grellem Licht und starken Gerüchen (Parfüm, Blumenduft) schnell überreizt.

Ihre hohe **Intuitivität** befähigt sie zu medialen, hellfühligen (hellsichtig) und telepathischen Wahrnehmungen. Auch ihr Sinn für Spiritualität und Religiosität ist ausgeprägt und kann unter Umständen enthusiastische Formen annehmen.

Es fällt ihnen immer wieder schwer, das richtige Maß zu finden. Sie sind schnell zu begeistern, leichtgläubig, naiv, schwärmerisch und **enthusiastisch** wie ein Strohfeuer mit Höhenflügen und euphorischen Phantasien. Oft „schießen" sie mit ihrem schwungvollen Temperament über das Ziel hinaus und neigen zu Übertreibungen und Opulenz.

Ihre maßlose Leidenschaft zeigt sich auch in Liebesbeziehungen und in der Sexualität. Sie lieben die **Freiheit**, möchten unbeschwert und unbesorgt bleiben. Schnell sind sie zu einem Flirt bereit. Sinnlich leicht erregbar und elektrisiert verlieben sie sich schnell mit Neigung zu ekstatischer Erotik (Nymphomanie). Liebesaffären, Techtelmechtel und schwärmerische Episoden (sieht alles durch eine rosarote Brille) sind nicht selten, verbunden mit großem Verlangen nach **Zärtlichkeiten**, Streicheleinheiten und Körperkontakt (Synth.: liebt Zuwendung: phos. 2, carc.). Sie sind verschmust, brauchen Nähe und möchten begehrt werden. Oft aber erkaltet das leicht entflammte Liebesfeuer so schnell wie es gekommen ist, und sie wenden sich neuen Abenteuern zu. Langfristige, feste Beziehungen sind für sie oft schwierig.

Ähnliche Charaktereigenschaften sind auch beim weiblichen Geschlecht zu finden. **Phosphor-Frauen** sind hübsch, charmant, offen, warmherzig, verführerisch, voller Hingabe und Grazie. Sie haben große, geschwungene, sinnliche Lippen. Ihre Ballerinafigur schmücken sie mit modischen Kleidern. Die Sensibilität ist noch ausgeprägter als bei den männlichen Vertretern, jedoch mit weniger profilierter Flexibilität.

Gesundheitlich sind Phosphor-Persönlichkeiten sehr instabil. Trotz Betriebsamkeit und Aktivität fehlt es ihnen an Ausdauer und Durchhaltevermögen. Schnell fühlen sie sich **überfordert** und brechen zusammen wie ein Kartenhaus. Die plötzlichen Schwächeanfälle sind mit einem abgebrannten Zündholz vergleichbar: rasch entflammt – rasch verbrannt. Die Entkräfteten sind erschöpft, ausgelaugt und haben kaum mehr die Kraft sich aufzuraffen. Es mangelt ihnen an Energie, etwas zu unternehmen (Synth.: picr-ac. 2, androc., ign., phos.), jedoch genügt bereits ein kurzes Nicker-

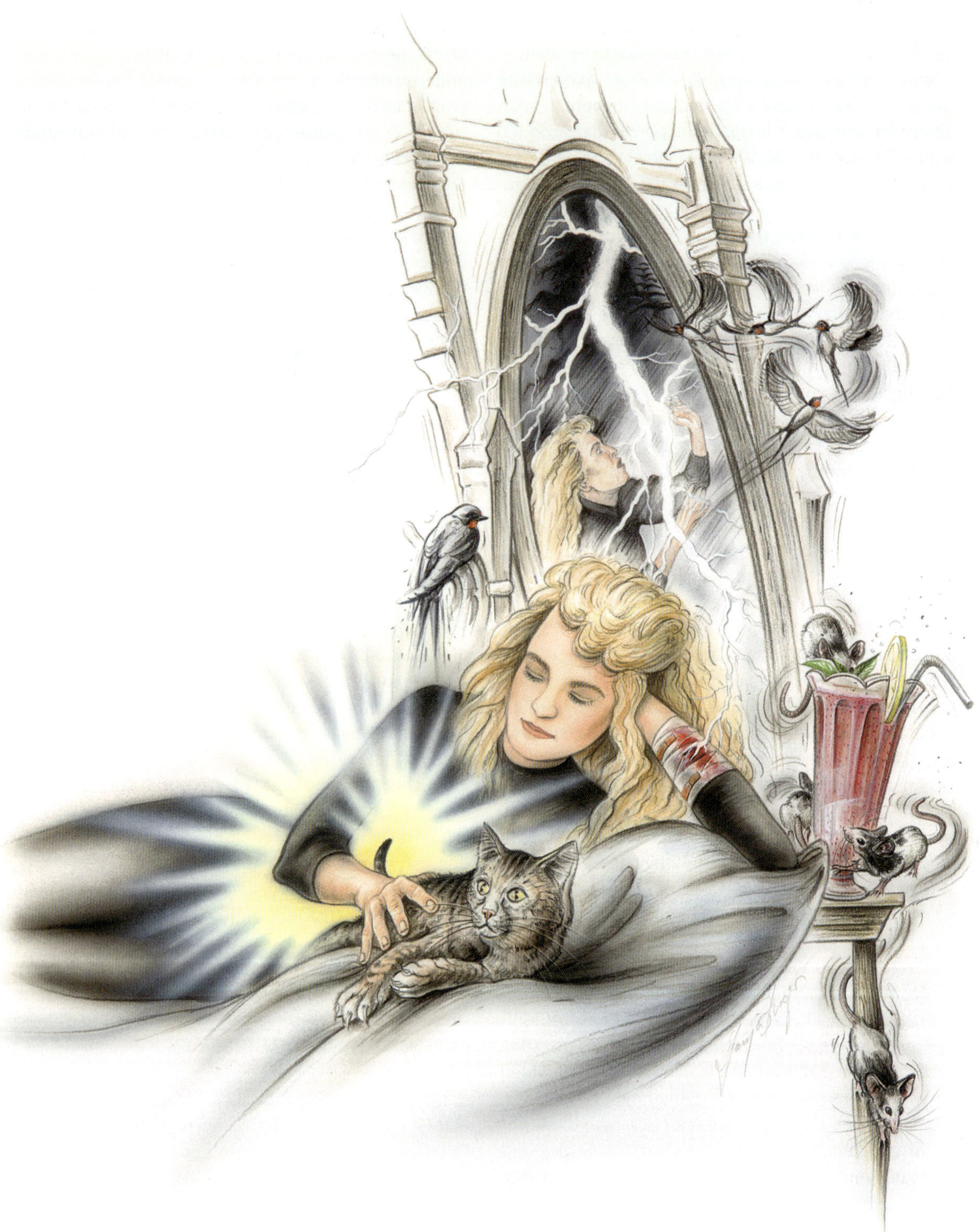

Abb. **37** **Phosphor-Persönlichkeit:** schlanke, hoch gewachsene Statur mit langen Gliedmaßen, helles Haar mit rötlichem Schimmer, blasses Gesicht (leicht errötend bei Erregung), warmherzig, strahlend, charmant, offen, zieht die Aufmerksamkeit auf sich, kontaktfreudig, enthusiastisch, amüsant, optimistisch, humorvoll, Schauspieler, Narzisst, künstlerisch begabt, feinfühlig, sensibel, intuitiv, spielerisch, rastlos, „Luftikus“, zerstreut, herumflatternd, zärtlichkeitsliebend, mag Streicheleinheiten, kitzelig, zittrige Schwäche, Neigung zu hellrot fließenden Blutungen, Erkältungen mit Nasenbluten, Wunden sind schlecht zu stillen, Kopfschmerzen durch Überforderung, Herzklopfen bei Erregung, kann nicht links liegen, Sodbrennen, Angst vor Gewitter, Verlangen nach kalten Getränken

chen, damit es ihnen wieder besser geht. Sie kämpfen an gegen Nervosität, Müdigkeit, Apathie, Langeweile oder Depression. Auch die Schlafqualität ist beeinträchtigt. Es bestehen **Einschlafschwierigkeiten** bis spät nach Mitternacht (erwacht morgens mit dem Gefühl, als ob er nicht geschlafen hätte). Außerdem macht sich infolge Überforderung (Synth.: Zittern nach Anstrengung: rhus-t. 3, merc. 2, phos. 2, nat-m., sec.), Krankheit, Stress, Erregung oder Angst eine **zittrige Schwäche** bemerkbar, bei Hunger oder Leeregefühl des Magens ist diese kombiniert mit Ohnmachtsgefühl.

Die Betroffenen leiden häufig an **Kopfschmerzen** mit Hitzegefühl im Kopf, Brennen im Gehirn, Betäubung (Gedanken entschwinden), verminderter Harnausscheidung, oft hervorgerufen durch geistige Überanstrengung, Stress oder unangenehme Gerüche. Die Beschwerden bessern sich bei Ruhe, nach langem Schlaf (Synth.: phos. 2, sep. 2, epiph.), kalten Umschlägen auf der Stirn, kalten Getränken, Lockern der Frisur, verschlimmern sich aber beim Kämmen, durch Wärme, warme Getränke (Synth.: phos. 3, puls. 3, arum-t. 2, sulph. 2).

Sie haben eine erhöhte Bereitschaft, an grippalen Infekten oder **Erkältungen** zu erkranken mit zittriger Schwäche, hitzigem Fieber und blauen Augenringen. Entzündungen befallen schnell die Atemwege mit Stimmverlust, Heiserkeit, anhaltendem, trockenem Reizhusten, chronischem Kitzeln und Brennen im Kehlkopf, wobei sich die Beschwerden durch Reden, kalte Luft, Temperaturveränderungen, Wetterwechsel und Liegen auf der linken Seite verschlimmern. Bei Bronchitis klagen die Kranken über Hitzegefühl in der Brust, aufsteigend bis zum Kopf. Die Anfälligkeit zu **Pneumonie** (linksseitiger Unterlappen) ist gesteigert und durch scharfe Stiche in der Brust, wundem Husten mit rostfarbenem Sputum, Brennen zwischen den Schulterblättern und fächerförmige Bewegung der Nasenflügel gekennzeichnet. Bei schlechter Ausheilung besteht die Neigung zu Asthma.

Im Frühling leiden die Phosphor-Persönlichkeiten unter **Heuschnupfen** mit Trockenheit und Brennen im Kehlkopf (Heiserkeit beim Reden), Kitzeln im Rachen, bellendem Husten und zuschnürendem Gefühl in der Brust.

Sie haben eine Veranlagung zu **Hämorrhagien** mit hellroten, dünnflüssigen, schlecht zu stillenden Blutungen, sei es aus Nase (beim Schnäuzen), Gebärmutter (Menstruation mit zittriger Schwäche, Myom), bei Hämorrhoiden oder durch Verletzungen.

Auch **herzneurotische Beschwerden** sind für Phosphor typisch, verbunden mit starkem Herzklopfen (beim Liegen auf der linken Seite, durch Erregung, Überanstrengung oder Angst) und massiver Entkräftung.

Magensymptome äußern sich als **Gastritis** (Neigung zu Ulkus) mit Übelkeit, Erbrechen (besser durch kalte Getränke), Reflux im Ösophagus (Aufschwulken von Wasser), Sodbrennen und brennenden Schmerzen einige Stunden nach dem Essen (Synth.: nat-m. 2, plb. 2, agar., phos.).

Letztlich besteht die Neigung zu Diabetes mellitus (großer Durst auf eiskalte Getränke, Kräfteverlust, heißer Kopf, kalte Glieder, Tendenz zu Nierenbeckenentzündung) und Psoriasis (besonders auf der Streckseite der Gelenke).

Verhaltensmerkmale bei der homöopathischen Anamnese

Die Phosphor-Persönlichkeit wirkt in der Sprechstunde offen, freundlich und sympathisch. Sie imponiert durch eine strahlende, fast verschmitzte Erscheinung. Bei der Begrüßung verhält sie sich charmant, galant, zeigt eine angenehme Umgangsart. Während der Schilderung ihrer Symptome macht sie theatralische Handbewegungen mit dramatischer Mimik (Schauspieler). Sie lehnt über den Tisch und möchte dem Therapeuten so nah wie möglich sein. Zappelig mit unruhigen Füßen (kann nicht stillsitzen) berichtet sie von Krankheiten ihrer Angehörigen, Freunde oder Bekannten und fürchtet sich, die gleichen Beschwerden zu bekommen.

Je mehr sie sich in die Ängste hineinsteigert, desto mehr verstärken sich die verschiedenen Empfindungen. Je nach Intensität der Hypochondrie wird der Körper zittrig und der Gesichtsausdruck wirkt hilflos. Sie muss die Zuneigung und das Verständnis des Therapeuten spüren. Das wirkt wie eine Seelenmassage. Offen für jeden Trost lässt sie sich leicht beruhigen und nimmt bereitwillig gut gemeinte Ratschläge an. Bei der Verabschiedung gibt sie ihrer Dankbarkeit mit übertriebenen Gesten (Umarmung, Festhalten der Hand, Klopfen auf die Schulter) deutlich Ausdruck.

Psyche

Nervosität

- unruhig, flatterhaft, unbeständig, zappelig, quengelig bei Beschwerden

Hypochondrie

- befürchtet das Schlimmste bei geringsten Symptomen
- glaubt an einer schweren Krankheit zu leiden

Mitgefühl

- meint die gleiche Krankheit zu haben wie ein Bekannter
- spürt die gleichen Schmerzen, die ein nahestehender Kranker hat

Empfindlichkeit

- hypersensibel, reagiert wie ein Barometer auf äußere Einflüsse wie Gewitter, Temperaturschwankungen, Elektrosmog, Geopathie, negative Stimmung, Gerüche, Lärm, grelles Licht
- gegen Kritik, Zurückweisung, fehlende Anerkennung
- bei Hören von Grausamkeiten (Synth.: calc. 3, caust. 2, phos. 2)

Verletzlichkeit

- kann sich nicht abgrenzen, leicht verletzbar
- leidet stark bei Missachtung, Beleidigung
- geht polemischen Auseinandersetzungen aus dem Weg

Versöhnlichkeit

- ist nicht nachtragend, möchte niemanden verletzen

Trost

- reagiert dankbar auf Zuspruch, braucht Anteilnahme, Zärtlichkeit, Körperkontakt

Depression

- niedergeschlagen, ausgelaugt infolge Überanstrengung
- wird gleichgültig, apathisch, verliert den Antrieb
- plötzlicher Verlust der ursprünglichen Lebensfreude
- fühlt sich hilflos, verloren, kann nicht mehr scherzen, lachen
- Kummer aus enttäuschter Liebe (Synth.: ign. 3, nat-m. 3, ph-ac. 3, phos.)

Benommenheit

- betäubt morgens beim Erwachen (Synth.: am-c., cham., chel., nat-c., phos.)
- Gefühl, als ob das Gehirn nicht mehr funktionieren würde
- ist in Gedanken versunken, schreckt auf, wenn man ihn stört

Erregung

- leicht erregt, aufbrausend (Hitzewallung zum Kopf), ist aber schnell wieder beruhigt

Furcht

- Erwartungsspannung vor dem Gang zum Arzt, Zahnarzt (Synth.: gels. 2, phos. 2, tub. 2, calc., mag-c.)
- vor dem Altwerden, weniger gut auszusehen
- vor dem Liegen auf der linken Seite (Synth.: phos. 3, bar-c., puls.)
- vor Gewitter (Synth.: nat-c. 2, phos. 2, psor. 2, rhod. 2)
- vor Blitz, Donner, tiefem Wasser

Angst

- vor Dunkelheit, sieht Gestalten
- vor drohendem Unglück, Krankheit, Tod
- beim Alleinsein

Wahnidee

- in die Luft gehoben zu sein
- Person höchsten Ranges, adelig zu sein, Größenwahn
- hört Stimmen, sieht Gesichter, Dinge, die sich bewegen

Manie

- möchte sich entblößen, nackt sein, greift sich an die Genitalien

Leitsymptome

Kälte

- ist entweder kalt- oder warmblütig, nur eines von beidem
- empfindlich gegen extreme Temperaturschwankungen

Hitze

- aufsteigend zum Kopf bei Erregung, im Klimakterium
- innerer Brand, verlangt nach eiskalten Getränken, Eis
- Brennen

- auf dem Scheitel, im Gehirn, Gesicht, in den Handflächen, an den Fußsohlen, zwischen den Schulterblättern, in Mund (Aphthen), Magen, Darm, Blase, Rachen, Kehlkopf, Brust, Haut, entlang der Wirbelsäule
- streckt die Füße nachts aus dem Bett, entblößt sie

Kribbeln

- der Fingerspitzen, der Beine (Restless Legs)

Steifheit

- der Glieder wie ein lahmes Pferd, morgens beim Erwachen
- im Nacken wie zermalmt mit Genickstarre

Heiserkeit

- bei Überanstrengung der Stimme

Schwäche

- ist ausgebrannt, erschöpft mit Zittrigkeit (psychisch und physisch)
- erschöpft, muss sich immer wieder hinlegen
- hat den ursprünglichen Tatendrang verloren
- hirnmüde, kann nicht mehr denken
- nach Stuhlgang, Urinieren, bei Überanstrengung, Krankheit

Zittern

- bei Erregung, Erschöpfung, Angst

Ohnmacht

- bei Leere des Magens, bei Hunger, vormittags um 11 Uhr
- durch Gerüche (Synth.: nux-v. 3, phos. 3, ign., sang.)
- durch Blumenduft (Synth.: phos. 3, sang.)

Blutung

- hellrot, dünnflüssig, nicht gerinnungsfähig
- geringste Wunden bluten stark

Stuhl

- dünn, lang, geformt wie ein Bleistift
- hart, mit Mühe zu entleeren

Schweiß

- vormittags, nach Erregung

Schmerzen

- brennend, blitzartig, reißend, von Muskelzucken begleitet

Fieber

- brennend glühende Hitze mit Durst auf kalte Getränke (Synth.: phos. 3, acon.), mit unlöschbarem Durst (Synth.: ars. 3, phos. 3, bell., colch., hep.)
- intensive Hitze mit Betäubung, Bewusstlosigkeit (Synth.: nat-m. 3, op. 3, bell. 2, cact. 2, phos. 2)

Frost

- mit innerem Frieren, Abneigung abgedeckt zu sein
- den Rücken hinauf (abwechselnd mit brennender Hitze)

Modalitäten

Verlangen

- nach Gesellschaft, Nähe von Menschen, Körperkontakt
- nach Mitgefühl (Synth.: phos. 4, androc.)
- nach kalten Getränken, erfrischenden Drinks, Coca-Cola
- nach Eiscreme (Synth.: phos. 3, calc. 2, eup-per., tub., verat.)
- nach Gewürzen, Salz, kalter Milch, Schokolade

Unverträglichkeit

- negatives Umfeld, elektrische und atmosphärische Reize
- warme Milch

Abneigung

- gegen warme Getränke (Synth.: phos. 3, puls. 3, cham. 2)
- gegen Fisch, Meeresfrüchte, Knoblauch, gekochte Milch, Fleisch, Pudding

Durst

- starker Durst auf eiskalte Getränke (erbricht sie, wenn sie im Magen warm werden) (Synth.: phos. 3, puls. 3, bism. 2, lach. 2)
- nachts großer Durst auf erfrischende Getränke

Appetit

- Hunger nachts, steht auf um etwas zu essen
- muss bei Hunger sofort etwas essen, erfährt sonst ohnmachtsartige Schwäche mit Zittern, muss immer rechtzeitig Nahrung aufnehmen, Neigung zu Unterzuckerung

Zeiten

- morgens beim Erwachen (benommen, versteift, unausgeschlafen)
- 11 Uhr vormittags (Leere im Magen), nachts (Hunger)

Seiten

- mehrheitlich linksseitige Symptome

Besserung

- Wärme, Essen, kalte Getränke, Schlaf, Massage, Zuneigung, Trost, Liegen auf der rechten Seite

Verschlechterung

- Kälte (außer bei Kopfweh), Temperaturschwankungen, Wetterwechsel, Gewitter, Liegen auf der linken Seite, Fasten, warme Speisen, morgens beim Erwachen, 11 Uhr vormittags, nachts, Dunkelheit, Alleinsein, geistige und körperliche Überanstrengung, Narkose, negative Spannung, Elektrosmog, Mondphasen

Absonderliche Symptome

Schlaf

- kann auf der linken Seite nicht einschlafen, bekommt Herzklopfen
- träumt ängstlich beim Liegen auf der linken Seite (Synth.: puls. 2, thuj. 2, lyc., phos, sep.)
- erwacht nachts mit Hunger, kann erst nach Essen wieder weiterschlafen
- träumt von Tagesgeschäften, Geld, Verstorbenen, Feuer, Blut, Unglück, erotisch, prognostisch

Kopf

- Gefühl, an den Haaren gezogen zu werden
- Beschwerden nach Haareschneiden (Synth.: bell., glon., kali-i., phos., sep.)
- Blutandrang bei Erregung (Synth.: phos. 2, asaf., ferr.)
- Schwindel beim Hinaufschauen
- chronischer Schwindel (Synth.: phos. 3, nux-v. 2, sec. 2, arn., nat-m.)
- Schwindel bei Blumengeruch (Synth.: nux-v. 3, phos. 3, hyos. 2)
- Schmerzen mit vorausgehender spärlicher oder vermehrter Harnausscheidung
- Schmerzen durch Fasten, Essen verbessert
- Schmerzen, die Besinnung raubend im warmen Zimmer (Synth.: phos. 2, puls. 2, nat-c., nat-m.)
- brennende Schmerzen im warmen Zimmer (Synth.: phos. 3, apis)
- Schmerzen besser nach gutem Schlaf (Synth.: phos. 2, sep. 2, epiph.)
- drückende Schmerzen in der Stirn, kalte Anwendung bessert (Synth.: phos. 3., ant-t. 2, apis 2, ars. 2, calc.)

Augen

- beim Lesen erscheinen die Buchstaben rot
- sieht Blitze, farbige Kreise, Flocken, Nebel, Mouches volantes
- sieht Zickzacklinien, Flimmern, Flackern (Synth.: graph. 2, lach. 2, ign., phos.)
- sieht Blitze vor dem Einschlafen (Synth.: phos. 3, nat-c., sulph.)
- sieht glitzernde Gegenstände beim Schnäuzen der Nase (Synth.: hep. 2, phos. 2, calc.)
- Tränenfluss beim Stuhlgang (Synth.: phos. 3)
- Tränenfluss beim Urinieren (Synth.: phos. 3)
- Tränenfluss im warmen Zimmer (Synth.: all-c. 2, phos. 2)
- Psoriasis der Augenbrauen (Synth.: phos.)

Ohren

- schwerhörig für die menschliche Stimme
- hört das Echo der eigenen Stimme
- Geräusche wie eine Explosion (Synth.: nat-c., phos., cann-i., dig., graph.)
- Schmerz im warmen Zimmer (Synth.: nat-s. 2, nux-v. 2, puls. 2, phos.)

Nase

- überempfindlich gegen Gerüche: Rauch, Parfüm, Blumenduft
- überempfindlicher Geruchssinn bei Kopfschmerzen (Synth.: phos. 3)
- Nasenbluten aus geringstem Anlass
- vikariierendes Nasenbluten (Synth.: ham. 3., phos. 3, bry. 2, lach. 2, puls. 2)
- Polyp blutet leicht (Synth.: phos. 2, calc-p. 2, calc., thuj.)
- Schwellung einer Seite (Synth.: phos. 2, zinc. 2, cocc., croc., hippoz.)

Gesicht

- Schweiß nur im Gesicht (Synth.: calc., con., ign., phos.)
- wird plötzlich blass (Synth.: cimic. 2, graph., phos.)
- Farbe rot, abwechselnde Seiten (Synth.: phos. 2, chel., lach., nat-p.)

Mund

- blutet leicht (Synth.: hep. 3, phos. 3, lach.)
- Zunge schwarz in der Mitte (Synth.: phos. 3., merc. 2, chlol., lept., sec.)
- Gefühl von Watte im Hals
- Blut sickert aus den Tonsillen (Synth.: crot-h. 2, lach. 2, phos. 2, sec., ter.)

Brust

- Gefühl von Leere
- Husten beim Gehen vom warmen in kalten Raum
- Husten durch Einatmen kalter Luft
- Husten durch starke Gerüche (Synth.: phos. 2, merc-i-f., sul-ac.)
- Kitzeln der Luftwege in der frischen Luft (Synth.: phos. 3., lach. 2, ox-ac.)
- Heiserkeit durch Überhitzung (Synth.: ant-c., brom., haem., phos.)
- Schmerz beim Liegen auf der linken Seite (Synth.: phos. 3, am-c., cench., eup-per.)
- roher Schmerz in den Bronchien bei kalter Luft (Synth.: phos. 3, apis)
- Schmerz Lunge links (Synth.: phos. 3, myrt-c., sulph., tub.)
- Gefühl, als ob das Herz heiß wäre
- Herzklopfen bei Gewitter (Synth.: nat-p. 2, phos. 2)

Magen

- Leeregefühl 11 Uhr vormittags
- Gefühl, der Magen würde locker herabhängen
- Aufstoßen sofort nach dem Essen (Synth.: mag-p. 2, phos. 2, ferr.)
- Übelkeit durch Eintauchen der Hände in warmes Wasser
- Schmerzen nach Eis
- Übelkeit besser nach kalten Getränken (Synth.: bism. 2, phos. 2, puls. 2, calc.)
- Übelkeit von warmen Getränken (Synth.: phos. 3, puls. 3, bism. 2, lach. 2)
- krampfartige Schmerzen während der Menses (Synth.: cupr. 2, sars. 2, ars., kali-c., phos.)

Bauch

- Gefühl von Leere, Schwäche, Hinfälligkeit
- Leeregefühl während der Menses (Synth.: phos. 2, sulph.)
- Schmerz im Hypogastrium vormittags (Synth.: sep. 3, phos. 2, agar., con.)

Verdauung

- Gefühl, der Darmausgang sei weit offen, Unsicherheitsgefühl
- Durchfall morgens herausschießend, Hydrantenstuhl mit Schwäche, Erschöpfung
- Durchfall besser nach kalten Getränken (Synth.: phos. 2)
- Stuhldrang beim Liegen auf der linken Seite
- unwillkürlicher Stuhlabgang nach Schreck (Synth.: op. 3, phos. 2, verat. 2, gels.)
- Stuhl teilweise grau, weißlich (Synth.: phos. 3, nat-m., plb.)
- Hämorrhoiden treten heraus beim Abgang von Flatus (Synth.: bar-c. 2, mur-ac. 2, phos. 2)

Nieren

- Harnröhre (Meatus) morgens verklebt (Synth.: sep. 3, phos. 2, thuj. 2, canth.)
- Urin wie mit weißer Kreide vermischt (Synth.: phos. 3, ph-ac. 2, merc.)
- Uringeruch wie Pferdeharn (Synth.: nit-ac. 3, benz-ac. 2, nat-c. 2, absin., phos.)
- Urinsediment käsig (Synth.: phos. 3, ph-ac. 2, sars. 2, sec. 2, alumn.)

Genitalien

- Regelschmerzen zunehmend mit Stärke der Menses (Synth.: cimic. 2, cann-s., phos., tarent., tub.)
- scharfer, wundfressender Fluor während der Menses (Synth.: phos. 2, lach., sep.)
- Menses zu früh, spärlich
- blutende, vaginale Kondylome, Vaginalblutungen
- sexuell erregt beim Stillen
- heftige Erektion der männlichen Genitalien, Tag und Nacht (Synth.: canth. 2, nit-ac. 2, phos. 2, merc-c., sabin.)

Haut

- Urtikaria nach Baden (Synth.: urt-u. 2, bov., phos.), nach Fisch, Sonnenbad (bei rotblonden Personen)
- fettige Entartung der Gewebe
- Psoriasis der Unterschenkel (Synth.: phos. 3, kali-ar.)

Glieder

- Kälte im Knie nachts im Bett (Synth.: phos. 3, sep.)
- Blutandrang zu den Händen
- Brenngefühl in den Handflächen, Fußsohlen
- Ameisenlaufen in Händen und Füßen

Rücken

- Schwächegefühl als würde die Wirbelsäule brechen
- Hitze während der Menses (Synth.: phos. 2)
- Schmerz während des Urinierens (Synth.: ant-c. 2, ip. 2, kali-bi. 2, sulph. 2, phos.)
- brennender Schmerz in der Lumbalregion nachts (Synth.: phos. 2, bar-c., mag-m.)
- Ischias beim Liegen auf der linken Seite (Synth.: phos. 2, kali-c.), auf der rechten Seite besser (Synth.: phos. 2)

Besondere Anzeigen

- schlimme Folgen von einer Narkose (wacht nicht auf)
- Sehstörung nach Stromschlag

- kann während der Schwangerschaft kein Wasser trinken ohne zu erbrechen
- Verbrennung durch Röntgenstrahlen (Synth.: calc-f., phos., rad-met., x-ray)

Vergleiche

- ars., nux-v., kali-c., tub., caust., sulph., sil., sep., ph-ac., pic-ac., onos., carb-v., acon., ambr., bry., chin., rhus-t., agar., alum., calc-p., lyc., merc.

Bewährte Indikationen

Kopfschmerzen

- bei sensiblen, lebhaften, schnell erregbaren Personen mit Schmerzen nach Ärger, starken Gerüchen, grellem Licht, Lärm, vorwiegend im Stirnbereich, ausstrahlend zur Nasenwurzel; mit Besserung im Freien, durch kalte Anwendungen, Essen, kalte Getränke und Schlaf; schlimmer in der Wärme, bei Linkslage, durch geistige Arbeit, oft verbunden mit Schwindel, Zittrigkeit und Schwäche

Migräne

- einseitige, periodisch alle 7 Tage, mit pulsierenden, pressenden oder bohrenden Schmerzen in Stirn und Schläfe, beginnend mit häufigem Gähnen und reichlichem Urinabgang, verbunden mit Trübsehen und Flackern, vorübergehender Blindheit, nach dem Anfall sehr erschöpft und blass

Asthma

- mit Hitzegefühl im ganzen Körper, großer Schwäche und Erregung bei Atemnot (glaubt zu ersticken); Enge wird auf der Brust empfunden, Gefühl von Gewicht auf der Brust, Verlangen nach frischer Luft

Hypotonie

- Astheniker mit extremer Erschöpfung, Pulsbeschleunigung bei Erregung, weichem, schnellem Puls, frostig, erträgt aber weder Wärme noch Sonne, Leere und Hinfälligkeit bei Blutdruckabfall, besser nach Essen und Schlaf

Gastritis

- mit Ulkusneigung, brennenden Magenschmerzen, Sodbrennen, starkem Durst auf kaltes Wasser, wird erbrochen, sobald es im Magen warm wird, anfallsweise Heißhunger, muss nachts aufstehen und essen, sehr erschöpft

Hepatitis

- Leber und Milz geschwollen, zittrige Schwäche, dünner, bleistiftartiger Stuhl, Brennen im After mit Gefühl, als ob der Anus weit offen wäre, Blut im Stuhl, erschöpft nach Stuhlgang, Nasenbluten, Herzklopfen bei Linkslage, Puls beschleunigt, schwach

Albuminurie

- dunkler und trüber Urin, Erschöpfung bis zur Ohnmacht, überempfindlich gegen Wettereinflüsse, Nasenbluten, Hautauschlag, Hitzegefühl im Kopf

Hautausschlag

- nach Antibiotika, trocken, schuppend, pustulös, brennend und juckend

Arzneianalogien

Phosphor ist ein unbeständiges Element, das sich bei grellem Licht leicht entzündet, ähnlich wie ein Streichholz mit einer aufflackernden Stichflamme Feuer fängt und rasch abbrennt. Mit dieser Eigenschaft wird die lebhafte, schnell entflammbare (leicht zu beeindruckende) Phosphor-Persönlichkeit mit Hitze und brennenden Beschwerden charakterisiert (gibt ihre Kraft hin, bis sie vor Erschöpfung zerbricht). Die phosphoreszierende Reaktion der Grundsubstanz zieht die Aufmerksamkeit auf sich und kennzeichnet entsprechend die narzisstische Veranlagung und die strahlende Erscheinung.

Phosphor in der Kinderheilkunde

Bei Phosphor handelt es sich um hübsche Kinder mit einer gewinnenden, warmherzigen Ausstrahlung. Sie sind meistens mager, haben eine hochgeschossene Statur (meist zu groß für ihr Alter) und einen schlaksigen Körperbau, vergleichbar einem langen Bambusrohr. Mit ihren blonden Haaren (oft rötlich schimmernd), den großen, wachen und leuchtenden Augen besitzen sie einen natürlichen Charme. Der Teint ist blass (Neigung zum Erröten bei Aufregung); das Gesicht ist oft mit Sommersprossen bedeckt und die Haut hat ein transparentes Aussehen.

Säuglinge sind sehr pflegeleicht. Sie sind stets hungrig und möchten deshalb dauernd gestillt werden. Ihr Ausdruck ist verspielt, mit einem gewinnenden Lachen (strahlt alle an). Ihre Entwicklung ist rasant. Früh lernen sie Kriechen, Sitzen, Sprechen und Laufen. Auffallend ist ihr schnelles Knochenwachstum, das oft mit schubartigen Schmerzen und schneller Erschöpfung verbunden ist (Neigung zu Haltungsschäden).

Schon früh lassen sich bei den Kindern die spezifischen Phosphor-Eigenschaften erkennen. Sie sind extrovertiert, kontaktfreudig, temperamentvoll, vergnügt, unbeschwert, spontan, ungehalten, spitzbübisch und flatterhaft wie ein Schmetterling. Mit ihrer freundlichen, fröhlichen Art (gutes Benehmen) gewinnen sie schnell die Aufmerksamkeit ihrer Umgebung. Gerne spielen sie den Clown, lachen und spaßen, als wäre das Leben ein Zirkuszelt. Sie sind unbeschwert offen, möchten immer im Mittelpunkt stehen und sind gerne unter Menschen (Abneigung gegen das Alleinsein). Bemerkenswert ist ihre Großzügigkeit. Spielsachen werden freigiebig verschenkt und auch das Taschengeld ist schnell an andere verteilt.

Wenn die Kinder getadelt werden, können sie ein unschuldiges, Mitleid erweckendes Gesicht aufsetzen. Sie entschuldigen sich sofort und möchten alles wieder gut machen. Bezeichnend ist, dass man aus ihrem Gesichtsausdruck die momentane Stimmung leicht ablesen kann – ihr Mienenspiel ist wie ein offenes Buch.

In der Schule sind sie sehr lernfreudig und intelligent, haben aber wenig Ausdauer. Bei Leistungsdruck reagieren sie schnell mit Erschöpfung, Konzentrationsmangel (lässt sich leicht ablenken) und Kopfschmerzen. Andererseits zeigen sie Talent für Musik, Malen, Zeichnen, Theater oder Gesang. Sie lieben es, eine Show zu zeigen, weshalb sie als Klassenliebling geschätzt werden. Sie haben viele Freunde, die sie mit ihren zahlreichen Ideen auf Trab halten.

Oft besitzen Phosphor-Kinder schwache Abwehrkräfte. Sie sind häufig krank und neigen zu Rückfällen, begleitet von enormen Erschöpfungszuständen (muss oft eine Pause einschalten; fühlt sich nach einem kurzen Nickerchen besser). Der Schlaf ist gestört durch mehrmaliges Erwachen, dabei spüren sie einen großen Hunger und ein Verlangen zu essen. Beim Einschlafen möchten sie gestreichelt oder massiert werden und das Zimmer darf nicht zu dunkel sein (wünscht, dass gedämpftes Licht brennt), da sie sich vor Geistern oder Fratzen fürchten. Die Kinder reagieren sehr empfindlich auf brutale Fernsehsendungen mit grausamen oder mörderischen Szenarien. Sie sind danach stundenlang erregt und können kaum mehr einschlafen.

Tagsüber neigen sie zu Nervosität mit aufbrausendem Gemüt aus geringstem Anlass. Selbst bei freudiger Erwartung, wie z. B. bei einer bevorstehenden Reise oder einem organisierten Ereignis können sie sehr zappelig und unruhig werden oder auch mit Gesichtsröte, Zittern und Durchfall reagieren.

Ein bedeutender Schwachpunkt der Phosphor-Kinder sind die Atemwege. Es besteht eine große Neigung zu Pseudokrupp, Bronchitis und Lungenentzündung (Hitze, hohes Fieber) mit trockenem Kitzelhusten (bei kalter Luft, abends schlimmer), brennenden Schmerzen, gereizten Stimmbändern, Heiserkeit und Druck auf der Brust. Nach Hustenanfällen oder nach dem Schnäuzen der Nase kommt es oft zu Einblutungen der Augenbindehaut (Konjunktivitis). Die Tendenz zu Hämorrhagien ist gesteigert (Anfälligkeit zu Nasen- oder Zahnfleischbluten) mit hellrot fließendem Blut (kaum zu stillen).

Ein weiteres Merkmal ist die Hinfälligkeit (Gefühl von Leere im Magen) um ca. 11 Uhr vormittags (muss etwas essen) und das große Verlangen nach eiskalten Getränken (Coca-Cola). Insbesondere die Magenschmerzen werden dadurch gelindert. Die Kinder haben eine Vorliebe für Salz, Gewürze und saure Speisen (Zitrone).

Sehr empfindlich reagieren sie auf äußere Sinneseindrücke wie Lärm, grelles Licht oder Gerüche. Sie sind hoch sensibel gegenüber Gewitterstimmung, Mondphasen, Elektrosmog, geopathischen Einflüssen oder streitsüchtigen Auseinandersetzungen (spürt die disharmonische Stimmung wie ein Barometer). Auch zeigen sie großes Mitgefühl für Kranke und Bedürftige und leiden oft unter extremen Ängsten aus geringstem Anlass, z. B. vor Blitz, Donner, Spinnen, Dunkelheit (sieht Gesichter); sie fürchten, dass den Eltern etwas zustoßen könnte oder ängstigen sich vor schlimmen Krankheiten.

In der Pubertät verstärkt sich die Empfindsamkeit um ein Mehrfaches. Die hochgeschossenen Jugendlichen mit Veranlagung zu hängenden Schultern sind hochgradig erregt (Neigung zu Onanie-Exzessen), erschöpft und krankheitsanfällig (Magersucht). Die Mädchen sind von großer, schlanker Statur und neigen zu Nasenbluten während der monatlichen Regel, welche stark fließt mit heller Blutung. In der Folge zeigen sich Blässe und Blutarmut.

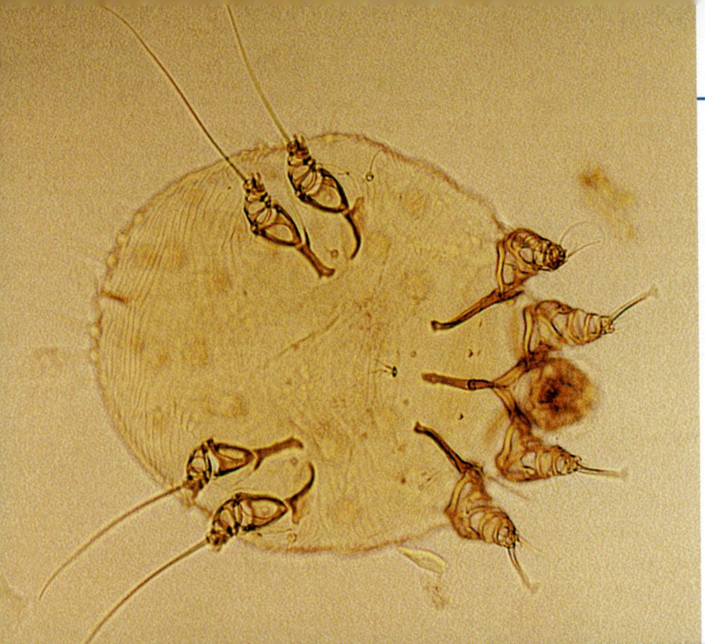

Psorinum

Allgemeines

Psorinum ist eine Nosode, welche aus dem seropurulenten Inhalt der Krätzebläschen hergestellt wird. Bei der Skabies (Krätze) handelt es sich um eine hochansteckende Krankheit, die nach Hahnemann ein Stigma (vergleichbar der Erbsünde) der ganzen Menschheit manifestiert. Die Arznei, potenziert aus den Ergüssen des Hautausschlages, besitzt eine große Ähnlichkeit mit Sulphur (hitzig) und wird auch als „frostige Sulphur" bezeichnet.

Ähnlich wie der homöopathische Schwefel wird Psorinum bei fehlender Reaktionskraft eingesetzt, wenn gut gewählte Mittel nicht ansprechen und der Patient im Unterschied zu Sulphur wenig Lebenswärme besitzt. Nach Phatak klärt die Abgabe der Nosode verworrene Fälle auf, andererseits ist sie bei Folgen von unterdrückten Hautausschlägen (Asthma und Infektionsneigung) und Juckreiz sehr oft indiziert. Bei der Abgabe des Mittels ist zu berücksichtigen, dass früher durchgemachte Erkrankungen erneut mit starken Reaktionen zu Tage treten können und zwar laut Hering'schem Gesetz von oben nach unten, von innen nach außen und in umgekehrter Reihenfolge des Entstehens.

Es handelt sich um ein tief wirkendes Mittel (psorisches Miasma) mit folgenden bestimmenden Themen: *Armut, Versagensangst, Hoffnungslosigkeit, Schmuddeligkeit, extremster Juckreiz und unausstehlicher Geruch.*

Typus

Die Psorinum-Persönlichkeit macht einen schmutzigen, **unsauberen Eindruck**, als ob sie sich nie waschen und pflegen würde. Sie sieht ungesund aus, mit fettiger, blasser Gesichtshaut (voller Äderchen) und trockenem, glanzlosem, wirrem und verklebtem Haar. Auch wenn die Betroffenen täglich duschen oder baden, werden sie die **abstoßende Körperausdünstung nicht los**: Atem, Schweiß und Ausscheidungen riechen unausstehlich. Trotz großem Appetit sind sie **mager** und dünn, da sie die Nahrung nicht richtig verwerten können (Assimilationsstörungen). Sie leiden unter **mangelnder Lebenswärme**, weshalb sie bei geringster Kälte äußerst frostig reagieren und sich mit dicken Pullovern und wärmenden Mützen schützen.

Häufig handelt es sich um Personen, die aus ärmlichen Familienverhältnissen stammen und die sich an das karge, bescheidene Leben gewöhnt und ein regelrechtes „Armutsbewusstsein" entwickelt haben. Bereitwillig verzichten sie auf Vergnügen, Luxus und Komfort, weil sie der festen Überzeugung sind, dass dies ihr Schicksal ist, das sie akzeptieren müssen. Sie fühlen sich **minderwertig** und sondern sich von der Gesellschaft ab. Falls sie sich einmal eine Freude gönnen, werden sie danach von Gewissensbissen geplagt und glauben vom Leben bestraft zu werden. Ihr Gemüt wird beherrscht durch eine zermürbende, hoffnungslose, pessimistische Stimmung, die von bösen Vorahnungen geprägt ist. Sie fühlen sich als Versager, unfähig, etwas auf die Beine stellen zu können. Der Tenor ihrer Resignation ist: „es hat doch alles keinen Zweck!", „es wird ja eh schief gehen!". Bedrückt und gebrochen verlieren sie jeglichen Mut und geraten so in einen desolaten Zustand.

Die großen psychischen Konflikte schwächen die Patienten und machen sie sehr krankheitsanfällig. Sie besitzen **wenig Widerstandskraft** und können sich von Erkrankungen nur schwer erholen. Ihr Schwächezustand führt zu häufigen Rückfällen und zu chronischen Beschwerden. Es zeigen sich schwerwiegende Folgen von Infektionen, Kinderkrankheiten, Verletzungen, Operationen, Impfungen und Beschwerden durch Unterdrückung von Symptomen wie Hautausschlag, Juckreiz, Asthma oder Schmerzen. Die Patienten fühlen sich hundemüde und zu keiner Anstrengung fähig; am liebsten möchten sie im Bett liegen bleiben.

Es besteht eine große Neigung zu **Hautkrankheiten.** Prädilektionsstellen sind die Ohren (Ohrmuschelansatz), die Gelenkbeugen, zwischen den Fingern, auf der Kopfhaut, im Gesicht, an den Genitalien oder am ganzen Körper, mit stark juckenden, nässenden, schuppigen, rissigen, krustigen, eitrigen (Pusteln), geschwürigen oder wunden Affektionen. Die Ausschläge haben die Tendenz sich schnell auszubreiten und werden durch Baden, Waschen, Bettwärme, Tragen von Wolle oder Kunstfasern verschlimmert (im Winter stärker als im Sommer). Der **Juckreiz** ist oft so intensiv, dass sich die Betroffenen vor Verzweiflung, trotz Wundheit der Stellen, blutig kratzen (schlimmer nachts). Oft sind die Lymphdrüsen am Hals geschwollen und es bilden sich stinkende Sekrete. Die Tendenz zu Allergien ist groß. Es treten nesselsuchtartige Reaktionen auf nach Exposition verschiedenster Reize wie: Deodorants, Parfums, Badezusätze, Seifen, Kosmetik, Sonne, Pollen, Süßigkeiten oder Schweinefleisch. Nicht selten können auch Ekzeme (im Wechsel mit Asthma), hartnäckige Akne, Rosacea, Psoriasis, Neurodermitis, Haut- und Schleimhautmykosen in Erscheinung treten.

Die körperliche Schwäche und der Mangel an Lebenswärme führt zu großer **Erkältungsneigung**, verbunden mit geschwollenen Halsdrüsen, stinkendem Schweiß, hitzigem Fieber, Frost und Kräftezerfall. Die zu Chronizität neigenden Entzündungen lokalisieren sich häufig in den Ohren (mit übel riechenden Absonderungen wie faules Fleisch; Synth.: kali-p. 3, psor. 3), in den Nasennebenhöhlen, den Augen, der Nase und den Bronchien.

Die Psorinum-Persönlichkeiten neigen zu **Reizdarmbeschwerden** mit aufgeblähtem Unterbauch und aashaft stinkenden, blutig schäumenden Durchfällen (frühmorgens), verbunden mit dem Gefühl, nie fertig zu werden.

Bei Hunger, Fasten, Unterdrückung von Hautausschlägen, Zugluft und im Freien können hämmernde, pulsierende oder zusammenziehende **Kopfschmerzen** auftreten, die sich durch Essen bessern. Auffällig ist, dass sich der Patient jeweils am Tag vor dem Migräneanfall ausgesprochen wohl fühlt.

Verhaltensmerkmale bei der homöopathischen Anamnese

Häufig sieht der Patient wie ein heruntergekommener Landstreicher aus, wenn er erstmals zur Konsultation beim Homöopathen erscheint. Der schmuddelige, magere, ausgezehrte Patient wirkt sehr bedrückt, verzweifelt und zeigt eine pessimistische Grundhaltung. Er fühlt sich am Ende seiner Kräfte, glaubt sterben zu müssen und hat keine Hoffnung mehr. Mutlos bekräftigt er: „Es hat doch alles keinen Sinn mehr, ich weiß nicht, wie lange ich das noch aushalten kann." Während der Anamnese kratzt er sich dauernd am Nacken oder stützt vor Schwäche seinen Kopf mit beiden Händen ab. Er fürchtet, dass er wegen seiner Krankheit die Arbeitsstelle verlieren könnte und dass er wegen Bankrotts ins Armenhaus eingewiesen werden müsste. Seine Lebens- und Reaktionskräfte sind ermattet und er leidet unter chronischen Beschwerden, welche nicht zuletzt durch Unterdrückung von Krankheiten entstanden sind. Auffallend ist, dass er unverhältnismäßig warm angezogen ist und auf geringsten Luftzug empfindlich reagiert. Möglicherweise fragt er am Ende der Konsultation, wo man in der Nähe etwas essen könne, da ihn die Anamnese sehr hungrig gemacht hat.

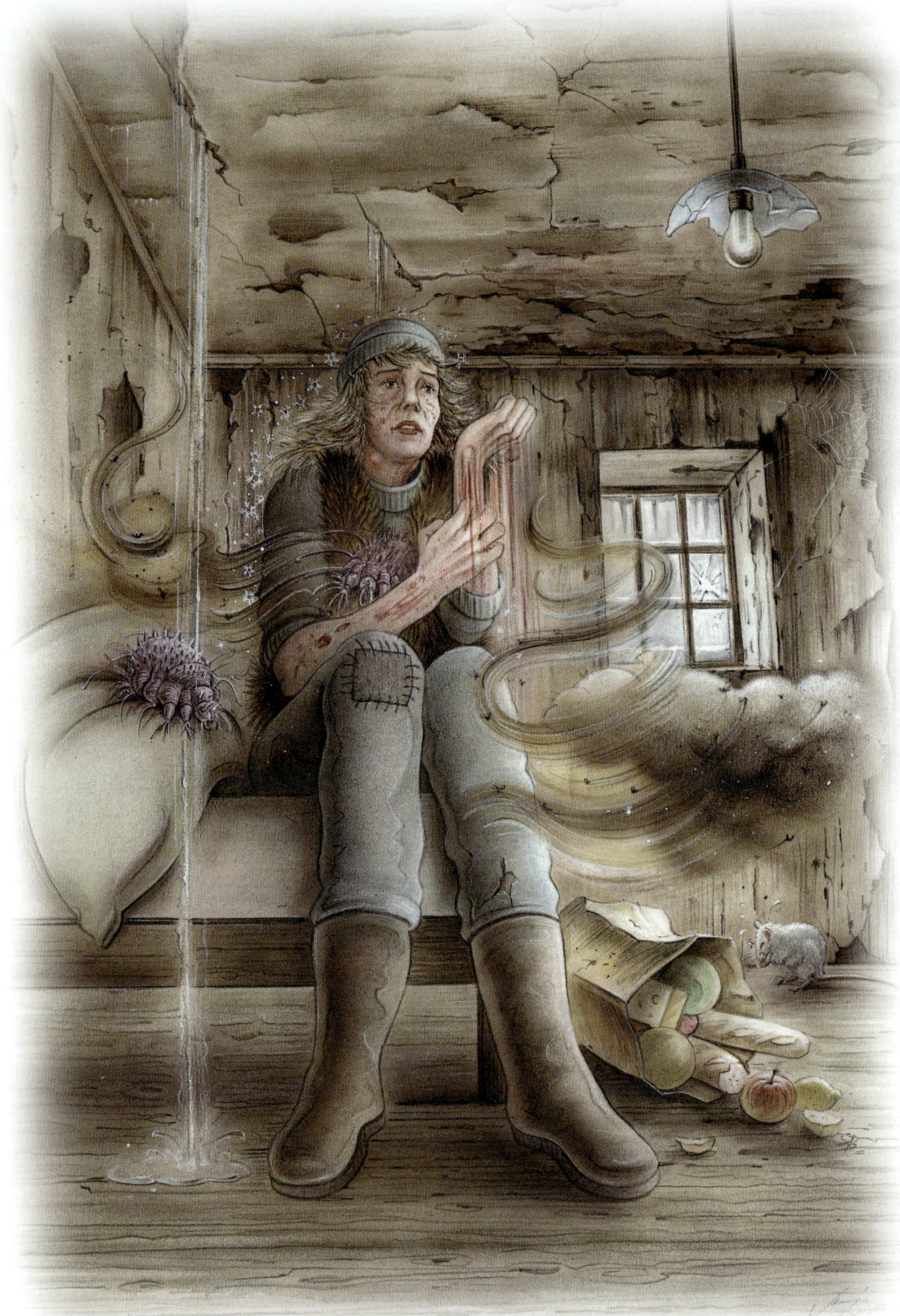

Abb. **38** **Psorinum-Persönlichkeit:** schmutzige, unsaubere Erscheinung, fettige, blasse Gesichtshaut mit roten Äderchen, trockenes, glanzloses, wirres Haar, verlorener Blick, bedrückt, lässt den Mut sinken, pessimistisch veranlagt, hoffnungslos, verwahrlost, Landstreicher, Mangel an Lebenswärme, äußerst frostig, ist überdurchschnittlich warm angezogen, kleidet sich mit dicken Pullovern und warmer Mütze, abstoßende Körperausdünstung, schwitzt übermäßig bei geringster Anstrengung mit stinkendem Geruch, Veranlagung zu Hautausschlägen mit extrem starkem Juckreiz, der zur Verzweiflung führt, kratzt sich blutig, Verschlimmerung beim Baden, Waschen oder in der Bettwärme, Erkältungsneigung mit geschwollenen Lymphdrüsen, ist immer hungrig, bleibt aber mager.

Psyche

Hoffnungslosigkeit
- erkennt keinen Lichtblick, sieht alles schwarz in der Zukunft
- resigniert, kann sich nicht mehr erfreuen, weder an Familie, Arbeit oder Besitz

Minderwertigkeitsgefühl
- glaubt ausgestoßen zu sein
- Gefühl arm zu sein

Reizbarkeit
- quält andere mit seinen Beschwerden (Synth.: zinc. 3, agar. 2, psor. 2)
- unfreundliche Stimmung (Synth.: psor. 2, am-c., mag-m., plat.)

Depression
- bedrückt, hadert mit dem Schicksal
- verzweifelt durch Jucken der Haut (Synth.: psor. 3)
- mit stinkendem Körpergeruch und übel riechendem Schweiß

Suizidgedanken
- will sich das Leben nehmen, sich erschießen

Furcht
- vor Gewitter (Synth.: nat-c. 2, phos. 2, psor. 2, rhod. 2, carc. 2)
- vor drohender Krankheit, vor dem Sterben, um das Seelenheil
- vor Zukunft, Armut, Bankrott
- zu versagen, alles könnte schief laufen

Angst
- bestraft zu werden

Wahnidee
- der Kopf sei vom Rumpf getrennt
- könnte vor Juckreiz schizophren werden
- von Gott verlassen zu sein
- von Gespenstern bedrängt zu sein
- unheilbar krank zu sein
- das Vermögen verloren zu haben

Leitsymptome

Kälte
- Mangel an Lebenswärme, ist überdurchschnittlich warm gekleidet, trägt das ganze Jahr eine warme Mütze (manchmal sogar im Bett), lange Unterhosen
- hüllt sich selbst im Sommer in Pelz (Synth.: psor. 2, hep., hyos., merc.)

Hochgefühl
- ein Tag vor Ausbruch der Krankheit (Migräne, Grippe usw.)

Juckreiz
- kratzt sich bis es blutet, ist verzweifelt, bedrückt
- beim Ausziehen der Kleidung
- bei Überhitzung, in der Bettwärme, nachts
- zwischen den Fingern, in den Kniekehlen, besonders bei Wärme

Geruch
- aashaft abstoßende, fötide Ausscheidungen
- widerwärtig: Atem, Schweiß, Ohrenfluss, Regel, Fluor, Stuhl, Geschwüre, Sekrete, weder Baden noch Waschen bessern
- ist gleichgültig, fühlt sich trotz üblem Körpergeruch wohl
- Stuhl stinkt entsetzlich, durchdringt das ganze Haus

Sekrete
- eitrig gelb, stinkend

Schweiß
- schwitzt übermäßig bei geringster Anstrengung, stinkend
- übel riechender Nachtschweiß um 3 Uhr

Schwellung
- der Halsdrüsen bei Erkältung, Hautausschlag

Schwäche
- sofort entkräftet, beim Gehen im Freien, will ins Haus zurück und mit ausgestreckten Armen im Bett liegen bleiben

Fieber
- große Hitze mit dampfendem, übel riechendem Schweiß

Modalitäten

Verlangen
- nach Wärme, warmer Kleidung, Mütze, Pullover
- nach Bier, kalter Milch (im Sommer)

Unverträglichkeit
- wollene Kleidung (Synth.: sulph. 2, phos., psor., puls.)
- Bettwärme (Juckreiz), Waschen, Baden, stürmisches Wetter
- Obst, Kaffee

Abneigung
- Baden, Waschen, frische Luft, Fahren im Wagen
- Schweinefleisch, Tomaten

Hunger
- ist immer hungrig, bleibt aber mager
- erwacht nachts und muss etwas essen
- vor und bei Kopfschmerzen, Essen bessert
- vor epileptischem Anfall
- während der Schwangerschaft
- führt zu Ohnmacht, Schwäche
- hat Panik, wenn es nicht sofort etwas zu essen gibt
- isst große Mengen, kann nicht aufhören zu essen

Besserung
- im Sommer, warme Räume, Liegen auf dem Rücken mit ausgestreckten Armen, nach Schweiß, nach Essen

Verschlechterung
- Kälte, Zugluft, kalter Wind, im Freien, vor und bei Sturm, Wetterwechsel von kalt zu warm, im Winter, beim Waschen, Baden, durch Unterdrückung von Juckreiz oder Hautausschlag, Hunger, Fasten, Entblößen des Körpers oder des Kopfes durch Haareschneiden

Absonderliche Symptome

Schlaf
- schläft auf dem Rücken mit ausgestreckten Armen (wie gekreuzigt)
- schlaflos, kratzt sich mal hier, mal dort
- wacht nachts auf mit dem Gefühl wie von einem Schlag auf den Kopf
- träumt von Sorgen, Ungeziefer, Exkrementen, Räubern, Geschäft, Reisen

Kopf
- Haar wird fleckenweise grau
- das Gehirn fühlt sich zu groß an
- sieht schwarze Flecken vor Kopfschmerzen (Synth.: psor. 2, phos.)
- sieht schwarze Ringe, Kreise (Synth.: hell., nit-s-d., sol-n.)
- Schmerz nach Haareschneiden oder durch Fasten
- Schmerz mit Hunger oder ausgelöst durch Hunger
- schwindlig beim Gehen im Freien, möchte sich zu Hause hinlegen

Augen
- Gefühl, als ob die Augen herausgedrückt würden
- sieht leuchtende Farben vor den Augen
- schuppiger Herpes an den Lidern (Synth.: psor. 3, chel. 2, nat-m. 2, kreos., sep.)

Ohren
- Tendenz zu Furunkeln im Gehörgang
- Ekzem (Synth.: kali-bi. 2, kali-s. 2, psor. 2, scroph-n.)
- Hautausschlag im Gehörgang (Synth.: nit-ac. 2, psor. 2, kreos.)
- Hautausschlag um die Ohren (Synth.: petr. 3, psor. 3, graph. 2, kali-c., nit-ac.)

Nase
- abgelöste Krusten und Schorfe bilden sich immer wieder neu (Synth.: kali-bi. 3, ars. 2, psor. 2, borx., lac-c.)

Mund
- Warzen um den Mund (Synth.: psor. 2, cund.)
- Gefühl eines Klumpens im Hals, behindert das Räuspern
- Schleim im Hals schmeckt wie alter Käse
- Gefühl, die Zähne seien zusammengeklebt
- Herpes am äußeren Hals (Synth.: psor. 3, lac-d., lyc., sars., sep.)

Brust
- Husten nach unterdrücktem Juckreiz, Ekzem
- Husten abwechselnd mit Hautausschlag (Synth.: crot-t. 2, psor. 2, sulph. 2, ars., mez.)
- Gefühl, Stiche des Herzens könnten zum Tode führen
- Herzklopfen beim Liegen auf der linken Seite

Bauch

- Gefühl, als ob die Därme herunterhängen würden
- heftige Bewegung des Fötus mit Erbrechen

Verdauung

- fröhlich bei Verstopfung (calc.)

Nieren

- unwillkürliches Urinieren bei Vollmond (Synth.: psor. 2, cina)

Genitalien

- Menses spärlich mit Hautausschlag im Gesicht (Synth.: bell-p., calc., eug., psor., sang.)
- übler Geruch der Geschlechtsteile
- stinkende Regelblutung, Ausfluss
- juckende Kondylome (Synth.: sabin. 2, lyc., psor., staph., thuj.)

Haut

- Empfindung, als ob Ameisen über die Haut laufen würden

Glieder

- Gefühl, als ob die Gelenke nicht zusammenhalten würden
- Gefühl, Hände und Füße seien gebrochen
- Jucken der Fußsohlen mit stinkendem Schweiß
- linker Fuß kälter als der rechte
- Ekzem Ellbogen, Ellbeuge (Synth.: psor. 3, cupr. 2, graph. 2, mez. 2)
- Krusten Ellbogen, Ellbeuge (Synth.: psor. 3, cupr. 2, mez. 2)
- Hautausschlag Fingergelenke (Synth.: psor. 3, mez. 2, cycl.)
- trockener Hautausschlag Knie, Kniekehle (Synth.: psor. 2, bry.)

Vergleiche

- sulph., ars., nit-ac., calc., mez., petr., graph., phos., hep., carb-a., iod., nat-m.

Bewährte Indikationen

Heuschnupfen

- mit großer Schwäche, kann im Freien nicht richtig atmen, bekommt keine Luft, muss sich zu Hause mit ausgestreckten Armen (auf dem Rücken) legen, asthmatische Atmung, linke Stirnhälfte wie betäubt

Asthma

- mit Atemnot, kurzatmig, der Brustkorb scheint sich nicht auszudehnen, muss sich mit ausgestreckten Armen hinlegen, schlimmer beim Stehen, in der Kälte, wenn die Arme auf die Brust gelegt werden, Stechen hinter dem Brustbein, wechselt ab mit Ekzem

Dysmenorrhöe

- bei frostigen Frauen, die selbst im Sommer warme Kleider tragen und empfindlich auf geringsten Luftzug reagieren, stechende, schneidende Schmerzen im Unterleib, Menses oft zu früh, zu kurz, unterbricht für Stunden, Regelblut riecht widerlich

Metrorrhagie

- nach Entbindung, Fehlgeburt mit Abgang (Tage, Wochen) von frischem, hellrotem Blut mit Gerinnsel, beginnt erneut zu bluten beim Aufstehen, keine endgültige Ausheilung

Arzneianalogien

Personen mit Krätze fühlen sich als Aussätzige. Die Entsprechung im Arzneimittelbild ist das ausgeprägte Minderwertigkeitsgefühl, das die Patienten zu Außenseitern und „Ausgesetzten“ werden lässt.

Psorinum in der Kinderheilkunde

Psorinum-Kinder sind schwach, blass, mager und ausgemergelt. Aufgrund ihrer Kälteempfindlichkeit sind sie warm eingepackt mit Mütze und Handschuhen, selbst bei milden Temperaturen. Sie besitzen wenig Abwehrkraft und erkälten sich bei geringstem Luftzug. Sie können sich kaum von den stetig wiederkehrenden Infektionen erholen. Sie kommen nicht mehr auf die Beine und haben ständig Schwierigkeiten mit den Halsdrüsen (chronisch geschwollen) und der Haut (Juckreiz). Sie neigen zu Hautausschlägen, Ekzemen, Psoriasis, Milchschorf, Neurodermitis oder allergischen Hautreaktionen, wobei sie sich bei starkem Juckreiz (zum Verrücktwerden) blutig kratzen (schlaflos oder unruhiger Schlaf). Auf Baden und Waschen reagieren sie äußerst empfindlich, wehren die tägliche, pflegende Reinigung energisch (halsstarrig) ab. Auch wenn sie sich gewaschen haben, sehen sie unsauber und schmuddelig aus. Mit ihrem quengeligen Verhalten ärgern sie ihre ganze Umgebung. Tagsüber können sie verspielt sein, nachts aber schreien sie, was das Zeug hält (Synth.: weint nachts: borx. 2, lac-c. 2, psor. 2, rheum 2). In der Schule haben sie große Angst zu versagen. Sie fühlen sich minderwertig und sondern sich von den Kameraden ab. Ihre Vitalität ist eingeschränkt, auch die Konzentration ist schwierig, besonders wenn man sie unter Druck setzt. Außerdem haben sie die Neigung, in den Ohren zu bohren (Synth.: cina 2, psor. 2, sil. 2, arund.). Bei Vollmond besteht die Neigung zu Bettnässen. Hautaffektionen (Neurodermitis, Psoriasis, Ekzem, Akne) erreichen in der Pubertät ihren Höhepunkt und sind mit übel riechender Körperausdünstung verbunden. Sie haben einen ausgesprochen großen Appetit und sind immer am Essen – sie verschlingen nicht nur ein, sondern zwei Pausenbrote, trotzdem bleiben sie mager und sehen unterernährt aus.

Pulsatilla

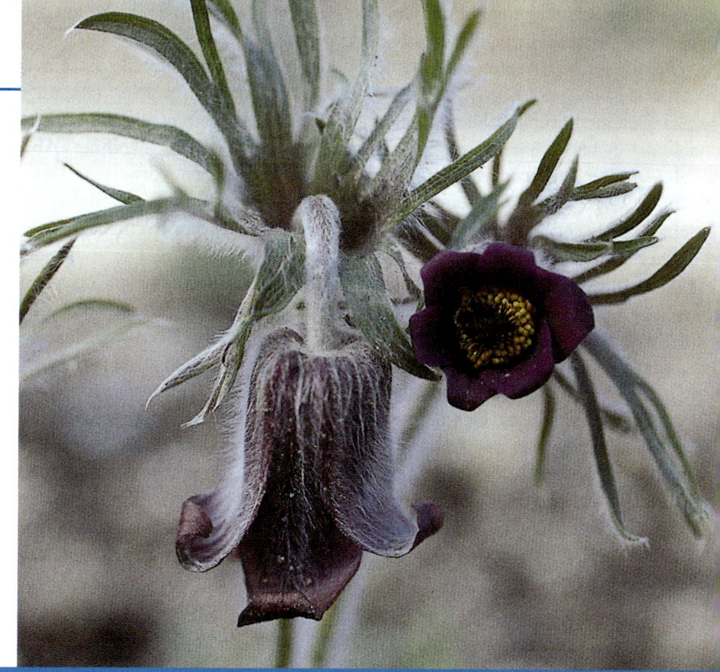

Typus

Pulsatilla ist mehrheitlich bei **Frauen, Mädchen** (Pubertät) und Kindern, seltener bei Männern indiziert. Vielfach handelt es sich um blonde oder rotblonde (sandfarbenes Haar) Persönlichkeiten mit zartem Teint, blassem Gesicht (leicht zu Errötung neigend) und großen, unschuldigen, etwas verspielt wirkenden blauen Augen. Frauen haben eine mollige, füllige Figur (Tendenz zu Gewichtsschwankungen), einen großen Busen (Barock-Ideal Rubens), sinnliche Lippen und breite Hüften (zieht die Blicke der Männer auf sich). Sie sehen sehr feminin aus mit **warmer, attraktiver Ausstrahlung**. Catherine Coulter bezeichnet sie als „sanfte Cinderella" mit feinfühligem, gutmütigem, liebevollem, rücksichtsvollem und **feinem Charakter**. Es sind zart besaitete, gefühlsbetonte „Mimöschen". Sie sind fügsam, entgegenkommend, umgänglich, wohlbesonnen und können kaum „nein" sagen (Helfer-Syndrom). Aufgrund ihrer **Schüchternheit** lassen sie sich nur zu leicht beherrschen und manipulieren, möchten sich aber nicht aufdrängen. Bei Auseinandersetzungen nehmen sie vielfach die Schuld auf sich und glauben in ihrer Naivität alles falsch gemacht zu haben.

Sie können auch sehr unflexibel, **wankelmütig** und labil sein – unfähig Entscheidungen zu treffen, weshalb sie sich den Wünschen anderer anpassen und sich schnell unterordnen (Synth.: unterwürfig, servil: puls. 3, gels. 2, lyc., sil., sulph.).

Trotz stillem Wesen braucht die Pulsatilla-Persönlichkeit Menschen um sich herum und ist von ihnen völlig abhängig. Sie **fürchtet sich vor dem Alleinsein**, vor der Einsamkeit (jedoch Unbehagen in Menschenansammlungen und engen Räumen) und sorgt sich

Allgemeines

Von der Wiesenküchenschelle gibt es zwei Varietäten, einerseits Pulsatilla pratensis ssp. nigricans Störck, welche im Unterschied zu Pulsatilla pratensis ssp. pratensis Mill. keine hellvioletten, sondern schwarzviolette Blütenhüllblätter besitzt. Hahnemann beschreibt diese Spielart in seinem Apotheker-Lexikon, weshalb anzunehmen ist, dass er die Arzneimittelprüfung mit dieser Subspezies, welche in Schleswig-Holstein, Mecklenburg und im Elbegebiet heimisch ist, durchführte.

Der botanische Gattungsname stammt vom lateinischen „pulsare" (= schlagen), was die nickenden Blüten charakterisiert, die im frischen Frühlingswind hin und her geschlagen werden. Der Beiname „pratensis" heißt aus dem lateinischen übersetzt „Wiese" und verdeutlicht den Standort der Pflanze; „nigricans" (lateinisch „nigrum" = schwarz) nimmt auf die schwarzvioletten Blütenhüllblätter Bezug. Der deutsche Pflanzenname „Küchenschelle" hat mit der Küche nichts zu tun, sondern bezieht sich auf die Form der Blüte, die wie eine Glocke oder Kuhschelle aussieht.

Die Urtinktur wird aus der zur Blütezeit gesammelten ganzen Pflanze hergestellt.

Es handelt sich hierbei um ein großes Polychrest, das dem psorischen und sykotischen Miasma zugeordnet wird. Es ist in seinem breiten Wirkspektrum Nux vomica diametral entgegengesetzt.

Die Themen der Arznei sind: *Angst, Hingabe, Anpassung, Harmonie, Sanftheit, Weinerlichkeit, Schüchternheit, Veränderlichkeit und Instabilität.*

darüber, dass sie von den ihr nahestehenden Menschen nicht vernachlässigt wird. Sie braucht jemanden, der ihr zuhört, mit dem sie lachen und weinen kann. Immer möchte sie die Aufmerksamkeit auf sich lenken, nimmt ihre Umgebung völlig in Anspruch und hängt an den Vertrauten wie eine Klette.

Weichherzig und **anschmiegsam** wie sie ist, hat sie ein großes Zärtlichkeitsbedürfnis, braucht viel Körperkontakt und Streicheleinheiten. Auch ist sie sehr romantisch und sentimental veranlagt, liebt Liebesgeschichten, Schnulzen und Kuscheln.

Andererseits hat sie „nahe am Wasser gebaut", lacht und weint bei jeder Gelegenheit (Synth.: puls. 3, caust. 2, staph. 2, calc-sil., sep.). Das Gemüt ist wie ein Apriltag (Boericke), hochgradig emotional mit **weinerlicher** Stimmung: himmelhoch jauchzend – zu Tode betrübt. Die Tränen sitzen locker, sei es beim Alleinsein, bei Streit oder einfach grundlos, ohne selbst zu wissen warum – sie weint sogar beim Stillen ihres Kindes (Synth.: puls. 3, lac-c. 2). Sie ist aber leicht zu trösten, nimmt Ermunterung dankbar an und kann blitzschnell wieder auf ein herzliches Lachen umstellen.

Die Pulsatilla-Persönlichkeit kann aber auch misstrauisch und verletzlich sein, insbesondere, wenn man sie zu wenig beachtet oder sogar kritisiert. Dann lässt sie sich von ihrem **Selbstmitleid** treiben, spielt die Opferrolle und hängt stundenlang negativen Gedanken nach. Sie fürchtet beleidigt, gekränkt oder gedemütigt zu werden und kann dann auch mal gereizt reagieren, ist aber bald wieder zufrieden.

Durch das große Bedürfnis nach Halt und Stütze neigt sie zu tiefer Religiosität, oft mit dogmatischen, fanatischen und fixen Ideen. **Leichtgläubig** (Synth.: bell. 2, puls. 2, bar-c., staph.) und religiös engstirnig (Synth.: stram. 2, hyos., puls.) ist sie vom Wunsch beseelt, ein heiligmäßiges Leben zu führen, was ihr aber durch ihre Wankelmütigkeit ausgesprochen schwer fällt.

Auffallend bei Pulsatilla ist ihre langsame, fast **phlegmatische Natur**. Ihre täglichen Verrichtungen führt sie mit äußerster Ruhe und Gelassenheit durch und sie verschiebt aufgrund ihrer Unentschlossenheit vieles auf den nächsten Tag.

Sie zeigt auch eine große Ängstlichkeit um ihre Gesundheit und die ihrer Angehörigen. Sie fürchtet sich vor Dunkelheit, vor dem Alleinsein, nicht mehr geliebt zu werden oder vor streitsüchtigen Auseinandersetzungen.

Als Ehefrau ist Pulsatilla sehr liebevoll, fürsorglich und uneigennützig. Sie ist die **geborene Mutter**, welche sich um ihre Kinder kümmert wie die Henne um ihre Küken. Voller Hingabe opfert sie sich für die ganze Familie auf und liebt das stabile, intakte Zusammenleben. Sie ist voller Sorge um die häuslichen Angelegenheiten (Synth.: puls. 2, bar-c., sep.), zeigt sich sparsam und besitzt große Fähigkeiten im Umgang mit den Finanzen (Synth.: ars., lyc., puls.). Gegenüber dem Partner hat sie ein großes **Anlehnungsbedürfnis** und möchte von ihm gehätschelt werden. Wenn man ihr schmeichelt und Komplimente macht, fühlt sie sich im „siebten Himmel". Doch das dominante, fast egoistische Bedürfnis nach Liebe und Zuneigung führt nicht selten zu Unstimmigkeiten, oft mit eifersüchtigen Auseinandersetzungen. Dann kann die Betroffene sehr mürrisch werden oder in Depression mit anhaltend heulender Stimmung verfallen. Manchmal hat sie sogar das Gefühl, „böse Frauen" möchten ihr Schaden zufügen und sie ruinieren.

Gegenüber dem anderen Geschlecht gibt sich die Pulsatilla-Persönlichkeit sehr **zurückhaltend** und verklemmt. Dies zeigt sich z. B. in der Unschlüssigkeit der jungen Frau (oder Mann) bezüglich Eingehen von Beziehungen. In ihrer Zögerlichkeit spiegelt sich eine Abneigung gegen das Heiraten (Synth.: lach. 2, nux-v., pic-ac., puls.). Damit verbunden sind auch sexuelle Hemmungen, da sie von ihrer religiösen Prägung her vieles als Sünde betrachtet. Wenn sie dann aber verheiratet ist, verwöhnt sie ihren Märchenprinzen mit allen Aufmerksamkeiten (erfüllt alle Wünsche, tanzt nach der Pfeife des Gatten).

Auch **Pulsatilla-Männer** sind sehr **schüchtern** und brauchen oft die Unterstützung einer starken Gattin. Sie lassen sich gerne umsorgen, sind äußerst liebenswürdig, zärtlich und fürsorglich. Schnell können sie in Tränen ausbrechen oder in Selbstmitleid verfallen, wenn ihnen etwas missfällt, z. B. bei Eifersucht unter Männern (Synth.: ars., lach., puls., verat.). Sie haben Mühe sich zu entscheiden, was sich vor allem bei der Berufswahl als großes Problem herausstellt. Als Singles oder Unverheiratete können sie auch Angst und Abneigung gegenüber Frauen entwickeln (Synth.: am-c., nat-m., puls., sep., staph.); oft besteht auch die Neigung zu Homosexualität.

Pulsatilla-Persönlichkeiten haben eine Veranlagung zu Katarrhen und **grippalen Infekten**. Die Arznei sollte aber erst im Sekundärstadium verabreicht werden, wenn die Absonderungen eine **dickschleimige, gelbgrünliche, nicht wundmachende** Konsistenz angenommen haben. Die Betroffenen sind von **Geruchsverlust** geplagt und fühlen sich trotz Frostigkeit und ständigem Niesen **besser draußen in der frischen Luft**. Abends beim Schlafengehen ist die Nase verstopft und es stellt sich ein lästiger, trockener Husten ein, der morgens beim Erwachen in eine lösende Form übergeht.

Die Arznei empfiehlt sich bei klopfenden, kongestiven, hitzigen **Kopfschmerzen**, die sich bei Bewegung in der frischen Luft, durch kalte Anwendungen sowie Druck oder festes Umbinden des Kopfes verbessern, jedoch beim Liegen, in geschlossenen, warmen Räumen oder bei Ruhe verschlechtern. Oft treten die Schmerzzustände bei jungen Mädchen nach der Menarche oder vor der Menstruation (besser bei Eintritt der Regelblutung) sowie in der Schwangerschaft auf.

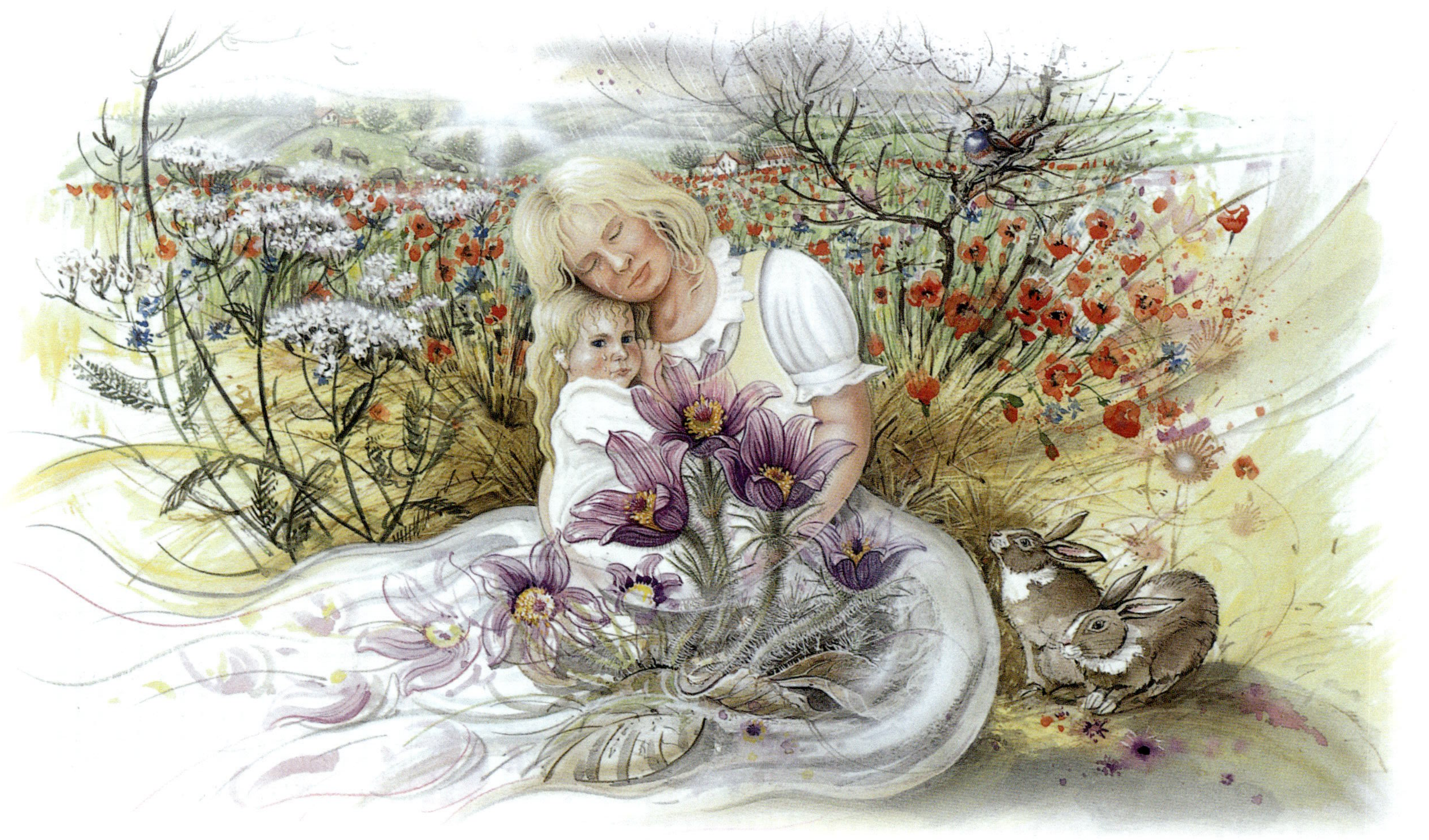

Abb. **39** **Pulsatilla-Persönlichkeit:** Frauen mit blonden oder rötlichen Haaren, blauen Augen, unschuldigem Blick, blassem Gesicht (leicht errötend bei Erregung), molliger Figur; fein besaitet, „Mimöschen", schüchtern, wankelmütig, anlehnungsbedürftig, geborgenheitsliebend, anschmiegsam, braucht Zärtlichkeit und Komplimente, kann nicht allein sein, weinerliche Stimmung, wechselhaftes Gemüt, geborene Mutter, opfert sich auf, Neigung zu Erkältungen mit gelbgrünen, nicht wundmachenden Sekreten, Kopfschmerzen mit Hitze im Kopf, Magenverstimmung nach fettigen Speisen, wandernde Rheumaschmerzen, hormonelle Störungen mit veränderlicher Menstruation, kann trotz Frost keine Wärme ertragen, liebt frische Luft, durstlos.

Es besteht eine Veranlagung zu **Mittelohrentzündungen** (oft in der Folge von Bronchitis oder Masern), die plötzlich auftreten und plötzlich wieder verschwinden. Die Schmerzen sind unerträglich (weinerlich) und verschlechtern sich nachts, bessern sich aber im Freien.

Typisch für die Augen-Symptomatik ist eine **Konjunktivitis** mit verklebten Lidern und milden, gelbgrünlichen Absonderungen sowie Gerstenkörnern am Oberlid. Jede Erkältung schlägt auf die Augen mit brennender Empfindung, wobei kalte Anwendungen und frische Luft lindern.

Auch bei **Heuschnupfen** mit dicken, gelb-grünlichen Absonderungen ist das Mittel in Betracht zu ziehen, ganz besonders dann, wenn sich die Allergie im Freien bessert, in warmen, geschlossenen Räumen aber verschlechtert.

Pulsatilla bewährt sich bei **Magenverstimmung** mit ständigem Aufstoßen nach fetten, üppigen Speisen, Durcheinanderessen, Schweinefleisch, Patisserie (Feingebäck), Salz, Gurken und Gefrorenem, verbunden mit Sodbrennen, Morgenübelkeit und Völlegefühl.

Die Arznei kann auch bei **instabilem Kreislauf** mit blassem, plötzlich errötendem Gesicht sowie bei schmerzenden **Krampfadern**, angeschwollenen Beinen und Hitzegefühl (besser bei Kälte) eingesetzt werden. Ebenso ist sie angezeigt bei **rheumatischen und gichtischen** Beschwerden, wobei die **Schmerzen typischerweise von einem Ort zum anderen** wandern (häufig die Stelle wechselnd) und sich bei Wärme verschlechtern (besser durch kalte Anwendungen).

Weitere wahlanzeigende Indikationen sind **hormonelle Störungen** der Frauen mit unregelmäßiger, **veränderlicher Menstruation** (zu früh, zu spät, zu schwach, zu stark, aussetzend und wieder beginnend, hell, dunkel). **Keine Regel gleicht der anderen** und ist mit Stimmungsschwankungen, Kopfschmerzen vor der Menstruation (besser nach Auftreten der Regelblutung) verbunden. Nach Nasswerden der Füße kann **Amenorrhöe** in Erscheinung treten. Im prämenstruellen Stadium zeigen sich Reizbarkeit, Weinerlichkeit, Hitzewallungen, gelber Ausfluss, wandernde Schmerzen und Rückenschmerzen. In der Schwangerschaft empfiehlt sich Pulsatilla bei Kopfweh, Übelkeit, Reizblase, Anämie, Schlaflosigkeit, Schmierblutungen, Hyperazidität, Krampfadern, Hämorrhoiden und ängstlichen Befürchtungen. Das Mittel kann einen Abortus verhindern, speziell im 5. oder 8. Schwangerschaftsmonat, erleichtert aber auch die Geburt und hilft bei Steiß-Querlage des Kindes oder schwachen Geburtswehen.

Pulsatilla wird im **Klimakterium** gebraucht, besonders bei depressiven, weinerlichen Frauen mit Hitzewallungen, Kreislaufschwäche und großem Bedürfnis nach Zuwendung.

Verhaltensmerkmale bei der homöopathischen Anamnese

Die Pulsatilla-Persönlichkeit gibt sich bei der homöopathischen Anamnese liebenswürdig, freundlich und zugänglich. Sie findet in der Regel sehr schnell Vertrauen zum Therapeuten, was dazu führt, dass sie ihre anfängliche Scheu und Hilflosigkeit ablegen und offenherzig über ihre Probleme berichten kann. Sie spricht mit sanfter Stimme und bricht bereits bei der ersten Beschreibung ihres Beschwerdebildes in Tränen aus. Mit ihrer offensichtlichen Sensibilität gewinnt sie leicht die Sympathie und die Anteilnahme des Therapeuten. Die Patientin berichtet lange und ausführlich über ihre Krankheit, möchte alles über sich erzählen und verzettelt sich ins Uferlose. Sie zählt unzusammenhängend Symptome auf, was es sehr schwer macht, die Ordnung und Übersicht im Gespräch zu behalten. Die gesundheitlichen Störungen sind sehr veränderlich, konfus, verwirrend und zeigen keine Regelmäßigkeit. Auch der Schmerzcharakter ist diffus, die schmerzhaften Leiden sind veränderlich, wechseln oft den Ort und können nicht eindeutig beschrieben werden. Aufgrund der verworrenen Situation ist eine rationale Analyse nicht möglich. Der Homöopath muss sich unbedingt davor hüten, Suggestivfragen zu stellen, da die Patientin stark beeinflussbar und manipulierbar ist. Die Anamnese zieht sich oftmals in die Länge und ist gekennzeichnet durch unterschiedliche Stimmungen. Immer wieder wird sie durch erneute, herzzerreißende Tränenausbrüche unterbrochen. Doch nach ein paar tröstenden Worten ist alles jeweils wieder gut. Wenn der Homöopath zu persönliche und zu intime Fragen stellt, errötet die Patientin leicht und wird sehr verlegen.

Ihr ganzes Schicksal legt sie in die Hände des Therapeuten und überlässt ihm die Verantwortung, alle Entscheidungen für sie zu treffen. Dabei wünscht sie, baldmöglichst einen neuen Termin vereinbaren zu können. Bei der Verabschiedung ist eine große Erleichterung spürbar, weil sie ihre Sorgen mitteilen konnte und sich verstanden fühlt. Sie verlässt das Sprechzimmer nicht, ohne sich mehrmals herzlichst zu bedanken für die Zeit, die man sich für sie genommen hat. Es folgt dann ein Telefongespräch nach dem anderen, damit ihr tiefes Verlangen nach Sicherheit und Unterstützung gestillt wird.

Ein großes Charakteristikum für Pulsatilla ist die **Schlaflosigkeit**. Die Betroffenen liegen abends lange wach, wälzen sich im Bett hin und her, fühlen sich bei tiefer Kopflage unbequem (braucht mehrere Kissen) und können nur einschlafen, wenn sie die Hände hinter den Kopf legen. Das Fenster muss selbst im Winter, infolge des starken Verlangens nach frischer Luft, geöffnet bleiben. Bettwärme (strampelt die Decke weg) und wollene Schlafanzüge führen zu Unbehagen und Juckreiz.

Psyche

Wechselhaftigkeit

- psychische Hochs und Tiefs, lacht und weint
- hat die Kontrolle über die Gedanken verloren (Synth.: lycps-v., puls., sulph.)
- kann sich nicht entscheiden, wechselt von einer Meinung zur anderen

Sensibilität

- empfänglich für Gefühle, Sorgen anderer
- wird aus Mitleid selber krank
- für Tiere, Menschen in Not, Leid der Welt

Harmoniebedürfnis

- streitet nicht, ist nachgiebig, versöhnlich, nimmt die Schuld auf sich
- richtet sich nach den Wünschen anderer
- empfindet Aggressionen als bedrohlich, wünscht Harmonie

Trost

- reagiert positiv auf Zuneigung, Ermunterung
- kennt keine Scheu, Trost anzunehmen

Reizbarkeit

- bei fehlender Anerkennung, mangelnder Zuneigung und Liebesbezeugung
- obwohl sanft und weich, mürrisch beim Gefühl, vernachlässigt oder übergangen zu werden

Eifersucht

- auf andere Frauen, fühlt sich unsicher
- bei mangelnden Komplimenten, fehlender Zärtlichkeit
- fragt immer wieder: „Hast Du mich lieb?"

Depression

- bei Verlust der Liebesbeziehung, heult tagelang
- kann den Tod oder die Trennung eines geliebten Menschen nicht verkraften
- wenn die Kinder das Haus verlassen
- vor der Periode, sieht alles schwarz

Furcht

- vor dem Alleinsein, verlassen zu werden
- nicht mehr geliebt zu werden, abgelehnt zu werden
- den Partner, die Eltern zu verlieren
- vor Streit in der Familie
- gedemütigt zu werden (Synth.: sep. 2., puls.), vor Tadel

Angst

- um die Gesundheit, um die eigene oder die der Angehörigen
- nach oben zu schauen: Berge, hohe Gebäude, Himmel
- in der Dunkelheit, Dämmerung, im Zwielicht
- vor Gespenstern abends (Synth.: puls. 2, brom., lyc., ran-b.)
- hypochondrisch beim Lesen von medizinischen Büchern (Synth.: calc. 3, nux-v. 2, puls. 2, staph., sulph.)
- vor dem anderen Geschlecht
- vor der Zukunft, vor Armut, um das Seelenheil

Wahnidee

- sei immer allein
- würde nicht anerkannt, geschätzt
- das Bett würde sich herumdrehen (Synth.: nux-v., plb., puls., sin-n.)
- sieht schwarze Hunde (Synth.: bell. 2, puls.), schwarze Katzen (Synth.: bell., puls.)
- hört entzückende Musik (Synth.: lach., plb., puls.)
- ein nackter Mann sei im Bett (Synth.: puls. 3)

Leitsymptome

Kälte
- frostig, aber leicht bekleidet, kalte Füße und Hände, heißer Kopf
- Beschwerden sind mit Frostigkeit verbunden
- Durchnässung führt rasch zu Katarrh, Zystitis, Amenorrhöe
- Neigung zu Frostbeulen

Frische Luft
- fühlt sich trotz Kältegefühl besser in frischer Luft
- alles bessert sich draußen in der frischen Luft: Schwindel, Kopf-, Augen-, Ohren-, Zahnschmerzen, Husten, Schnupfen, Heuschnupfen, Ischias, Rheuma
- muss nachts, selbst im Winter, das Fenster öffnen

Hitze
- unverträglich: warmes Bad, schwüler Raum, hitziges Wetter, kann sogar zu Ohnmacht führen
- in der Bettwärme, strampelt die Decke weg
- muss die Füße unter der Decke hervorstrecken
- Nahrung darf nicht zu heiß sein
- warme Woll- oder Flanellkleidung führt zu Unbehagen, Jucken

Röte
- plötzliches Erröten des Gesichts bei Scham oder durch Kreislaufschwäche

Wechselhaftigkeit
- wechselnde Beschwerden, bald hier, bald dort
- Beschwerden erscheinen auf der einen, dann auf der anderen Körperseite
- unzusammenhängende, verworrene, instabile Symptome
- kein Stuhlgang gleicht dem anderen, veränderliche Farbe und Konsistenz
- Menses unregelmäßig, zu spät, zu früh, zu stark, zu schwach, hell, dunkel, übel riechend, geruchlos, aussetzend
- wechselnde Gemütslage, bald heiter, bald traurig, weinerlich

Absonderungen
- dick, gelb-grünlich, mild, nicht wundmachend

Trockenheit
- des Mundes, kein Durst
- des Hustens abends und nachts (muss aufsitzen beim Husten), morgens lockerer, gelb-grünlicher, dicker Auswurf

Schmerzen
- wechseln von einer Seite zur anderen, wandern von Ort zu Ort, von Frostigkeit begleitet, Hitze verschlimmert, kalte Anwendungen bessern
- entstehen und vergehen langsam

Schweiß
- einseitig

Fieber
- wechselhaft, nachmittags 13 bis 18 Uhr, gefolgt von Frost, brennend glühende Hitze nachts im Bett, durstlos, deckt sich ab

Frost
- wechselhaft, nachmittags 13 bis 18 Uhr, folgt auf Hitze (Synth.: puls. 3, nux-v., stram.), abends bei Schmerzen (Synth.: puls. 3, cycl., ign.)

Modalitäten

Verlangen
- nach Zuneigung, Komplimenten, Geborgenheit, Anlehnung, Halt, Anerkennung, geliebt zu werden, Zärtlichkeit, Gesellschaft
- nach frischer Luft (trotz Frostigkeit), kalten Anwendungen
- nach erfrischenden Speisen, Butter, Erdnussbutter, Sahne, Eis, Limonade, Eiern, Bier

Unverträglichkeit
- Hitze, schwüle Räume, Menschenansammlungen, Alleinsein, Dunkelheit, Abweisung, Lieblosigkeit
- Schweinefleisch, Eis, fette üppige Speisen, Kuchen, Patisserie (Feingebäck), Überessen, zu spätes Essen am Abend (schlaflos)

Abneigung
- gegen Streit, Kritik, Hitze
- gegen zu heiße Speisen, Fett, Schweinefleisch, Gebäck, Gewürze, Wurst

Durst
- fehlt, trotz trockenem Mund (selbst im Fieber)
- trinkt sehr wenig, bevorzugt frische, kühle Getränke

Seiten

- einseitig, entweder auf der einen oder anderen Seite des Körpers (Gesichtsschweiß, Schmerzen)

Zeiten

- schlimmer am Abend, vor Mitternacht, morgens beim Erwachen

Besserung

- frische Luft, Bewegung im Freien, milder Luftzug, Abkühlung, Trost, Zuspruch, Liegen oder Druck auf der schmerzhaften Seite, häufiger Lagewechsel, Weinen, Absonderungen

Verschlechterung

- Hitze, schwüle Räume, heißes Wetter, starke Sonne, Bettwärme, warmes Bad, wollene Kleider, nach Essen, Liegen auf der schmerzlosen Seite, langes Stehen, vor der Menstruation, Nasswerden der Füße

Absonderliche Symptome

Schlaf

- einstürmende Gedanken abends (Synth.: puls. 2, anac., chin., nux-v., phos.)
- schlaflos durch Bettwärme (Synth.: sulph. 3, puls. 2)
- schlaflos im dunklen Zimmer (Synth.: puls. 3, stram. 3, sulph. 2, calc., staph.)
- kann nur bei hoher Kopflage (braucht viele Kissen) und mit den Händen über dem Kopf schlafen (rechte Seitenlage)
- träumt von Schwangerschaft, Heirat, erotisch, Geld, schwarzen Gestalten, Männern, Hunden, Katzen, Kränkung (besonders beim Liegen auf der rechten Seite)

Kopf

- Schwindel schlimmer beim Aufwärtsblicken
- Hitze mit blassem Gesicht (Synth.: ambr., puls., thuj.)
- Gefühl, als ob der Kopf in einem Schraubstock eingeklemmt sei
- Pulsieren im warmen Zimmer
- Pulsieren in der Stirn, besser im Freien (Synth.: puls. 3, am-c. 2, aeth., kali-i.)
- wandernde Stiche im Kopf
- Schmerz nach Überessen (Synth.: nux-m. 3, puls. 3, coff.)
- Schmerz nach Eiscreme (Synth.: puls. 3, ars. 2)
- Schmerz beim Nach-hinten-Kämmen der Haare (Synth.: puls., rhus-t.)
- Schmerz bei Eintritt ins warme Zimmer (Synth.: colch., con., nat-ar., puls.)

Augen

- Gefühl eines Haares im Auge
- brennender Schmerz im warmen Zimmer (Synth.: apis 2, puls. 2, con. 2, aeth.)
- Venen im Augenhintergrund stark erweitert

Ohren

- Gefühl, als ob das Trommelfell beim Niesen platzen würde
- Geräusche synchron mit dem Puls (Synth.: puls. 3, sil.)
- Schmerzen im warmen Zimmer (Synth.: nat-s. 2, nux-v. 2, puls. 2, phos.)
- Schmerzen in der Bettwärme (Synth.: merc. 3, nux-v. 2, merc-i-f., phos., puls.)

Nase

- eingebildete Gerüche wie alter Schnupfen (Synth.: sulph. 3, graph. 2, puls. 2, ars., merc.)
- Bluten bei Nasswerden (Synth.: dulc. 2, puls. 2, rhus-t. 2)
- Bluten im warmen Zimmer (Synth.: puls. 2, sep.)
- Niesen im warmen Zimmer (Synth.: puls. 3, all-c.)
- Schnupfen nach Haareschneiden (Synth.: nux-v. 3, bell. 2, sep. 2, puls., sil.)
- Katarrh im Freien besser (Synth.: puls. 3, aur. 2, bry. 2, mag-m. 2, carb-v.)

Gesicht

- leicht gerötete Wangen, Hitzewallungen
- Spannung vor der Menses (Synth.: graph. 2, kali-c. 2, merc. 2, puls. 2, bar-c.)
- Farbe blass nach der Menses (Synth.: nat-m. 2, puls., verat.)
- Farbe rot während der Menses (Synth.: puls. 2, ind., xan.)
- Schmerz im feuchtwarmen Südwind (Synth.: kali-s. 2, puls. 2, ip.)
- profuses, übel riechendes Schwitzen auf der einen Seite
- rechtsseitige Neuralgie mit Tränenfluss

Mund

- Gefühl, als ob die Zunge verbrannt wäre
- Geschmack übelkeitserregend morgens (Synth.: puls. 3, bry. 2, graph.)

- Speichel wie Watte (Synth.: puls. 3, berb. 2, nux-m. 2)
- Zahnschmerz zu Beginn der Menses (Synth.: nat-m. 2, puls. 2)
- Zahnschmerz im warmen Zimmer (Synth.: puls. 3, hep.)
- Würgen im Hals beim Schlucken (Synth.: puls. 3, carb-v. 2, lach.)
- Gefühl, als ob der Hals mit Schleim bedeckt wäre
- Gefühl, als ob ein Wurm im Hals herumkriechen würde
- Gefühl, als ob Speisen im Hals stecken bleiben würden

Brust

- heisere Stimme bei Hitze (Synth.: hep. 2, puls. 2, sep., sulph.)
- heisere Stimme im warmen Zimmer (Synth.: kali-s. 2, puls. 2, alum., bry., iod.)
- Atemnot nach der Menses (Synth.: nat-m. 2, puls. 2, ferr.)
- anhaltender Husten abends (Synth.: puls. 3, caust. 2, acon., cub.)
- Husten im Liegen, muss sich aufsetzen (Synth.: ars. 3, con. 3, puls. 3, sang. 3, sep. 3)
- Herzklopfen im warmen Zimmer (Synth.: lach. 2, puls.)

Magen

- Aufstoßen nach Essen von Butter (Synth.: carb-v. 3, puls. 3)
- Erbrechen nach Eiscreme (Synth.: ars. 3, calc-p. 2, ip. 2, puls. 2)
- Übelkeit nach Eiscreme (Synth.: puls. 3, ars. 2, ip. 2, rhus-t.)
- Übelkeit nach warmen Getränken (Synth.: phos. 3, puls. 3, bism. 2, lach. 2)
- Übelkeit nach Schweinefleisch
- Würgen während der Menses (Synth.: puls. 2, thuj.)
- Erbrechen nach fetten Speisen (Synth.: puls. 3, ars., caust.)
- lehnt Milch ab, hält sie für schädlich

Bauch

- hart während der Menses (Synth.: sep. 2, ign., nat-m., puls.)
- Kälte nach dem Essen (Synth.: puls. 3, chel. 2, chin., sulph.)
- Schmerz nach Eiscreme (Synth.: ars. 3, puls. 2, bell-p., calc-p., sep.)
- Leberschmerzen vor der Menses (Synth.: con., nux-m., podo., puls., tarent.)
- Gefühl eines Steines (Synth.: puls. 3, cocc., aloe, ant-t.)

Verdauung

- Durchfall nach Schweinefleisch (Synth.: puls. 2, acon-l., ant-c., cycl., nux-m.)
- Durchfall nach Überhitzung (Synth.: ant-c. 3, puls. 3, acon., aloe, elat.)
- Durchfall nach Zwiebeln (Synth.: puls. 2, thuj. 2, lyc., nux-v.)
- Durchfall wechselt ständig die Farbe: gelb, weiß, grün, wässrig, schleimig

Nieren

- unwillkürliches Urinieren beim Abgang von Flatus (Synth.: puls. 2, mur-ac., sulph.)
- unwillkürliches Urinieren beim Schnäuzen der Nase (Synth.: caust. 3, nat-m., puls., zinc.)
- Urin spritzt weg beim Husten
- festklebender Sand im Urin (Synth.: puls. 2)
- nach Urinieren Prostataschmerzen (Synth.: puls. 3, lyc.)

Genitalien

- Entzündung der Ovarien nach nassen Füßen (Synth.: puls. 2)
- Fluor mild, schmerzlos (Synth.: puls. 3, am-m. 2, nux-v. 2)
- Fluor sahneartig (Synth.: puls. 3)
- Schmerzen beim Stuhlgang (Synth.: sec. 3, sil. 3, arn. 2, cham. 2, puls.)
- unterdrückte Menses bei Nasswerden der Füße
- Regelblutung hört im Liegen auf
- Entzündung des linken Hodens (Synth.: puls. 3, rhod. 2, brom., mez., oci.)
- brennende Schmerzen der Hoden (Synth.: puls. 3)

Haut

- Urtikaria während der Menses (Synth.: kali-c. 2, bell., bov., puls., sep.)
- einseitiger Schweiß, bloß auf der einen Körperseite

Glieder

- Gefühl von Trockenheit in den Gelenken
- Gefühl, Knochen seien geschwollen
- Hitze des einen, Kälte des anderen Fußes (Synth.: lyc. 3, puls. 2, chel., thuj., ip.)
- Ameisenlaufen der Beine bei der Menses (Synth.: puls. 2, graph.)
- Gefühllosigkeit der Beine während der Menses (Synth.: puls. 3, kali-n. 2, sec. 2)
- juckende Frostbeulen an den Händen (Synth.: puls. 3, zinc. 2)
- Varizen aufgetrieben während der Menses (Synth: ambr., con., lach., puls.)
- rheumatische Schmerzen wandern von Gelenk zu Gelenk
- Hängenlassen der Glieder verstärkt den Schmerz

Rücken

- Gefühl, als ob kaltes Wasser über den Rücken gegossen würde
- Schmerz im warmen Zimmer (Synth.: kali-s. 2, gels., puls., sulph.)
- wehenartige Schmerzen in der Lumbalregion (Synth.: puls. 3, kreos. 2, acon., nux-v.)
- Spasmen beim Stillen (Synth.: cham. 2, puls. 2, arn.)

Besondere Anzeigen

- Steißlage des Kindes im Mutterleib vor der Entbindung
- übertragene Schwangerschaft
- Abortgefahr im 5. oder 8. Monat
- Entzündung der Augen bei Neugeborenen (Synth.: kali-s., merc-c., puls.)
- wandernde Schmerzen beim Stillen
- Dreimonatskolik
- Prophylaxe gegen Masern
- Folgen von Masern, Mumps, Scharlach

Vergleiche

- cimic., sep., nat-m., ferr., mag-c., chin., staph., kali-s., kali-bi., hep., arist., lil-t,. thuj., cham., coff., cycl., kali-c.

Bewährte Indikationen

Sinusitis

- mit dicken, gelb-grünlichen Absonderungen, Tränenfluss
- Verlangen nach frischer Luft, drinnen im warmen Zimmer schlimmer

Rhinitis

- im Sekundärstadium, wenn die Sekrete dick, gelb-grünlich, nicht wundmachend sind, mit Besserung an der frischen Luft, Verschlechterung im warmen Zimmer, Geruchsverlust

Asthma

- rascher Wechsel der Stimmungslage, milder, dicker, gelber Schnupfen am Morgen und Nasenverstopfung abends, besser in frischer Luft; krampfartig abends von 18 bis 21 Uhr, Erstickungsgefühl im warmen Zimmer, oft auftretend nach Unterdrückung von Hautausschlägen

Orchitis

- mit Schwellung der Hoden, brennenden Schmerzen, Frost
- auftretend durch Sitzen auf kalten Steinen oder Nasswerden der Füße

Prostataadenom

- mit Hitzeempfindung im Damm, Druckgefühl, häufigem, oft ergebnislosem Harndrang, Gefühl von Stein in der Blase, Reizzustand nach Antibiotika-therapie

Bettnässen

- das Kind schläft mit den Armen über dem Kopf, ist frostig, aber hat warmes Zimmer nicht gerne, muss das Fenster öffnen
- tagsüber Reizblase, häufiger Harndrang, empfindlich gegen Kälte oder Nasswerden der Füße, weint sanft am Morgen nach dem Einnässen

Mumps

- erstreckt sich bei Mädchen in die Mammae, bei Knaben in die Hoden mit Schwellung und Schmerzen, verhindert Komplikationen, z. B. Schmerzen, die sich bei Knaben über den Bauch zu den Samensträngen und in die Hoden erstrecken

Arzneianalogien

Pulsatilla ist in ihrem Erscheinungsbild der Inbegriff des sanften, scheuen, nachgiebigen Individuums. Der dichte Haarpelz, der die Pflanze bedeckt, bringt die Liebenswürdigkeit zum Ausdruck. Bei der Begegnung fühlt man sich angeregt, über die feinen, samtartigen Haare zu streicheln. Bei näherer Betrachtung erkennt man die glockenförmigen, gesenkten Blüten, die das schamhaft schüchterne Mädchen charakterisieren (zieht den Kopf ein).

Zwar kann Pulsatilla auch selbstsüchtig werden, insbesondere, wenn sie die Aufmerksamkeit auf sich lenken möchte, dann streckt sie ihren Schaft mit fedrigem Fruchtstand weit in die Höhe.

Die Küchenschelle blüht in freier Natur in den ersten Morgenstunden in naher Nachbarschaft von Schnee und Eis. Der frische Frühjahrswind bekommt ihr am besten, nicht aber zu starke Sonnenbestrahlung, dann wird sie schlapp und verliert ihre hübsche Ausstrahlung. Ähnlich ist es bei der Pulsatilla-Persönlichkeit. Auch sie liebt, trotz Frostigkeit, die Frische und das Freie, verabscheut aber Hitze und Wärme, die sie ganz reglos machen. Küchenschellen wachsen vorwiegend in Gruppen und zwar auf trockenem Boden, ein Hinweis auf das Verlangen nach Gesellschaft und auf die Durstlosigkeit.

Einzigartig ist zu beobachten, wie diese Blütengruppen vom Winde hin- und hergeschlagen werden. Pulsatilla entspricht Menschen, die in ihrem Leben hin- und herschwanken, immer in wechselmütiger Stimmung sind. Auch die Blütenfarbe von blau bis violett entspricht der Faszinationsbereitschaft und dem Bedürfnis nach Harmonie der Patienten.

Pulsatilla in der Kinderheilkunde

Pulsatilla-Kinder sind hübsch, lieb, charmant mit treuherzigen (blauen) Augen. Mädchen sind etwas mollig, haben Sommersprossen und blonde, rötliche Haare. Buben strahlen etwas Feminines aus, ihr Charakter ist sanft, mild (weicher Typ) und sie werden deswegen oft von den Kameraden gehänselt. Allesamt sind sie die Lieblinge der Familie, d. h. gehorsame, pflegeleichte Kinder (nachgiebig, unterwürfig, gut erziehbar). Sie sind ausgesprochen anhänglich, brauchen viel Aufmerksamkeit sowie Zuwendung und hängen dauernd am Rockzipfel der Mutter. Besonders wenn sie kränklich sind, möchten sie ununterbrochen umsorgt werden. Sie besitzen ein großes Zärtlichkeitsbedürfnis (umarmen, streicheln, Liebkosungen); Kleinkinder möchten ständig herumgetragen werden und weinen sofort, wenn man sie hinsetzt. Es sind richtige „Heulsusen“, die augenblicklich in Tränen ausbrechen, wenn die Mutter z. B. für kurze Zeit das Zimmer oder das Haus verlässt. Auch wenn sie getadelt oder zurechtgewiesen werden, beginnen sie beleidigt zu schmollen, durch Trost und Aufmunterung sind sie aber rasch abzulenken. Auffallend ist, dass sie lange nicht auf den Schnuller verzichten können und dass sie eine besondere Vorliebe (auch Buben) für Puppen und Kuscheltiere besitzen.

Andererseits sind sie ausgesprochen wankelmütig, unentschlossen, haben kein Selbstvertrauen und können keine eigenen Entscheidungen treffen. Sie lassen sich gerne bestimmen, sei es in Bezug auf ihre Kleidung, ihren Tagesablauf oder ihre Spielvergnügen.

Die Kinder können auch eigenwillig und eifersüchtig werden, in erster Linie, wenn ein Geschwisterchen geboren wird. Schnell haben sie das Gefühl, zu wenig Aufmerksamkeit zu bekommen und reagieren mit besitzergreifendem sowie kindisch weinerlichem Verhalten. So können sie auch plötzlich wieder das Bett einnässen, nachdem sie bereits trocken geworden sind oder sie beginnen erneut am Daumen zu lutschen. Sie möchten alles für sich alleine haben und weinen, wenn sie etwas teilen müssen. Um das Augenmerk auf sich zu lenken, können sie kränklich werden: Erkältung, Blasenentzündung, Bronchitis, Ohrenweh oder Verstimmung mit Selbstmitleid.

Im Kontakt mit Fremden sind sie sehr scheu. Sobald ihnen jemand zu nahe kommt, steigt ihnen die Röte ins Gesicht und sie suchen Schutz bei der Mutter.

Schwierigkeiten zeigen sich ferner, wenn die Kinder zum ersten Mal in den Kindergarten oder zur Schule gehen müssen. Die Anfangsschwierigkeiten sind häufig mit Tränenausbrüchen, Missstimmung, Spannung und Verdruss verbunden. Sobald sie sich aber mit der neuen Situation angefreundet haben, legt sich die schwierige Phase und sie fügen sich ins Kollektiv ein. Dann werden auch nach Überwindung der anfänglichen Schüchternheit erste Freundschaften geschlossen und sie beteiligen sich gewissenhaft am Unterricht.

Die Kinder können wegen ihrer Sensibilität von verschiedensten gesundheitlichen Beschwerden befallen werden, welche oft von Weinerlichkeit, Hilflosigkeit, Stimmungsschwankungen, Hitzeunverträglichkeit (Verlangen nach frischer Luft), Durstlosigkeit, dicken, gelbgrünen Sekreten und wechselhaften Symptomen begleitet sind. Schmerzen wechseln häufig den Ort (mal schmerzt es hier, mal dort) mit alternierendem Charakter (Brennen, Jucken, Ziehen, Stechen usw.), worauf sie sehr empfindlich (möchten getröstet werden) reagieren. Es besteht die Neigung zu Erkältungen, vor allem zu Schnupfen mit verstopfter Nase (nachts schlimmer – atmet durch den Mund). Die Arznei darf aber nicht zu früh verabreicht werden, sondern erst wenn im späteren Stadium die Sekrete dickflüssig und gelbgrün geworden sind. Vielfach sind die Infektionen mit Konjunktivitis verbunden, mit verklebten Augen morgens beim Erwachen sowie nächtlichem Jucken und Brennen (kalte Kompressen bessern – Zugluft verschlimmert). Schwachpunkt sind auch die Ohren. Mittelohrentzündungen zeigen sich mit wellenartigen, pulsierenden Schmerzen, welche nachts bei Bettwärme schlimmer werden und sich bei äußerlichen kalten Auflagen verbessern. Bei Bronchitis tritt trockener Husten (vor allem nachts in der Bettwärme – muss aufsitzen) in Erscheinung. Der Auswurf löst sich erst morgens beim Erwachen. Auch der Magen ist empfindlich, insbesondere wird fettige, üppige Nahrung schlecht vertragen. Allgemein sind es keine guten Esser. Sie warten ab, bis alles kalt geworden ist. Vornehmlich verlangen sie nach frischen oder sauren Speisen, verabscheuen aber Kuchen, Patisserie und Schweinefleisch. Bei Eiscreme bekommen sie Magenschmerzen, auch Süßigkeiten sind unverträglich.

Die Verdauung ist gestört (kein Stuhlgang gleicht dem anderen; Farbe, Konsistenz und Form sind sehr veränderlich), häufig besteht Verstopfung mit hartem, großem Stuhl.

Die Kinder haben auch Schlafprobleme (Einschlafschwierigkeiten nach üppigem Essen). Vor allem weigern sie sich alleine ins Bett zu gehen. Ein Elternteil muss sich zu ihnen hinlegen und Geschichten erzählen, sie streicheln und in den Schlaf wiegen. Sie fürchten sich vor Dunkelheit (brauchen Licht zum Schlafen) oder vor Einbrechern (vor dem Schlafengehen muss das ganze Haus nach Dieben abgesucht werden). Sie können mitten in der Nacht aufwachen (rufen nach der Mutter) und kuscheln zu den Eltern oder Geschwistern ins Bett. Sie liegen meistens auf dem Rücken mit dem Armen über dem Kopf oder auf dem Bauch gekreuzt. Das Fenster muss geöffnet bleiben, sie lassen sich nicht zudecken (strampeln sich frei) und strecken oft die Füße unter der Decke hervor.

Allgemein sind die Kinder sehr wärmeempfindlich. Sie haben ein großes Frischluftbedürfnis, jedoch werden Zugluft und Temperaturveränderungen von warm zu kalt schlecht vertragen. Ansonsten möchten sie dauernd barfuß herumlaufen und weigern sich selbst im kalten Winter eine Mütze zu tragen.

Säuglinge haben oft seit der Geburt mit entzündlichen Augen (verklebt) und einer verstopften Nase (muss abgesaugt werden) zu kämpfen. Andererseits werden sie von Koliken und Durchfällen geplagt, wenn die stillende Mutter üppige Speisen (Käse, Fett) gegessen oder sich aufgeregt hat.

Während der Pubertät weigern sich die Jugendlichen erwachsen zu werden. Noch lange zeigen sie eine kindische Ausdrucksweise. Die Menarche kommt spät, oft mit großer Angst vor der ersten Menstruation. Die monatliche Regel ist unregelmäßig, veränderlich, ausbleibend, häufig verbunden mit Stimmungsschwankungen und Kopfschmerzen. Zu dieser Zeit braucht das Mädchen auch intensiv die Umsorgung der Mutter, da es sehr gemütslabil ist. Es ist noch sehr unselbstständig und braucht in jeder Beziehung Unterstützung. Für jede Gelegenheit bittet es die Eltern um Erlaubnis und akzeptiert kritiklos alle Ratschläge. Es besteht die Neigung, bei geringster seelischer Rührung zu erröten, ansonsten ist die Gesichtsfarbe sehr blass (anämisch). Manchmal bekommen die Mädchen Komplexe mit großer Schüchternheit gegenüber Burschen. Auf keinen Fall möchten sie ihre starke Bindung zum Elternhaus abbrechen. Der Umgang mit pubertierenden Knaben scheint ihnen gefährlich und sie halten gebührenden Abstand. Eigentümlich ist auch ein phlegmatisches, apathisches Verhalten. Nach Verlassen des familiären Heims leiden sie chronisch an Heimweh und Depressionen. Es kann sich Bulimie oder eine Anorexia nervosa entwickeln.

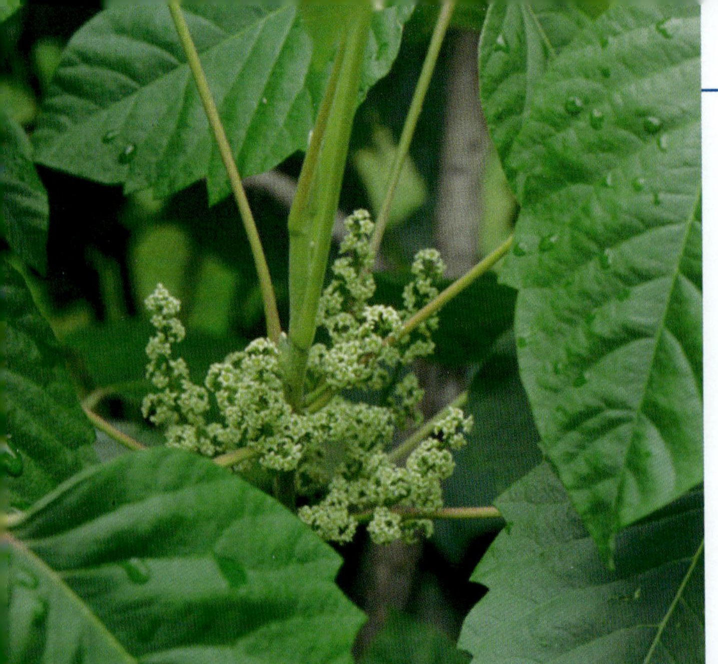

Rhus toxicodendron

Allgemeines

Der Giftsumach (Rhus toxicodendron L.), ein bis zu einem Meter hoher Strauch mit dunkelgrünen, eiförmig lanzettlichen Blättern, die im Herbst goldgelb bis rot werden, ist in Amerika vor allem in den wärmeren Gebieten Virginias und Georgias vertreten. Das Sumachgewächs (Anacardiacea) enthält einen gelblich-weißen, an der Luft sich schwarz verfärbenden, giftigen Milchsaft, der beim Anritzen des Stammes herausfließt. Bei Berührung des Blattwerks kommt es zu einer starken entzündlichen Hautreaktion.

Der Gattungsname „Rhus" wird aus dem griechischen „rheo" = (fließen) abgeleitet, was den ausfließenden Saft charakterisiert. Die Artbezeichnung „toxicodendron" ist ebenfalls griechischen Ursprungs aus „toxikon" (= Pfeilgift) und „dendron" (= Baum), womit die Giftigkeit der Pflanze zum Ausdruck gebracht wird.

Die Urtinktur wird aus den frischen Blättern hergestellt. Das Polychrest besitzt ein psorisches, tuberkulinisches, sykotisches Miasma mit den Themen: *Steifheit, Bewegungsdrang, Kälteempfindlichkeit und Rheuma.*

Typus

Bei Rhus toxicodendron handelt es sich um kräftige, muskulöse Persönlichkeiten mit blassem, eingefallenem Gesicht, spitzer Nase und dunklen Augenringen. Sie sind **dauernd in Bewegung**, nicht nur in gesunden, sondern auch in kranken Tagen. Wie von einem inneren Drang getrieben leiden sie ständig unter einer nervösen, angespannten **Ruhelosigkeit** (nach Nash Trias der Unruhemittel: rhus-t., ars., acon.) mit großem Verlangen nach Beschäftigung (Synth.: naja, opun-s., rhus-t., sumb., ther.). Häufig sind es Landwirte und Bauarbeiter, welche Schwerarbeit im Freien verrichten und ihr Belastungspotenzial überstrapazieren. Sie sind hart gegen sich selbst und machen sich mit ihrem zwanghaften Verhalten oft das Leben schwer. Schüchtern und gehemmt wie sie sind, finden sie wenig Kontakt zu anderen Leuten. Zwar können sie im vertrauten Kreise fröhlich, witzig, schlagfertig und lebhaft (springt von einem Thema zum anderen) sein, sobald sie aber krank werden, verändert sich ihr Gemütszustand zu verdrießlich, depressiv und frustriert. Schnell fühlen sie sich ermattet und **zerschlagen**, nicht nur in physischer, sondern auch in psychischer und mentaler Hinsicht. Bei geringsten Leiden sind die geistigen Fähigkeiten schnell erschöpft und es fällt ihnen schwer, sich zu konzentrieren (vergisst alles).

Meistens sind auch die **Gefühle erstarrt und versteift**. Die Betroffenen können ihre Emotionen kaum zum Ausdruck bringen und wirken kühl und angespannt. Seelische Empfindungen werden unterdrückt (hält seine Zuneigung zurück). Zudem neigen sie dazu, über vergangene, unangenehme Ereignissen zu grübeln (vor allem nachts).

Sie sind abergläubisch und haben fixe Ideen. Rituale sind ihnen wichtig und werden gepflegt.

Rhus-toxicodendron-Persönlichkeiten sind anfällig für **rheumatische Erkrankungen**. Charakteristisch dabei sind **morgendliche Steifheit** (muss sich bewegen) und **Verschlimmerung bei Ruhe**, abends im Bett und durch **nasskalte Einflüsse**. Beschrieben wird typischerweise ein Lähmungsgefühl in den Gliedern mit der Empfindung von Zerschlagenheit, Taubheit oder reißenden Schmerzen (wie wenn etwas los- oder abgerissen wäre).

Die Arznei ist neben Arnica als Routinemittel bei **Verrenkungen**, Luxationen, Quetschungen und Verheben indiziert, ganz speziell, wenn nach Traumata eine Bindegewebsschwäche zurückbleibt, z. B. ein instabiles Gelenk nach einer Überdehnung der Gelenkbänder. Wegen des zwanghaften Bewegungsdrangs sind die Betroffenen kaum imstande, die erschlafften Gelenke, Muskeln, Sehnen oder Bänder zu schonen und setzen sich immer wieder neuen Gefahren aus.

Oft wird nach einem Verhebeunfall ein lumbaler Rückenschmerz ausgelöst, eine Lumbago oder ein Ischias, mit steifer Empfindung, als sei der Rücken in einen Schraubstock gepresst (Verlangen sich zu strecken und zu bewegen). Ruhe und Stillsitzen verschlimmern den Zustand, während Wärme, warmes Duschen oder fortgesetzte Bewegung (ist gezwungen aus dem Bett zu steigen, um sich zu bewegen) lindern. Auch das Liegen mit dem Rücken auf harter Unterlage sowie Massagen werden als erholsam empfunden.

Bei ähnlichen Modalitäten bewährt sich Rhus toxicodendron für Kopfschmerzen, insbesondere wenn die Beschwerden mit **zervikaler Steifheit** einhergehen und sich durch feuchtes Wetter, bei Wetterwechsel und kalter Luft verschlimmern (Wärme und Bewegung bessern).

Ein weiteres Indikationsgebiet sind **Dermatopathien** fast jeder Körperregion oder des ganzen Körpers: Hautausschläge, Ekzem, Urtikaria, Pemphigus usw. mit scharlachroter Färbung der Haut, **unerträglichem Jucken und Brennen** sowie **Bläschenbildung** (Quaddeln). Die Bläschen entzünden sich schnell und können sogar **eitrig** werden, die Infektion ist verbunden mit geschwollenen Lymphknoten (einschließlich Parotis). Die betroffenen Stellen reagieren empfindlich auf kaltes Wasser, dagegen werden heiße Kompressen als lindernd empfunden.

Im gleichen Sinne bessert sich auch das Brennen und Jucken bei auftretenden Herpes-Erkrankungen: Herpes zoster, Herpes labialis, Herpes genitalis oder Herpesausschlag an den Schenkelinnenseiten.

An Rhus toxicodendron muss auch bei **Grippe** gedacht werden, insbesondere wenn die Erkältung aufgrund einer **Unterkühlung oder Durchnässung** entstanden ist. Der Patient reagiert sehr schnell mit Zerschlagenheitsgefühl in den Gliedern. Er kann trotzdem nicht ruhig im Bett liegen bleiben und muss immer wieder aufstehen, um sich zu bewegen. Das Fieber steigt schnell an (besonders um 10 Uhr morgens) und geht mit Benommenheit, Delirium und Unruhe einher. Die **Zunge** ist trocken und zeigt typischerweise eine **Dreiecksrötung an der Zungenspitze**. Mit dem Husten wird ein rostfarbenes Sputum ausgeworfen.

Schließlich kann die Arznei auch bei **Schlafstörungen** sehr hilfreich sein, ganz speziell bei ruhelosen Patienten, die zwar abends müde und erschöpft ins Bett steigen, aber von Minute zu Minute immer zappeliger werden, sich **hin- und herwälzen** (keine Bettlage ist bequem) und bis weit nach Mitternacht keinen Schlaf finden. Morgens fühlen sie sich dann wie gerädert.

Verhaltensmerkmale bei der homöopathischen Anamnese

Ein Patient, der Rhus toxicodendron benötigt, erscheint in der Sprechstunde häufig mit schmerzverzerrtem, leidvollem Gesichtsausdruck. Während der Anamnese wirkt er gehemmt, verkrampft und angespannt und kann kaum stillsitzen. Er rutscht andauernd auf seinem Stuhl herum auf der Suche nach einer bequemen Sitzstellung. Seine Arme und Beine sind dauernd in Bewegung. Auffallend sind die unruhigen Gebärden mit den Händen. Wenn der Kranke seine Beschwerden schildert, handelt es sich dabei vor allem um körperliche Symptome. Er klagt über Schmerzen in den Gelenken, Muskeln, Bändern oder Sehnen und reagiert mit Zuckungen im Gesicht, insbesondere wenn seine hochgradige Kälteempfindlichkeit angesprochen wird. Möglicherweise erwähnt er, dass der Verzehr von sauren Sachen die Schmerzen verschlimmern, ja sogar Genickstarre verursachen können. Er fühlt sich festgefahren, gefangen, was ihn sehr beunruhigt.

Bei der Verschreibung des homöopathischen Mittels vergewissert er sich, dass ihm keine Arznei mit toxischer Ausgangssubstanz verordnet wird, da er sich fürchtet, dadurch vergiftet zu werden. Trotz ausführlicher Aufklärung über die homöopathischen Potenzierungsverfahren hält der Patient an seinen Befürchtungen fest.

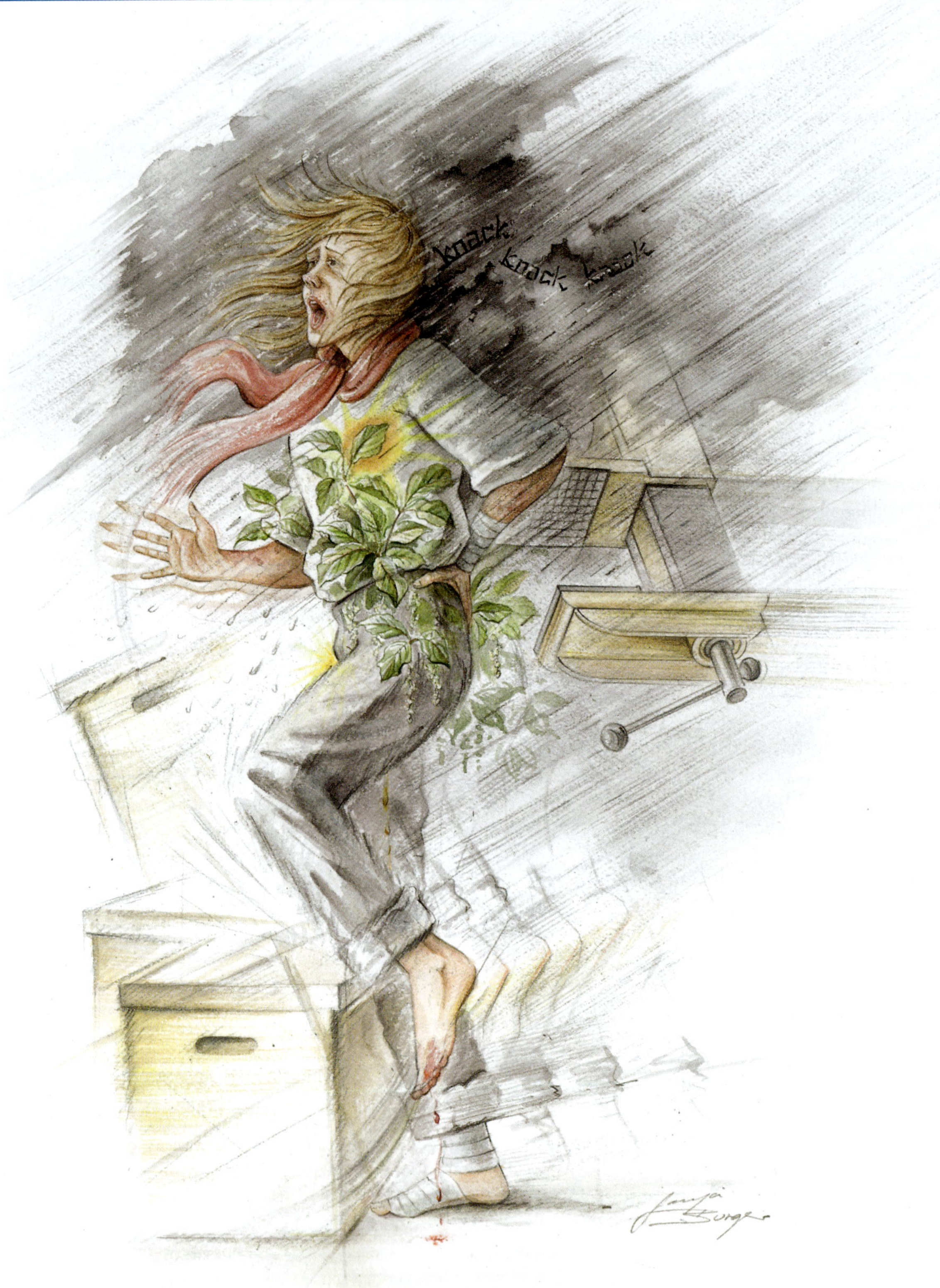

Abb. **40** **Rhus-toxicodendron-Persönlichkeit:** kräftige Statur, Bewegungsnaturell, ruhelos, kann sich nicht entspannen, verdrießlich, fühlt sich zerschlagen, erstarrt, versteift, Tendenz zu rheumatischen Erkrankungen in Muskeln, Sehnen, Gelenken, Knochen mit morgendlicher Steifheit (muss sich bewegen) und Knacken der Gelenke, Verschlimmerung bei Ruhe und durch nasskalte Einflüsse, Routinemittel bei Verrenkungen, Luxationen, Quetschungen, Veranlagung zu Ischias und Lumbago, fühlt sich wie in einen Schraubstock gepresst, zervikale Steifheit, Hautausschläge mit scharlachroter Verfärbung und feurig brennenden Bläschen sowie unerträglichem Juckreiz, grippaler Infekt nach Unterkühlung oder Durchnässung mit zerschlagenen Gliederschmerzen, kann im Bett nicht ruhig liegen, wälzt sich hin und her, jegliche Kälte macht unruhig.

Psyche

Ruhelosigkeit
- nervöses, unruhiges Verhalten, zwanghafter Bewegungsdrang
- findet bei Krankheit (Fieber) keine Ruhe, möchte aufstehen, um zu arbeiten oder sich zu bewegen

Steifheit
- gestaute Gefühle, kann Emotionen nicht ausdrücken
- seelisch angespannt, zeigt keine Gefühlsreaktionen

Benommenheit
- fühlt sich benebelt, benommen, verwirrt

Kummer
- quält sich mit negativen, schweren Gedanken (besonders nachts)
- brütet über vergangene, unangenehme Ereignisse
- traurig bei nassem Wetter (Synth.: elaps 2, rhus-t., tub.)

Weinen
- unbegründet, weiß nicht weshalb und warum
- bessert sich beim Gehen im Freien

Reizbarkeit
- reagiert bei Widerspruch verdrießlich
- frustriert bei Schmerzen, krankhaften Beschwerden, Lärm

Furcht
- vor Vergiftung, will keine Medizin einnehmen

Angst
- treibt ihn von einer Stelle zur anderen (Synth.: ars. 3, rhus-t. 2)
- treibt ihn nachts aus dem Bett, wird ruhelos
- vor Unheil, Unglück, um das Wohlergehen der eigenen Kinder
- verletzt zu werden

Wahnidee
- glaubt, dauernd beobachtet zu werden
- glaubt, ermordet zu werden
- glaubt, in die Luft gehoben zu sein
- glaubt, zum Selbstmord genötigt zu werden
- glaubt, das Bett würde sinken

Wahnsinn
- nach Unglück (Synth.: calc., ign., nat-m., rhus-t.)

Leitsymptome

Kälte
- in jeder Form führt Kälte zur Verschlimmerung der Beschwerden
- selbst der Gedanke an Kälte führt zu innerer Unruhe
- Durchnässung führt zu Kopf-, Rheuma-, Gliederschmerzen, Durchfall, Zystitis, Reizblase, Harnverhalten, Prostatitis, Ausbleiben oder Stillstand der Regel

Bewegung
- unwiderstehlicher Drang sich zu bewegen
- fortgesetzte Bewegung bessert

Steifheit
- Gefühl, trotz Bewegungsdrang verspannt, versteift, verrenkt zu sein
- Kälte in jeder Form macht starr, blockiert, lahmt
- der rheumatischen Gelenke (Synth.: rhus-t. 3, calc. 2, lyc. 2, kali-ar.)
- der Zervikalregion (zugluftempfindlich)

Taubheit
- der schmerzenden Stellen

Knacken
- der Gelenke, des Kiefers beim Kauen

Zunge
- auffallendes rotes Dreieck, rote Zungenspitze (Fieber)

Juckreiz
- besser durch heißes Wasser

Schweiß
- am ganzen Körper, aber nicht im Gesicht (Synth.: rhus-t. 2, sec. 2)

Schmerzen
- reißend, wie losgerissen
- zerschlagen, verrenkt, mit Drang sich zu bewegen

Fieber

- schnell ansteigend um 10.00 Uhr mit Abneigung gegen Entblößung, unruhig, wirft sich hin und her, Gliederschmerzen
- brennend glühende Hitze, als ob heißes Wasser durch die Blutgefäße fließen würde
- glühende, innere Hitze, Blut scheint in den Venen zu brennen (Synth.: ars. 3., rhus-t. 3, bry. 2, med. 2)
- Hitze einseitig links, rechte Seite Kälte (Synth.: rhus-t. 3, par.)

Frost

- beim Herausstrecken der Hand aus dem Bett (Synth.: hep. 3, rhus-t. 3, phos.)
- beginnend an einem Bein oder zwischen den Schultern

Modalitäten

Verlangen

- nach Wärme, warmem Bad, warmem Wetter, warmer Kleidung
- Massage, Reiben der schmerzenden Körperteile (außer berührungsempfindliche, vorstehende Knochen)
- nach kalter Milch, Käse, Joghurt, Süßigkeiten, kalten Getränken

Unverträglichkeit

- Kälte, Widerspruch
- Bier, Wein

Abneigung

- Fleisch, Brot, Wein

Durst

- auf kaltes Wasser trotz Kälteempfindlichkeit

Seiten

- mehrheitlich links oder von links nach rechts wandernd

Zeiten

- morgens nach dem Aufstehen, abends, nachts bis nach Mitternacht schlimmer

Besserung

- Wärme, heißes Wasser, warmes Bad, warmes Wetter, warme Kleidung, Einhüllen, Zudecken, fortgesetzte Bewegung, Liegen auf etwas Hartem, Strecken, Massage, Kneten, Reiben

Verschlechterung

- Kälte, kaltes Wetter, Nebel, Herbst, Durchnässung, Regen, vor Gewitter, Zugluft, Baden im kalten Wasser, Aufdecken, Entblößung, Gähnen, körperliche Überanstrengung, Überheben, Ruhe

Absonderliche Symptome

Schlaf

- findet keinen Schlaf, keine bequeme Lage im Bett
- ruhelose Beine nachts im Bett (Synth.: caust. 3, rhus-t. 3, tarent. 3)
- träumt von Arbeit, körperlicher Anstrengung, Geschäft, langen Spaziergängen, Umhertreiben, Schwimmen, Feuer, Blut
- redet im Schlaf von Tagesgeschäften
- ruft im Schlaf um Hilfe (Synth.: hep., kali-c., rhus-t.)

Kopf

- Gefühl, als ob das Gehirn lose wäre, als ob es gegen den Schädel schlagen würde
- schlägt mit dem Kopf gegen das Bett (Synth.: apis 2, con., hyos., rhus-t.)
- Schmerz nach Baden im Meer (Synth.: ars. 2, rhus-t. 2, sep.)
- Schmerz nach einem Sturz (Synth.: arn., hyper., rhus-t.)
- Schmerz bei nassem Wetter (Synth.: rhod. 2, rhus-t. 2)
- Schmerz, muss das Bett verlassen (Synth.: thuj. 2, coloc., rhus-t., sep.)
- Schmerz auf der liegenden Seite
- Schmerz, als sei ein Band quer über die Stirne gespannt
- Gefühl, als seien die Muskeln am Hinterkopf zusammengeschraubt
- Gefühl, als liege ein Zentnergewicht auf dem Nacken
- feuchter Hautausschlag auf der Kopfhaut (Milchschorf) stark juckend
- Hautausschlag auf dem Kopf zerstört das Haar
- Ameisenlaufen auf der Kopfhaut

Augen

- Entzündung bei nasskaltem Wetter (Synth.: dulc. 3, rhus-t. 3, sil. 2, calc.)
- Lähmung der Lider durch Kälte (Synth.: caust. 3, rhus-t. 2)
- Katarrh durch Erkältung (Synth.: merc. 3, cinnb. 2, dulc. 2, rhus-t. 2, all-s.)
- großer Schwall heiß brennender Tränen beim Öffnen der Augen

Ohren

- Schmerz bei Wetterwechsel (Synth.: mang. 2, rhus-t. 2, sil. 2, calc., rhod.)
- geschwollene Ohrläppchen (Synth.: rhus-t. 2, chin., kali-n., puls.)
- knallendes Geräusch beim Einschlafen (Synth.: dig., rhus-t., zinc.)

Nase

- Nasenbluten nach Nasswerden (Synth.: dulc. 2, puls. 2, rhus-t. 2)
- Hautausschlag an der Nasenspitze
- häufiges krampfhaftes Niesen

Gesicht

- Ausschlag, scharfe Bläschen (Synth.: caust., rhus-t.)
- reißende Schmerzen bei nassem Wetter (Synth.: merc. 2, rhod. 2, rhus-t. 2, verat.)
- rheumatisches Kiefergelenk, Schmerz wie zerbrochen
- Tendenz, beim Gähnen den Kiefer auszurenken (Synth.: Kiefergelenk renkt sich leicht aus: ign., petr.)
- Kiefergelenk knackt beim Kauen

Mund

- Kältegefühl wie Pfefferminze (Synth.: camph. 2, lyss. 2, rhus-t., tell., verat.)
- Gefühl, als ob die Zähne zu lang, locker wären
- Zahnschmerz durch Arbeiten an feuchten Orten (Synth.: calc. 3, rhus-t. 3, ars. 2., dulc. 2)

Brust

- Husten durch Entblößen der Hände (Synth.: hep. 3, rhus-t. 3, bar-c., sil.)
- Gefühl, als würde der Atem in der Magengrube angehalten
- Brustwarzen schmerzen zu Beginn des Stillens, beim fortgesetzten Stillen wird es besser

Magen

- Kälte nach kalten Getränken (Synth.: chin. 3, elaps 3, ars. 2, rhus-t. 2, sul-ac.)

Bauch

- Kälte nach kalten Getränken (Synth.: ars. 2., chel. 2, rhus-t. 2)
- Gefühl, als würde Wasser im Bauch schwappen

Verdauung

- Durchfall nach Nasswerden (Synth.: rhus-t. 3, acon. 2, calc. 2)
- Durchfall durch Nasswerden der Füße (Synth.: rhus-t. 3, acon., nux-m.)

Nieren

- Harnverhalten nach Anstrengung (Synth.: arn. 3, caps. 3, rhus-t. 3)
- Harnverhalten nach Nasswerden der Füße, bei kalten Füßen
- Schmerzen bei nassem Wetter (Synth.: rhus-t. 2)

Genitalien

- Metrorrhagie beim Stillen (Synth.: sil. 2, calc., rhus-t.)
- Metrorrhagie nach Zorn (Synth.: mag-m. 2, rhus-t. 2, bad., nat-m.)

Haut

- Herpes bei Fieber (Synth.: nat-m. 3, carb-v., rhus-t.)
- Urtikaria während Frost (Synth.: nat-m. 3, rhus-t. 3, ars. 2, apis, ign.)
- Urtikaria durch Nasswerden (Synth.: rhus-t. 3)
- Urtikaria bei Rheumatismus (Synth.: rhus-t. 3, urt-u. 3)

Glieder

- Lähmung durch Kälte (Synth.: cocc. 2, rhus-t. 2)
- Lähmung durch Nasswerden (Synth.: rhus-t. 3, nux-v. 2)

Rücken

- Lumbago besser beim Hartliegen
- Ischias bei nassem Wetter (Synth.: rhus-t. 3, phyt. 2, mez., ran-b., ruta)
- Schmerz, muss sich ständig bewegen (Synth.: rhus-t. 3, puls. 2, phos.)
- Steifheit bei nassem Wetter (Synth.: rhus-t. 3, phyt. 2)

Besondere Anzeigen

- Scharlach mit brennend starkem Juckreiz
- Zerrung der Bänder bei Fußballern oder Tänzern
- Übermüdung nach langen Märschen
- überanstrengte Achillessehne nach Radtouren
- Paraplegie nach Entbindung, nach Fieber
- Lähmung der Beine nach Periduralanästhesie
- Verletzung durch Quallen beim Schwimmen im Meer mit Brennen, Bläschen, Fieber
- Kopfschmerzen nach Augenoperation

Vergleiche

- rhod., ruta, tub., ars., acon., dulc., cimic., calc-p., stell-m., arn., led., apis, sulph., bell., eup-p., clem., ran-b., nat-s.

Bewährte Indikationen

Morbus Parkinson

- mit großer Steifheit, starrer Haltung, aber extremem Bewegungsdrang

Pharyngitis

- besser durch warme Getränke, ruhelos, Nackensteifheit

Asthma

- nach Unterdrückung des Hautausschlages mit starkem Husten
- bei nasskaltem Wetter, Gliederschmerzen, nachts schlimmer

Sportlerherz

- Herzmuskelerweiterung mit Taubheitsgefühl im linken Arm und im linken Schulterblatt

Tennisellbogen

- mit Taubheit und Steifheit im Arm, muss ihn ständig bewegen

Schleudertrauma

- mit anhaltender Versteifung des Nackens, muss ständig den Kopf hin- und herbewegen, empfindlich gegen Zugluft, trägt Rollkragenpullover, wärmende Halstücher, selbst bei warmem Wetter

Arthritis

- Verschlimmerung der Schmerzen nachts im Bett und morgens beim Aufstehen, steif, muss sich bewegen, besser durch heißes Bad, Massage

Herpes zoster

- brennender Juckreiz, Wärme und Bewegung bessert, nachts schlimmer, Gefühl von Kribbeln und Taubheit, gefolgt von brennend stechenden Schmerzen mit Rötung der Haut, Jucken, kleine, dunkelrote Bläschen, die eitrig werden, feucht-heiße Kompressen bessern

Arzneianalogien

Der Rhus-toxicodendron-Strauch hat die Eigenart, bei nasskaltem Wetter und in der Nacht vermehrt Milchsäfte abzusondern; d.h. die Pflanze ist bei Kälte und nachts giftiger als tagsüber und bei wärmeren Temperaturen. Dies entspricht der Verschlimmerung im AMB durch nasse Kälte und bei Nacht. Der Kontakt mit dem Strauch kann einen hochroten, stark juckenden Hautausschlag mit Blasenbildung auslösen. Ähnliche Hautreizungen zeigen sich beim Kranken.

Rhus toxicodendron in der Kinderheilkunde

Rhus toxicodendron passt zu gereizten Kindern mit Verhaltensstörungen und unbändigem Bewegungsdrang (POS) – sie sind kaum zu bremsen. Selbst abends beim Einschlafen werfen sie sich im Bett hin und her und finden kaum eine bequeme Position. Aufgrund ihrer Empfindlichkeit gegen Kälte möchten sie warm zugedeckt sein; doch am anderen Morgen ist das Bettzeug infolge der Ruhelosigkeit ganz durcheinander. Das unruhige Verhalten wechselt mit Ermattung und Überforderung. Mann nennt diese Erscheinung das so genannte „Türangelsyndrom“. Das heißt, der Körper „ölt“ sich durch die Bewegung ein, aber nach einiger Zeit reagiert er mit Erschöpfung und Ermattung. Diese Phasen von Ankurbelung und Schwäche wiederholen sich ständig.

Besonders hilfreich ist Rhus toxicodendron bei Kindern, die mit Grippe, Mumps, Windpocken, Scharlach, Masern, Urtikaria und den Folgen von Verstauchungen zu kämpfen haben, besonders wenn Bewegungsdrang und Reizbarkeit mit gleichzeitiger Kälteempfindlichkeit vorhanden sind. Nicht selten sind dabei die Ohrspeicheldrüsen (links) angeschwollen.

Sepia

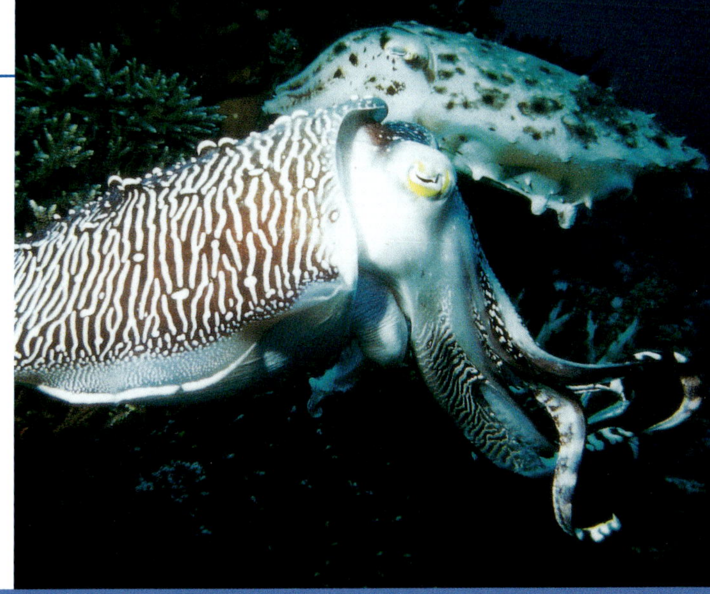

Typus

Hier wird vor allem die Sepia-Frau beschrieben, bei Männern ist das Mittel selten indiziert.

Sepia-Persönlichkeiten sind häufig **Schwarzhaarige oder Brünette mit dunklem Teint, schlanker Figur** (Mannequin), schmalen Hüften (eng gebaut), flachen Brüsten, eckigem Gesicht (maskuline Züge) und **gelbbraunen Pigmentflecken** (Nasensattel, „Schmetterlingsflügel") und haarigem Flaum auf der Oberlippe (Damenbart). Sie besitzen eine distanzierte, **reservierte**, unnahbare („komm mir nicht zu nahe!"), nüchterne, manchmal auch verbitterte, unzufriedene Ausstrahlung und haben die Gewohnheit, **im Sitzen ihre Beine übereinander zu schlagen**. Bei der Kleidung bevorzugen sie schwarze, dunkelblaue, türkise oder violette Farben; es besteht eine Aversion gegen Gelb, Grün, Rot und Rosa.

Man kann drei Sepia-Typen unterscheiden: die überlastete Hausfrau, die Karriere-Dame und die unzufriedene Lady.

Die **überlastete Hausfrau** (bisweilen mit rundlicher Statur) fühlt sich von den täglichen Arbeiten überfordert und besitzt keine Kraft mehr ihre Pflichten zu erfüllen. Sie ist den familiären Aufgaben (Erziehung der Kinder, Führen des Haushalts) nicht mehr gewachsen und entfremdet sich von ihren Angehörigen. Sie distanziert sich, wird **mürrisch** und empfindet die **Mutterrolle** als eine zermürbende Beengung. Bei Kleinigkeiten schreit sie die Kinder an (gereizt, verliert die Nerven) oder beginnt mit ihrem Mann zu streiten. Andauernd fühlt sie sich gezwungen, Dinge zu tun (ist überfordert beim Kochen, reagiert mit Übelkeit), die sie eigentlich gar nicht will. Nichts macht ihr mehr Freude, sie **sondert sich ab**, fühlt sich als Opfer und wird apathisch (muss sich immer wieder ausruhen).

Allgemeines

Sepia officinalis besteht aus der Tinte des Tintenfisches, einer Molluskel aus der Gattung der Kopffüßler (Cephalopodeae), welche in den Tiefen des Mittelmeeres und des östlichen Atlantiks lebt. Das Weichtier, das auch als Seekatze, Kalamar oder Kuttelfisch bekannt ist, besitzt zwei dunkle Augen mit W-förmiger Pupille und zehn Fangarme (Tentakel). Um sich vor Feinden (Robben, Wale, Haie) zu tarnen, stößt es aus der Drüse (Tintenbeutel) der Mantelhöhle, die sich direkt über dem Anus befindet, eine braunschwarze Flüssigkeit (Tinte) aus. Damit kann es bei drohender Gefahr seinen Standort verdunkeln und ist in der Lage, unerkannt zu entwischen.

Die homöopathische Arznei wird aus der getrockneten Tinte (Sepia succus) hergestellt. Diese besteht aus Melanin (Pigment), Eisen, Calcium carbonicum, Magnesium carbonicum, Natrium sulphuricum, Natrium muriaticum und Eisen. Früher wurde diese Tinte von Kunstmalern eingesetzt. Hahnemann prüfte das Mittel, weil er einen depressiven Maler kannte, der die Neigung hatte, seinen mit Sepia-Tinte versehenen Pinsel im Mund zu befeuchten.

Sepia ist in der Homöopathie ein großes Polychrest, ein wichtiges Frauenmittel mit Wirkung auf alle drei Miasmen: Psora, Sykose und Syphilis.

Es vereint folgende Themen: *Emanzipation, Unabhängigkeit, Überforderung, Gefühlsverdrängung, Stase und Erschlaffung.*

Sie möchte alles liegen lassen **(wird gleichgültig)** und davonlaufen. Ihre ursprüngliche Liebe für die Familie findet keinen gefühlsmäßigen Ausdruck mehr. **Resigniert** bekennt sie: „Ich weiß, ich sollte die Kinder lieben, den Mann unterstützen, aber inzwischen kann ich nichts mehr für sie empfinden." Mit der Zeit beginnt sie, gegen das was sie einengt zu **rebellieren**, reißt aus oder hüllt sich mit negativer Grundstimmung in eine „schwarze Wolke" von psychosomatischen Beschwerden: Hitzewallungen, Schweißausbrüche, Kopfschmerzen, Migräne, Menstruationsbeschwerden oder Sexualitätsstörungen (Frigidität).

Die **karrierebewusste Dame** zeigt ein ganz anderes Bild. Sie möchte sich selbst verwirklichen und **engagiert** sich konsequent und zielgerichtet für ihren **beruflichen Erfolg**. Nichts ist ihr wichtiger, als in ihrer Beschäftigung Erfüllung zu finden. Als „Selfmade-Woman" oder **powervolle Geschäftsfrau** ist sie sehr pflichtbewusst, ehrgeizig und voller Tatendrang (arbeitet viel/ Sepia wird als weibliche Nux vomica bezeichnet). Sie führt ihr eigenes Leben, ungeachtet dessen, was andere über sie denken. Vehement weigert sie sich, fremdbestimmt zu werden **(lässt sich von niemandem manipulieren)**. Sie verehelicht sich nur dann, wenn ihr der Partner die uneingeschränkte **Freiheit** lässt. Sie verspürt auch keinerlei Wunsch nach eigenen Kindern. Kommt es trotzdem zur Schwangerschaft, möchte sie nach der Entbindung so schnell wie möglich wieder in den Beruf zurückkehren.

Sie ist **intelligent**, sachlich, kreativ, praktisch veranlagt und besitzt Organisationstalent. Wegen ihrer Strebsamkeit und Dominanz gibt es im Arbeitsteam oft Schwierigkeiten. Mit ihren Untergebenen oder Kollegen führt sie einen kompromisslosen Umgang (liebt keine halben Sachen, entweder ganz oder gar nicht). Sie möchte besser sein als ihre männlichen Vertreter und kann manchmal durch ihre **kühle Art** sehr verletzend sein (ist direkt, ohne auf die Gefühle anderer zu achten). Bei Auseinandersetzungen fühlt sie sich stets im Recht und reagiert bei Kritik sehr verletzt. Ansonsten **lässt sie keine Emotionen aufkommen**, sie versucht ihnen sogar aus dem Weg zu gehen oder unterdrückt sie (Synth.: unterdrückte Gefühle: staph. 3, carc., caust., sep.). Sie hüllt sich in einen Schutzpanzer und weist Zuwendung, freundschaftliche oder tiefe Beziehungen energisch ab. Als **Einzelgängerin** sucht sie ihren Freiraum (braucht Distanz, möchte niemandem gegenüber verpflichtet sein), da sie fürchtet, ihre Identität zu verlieren. Den Stress des Alltags versucht sie mit **sportlichen Aktivitäten** (Joggen, Schwimmen, Reiten, Wandern) auszugleichen, dabei überschreitet sie oft die Grenze ihres Leistungsvermögens. Bezeichnend für Sepia ist der Umstand, dass die meisten physischen wie auch psychischen **Beschwerden unter starker körperlicher Anstrengung besser werden** (Kopfschmerzen, Depressionen, Magenbeschwerden usw.).

Die **unzufriedene Lady** ist eine weitere Ausdrucksform von Sepia. Man könnte sie als **Feministin** oder Emanze bezeichnen, welche gegen die dominante Männerwelt ankämpft (Synth.: protestiert, erhebt Einspruch: caust. 2, ars., lach., merc., sep.). Sie engagiert sich fast fanatisch für die **Gleichberechtigung** in der Frauenbewegung und ärgert sich extrem über die sexuelle Unmoral der modernen Zeit (Frau als Lustobjekt), aber auch über die heutigen Mutterschaftsbedingungen („mein Bauch gehört mir!"). Ihre kritischen, verletzenden und **zänkischen Angriffe** richten sich gegen Behörden, Politiker oder Theologen, wobei sie jeden Dialog energisch von sich weist. An allem hat sie etwas auszusetzen, nichts ist recht (misstrauisch, **intolerant**). Mit dieser negativen Einstellung wird sie zur **Schwarzseherin**, die ständig gereizt ist und sich ununterbrochen über die Fehler der anderen beklagt. Rücksichtslos schleudert sie ihre „schwarze Tinte" allen entgegen, die ihr in die Quere kommen.

Wegen ihrer Distanziertheit sind **partnerschaftliche Beziehungen** mit Sepia-Frauen schwierig. Sie suchen Beziehungen, die ihnen genügend Freiraum gewähren, da sie sonst befürchten, ihre Freiheit und Identität zu verlieren. Deshalb entscheiden sie sich oft für einen Mann, der ebenfalls Distanz braucht und sie nicht einengt. Als Heiratskandidat eignet sich am besten ein Geschäftsmann, der oft auf Reisen und wenig zu Hause ist. Vor der Heirat hat die Sepia-Frau nur kurz dauernde Bekanntschaften, die sie selber jeweils wieder abbricht. Zwar flirtet sie gerne, zieht sich aber sofort zurück, sobald der Andere zu großes Interesse zeigt. Sie kann gut ohne Mann auskommen und scheut sich vor der ehelichen Verantwortung.

Das **sexuelle Verlangen** erlischt bereits nach wenigen Jahren des Zusammenlebens. Diese Bedürfnisse sind für sie nur von zweitrangiger Bedeutung. Bei den geringsten Unstimmigkeiten in der Partnerschaft reagiert sie mit **frigidem**, abweisendem Verhalten. Die **Intimsphäre** wird nicht selten durch Orgasmusschwierigkeiten, Schmerzen nach dem Verkehr, trockene Vaginalschleimhäute, Erschöpfung oder enttäuschende Routine gestört. Sie grenzt sich ab, zeigt wenig Interesse und vermeidet Zärtlichkeit oder näheren Körperkontakt. Vor allem lässt sie sich als Frau nicht zum „Sexualobjekt degradieren". Eine Abneigung gegen Kinder kann sehr ausgeprägt sein, zumal sie sich überhaupt nicht zum Mutter-Dasein berufen fühlt. Schwangerschaften sind für sie eine Tortur (Übelkeit, Reizblase, Rückenschmerzen, Akne, Haarausfall, Pigmentstörungen, Depressionen), was möglicherweise auch ein Grund ist, weshalb bereits nach der ersten Geburt das Interesse an Sexualität erlischt.

Wenn bei der Sepia-Frau partnerschaftliche Probleme auftreten, kommt es schnell zur Scheidung, wobei sie nicht selten die Betreuung der Kinder dem Mann überlässt. Nach der Trennung widmet sie sich enga-

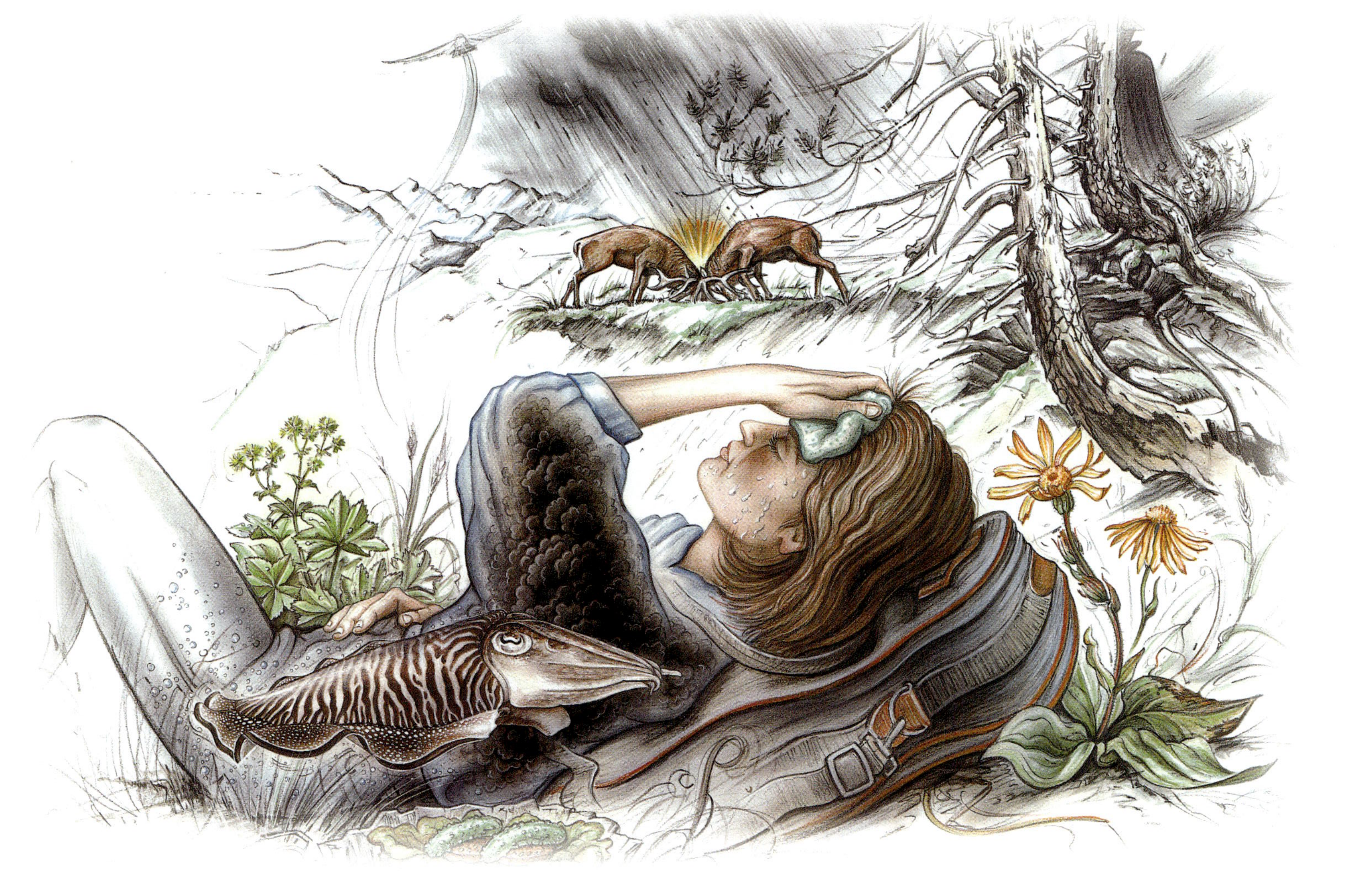

Abb. **41** **Sepia-Persönlichkeit:** dunkler Teint, schlanke Figur, schmale Hüften, gelbbraune Pigmentflecken auf der Haut, Neigung, die Beine im Sitzen übereinander zu schlagen, reserviert, nüchtern, unzufrieden, streitsüchtig, überlastet, ist den familiären Aufgaben nicht gewachsen, verliert schnell die Nerven, sondert sich ab, hüllt sich in eine schwarze Wolke, vermeidet Körperkontakt, frigid, fühlt sich erschöpft, ausgelaugt, möchte unabhängig sein, ihre eigenen Wege gehen, liebt Tanzen, hormonelle Störungen mit Menstruationsbeschwerden, gereizt, mürrisch, ohnmachtsartige Schwäche, dunkle Regelblutung, Senkung der Gebärmutter, Hitzewallungen mit extremen Schweißausbrüchen, Übelkeit bei Geruch von Speisen, Verlangen nach Saurem.

giert ihren beruflichen Zielen und zeigt kaum mehr Interesse, eine nochmalige Heirat einzugehen.

Sobald sie sich frei und unabhängig fühlt, erwacht ihre Leidenschaft für das **Tanzen** und ihre Passion für **Sport**, Fitness, natürliches Heilen (Kräuterfrau), Yoga, Musik und Esoterik. Dabei kann sie durch intuitive Fähigkeiten imponieren (hat etwas von einer Hexe in sich).

Sepia-Männer sind **knochig**, schmal gebaut, haben einen **dunklen Teint** und eine feminine Ausstrahlung. Oft besteht eine Abneigung gegen Frauen (Synth.: am-c., nat-m., puls., sep., staph.) und eine homosexuelle Veranlagung. Als introvertierte **Einzelgänger** leben sie zurückgezogen, sind **gleichgültig** gegenüber allem und möchten in Ruhe gelassen werden. Sie sind sehr unzufrieden und verabscheuen jegliche familiären Verpflichtungen (Arbeit ist wichtiger als Familie).

Häufig haben sie mit sexualneurasthenischen Beschwerden und frühzeitiger **Prostata**-Schwellung (Adenom) zu kämpfen, wobei im Perinealbereich ein Gefühl auftritt, als ob der Betroffene auf einem Ball (Kugel) sitzen würde. Die Libido ist geschwächt, mit Brennen in der Harnröhre und Erschlaffung in den Knien nach dem Intimverkehr.

Bei **Sepia-Frauen** hingegen treten oft **hormonelle Störungen** mit Auswirkung auf die Menstruation auf: Regel spärlich, verfrüht, unregelmäßig (auch verspätet, abgeschwächt), davor gereizt und mürrisch, beim Einsetzen der Blutung (dunkel) treten Rückenschmerzen, Migräne, Stirnkopfschmerzen, Herpes labialis, Brustschwellung, ohnmachtsartige Schwäche oder Depression auf, danach übel riechender, milchiger Fluor.

Nicht selten kommt es zu Amenorrhöe, prämenstruellen Beschwerden mit Stimmungsschwankungen, Störungen der Eierstöcke, Sterilität oder **Fehlgeburt** im 3., 5. oder 7. Monat. Die entsprechenden Frauen haben eine Veranlagung zu Bindegewebsschwäche der Beckenorgane: **Senkung der Gebärmutter**, Uterusprolaps mit dem Gefühl, als ob die Beckenorgane herausfallen würden (sitzt mit gekreuzten Beinen), Stressinkontinenz (übel riechender Urin) bei Husten, Niesen, Lachen oder Heben und empfindliche Kreuzschmerzen.

In der **Schwangerschaft** treten schon ab dem ersten Tag Beschwerden auf: Hyperemesis (Morgenübelkeit, Nausea bei Geruch von Speisen, ohnmachtsartiges Erbrechen mit dem Gefühl von Elendsein, Brechreiz beim Zähneputzen), Akne (Synth.: bell., sabin., sars., sep.), Herpes labialis, vaginaler Juckreiz, Haarausfall und Depression (Aversion gegen alle: sep. 2, acon.) mit spezieller Abneigung gegen den Ehemann. Die Schwangerschaft ist für die Sepia-Frau ein schweres Los. Auch nach der Entbindung hören die Schwierigkeiten nicht auf. Das Neugeborene kann nicht richtig angenommen und liebgewonnen werden, sie weigert sich zu stillen, weil es der Figur schaden könnte. Störend hinzu kommen extreme Schwangerschaftsstreifen an den Oberschenkeln und ein kleines, herabhängendes Bäuchlein. Die Mutterschaft wird als enorme Last empfunden und führt zu großen Erschöpfungszuständen. Das Kind wird letztlich so erzogen, dass es möglichst schnell selbstständig wird.

Auch im **Klimakterium** gibt es typische hormonelle Störungen: nach oben steigende Hitzewallungen mit Schweißausbrüchen wie von heißem Wasser übergossen, Gebärmutterknickung, Haarausfall (Synth.: sep. 2, lyc.), Trockenheit der Vagina, Metrorrhagie, Depression, hartnäckige Obstipation (Knollengefühl im Rektum), Schwellung des Kniegelenks oder Durchblutungsstörungen (Hände, Finger).

Sepia-Persönlichkeiten leiden unter verschiedensten **Hautausschlägen,** vorwiegend trockene, rissige Ekzeme in den Gelenkbeugen (Wasser verschlimmert) und an den Händen (ausgetrocknete, schrumpelige Waschfrauenhände, als ob sie zu lange im Wasser gewesen wären), Ringflechten (im Ring stehende Herpesbläschen, besonders während und nach der Menses sowie nach Fischgenuss und im Winter), Herpes labialis (nach Fischgenuss), Psoriasis, Vitiligo oder Hautmykosen.

Es können auch **Leberbeschwerden** auftreten mit Leeregefühl im Magen (nicht besser durch Essen), Übelkeit beim Geruch oder Anblick von Speisen, Erbrechen nach dem Essen, Widerwillen gegen Fett, Verlangen nach Saurem, schmerzhafte Leberseite (besser durch Liegen auf der rechten Seite) und braunen Pigmentflecken im Gesicht und am Bauch.

Nicht selten sind die betroffenen Frauen hartnäckig **verstopft** (mehrere Tage lang) mit dem Gefühl, als ob der Stuhl im Enddarm liegen würde und dem Empfinden einer Kugel im After. Plötzlich folgt ein wehenartiges Drängen mit Abgang von knolligen Bällchen (Schafkot), was aber das unangenehme Gefühl im Rektum nicht erleichtert.

Letztlich sind Sepia-Frauen extrem **erschöpft**, ausgelaugt und ausgepowert, insbesondere morgens beim Erwachen, während der Menses und bei depressiven Stimmungen. Sie klagen über ohnmachtsartige Schwäche, Vernichtungsgefühl und Leere im Magen. Sie sind müde (auch geistig abgestumpft) wie nach einem anstrengenden Waschtag. Dies ist der Grund, weshalb Sepia auch als „Waschfrauenmittel" bezeichnet wird. **Rückenschmerzen** können im Vordergrund stehen, wie sie durch Arbeiten in der feuchten Waschküche häufig auftreten. Sie bessern sich beim Liegen auf harter Unterlage oder wenn der Rücken gegen etwas Hartes gepresst wird.

Verhaltensmerkmale bei der homöopathischen Anamnese

Möglicherweise erscheint die Sepia-Persönlichkeit mit besorgtem Gesichtsausdruck und leerem Blick zur ersten homöopathischen Konsultation. Ihr Händedruck ist kurz und Fragen werden blitzschnell, zackig beantwortet (Synth.: sep. 2, lyss., stry.). Sie wirkt selbstbewusst und mit ihrem kühlen Blick sehr distanziert. Mit überkreuzten Beinen sitzt sie lässig schräg auf dem Stuhl und scheint die Kompetenz ihres Gegenübers kritisch abzuwägen. Dem direkten Blickkontakt weicht sie eher aus und schaut während des Gesprächs gerne zur Decke oder zum Fenster hinaus. Mit Nachdruck kann sie betonen, dass sie eine selbstständige unabhängige Frau ist, ohne dass aus dem Dialog heraus ein Grund bestanden hätte, darauf hinzuweisen. Auf persönliche, emotionale Fragen reagiert sie sehr schnippisch und reserviert, andererseits kann sie während der Befragung bei einem Thema, das sie berührt, unwillkürlich in Tränen ausbrechen. In solchen Situationen beobachtet man eine reflexartige Abwehrhaltung gegenüber jeglichem Bemühen, sie zu trösten oder Mut zuzusprechen. Dies könnte ein Zeichen von Abhängigkeit sein, was sie auf keinen Fall zulassen möchte. Es ist allgemein sehr schwierig, ein aufschlussreiches, tiefgehendes Gespräch mit der Patientin zu führen. Sie ist schnell verletzt, gekränkt, und hat rasch das Gefühl, nicht richtig verstanden zu werden. Sie äußert dunkle Vorahnungen und düstere Vorstellungen ihre Krankheit betreffend (Synth.: traurig über die Gesundheit: sep. 2, acon., staph.). Sie zweifelt an ihrer Genesung, sieht alles von der negativsten Seite und wird von Depressionen und Suizidgedanken geplagt. Bei der Verabschiedung bleibt der Eindruck zurück, die Patientin sei mit dem Verlauf der Konsultation unzufrieden und sehr skeptisch bezüglich des weiteren Vorgehens.

Psyche

Reizbarkeit

- ärgert sich über Kleinigkeiten, ist schlecht gelaunt
- macht schnippische Bemerkungen, ist sarkastisch, verletzend, bissig
- möchte dauernd jemanden ärgern, ist aber selbst schnell beleidigt

Zorn

- vor der Menses (Synth.: sep. 2, cham.)
- über vergangene Ereignisse (Synth.: calc., carb-an., sars., sep., staph.)
- kann sich nicht beherrschen, schreit die Kinder an
- lässt ihre Wut aus an denen, die ihr am liebsten sind

Egoismus

- spricht immer nur von sich
- will unabhängig, eigenständig bleiben

Geiz

- ist sparsam infolge Existenzangst
- gegenüber anderen, verschwenderisch aber für sich selbst (Synth.: calc., hyos., nux-v., sep., marb-w.)

Eifersucht

- zwischen Frauen (Synth.: ars., nat-m., nux-v., sep.)

Weinen

- ohne zu wissen warum, vor Erschöpfung, bei Kleinigkeiten
- weint und lacht bei jeder Gelegenheit (Synth.: puls. 3, caust. 2, staph. 2, calc-sil., sep.)

Gleichgültigkeit

- gegenüber ihrer Familie (Synth.: sep. 2, carb-v., hell., nit-ac.), zieht sich zurück
- gegen das andere Geschlecht (Synth.: sep. 3, puls., thuj.)

Fröhlichkeit

- wenn es donnert und blitzt (Synth.: carc. 2, sep. 2, bell-p., lyc.)
- bei Gewitter (aber nicht bei schwüler Gewitterluft)

Empfindlichkeit

- gegen Kritik, Widerspruch, psychische Verletzungen
- ist schnell beleidigt, gekränkt, hasst Menschen, die sie verletzt haben
- gegen Lärm, Musik, Gerüche, Geräusche, Lärm

Depression

- zieht sich zurück, brütet vor sich hin, ist verzweifelt, weint
- nörgelt dauernd mit negativer Grundstimmung, hüllt sich in eine dunkle Wolke, sieht alles schwarz

- wünscht sich den Tod, möchte sterben, Suizidgedanken
- hormonell bedingte Stimmungsschwankungen, wird gleichgültig, verschlampt

Trost

- lehnt Trost, Zuwendung ab
- ist distanziert, kühl, will keine menschliche Nähe

Furcht

- gedemütigt zu werden (Synth.: sep. 2, puls.)
- vor menschlicher Nähe, Körperkontakt, zu enger Beziehung
- vor Armut, wahnsinnig zu werden, Gespenstern

Angst

- vor dem Alleinsein, aber auch Bedürfnis nach Einsamkeit
- vor dem Altwerden (Synth.: lach., lyc., sep., marb-w.)
- dass sie bald sterben werde (Synth.: agn. 2, sep. 2, cench.)

Wahnidee

- spürt Gestalten um sich schweben, sieht Verstorbene
- sieht Bilder, Phantome beim Einschlafen, beim Augenschließen
- glaubt in der Luft zu schweben
- die Familie würde verhungern

Leitsymptome

Kälte

- Mangel an Lebenswärme, Kälte verschlimmert
- empfindlich gegen kalten Luftzug, aber auch gegen warme, stickige Räume
- unerträglich, wird fast ohnmächtig

Pigmentierung

- Neigung zu braunen oder gelblichen Flecken der Haut (Chloasma)
- gelbbrauner Sattel im Augen- und Nasenbereich (Sepiasattel)

Hitzewallung

- aufsteigend von der Brust ins Gesicht und zum Kopf bei Erregung, während der Menses, im Klimakterium, bei Depressionen

Stase

- venöse Stauung im Pfortaderbereich (Leberbeschwerden)
- gestaute Blutgefäße, Varizen, Hämorrhoiden

Erschlaffung

- Ptose der Augenlider, kann sie nicht offen halten
- des Bindegewebes im Beckenraum (Gerbärmuttersenkung, Uterusproplaps, Vorfall der Vagina, Analprolaps
- Senkungsbeschwerden im Genitalbereich, drängendes Gefühl nach unten, muss die Beine übereinanderkreuzen
- der Vitalität, ist ausgelaugt

Sekrete

- übel riechend, stinkend: Schweiß, Stuhl, Urin, Regelblut, Fluor

Schweiß

- hitzeüberlaufen wie von heißem Wasser
- kalt nach körperlicher oder geistiger Anstrengung (Synth.: hep. 3, sep. 3, calc., act-sp.)

Schmerzen

- von unten nach oben oder von innen nach außen

Modalitäten

Verlangen

- nach Veränderungen (Synth.: bry. 2, cham., hep., sep., tub.)
- nach Unabhängigkeit, Freiraum, Ungebundenheit, Alleinsein
- nach kräftiger, körperlicher Anstrengung
- nach Essig, sauren Speisen, Salat, Sauerkraut, Äpfeln, Gurken, eingelegtem Gemüse, Schokolade, Süßigkeiten

Unverträglichkeit

- Körperkontakt, Nähe, Berührung, Zärtlichkeit, Enge am Hals
- Milch, Fett, Geruch von Speisen

Abneigung

- gegen Kinder (Synth.: lyc., plat., raph., sep.), Ehemann, Gesellschaft, Männerdominanz, Hausarbeit, Familienleben, Routine, Trost

- gegen Fleisch, Milch, Geruch und Anblick von Speisen, Fett, Salz, Bier, Tabak

Hunger

- Leeregefühl im Magen (vormittags 11 Uhr) wird durch Essen nicht besser
- Heißhunger mit ohnmachtsartiger Schwäche
- Übelkeit beim Geruch von Speisen

Seite

- mehrheitlich links

Zeiten

- morgens beim Erwachen, nachmittags 15 bis 17 Uhr schlimmer
- vormittags 9 bis 12 Uhr (Synth.: nat-m. 2, sep. 2, gels., sulph.), besser abends

Besserung

- Wärme, warme Anwendungen, Bettwärme, Alleinsein, Sport, heftige Körperübungen, Tanzen, nach Essen, Weinen, Liegen auf der rechten Seite, Liegen auf der schmerzhaften Seite, Hartliegen, Druck, beim Einsetzen der Periode, Überkreuzen der Beine (Synth.: sep. 3, abrot., ant-t., rhod.), während Gewitter (Synth.: sep. 2, carc., psor.), frische Luft, Schlaf

Verschlechterung

- Kälte, Zugluft, warme stickige Räume, schwüle Gewitterluft, Liegen auf der linken Seite, vor der Menses, in der Schwangerschaft, nach Fehlgeburt, im Klimakterium, nach Intimverkehr, nach Stillen, bei Berührung, Einengung, im Stehen, durch Trost

Absonderliche Symptome

Schlaf

- träumt im Wald verloren zu sein, von Vergewaltigung, Räubern, Schlangen, Horror, Ratten
- träumt beim Liegen auf der linken Seite (Synth.: lyc., phos., puls., sep., thuj.)

Kopf

- Ohnmachtsanfälle im Fieber, in der Kirche, in überhitzten Räumen, bei extremer Kälte, in der Schwangerschaft, während der Menses, beim schnellen Autofahren
- Bewusstlosigkeit beim Knien in der Kirche (Synth.: sep. 3)
- Schweiß auf dem Kopf beim Einschlafen (Synth.: sil. 2, graph., sep., tarax.)
- Kälte, Frösteln auf dem Scheitel während der Menses (Synth.: sep. 2, verat. 2, sulph.)
- Beschwerden durch Haareschneiden (Synth.: bell., glon., kali-i., phos., sep.)
- Gefühl, als ob in der Stirn ein Ball hin- und herrollen würde
- Schmerzen besser durch Tanzen
- Schmerzen besser durch schnelles Laufen, heftige Bewegungen
- Schmerzen beim Baden am Meer (Synth.: ars. 2, rhus-t. 2, sep.)
- Schmerzen, muss das Bett verlassen (Synth.: thuj. 2, calc., rhus-t, sep.)

Augen

- Ptose (links) periodisch auftretend, bei kalter Luft
- Herabfallen der Lider bei Kopfschmerzen (Synth.: sep. 2)
- Sehschwäche während der Menses
- krampfhaft geschlossen bei Kopfschmerzen (Synth.: nat-m. 2, calc-ac., sep.)
- Schwellung der Lider morgens (Synth.: bar-c., cham., crot-h., sep.)
- Schweregefühl der Lider morgens beim Erwachen (Synth.: kali-bi. 2, sep. 2)
- schorfiger Hautausschlag an den Lidern (Synth.: petr. 3, sep. 3., mez. 2, lyc., tub.)
- schuppiger Hautausschlag an den Lidern (Synth.: sep. 3, psor. 2, ars.)

Ohren

- herpesartiger Hautausschlag an den Ohrläppchen (Synth.: sep. 2, caust., ust., teucr.)

Nase

- Nasenbluten und Hämorrhoiden (Synth.: sep. 3, sulph.)
- Nasenbluten in der Schwangerschaft (Synth.: sep. 2, bry., cocc.)

Gesicht

- Farbe rot bei Erregung (Synth.: ferr. 3, coff. 2, phos., sep., sulph.)
- Haarwuchs an der Oberlippe bei Frauen (Synth.: cortico., nat-m., sep., thuj., thyr.)

Mund

- aufgesprungene Lippen, Risse in Mundwinkeln und Unterlippe
- übel riechender Mundgeruch vor der Menses (Synth.: sep. 2, caul.)

- Schmerzen am Zahnfleisch wie verbrannt (Synth.: cimic. 2, sep. 2, ars-met., ign.)
- kann nichts Enges um Hals und Taille tragen (Synth.: lach. 3, sep. 2)

Brust

- Husten scheint aus dem Magen, Bauch zu kommen
- Husten abends im Liegen, muss aufsitzen (Synth.: ars. 3, con. 3, puls. 3, sang. 3, sep. 3)
- trockener Husten abends im Bett (Synth.: petr., phos., sep., sulph.)

Magen

- Erbrechen beim Liegen auf der linken Seite (Synth.: ant-t., sep., sul-ac., verat-v.)
- Gefühl, als würde der Magen nach dem Stuhlgang herabhängen (Synth.: sep. 2, bar-c.)
- Hitzewallung nach Essen (Synth.: ferr. 2, sep. 2, con.)

Bauch

- Gefühl, als ob die Gedärme herausfallen wollten
- Völlegefühl der Leber als würde sie platzen
- Schmerz nach Eiscreme (Synth.: ars. 3, puls. 2, bell-p., calc-p., sep.)
- Schmerz besser beim Liegen auf der schmerzhaften Seite (Synth.: bry., ptel., sep., sulph.)

Verdauung

- Gefühl von einer Kugel im Rektum
- Durchfall nach gekochter Milch (Synth.: nat-m. 2, sep. 2)
- Durchfall nach normalem Stuhlgang (Synth.: iod. 2, kali-s. 2, sep. 2, sulph. 2, ph-ac.)
- Völlegefühl nach Stuhlgang (Synth.: aesc. 3, lyc. 2, sep. 2, alum., alumn.)
- nach dem Stuhl folgt immer ein gelber Schleimklumpen

Nieren

- Gefühl eines Steines in der Blase (Synth.: sep. 3, puls.)
- Gefühl von Bewegung in der Blase (Synth.: alum., bell., lach., ruta, sep.)
- Gefühl, als ob die Blase herausgepresst würde
- Bodensatz im Urin wie rötlicher Lehm, übel riechender Harn
- faulig stinkender Urin in der Menopause (Synth.: sep. 3)

Genitalien

- zu Beginn der Menses trockener Nasenkatarrh
- scharfer, wundfressender Fluor vor der Menses (Synth.: graph. 3, sep. 2, sil. 2, ust. 2, lach.)
- scharfer, wundfressender Fluor während der Menses (Synth.: phos. 2, lach., sep.)
- Trockenheit der weiblichen Genitalien (Synth.: sep. 3, nat-m. 3)
- Warzen an den Geschlechtsorganen
- Gefühl wie auf einer Kugel sitzend bei Prostatabeschwerden

Haut

- Jucken, welches beim Kratzen in Brennen übergeht
- rote Flecken wie Rotwein an einzelnen Körperstellen (Synth.: sep. 3, cocc. 2)

Glieder

- Hände heiß – Füße kalt oder umgekehrt (Synth.: sep. 3)
- Hitze im Fuß bei kalten Händen (Synth.: aloe 2, calc. 2, sep. 2, colch., ph-ac.)
- flache Warzen an der Hand (Synth.: dulc. 3, sep. 2, berb., lach., ruta)

Rücken

- Schmerzen beim Liegen auf dem harten Boden besser
- Hexenschuss nach dem Arbeiten am Wasser
- Ischias beim Herauspressen des Stuhls (Synth.: nux-v. 2, rhus-t. 2, sep. 2, tell. 2, plat.)

Besondere Anzeigen

- Folgen von Verletzungen oder Operationen im Genitalbereich
- Hausfrauen-Syndrom: erschöpft, ausgelaugt
- Wochenendmigräne, wenn der Mann zu Hause ist
- Katarakt bei jungen Frauen, nach Entbindung, Hysterektomie

Vergleiche

- nat-mur., puls., nux-v., plat., ph-ac., carc., ign., petr., lyc., ign., carb-v., lil-t., helon., murex, sang., cimic., mag-c.

Bewährte Indikationen

Migräne

- linksseitige, rückwärts zum Hinterkopf ziehende Kopfschmerzen mit Blutandrang, Hämmern und Klopfen von innen nach außen, Übelkeit, Erbrechen bei leichtesten Gerüchen, Abneigung gegen Essen, trotz leerem Magen, Augenlider halb geschlossen, oft verbunden mit Uterusbeschwerden, während der Menses schlimmer, besser in frischer Luft und bei warmem Kopfwickel

Kopfschmerzen

- halbseitig in der linken Stirn mit schießenden Schmerzen zum linken Auge und in den Hinterkopf, bereits morgens beim Erwachen mit Übelkeit, Schwindel, besser nach Essen, mit übel riechendem Schweiß

Nervöser Magen

- infolge Reizbarkeit, Erschöpfung, Stress im Haushalt oder Beruf mit Übelkeit, Geruchsempfindlichkeit, Heißhunger mit ohnmachtsartiger Schwäche, Leere im Magen (Essen bessert nicht), Druckgefühl im Magen nach Essen, Abneigung gegen fette Nahrung, gegen gekochte Milch und Fleisch, Verlangen nach Saurem (Essig), Knollengefühl im Mastdarm, verstopft, auch weicher Stuhl geht schwer ab

Zystitis

- häufiger, plötzlicher Harndrang, muss sofort urinieren (auch erschwerte Entleerung, muss lange warten), schmerzhaftes Drängen im Becken, träumt nachts vom Wasserlassen, Gefühl von Senkung und Abwärtsdrängen der Gebärmutter, trüber und stinkender Urin

Variköses Ekzem

- mit pustulösem, nässendem Ausschlag, Juckreiz verschlimmert sich nach Kratzen (brennt anschließend), taube schwere Beine, schlimmer im Sitzen und beim Stehen

Ischias

- häufig in der Schwangerschaft oder im Klimakterium mit Senkungsbeschwerden, als ob die Beckenorgane herausdrängen wollten
- bei Männern können Prostataprobleme zu ischiasartigen Beschwerden führen
- ziehende (brennende) Schmerzen erstrecken sich über die Wade bis zu den Zehen mit Verschlimmerung im Sitzen, beim Aufstehen und nachts zwischen 3 und 5 Uhr (muss aufstehen)

Arzneianalogien

Der Tintenfisch besitzt zehn Fangarme und charakterisiert sich damit als besitzergreifendes Wesen. Die Tentakel befähigen ihn, mit rhythmischen Bewegungen (wie ein Balletttänzer) im Wasser zu schwimmen, was die Vorliebe für Tanz bei der Sepia-Persönlichkeit symbolisiert. Wenn die Molluskel angegriffen wird, stößt sie zur Tarnung eine Wolke braunschwarzer Tinte aus der Mantelhöhle heraus, um dank der geschaffenen Dunkelheit in der Tiefe des Meeres zu entweichen. Die Entsprechung im Arzneimittelbild ist die Neigung sich zurückzuziehen, sich zu distanzieren, während die schwarze Tinte die negative, depressive Haltung (Schwarzseherin) verdeutlicht. Die Beutel des Tintenfisches sind schlaff und lasch, wodurch die Stase und die Erschlaffung des Bindegewebes der Sepia-Frau analogisiert wird.

Sepia in der Kinderheilkunde

Bei Sepia handelt es sich sehr häufig um Kinder aus gestörten (zerrütteten) Familienverhältnissen mit häufigen Streitereien der Eltern, Scheidung (wächst vaterlos auf) oder alkoholsüchtigem, aggressivem Vater (Mutter). Vielfach sind es Kinder, deren Mütter ungewollt und unverhofft schwanger wurden oder an extremen Beschwerden während der Schwangerschaft (Kopfschmerzen, Hyperemesis, Senkungsbeschwerden, Metrorrhagie, Depression usw.) litten und mit Wochenbettpsychosen oder Stillproblemen zu kämpfen hatten. Es können aber auch Schlüsselkinder sein, die von den Eltern aus beruflichen Gründen frühzeitig zur Selbstständigkeit erzogen wurden und wenig Nestwärme bekamen. Meistens sind es Mädchen mit dunklen Haaren, schlanker Statur, einem fahlgelben Teint (typische braune Flecken), wobei die Haut fettig ist.

Als Säuglinge (Baby mit vielen Haaren) sind sie immer hungrig und möchten dauernd etwas zu trinken haben. Dann ist aber die Milch unverträglich (Durchfall, Hautallergie). Sie sind sehr lebhaft, können vor Unzufriedenheit sogar aggressiv werden und die Mutter an den Haaren ziehen. An ihrem eigenwilligen Verhalten erkennt man, dass sie frühzeitig selbstständig werden möchten.

Das Kind hat einen schwierigen Charakter. Es ist zurückhaltend, distanziert, verschlossen, in sich gekehrt. Wenn ihm etwas nicht behagt, kann es sehr mürrisch und zänkisch werden. Es ist gegen alles negativ eingestellt (Neinsager) und widersetzt sich aus Prinzip („Nein, nein, das kann ich nicht, das will ich nicht!“). Auf Fragen antwortet es einfach nicht, hört nicht einmal zu, ist stur, lässt nicht mit sich reden. Das Kind ist extrem eigenwillig, starrsinnig und auf seine eigenen Bedürfnisse ausgerichtet. Seine Wünsche müssen sofort erfüllt werden, sonst wird es zornig und kann schon mal die nächsten in Reichweite liegenden Gegenstände zerstören. Wegen Kleinigkeiten kann es plötzlich weinen (oftmals grundlos), wobei es absolut nicht getröstet werden möchte. Es ist ruppig, lässt sich weder umarmen noch liebkosen (will nicht angefasst werden). Obwohl es sich vor dem Alleinsein und der Dunkelheit fürchtet, kuschelt es selten ins Bett der Eltern. Es zeigt große Angst vor fremden Leuten und Räubern. Man darf ihm vor dem Einschlafen keine gruseligen Geschichten erzählen, sonst findet es vor lauter Aufregung keinen Schlaf mehr. Es besteht auch eine Aversion gegen Lärm, Geräusche und Menschenansammlungen.

In der Schule gibt sich das Kind zwar Mühe, ist aber bei Überforderung schnell entmutigt, wird gleichgültig und faul. Es lehnt jegliche Hilfe ab und möchte in Ruhe gelassen werden. Als Einzelgängerin hat es wenige Freundinnen, mit denen es seine Hobbys (Sport, Tanzen) teilen kann.

Das Kind besitzt wenig Abwehrkräfte, ist schnell erkältet und neigt zu Schnupfen mit gelbgrünen Sekreten (linke Nase verstopft). Es besteht auch die Veranlagung zu Bettnässen, und zwar bereits im ersten Schlaf von 22 Uhr bis Mitternacht, mit Verschlimmerung durch kalte Füße (muss Bettsocken tragen). Des Weiteren können Hautausschläge auftreten, z. B. rissige Ekzeme hinter den Ohren (kratzt bis es blutet), entzündlich eitrige Ausschläge auf der Kopfhaut, welche sich nach Durchfall bessern. Nach Milchgenuss kommt es gerne zu Durchfall oder ebenfalls zu ekzemartigen Ausschlägen. Ansonsten sind die Kinder tagelang verstopft. Sie leiden unter Magenproblemen (Leeregefühl vormittags um 11 Uhr, muss unbedingt etwas essen, oder Übelkeit durch Geruch von Speisen, insbesondere Fisch). Sie sind beim Essen sehr heikel und verweigern oft die Speisen, weil diese für sie unangenehm riechen. Am liebsten mögen sie Saures (trinkt Salatsauce, isst eingelegtes Gemüse, Gurken). Letztlich sind die Kinder aus geringstem Anlass erschöpft und müssen sich dauernd hinlegen.

Pubertierende Mädchen (mager, asthenisch, maskuline Züge) leiden meistens unter Reizbarkeit, Stimmungsschwankungen und linksseitigen Kopfschmerzen vor und während der Menses sowie an nach Fisch stinkendem Ausfluss. Während der Regel treten um den Mund akneartige Hautausschläge in Erscheinung. Es sind Teenager, die frühzeitig das Elternhaus verlassen und Beziehungen lange Zeit ablehnen. Sie möchten keine allzu große Nähe zulassen. Große Begeisterung besitzen sie aber für das Tanzen (besucht häufig die Diskothek) und für Sportarten wie Joggen, Schwimmen, Reiten und Gymnastik.

Silicea

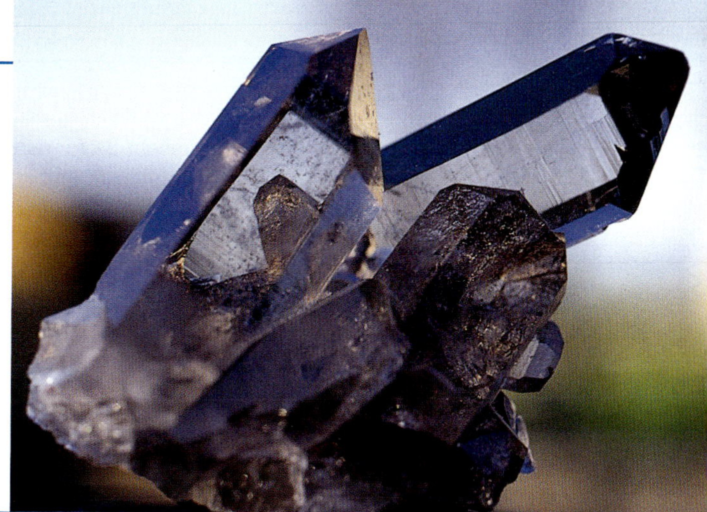

Typus

Silicea-Persönlichkeiten (mehrheitlich Frauen und Kinder) sind schlank **(leichter Körperbau)**, von graziler Gestalt (nicht groß gewachsen) mit **dünnen Gliedmaßen** und feinen Gesichtszügen. Der Bauch ist vorgewölbt (wie eine umgekehrte Suppenschüssel) und die Haut hell durchscheinend. Das knochige Gesicht mit fliehendem Kinn sieht **bleich** und anämisch aus; die Haare sind dünn, spröde, vielfach von blonder Farbe (auch brünett, schwarz). Typische Merkmale sind die **weißen Flecken** auf den **Fingernägeln** (brüchig) und die Risse an Fingerspitzen, Mundwinkeln, Lippen oder zwischen den Zehen. Männer bekommen früh eine Glatze.

Es handelt sich meistens um kultivierte, **sanftmütige** und fürsorgliche Personen, mit denen gut auszukommen ist. Sie sind ausgeglichen, rücksichtsvoll, freundlich, liebenswürdig; bei Auseinandersetzungen und Unstimmigkeiten schnell bereit zu verzeihen (nicht nachtragend). Sie haben eine bescheidene Art, sind leicht zu beeindrucken und lassen sich leicht überreden oder fremdbestimmen. Es widerstrebt ihnen, im Mittelpunkt zu stehen (stellen ihr Licht unter den Scheffel); sie entschuldigen sich sogar, wenn sie bei Gesprächen zuviel über sich erzählen (kein Geltungsdrang). Allerdings haben sie das Bedürfnis, von der Gesellschaft als korrekt, aufrichtig und pflichtbewusst eingeschätzt zu werden.

Vor allem lieben sie Ordnung, Struktur, Klarheit und Gründlichkeit mit Tendenz zu **Perfektionismus** und Akribie. Ihre **Gewissenhaftigkeit** bringt es mit sich, dass sie alles verstehen möchten, den Sachen auf den Grund gehen und für jede Situation eine Erklärung finden (wahrheitsliebend) wollen. Wenn sie sich einmal eine Meinung gebildet haben, sind sie von ihrer Überzeugung kaum mehr abzubringen (dickköpfig in ihren Grundsätzen). **Fixiert auf ihre Prinzipien** (fest in den

Allgemeines

Silicea, auch Silicea terra (Kieselerde) genannt, wird aus Siliciumdioxid (H_4SiO_4) gewonnen, das bis zu 50 Prozent in der Erdkruste zu finden ist (Sand, Quarz, Feuerstein, Bergkristalle). Die Bezeichnung stammt aus dem lateinischen „silex“ (= Kiesel). Es handelt sich um eine wichtige Strukturverbindung, welche Baumstämmen und Stängeln von Pflanzen (vor allem Gräsern, Bambus, Palmen und Schachtelhalmen) Elastizität und Festigkeit verleiht. Auch für den menschlichen Körper ist die so genannte Kieselsäure unentbehrlich. Sie ist ein wichtiger Bestandteil des Bindegewebes und des Stützapparates: Haut, Knorpel, Sehnen, Knochen, Nägel, Haare usw.

Die homöopathische Arznei wird gemäß Hahnemann (1828) aus dem pulverisierten Bergkristall hergestellt. Das Mittel gehört vorwiegend in die Gruppe der Antisykotika. Es wirkt tief, aber langsam, und darf bei Patienten mit tuberkulinischer Vorgeschichte nur mit großer Vorsicht verabreicht werden (altes Narbengewebe kann durch Silicea wieder aufbrechen, insbesondere bei höheren Potenzen).

Die Themen von Silicea sind: *Zaghaftigkeit, mangelndes Selbstvertrauen, Sturheit, Frostigkeit, Schweiß, ungesunde Haut mit Eiterungsprozessen.*

eigenen Ansichten) können sie sehr halsstarrig und stur (aber nicht aggressiv oder streitsüchtig) werden. Hartnäckig beharren sie dann auf ihrem Standpunkt. Die gleiche **Starrköpfigkeit** zeigt sich, wenn man ihren gewohnten Lebensstil verändern oder gängiges, gemächliches Tempo forcieren möchte. Sie leisten Widerstand, machen nur was sie für richtig halten und sind gegenüber jeder Veränderung unnachgiebig.

Es fällt ihnen auch ausgesprochen schwer, sich Neuerungen und Reformen anzupassen. Sie brauchen Zeit, um sich an neue Situationen zu gewöhnen (sind **unflexibel**), weshalb sie bei Wechsel der Arbeitsstelle, des Wohnortes (Heimweh) oder der familiäre Verhältnissen (Heirat) sehr verdrießlich reagieren.

Die mangelnde Fähigkeit, sich mit Umstellungen anzufreunden, hat mit ihren hoch gesteckten Lebensidealen zu tun. Alles sollte so perfekt (vollkommen) wie möglich sein. Auch sich selbst gegenüber haben sie große Ansprüche. Ihre Ziele sind oftmals derart übersteigert, dass sie sich fürchten, den selbst gestellten Anforderungen nicht gewachsen zu sein. Dies führt dazu, dass sie oftmals eine Aufgabe im Vorhinein ablehnen (Synth.: unternimmt nichts, aus Furcht es könnte fehlschlagen: arg-n. 2, nux-v., sil.).

Trotz vielseitigen Talenten werden die Silicea-Typen von empfindlichen **Selbstzweifeln** gequält. Sie sind wankelmütig, unentschlossen und fühlen sich unfähig Verantwortung zu übernehmen. Die Furcht zu versagen oder dass Schwierigkeiten nicht bewältigt werden könnten, lässt sie neuen Herausforderungen aus dem Weg gehen. Sie ziehen sich deshalb eher zurück und halten Abstand (sind zurückhaltend).

Sie fühlen sich am wohlsten, wenn sie ihren Alltag routinemäßig, ohne große Umwälzungen, **zurückgezogen**, gemäß ihren festen Grundsätzen und mit sich selbst beschäftigt, erleben können. Sie sind schließlich auch sehr **wählerisch**, sei es in Bezug auf Partnerschaften, Freundschaften oder Vergnügen.

Sie zeichnen sich durch großen **Wissensdurst** (intelligent mit rascher Auffassungsgabe) aus, zeigen vielerlei Interessen und möchten alles genau in Erfahrung bringen. Kritisch wird vieles hinterfragt und gründlich recherchiert. Ihr Wissensdrang ist anspruchsvoll und sie fühlen sich gedrängt, ihre Bildung zu vertiefen. Nicht selten werden sie zu so genannten „ewigen Studenten", die aus Furcht, zu wenig zu wissen, ihren Abschluss immer wieder hinausschieben und den Start ins Berufsleben verzögern. Dementsprechend sind es Schüler und Studenten, die trotz guter Vorbereitung und gutem Wissen an **Lampenfieber** leiden, sich unsicher fühlen und den Misserfolg befürchten. Die gleichen Ängste plagen sie vor einem öffentlichen Vortrag oder einer Rede vor versammelter Gesellschaft. Sobald aber die Schwellenangst überwunden und der Anfang gemacht ist, verschwindet das Unsicherheitsgefühl und sie legen eine großartige Performance hin. Trotzdem ist diese überzogene Ängstlichkeit nicht ganz unberechtigt, weil die Betroffenen bei geistiger Überanstrengung mit massiver **Hirnmüdigkeit** und Benommenheit reagieren können, was zu enormer psychischer Unsicherheit führt. Entsprechender mentaler Abbau zeigt sich oft bei überlasteten Juristen, Theologen, Psychologen oder Wissenschaftlern (Burnout). Es können Konzentrationsschwierigkeiten, Apathie und **Zerstreutheit** (legt den Schlüssel in den Kühlschrank oder das Messer in die Handtasche) auftreten.

Auch auf der physischen Ebene haben Silicea-Typen **kein Ausdauervermögen**. Bei körperlicher Anstrengung fühlen sie sich schnell erschöpft, ausgelaugt und ausgepowert (haben keine Energiereserven mehr). Ebenso ist der Geschlechtstrieb schnell ermattet.

Ein Hauptmerkmal für Silicea-Persönlichkeiten ist ihre Sensibilität für **Übersinnliches** (hellsichtig). Sie sind sehr intuitiv veranlagt und zeigen großes Interesse an spirituellen, religiösen und esoterischen Themen.

Sehr empfindlich reagieren sie auf **Kälte**, Luftzug, Wind und Feuchtigkeit (lymphatische Konstitution), wobei sie sich schnell erkälten (nach Haarewaschen, Schweißausbruch). Schnell einmal bilden sich **langwierige entzündliche Prozesse** der Schleimhäute (Rhinitis, Sinusitis, Otitis, Tonsillitis, Pharyngitis, Bronchitis), welche nie richtig ausheilen wollen und mit kaltem Schweiß (Kopf, Füße), Eiterbildung (dünnflüssig, übel riechend), geschwollenen und **verhärteten Drüsen** (Hals, Ohrspeicheldrüse, Leisten), zähem oder kugelartigem Sputum und Frostigkeit verbunden sind.

Es besteht die Tendenz zu **eitrigen**, nicht schmerzhaften **Granulationen** (fördert den Reifeprozess) wie Furunkeln (Synth.: langsam reifend: hep., sil., sulph.), Abszessen (Zahnwurzeln, Mandeln), Karbunkeln mit harten Indurationen (Schwellkörperschwielen) und ungesunder, pustulöser Haut sowie **Fissuren** an den Fingerspitzen, Lippen, im Mundwinkel oder im Analbereich.

Die Wundheilung ist mangelhaft, wobei jede Verletzung zu eitern beginnt oder alte Narben wieder aufbrechen und geschwürig werden (Synth.: sil. 3, fl-ac. 2, caust., nux-v.).

Silicea hat die Fähigkeit, Dornen, Holz- oder Glassplitter sowie metallische Fremdkörper aus dem Körpergewebe zu befördern (Synth.: Austreibung von eiternden Fremdkörpern: sil. 3, hep. 2, lob. 2, arn.), weshalb die Arznei als homöopathisches **chirurgisches Messer** zum Einsatz kommt. Auch in der Rachenschleimhaut verankerte Fischgräten können hiermit entfernt werden.

Des Weiteren ist das Homöopathikum bei negativen **Folgen von Impfungen** indiziert, insbesondere nach Keuchhustenimpfung (sulph., calc., sil) sowie bei danach auftretenden Konvulsionen (Synth.: sil. 3, caust., cic., thuj., vario.) oder Epilepsie, Otitis, Neurodermitis, Ekzem, Bettnässen usw.

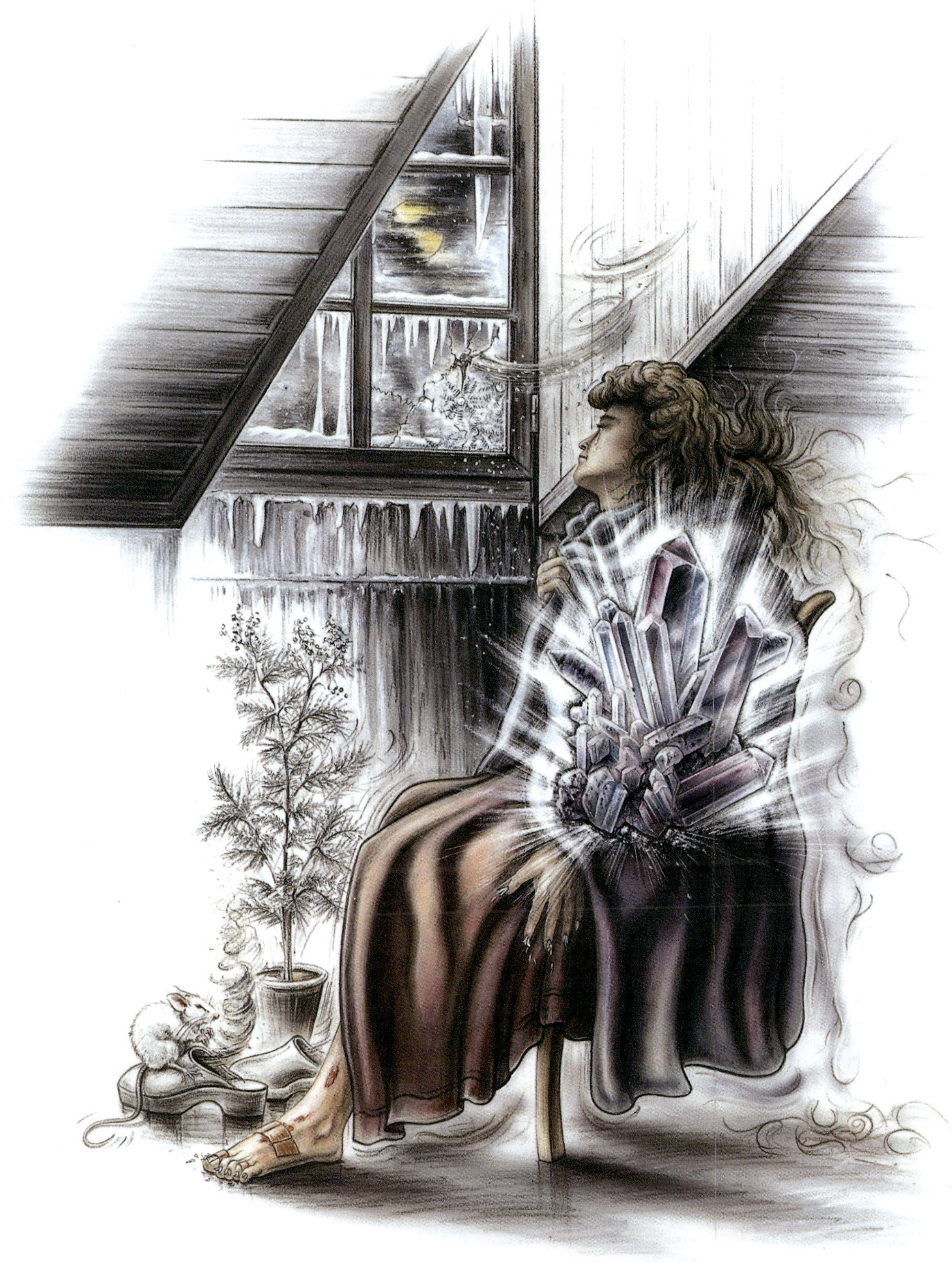

Abb. **42** **Silicea-Persönlichkeit:** graziler Körperbau, blasser Teint, hell durchscheinende Haut, dünne, spröde Haare, weiße Flecken auf den Fingernägeln, sanftmütig, friedfertig, gewissenhaft aber unflexibel, lässt sich nicht vom gewohnten Weg abbringen, Dickschädel, wissensdurstig, intuitiv veranlagt, neurotische Angst vor Nadeln, Mangel an Lebenswärme, reagiert empfindlich auf geringste Kälte, friert besonders am Kopf, Tendenz zu langwierigen, entzündlichen Prozessen der Schleimhäute mit eitrigen Sekreten und geschwollenen, verhärteten Drüsen, harte Knoten in der linken Mammae, eitrige, schlecht heilende Wunden, Risse an den Fingerspitzen, extrem stinkender Fußschweiß, Schmerzen wie von stechenden Nadeln, Verstopfung, Stuhl schlüpft zurück, schlaffes Bindegewebe.

Silicea-Persönlichkeiten haben ein **schwaches Bindegewebe** mit schlechter Knochenkonsistenz (Osteoporose), Rückgratverkrümmung, degenerativen Gelenken (Arthrose), instabilen Knorpeln, unelastischen Bändern und Sehnen, brüchigen Nägeln (verkrüppelt, eingewachsen) und kariösen Zähnen (eiternde Parodontitis, Zahnwurzelabszesse).

Es besteht auch die Tendenz zu **harten Knoten** (Mammae links), Zysten (Bartholinische Drüsen), Keloiden (überschüssiges Narbengewebe), Fisteln (Vagina, Rektum), Kalkablagerungen in den Gelenken und Hauttumoren.

Die **Darmtätigkeit** der Betroffenen ist häufig eingeschränkt, wobei der Stuhl nur mit großer Mühe herausbefördert werden kann und oft wieder zurückschlüpft.

Bei Frauen machen sich vor und während der **Menstruation** verschiedenartigste Beschwerden bemerkbar, z. B. hartnäckige Obstipation, Frostschauer über den ganzen Körper, wässriger, wundmachender Weißfluss und die Bereitschaft zu Zysten (Eierstock links), harten Knoten (Mammae links), Abszessen oder Fisteln im Vaginalbereich.

Verhaltensmerkmale bei der homöopathischen Anamnese

Silicea-Persönlichkeiten erscheinen pünktlich zur Konsultation und reagieren sehr unpässlich, wenn sie lange warten müssen (bei entsprechenden Verspätungen verabschieden sie sich wieder). Auffallend ist, dass sie selbst im Sommer warm bekleidet sind und eine schützende Kopfbedeckung tragen. Sie sehen müde, frostig und heruntergekommen aus und vermitteln, dass sie Hilfe, Unterstützung und Halt bedürfen. Es sind geduldige, sanfte Patienten, die anfänglich etwas schüchtern und beklemmt ihre Leidensgeschichte vortragen (Synth.: antwortet einsilbig mit Ja oder Nein: sil., tub., zinc.). Während der Schilderung ihrer Beschwerden haben sie große Schwierigkeiten, die richtigen Ausdrücke zu finden. Sie brauchen lange Überlegungspausen, um ihr Befinden korrekt und klar formulieren zu können. Der Bericht ihres Zustandes ist häufig mit Selbstvorwürfen vermischt. Sie fühlen sich schuldig für ihre Krankheit und übernehmen reuig die Verantwortung für verschiedene Unterlassungssünden und fehlerhafte Verhaltensweisen. „Ich hätte für die Gesundheit mehr Sorge tragen sollen", ist ein häufig vorgetragener Ausspruch. Trotzdem können sie auf therapeutische Ratschläge, die zur Umstellung ihrer Lebensführung hinweisen, sehr ungehalten reagieren, weil es sie Überwindung kostet, ihre Gewohnheiten zu ändern. Auch bekunden sie gegenüber therapeutischen Injektionen oder Akupunkturbehandlungen große Zurückhaltung, da sie sich vor spitzen Nadeln extrem fürchten.

Psyche

Reizbarkeit

- verträgt keinen Widerspruch, ist aber zurückhaltend (Synth.: aloe, sil.)
- wenn unter Druck gesetzt, lässt sich aber nichts anmerken

Gewissenhaftigkeit

- möchte alles bis ins Detail korrekt erledigen

Gleichmut

- zeigt keine emotionalen Veränderungen

Unflexibilität

- zaghaft, unentschlossen, nachgiebig

Resignation

- zweifelt an eigenen Fähigkeiten, Furcht, den Aufgaben nicht gewachsen zu sein
- glaubt, die Verantwortung nicht tragen zu können, zieht sich zurück

Eigensinn

- wenn eine andere Meinung aufgedrängt wird
- möchte den gewohnten Lebensstil nicht verändern

Empfindlichkeit

- reagiert hypersensibel auf Lärm, schreckhaft bei geringstem Geräusch
- weint selbst bei freundlichen Worten
- gegen auf sich gerichtete Eisenspitzen (Synth.: sil. 4, spig. 4, apis, nat-m.)

Furcht

- vor Nadeln, Stacheldraht, spitzen Gegenständen, Messer, Injektionen
- macht sich Gewissensbisse wegen Kleinigkeiten
- vor Unbekanntem, Schwellenangst vor Veränderungen
- vor Misserfolg, Versagen, Prüfung, Examen
- vor Auftritt in der Öffentlichkeit (Synth.: gels. 3, lyc. 2, sil. 2, anac., arg-n.)
- vor geschäftlichem Bankrott (Synth.: psor. 2, arg-n., lyc., sil.)
- etwas Neues zu unternehmen (Synth.: sil. 2, arg-n., ars., lyc.)

Angst

- bei Konfrontation, möchte in Ruhe gelassen werden
- um die Gesundheit, vor unberechenbaren Ereignissen
- auftretend während der Menses

Wahnidee

- glaubt Nadeln verschluckt zu haben, fixiert auf Nadeln
- Gefühl, in zwei Hälften getrennt zu sein; die linke Seite würde nicht ihr gehören
- alles würde fehlschlagen
- sieht überall Bilder, Phantome (Synth.: sil. 2, bry., merc.)
- glaubt, in die Luft gehoben zu sein

Leitsymptome

Kälte

- frostig, hat wenig Lebenswärme, friert ständig, selbst im Sommer, muss sich warm bekleiden
- empfindlich, besonders am Kopf, trägt warme Mütze
- der Extremitäten, trägt warme Socken im Bett
- Beschwerden sind mit Frostigkeit, eisiger Kälte verbunden

Entzündungen

- neigen zu dünnflüssigen, eitrigen Absonderungen (übel riechend), bei geringstem Kälteeinfluss: Rhinitis, Sinusitis, Otitis, Pharyngitis, Bronchitis

Sputum

- wie kleine, gelbe, zähe Kügelchen, nach altem Käse riechend
- reichlich, gelb, eitrig, übel riechend, klumpig

Eiterungsprozesse

- torpider Verlauf, Ränder der Öffnungsstelle sind unterminiert (Furunkel, Abszesse, Geschwüre)

Schwellung

- der Drüsen (Hals, Nacken, Achselhöhle, Ohrspeicheldrüse, Leistenlymphknoten), hart

Verhärtung

- harte, fibröse Tumore oder Wucherungen an beliebigen Körperstellen
- Knoten Mammae links

Schmerzen

- stechend wie von Nadeln (Tonsillitis)
- wie von einem scharfen Splitter, Sporn, Dorn

Schweiß

- besonders an Kopf und Nacken bei geringster Anstrengung
- extrem stinkender Fußschweiß, wundmachend

Fieber

- mit extremem Frost, Eiseskälte über den ganzen Körper

Modalitäten

Verlangen

- magnetisiert zu werden (Synth.: calc. 3, phos. 3, sil. 3, lach. 2, nat-c.)
- nach Ofenwärme (Synth.: sil. 2, bar-c., cic., ptel., tub.)
- nach Süßigkeiten, Eiern, Unverdaulichem, Eiscreme

Unverträglichkeit

- Milch, Muttermilch, Alkohol
- Neumond, Vollmond

Abneigung

- berührt, angefasst, angesprochen zu werden
- im Mittelpunkt zu stehen
- gegen neue Ideen (Synth.: hep., kali-c., lyc., nit-ac., sil.)
- gegen spitze Gegenstände, Nadeln, Akupunktur, Injektionen
- gegen Fett, Fleisch, Salz, Milch, warme Speisen, heiße Getränke

Durst

- auf Kaltes, trotz Frost

Hunger

- nach kurzer Zeit satt, Appetit vergeht beim Essen

Seite

- mehrheitlich links

Besserung

- Wärme, Bettwärme, Kopfbedeckung, Einhüllen, Sommer, Liegen auf der rechten Seite, reichlicher Harnabgang

Verschlechterung

- Kälte, kaltes Wetter, Luftzug, kalter Wind, Abkühlung, Entblößen, Überhitzung, warme stickige Räume, Baden, vor und während der Menses, Liegen auf der linken Seite, unterdrückter Schweiß, Impfung, nach Intimverkehr, Berührung

Absonderliche Symptome

Schlaf

- träumt verliebt zu sein, von Heirat, Räubern, Schlangen, Sand, Kristall, Erdbeben, Jagd, Vergangenheit, fremdem Land, Überschwemmung, Schlafwandeln, erwürgt zu werden
- Schlafwandeln bei Neu- oder Vollmond (Synth.: sil. 2)
- beim Einschlafen Schweiß auf der Kopfhaut (Synth.: sil. 2, graph., sep., tarax.)

Kopf

- Schwindel beim Hochschauen, mit dem Gefühl nach vorne zu fallen
- Schwindel besser beim Fahren im Wagen (Synth.: glon., puls, sil.)
- Schwindel während des Frühstücks (Synth.: sil. 2, con.)
- Schwindel steigt den Rücken hinauf (Synth.: sil. 2)
- Gefühl von etwas Lebendigem im Kopf
- Schmerzen nach Fahren im Wagen (Synth.: sil. 3, nit-ac. 2, nat-m., plat.)
- Schmerz, gleichzeitig Kreuzweh (Synth.: apoc., cob., lac-c., sil.)
- Schmerz im Hinterkopf, warmes Einhüllen bessert (Synth: rhus-t. 3, sil. 3, gels. 2, nux-v. 2, ign.)
- Schmerz in der Stirn, warmes Zimmer bessert (Synth.: lac-c., sil., sulph.)
- Schmerz durch Druck des Hutes (Synth.: nit-ac. 3, sil. 2)
- Schmerz mit Schweiß auf der Kopfhaut (Synth.: sulph. 3, calc., mez., phys., sil.)

Augen

- Entzündung bei nasskaltem Wetter (Synth.: dulc. 3, rhus-t. 3, sil. 2, calc.)
- Fistel sondert bei Druck Eiter ab (Synth.: puls. 3, sil. 2, stann. 2)
- Schmerz vor Sturm (Synth.: rhod. 3, cedr. 2, sil. 2)
- Schmerz während Sturm (Synth.: rhod. 3, cedr. 2, sil. 2)
- Schwellung des Tränensackes (Synth.: puls. 3, sil. 3, nat-c., nat-m.)

Ohren

- Absonderung käsig (Synth.: sil. 3, hep. 2)
- Geräusche, Sausen, Brausen bei Kopfschmerzen (Synth.: aur. 2, sil. 2, gels., sulph.)
- schwerhörig bei nasskaltem Wetter (Synth.: mang. 2, merc. 2, puls. 2, sil. 2, dulc.)
- Schmerzen bei Wetterwechsel (Synth.: mang. 2, rhus-t. 2, sil. 2, calc., iod.)

Nase

- Haut an der Nasenspitze schält sich ständig
- Niesen beim Kämmen der Haare (Synth.: sil.)
- Schmerz wie von einem Splitter bei Berührung (Synth.: nit-ac. 2, sil. 2)
- Gefühl von Speiseresten in den Choanen (Synth.: nit-ac. 2, sil. 2, petr.)

Gesicht

- Schmerz bei Ofenhitze besser (Synth.: sil. 3, merc. 2)

Mund

- Empfindung eines Haares auf der Zunge (Synth.: sil. 3, kali-bi. 2, nat-m. 2, all-s., nat-p.)
- Zahnschmerzen durch kalte Luft schlimmer (Synth.: mez. 2, sil. 2, alum-sil., hyos., phos.)
- faule Zähne am Zahnfleischrand (Synth.: thuj. 2, calc., sil., syph.)
- Gefühl, eine Nadel sei im Hals steckengeblieben
- Pharyngitis mit splitterähnlichen Schmerzen
- Warzen am äußeren Hals (Synth.: nit-ac., sil., thuj.)

Brust

- Husten durch Entblößen der Hände (Synth.: hep. 3, rhus-t. 3, bar-c., sil.)
- scheint voller Schleim zu sein, glaubt zu ersticken
- Asthma bei Gewitter (Synth.: sil. 2, sep., syph.)
- Asthma bei Zugluft (Synth.: sil. 2)
- Brustwarze trichterartig eingezogen
- stechende Schmerzen in den Mammae beim Stillen (Synth.: sil. 3, calc. 2)

Magen

- Übelkeit, Erbrechen nach Impfung
- Erbrechen bei Auswurf (Synth.: coc-c. 2, sil. 2, dig., kali-c., lach.)
- Heißhunger bei Magenschmerzen (Synth.: lyc. 2, sil. 2)
- Schmerzen nach Nüssen

Bauch

- Abszess der Bauchwände (Synth.: hep. 2, sil. 2, rhus-t., sulph.)
- Abszess in der Leistengegend (Synth.: hep. 3, merc. 2, sil., syph.)
- Fistel der Leistendrüsen (Synth.: lach. 2, phos. 2, sil. 2, hep., sulph.)

Verdauung

- Durchfall nach Impfung (Synth.: thuj. 2, ant-t., sil.)
- Durchfall durch kalte Luft (Synth.: sil. 2, nat-s.)
- Durchfall durch Zugluft (Synth.: caps. 3, nit-ac. 2, acon. 2, sil. 2, bry.)
- Durchfall im warmen Bett besser (Synth.: sil. 3, nux-v. 2, coloc.)

Genitalien

- Menses übel riechend, kräftig (Synth.: carb-v. 3, sil. 2, cop., stram.)
- Fluor nach sauren Speisen (Synth.: sil. 3)
- Fluor scharf, wundmachend vor der Menses (Synth.: graph. 3, sep. 2, sil. 2, ust. 2, lach.)
- Prostata: Eiterung (Synth.: sil. 3, hep.)
- Prostata: Gefühl, er würde auf einer Kugel sitzen (Synth.: sep. 3, chim. 2, cann-i., sil.)

Haut

- Narben werden plötzlich schmerzhaft
- schmerzhafter, pustulöser Ausschlag, eiternde Geschwüre bildend
- Gefühl, als ob sich eine Blase unter der Haut erheben und platzen würde (Synth.: sil.)

Glieder

- Gefühl, eine Maus laufe die Gliedmaßen entlang
- Einschlafen, Taubheit der Glieder, auf denen man liegt
- rheumatische Schmerzen der Fußsohlen, kann nicht gehen
- rheumatische Schmerzen steigen von unten nach oben
- Knie schmerzt wie festgebunden
- Schwellung des Oberarms nach Impfung (Synth.: sil. 3, thuj. 3, sulph.)
- Ganglion am Handrücken (Synth.: ph-ac. 2, sil. 2, am-c.)
- Nagelbetteiterung, Panaritium (Synth.: hep. 3, sil. 3., calc-s.)
- reichlicher Schweiß der Hände (Synth.: sil. 3, ip. 2, nit-ac. 2)
- anhaltender Schweiß der Füße (Synth.: sil. 3, thuj. 2)

Rücken

- Schmerz beim Stillen (Synth.: sil. 3, cham., crot-t., puls.)
- Schmerz im Steißbein beim Fahren im Wagen (Synth.: sil. 3)
- Schmerz im Steißbein nach Sturz (Synth.: hyper. 3, sil. 3, mez. 2, ruta)

Besondere Anzeigen

- Infektion der Tränenkanäle bei Neugeborenen (verstopft)
- Gebärmutterblutung beim Stillen (Synth.: sec. 3, sil. 3, arn. 2, cham. 2)
- Stillprobleme wegen eingezogener Brustwarze
- Kahlköpfigkeit bei jungen Menschen (Synth.: bar-c. 2, sil. 2, lyc.)
- hartnäckiger Husten von Bildhauern, Töpfern, Steinmetzen, welche mit Stein, Ton oder Gips arbeiten

Vergleiche

- puls., fl-ac., calc., calc-s., thuj., sanic., staph., hep., merc., kali-c., nit-ac., carb-a., ars., myrist.

Bewährte Indikationen

Kopfschmerzen

- beginnen im Nacken und ziehen über den Scheitel zum rechten Auge mit Frösteln, besser durch warmes Einhüllen des Kopfes und durch Wasserlassen, schlimmer durch geistige Anstrengung, Lärm (chronische, familiär bedingte Migräne)

Haarausfall

- Alopecia diffusa nach erschöpfenden Krankheiten, frostig, Schweiß auf der Kopfhaut

Epilepsie

- vor Anfall Kältegefühl des Körpers, weinerlich wegen Kleinigkeiten, auftretend bei Neu- oder Vollmond (nach Impfung) und nachts, beginnend im Solarplexus

Otitis

- eitriger Ausfluss, Verlust des Gehörs (kehrt wie ein Einschnappen zurück), Riss des Trommelfells

Sinusitis

- eitrige Absonderungen, Gefühl von verstopfter Nase, Druckschmerz in der Stirn, frostig, Bedürfnis, den Kopf warm einzuhüllen, Schweiß auf der Kopfhaut

Heuschnupfen

- mit scharfem, wässrigem Fließschnupfen tagsüber, morgens verstopfte Nase, Jucken und Trockenheit der Schleimhäute, später grünlich-gelbe Absonderungen, frostig

Tonsillitis

- torpide Abszessbildung, frostig, Schweiß auf der Kopfhaut, splitterartige Schmerzen

Bronchialasthma

- nach Unterdrückung von Hautausschlägen oder Impfung mit Abhusten von eitrigem, übel riechendem Auswurf, Mangel an Lebenswärme, frostig, Schweiß auf der Kopfhaut

Akne

- langsame Entwicklung von eitrigen, pustulösen Knoten mit Narbenbildung, frostig, Schweiß auf der Kopfhaut, übel riechender Fußschweiß

Ekzem

- erdfarbene, trockene, schlaffe Haut mit pustulösen, herpesartigen oder impetiginösen Hautausschlägen, knötchenartige, torpide Eiterungsprozesse

Arthrose

- mit Empfindung beim Gehen als seien die Beine zu kurz, große Schwäche bei geringsten Anstrengungen, Schmerzen
- gelindert durch Wärme; frostig, nächtliche Schweißausbrüche

Arzneianalogien

Silizium ist ein Stützmineral, welches den Pflanzen, insbesondere dem Getreidehalm, aber auch dem Bambusrohr und dem Schachtelhalm, Halt und Elastizität verleiht. In ähnlicher Form wirkt Silicea als homöopathische Arznei, indem sie dem Kranken die physische und psychische Statik verbessert. Was die Silikatschicht für die Erde bedeutet, ist Silicea für das Bindegewebe des Menschen. Die Kieselsäure von Quarz, Sand oder Bergkristall ist unauflöslich und unverformbar, womit die Substanz die Tendenz zu Verhärtungen (Knoten, Drüsen) des Silicea-Arzneimittelbildes charakterisiert, aber auch die Starrköpfigkeit und den Eigensinn. Das trockene Kieselpulver kennzeichnet außerdem die Konsistenz der spröden Haare. Letztlich nimmt der Bergkristall als durchsichtiges Gebilde auf die Hellsichtigkeit der Silicea-Persönlichkeit Bezug.

Silicea in der Kinderheilkunde

Silicea-Kinder sind untergewichtig, mager mit dünnen Gliedmaßen, großem Kopf, aufgetriebenem Bauch, bleichem, wächsernem Gesicht und sprödem, feinem Haar. Auf Kälte und Luftzug reagieren sie sehr empfindlich (frostig) und sind rasch erkältet. Nach geringsten Anstrengungen beginnen sie am Kopf zu schwitzen (säuerlich). Sie leiden an chronischem, übel riechendem Fußschweiß.

Säuglinge haben Schwierigkeiten, die Nahrung, vor allem die Muttermilch, zu assimilieren (Krämpfe, Durchfall, Erbrechen). Deshalb gedeihen sie schlecht (nehmen kaum an Gewicht zu) und entwickeln sich verlangsamt: Fontanellen schließen sich langsam, späte Zahnung, verzögertes Laufen und Sprechen. Sie sind extrem auf die Mutter fixiert (ständig auf dem Schoß der Mutter); bei Kontakt mit Fremden beginnen sie schnell zu weinen (scheu, möchten weder angesehen noch berührt werden).

Ansonsten sind es pflegeleichte, stille, schüchterne, mutlose, ängstliche Kinder, die wenig Selbstvertrauen und Unterstützung notwendig haben. Ihre Empfindlichkeit und Sensibilität ist ausgeprägt, wobei sie selbst bei freundlichem Zuspruch (Zurechtweisung) in Tränen ausbrechen (Synth.: weint, wenn freundlich angesprochen: iod. 2, sil. 2). Auffallend ist die große Furcht vor Spritzen oder Nadeln. Sie können auch halsstarrig werden, insbesondere, wenn man sie von ihren Gewohnheiten abhalten möchte oder ihre Wünsche verweigert. Allerdings reagieren sie ohne Aggressivität oder Zorn, sondern beharren eigenwillig auf ihren Bedürfnissen (appelliert immer wieder mit gleichem Anspruch). Sie sind schon früh sehr verantwortungsbewusst und verlässlich, man kann ihnen schon frühzeitig Aufgaben und Pflichten übergeben, die sie gewissenhaft erfüllen.

Auch in der Schule verhalten sich die Kinder anständig, sind lernfreudig und zeichnen sich durch eine besondere Begabung für Mathematik aus (Synth.: cocc., lach., nux-v., sil.). Trotz gutem Auffassungsvermögen (Bücherwurm) sind sie sehr mutlos, unentschlossen und blockiert, da sie stets an ihren Fähigkeiten zweifeln. Sie haben Versagensängste und fühlen sich unsicher, wenn sie in der Klasse vorsprechen müssen (braucht einen Schubs). Auch haben sie trotz guter Vorbereitung Lampenfieber vor Prüfungen und Examen; sie fürchten, das Gedächtnis könnte sie im Stich lassen. Bei Überforderung machen sich Schwierigkeiten mit der Konzentration und dem Leistungsvermögen bemerkbar.

Silicea ist ein gutes Mittel für Internatsschüler, die sich wegen der Trennung von der Familie verlassen und einsam fühlen und infolge Heimweh mit Schlaflosigkeit, Bettnässen oder anderen Symptomen reagieren.

Die Kinder sind anfällig für Infektionen: Rhinitis (das ganze Jahr über verschnupft), Otitis (mit lang anhaltendem, dünn-eitrigem Ohrenfluss), Pharyngitis (Schmerzen wie von Nadeln), Tonsillitis (mit vergrößerten Lymphdrüsen), Kopfschmerzen (vom Nacken aufsteigend) oder Ekzem (am Hinterkopf mit Verkrustung). Im Weiteren leiden sie oftmals unter Appetitstörungen (isst wenig), Frostigkeit (friert dauernd) Darmträgheit (Stuhl schlüpft zurück), schlechter Wundheilung (Verletzungen eitern schnell, heilen langsam), Müdigkeit (keine Ausdauer), Schlafwandeln und Bettnässen (braucht viel Liebe und Unterstützung, weint untröstlich).

In der Pubertät machen sich aufgrund der hageren Statur und der Tendenz zu hartnäckiger Akne (eitrige Pusteln) Minderwertigkeitskomplexe bemerkbar. Die Jugendlichen sind sehr wählerisch bei Liebschaften (kein Freund ist der Richtige).

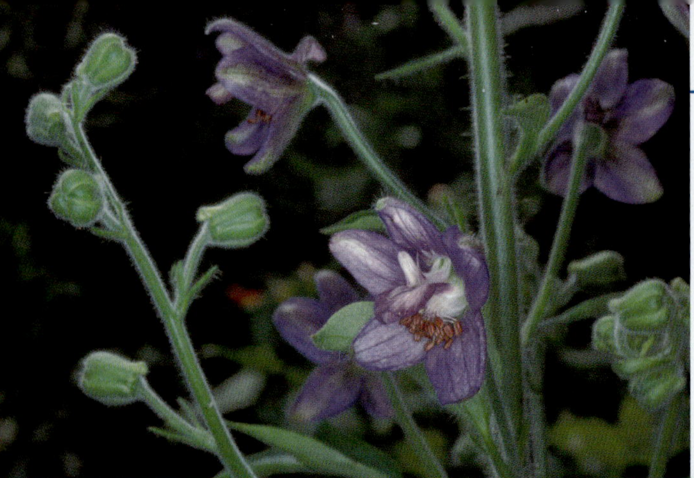

Staphisagria

Allgemeines

Delphinium staphisagria L., der Scharfe Rittersporn, auch Stephanskörner, Läusekörner, Ratten- oder Läusepfeffer genannt, gedeiht an öden Plätzen und Berghängen in Spanien, Griechenland und auf den Kanarischen Inseln. Die 60 bis 120 Zentimeter hohe Staude aus der botanischen Familie der Hahnenfußgewächse (Ranunculaceae) trägt von Juni bis Juli stahlblaue bis tiefviolette, sternförmige Blüten mit fünf ovalen Kelchblättern. Das dritte hintere Kelchblatt läuft in einen kurzen dicken Sporn aus. Die Blütenstruktur gab der Pflanze den Namen „Rittersporn". Der Gattungsname „Delphinium" stammt aus dem griechischen „delphinion" (= Delphin) und charakterisiert die Ähnlichkeit der Blütenknospe mit einem Delphin. Auch die Artbezeichnung „staphisagria" ist griechischen Ursprungs aus „staphis" (= getrocknete Weinrebe) und „agrios" (= scharfschmeckend), was sich auf die Frucht bezieht.

Das Homöopathikum wird aus den getrockneten Samen der Pflanze hergestellt.

Die Arznei mit sykotisch-syphilitischem Miasma kennzeichnet sich durch folgende Themen: *Selbstkontrolle, Würde, Entrüstung, stiller Kummer, Schuldgefühle und Verletzung.*

Typus

Die Staphisagria-Persönlichkeit (mehr Frauen als Männer) mit schlanker Statur und femininer Ausstrahlung hat blaue Augenringe, eine spitze Nase und dünne Lippen. Sie gibt sich vornehm, **würdevoll** mit ehrenhaften (ritterlichen) Idealen. Im persönlichen Kontakt ist sie sehr **freundlich**, liebenswürdig, höflich, friedfertig und kollegial. **Kompromisslos** und loyal passt sie sich der jeweils gegebenen Situation an, möchte niemandem zur Last fallen und liebt intakte Beziehungen, familiäre Harmonie und Stabilität.

Als Verheiratete ist sie vorweg **auf den Partner ausgerichtet**, dem sie sich voller Hingabe und mit romantischen Vorstellungen widmet. Sie tut ihm alles zuliebe, verwöhnt (verhätschelt) ihn mit vielen Aufmerksamkeiten und erfüllt ihm jeden Wunsch. Allerdings wird ihre Gefälligkeit oft missbraucht. In ihrer **Unterwürfigkeit** kann sie sich auch nicht wehren, wenn der Ehemann sie schlecht behandelt. Sie fühlt sich nicht in der Lage, für ihre eigenen Rechte zu kämpfen und gibt bei Streit lieber nach (Synth.: Selbstverleugnung: agar., staph.). Schwierige Situationen und nervöse Anspannungen erträgt sie ohne zu klagen und zeigt nach außen keinerlei Reaktionen, auch wenn sie im Innersten zutiefst gekränkt ist. Sie steckt den Kopf in den Sand und schluckt den Verdruss hinunter (Synth.: unterdrückt Gefühle: staph. 3, carc., caust., sep.).

Aggressive Emotionen versucht sie mit aller Kraft zu unterdrücken, da dies mit ihren Idealen nicht zu vereinbaren wäre. Sie möchte ihre **Selbstachtung** (Würde) bewahren und spielt lieber die Märtyrerin, als sich mit niedrigen, negativen Streitereien auseinander zu setzen – dies könnte ihr Ehrgefühl (Stolz) verletzen. **Sie bewahrt die Kontrolle**, hält ihren Ärger zurück und versteckt negative Emotionen hinter einer freundlichen, liebenswürdigen Fassade. Hingegen achtet sie sehr darauf, was andere über sie reden und reagiert auf Kritik äußerst empfindlich.

Anhaltende Beleidigungen, Demütigungen und Streitereien (würde am liebsten aus der Haut fahren) können letztendlich nicht mehr verkraftet werden, es kommt zu einem Dammbruch der Gefühle. Sie beginnt mit grenzenloser Wut zu **rebellieren, verliert die Beherrschung** und wirft mit Gegenständen nach Personen, die sie beleidigt haben (Synth.: staph. 4). Mit der Erregung steigt ihr die Röte ins Gesicht (bläulich verfärbt) und der ganze Körper beginnt zu **zittern**.

Sobald sich aber die Empörung wieder gelegt hat, macht sie sich große Vorwürfe, weil sie die Selbstkontrolle verloren hat und dieses Verhalten nicht ihrem Ideal entspricht. Mit **Schuldgefühlen** belastet, ist sie enttäuscht und bereut, die Fassung verloren zu haben.

Ähnliche Wutausbrüche können aufsteigen, wenn andere Menschen sich pausenlos unanständig, unhöflich, rücksichtslos und primitiv verhalten. Sie verabscheut jegliches unzivilisierte, **vulgäre Benehmen** und reagiert darauf sehr aufgebracht und erregt (wird schnippisch, ärgerlich).

Bei **Männern** ist die Empfindlichkeit weniger deutlich. Obwohl sie äußerlich sehr männlich und hart erscheinen mögen, sind sie doch sehr sensibel und leicht verletzbar. Auch sie sind zurückhaltend und angepasst (haben keine eigene Meinung) und lassen sich als Einzelgänger oft manipulieren. Im Arbeitsprozess werden sie häufig vernachlässigt, vielleicht sogar jahrelang ausgenutzt. Bei Verlust der Stellung treten dann massive Gesundheitsstörungen auf (Synth.: ign. 2, plat. 2, pers., staph.).

Die ganze Staphisagria-Persönlichkeit ist geprägt von einer allgemeinen außerordentlichen emotionalen Empfindlichkeit. Dies führt unweigerlich zu tiefen, inneren, verborgenen Konflikten und als Folge davon zu Verhaltensstörungen. Die Betroffenen leiden unter **Ängsten**, z. B. unter der Furcht getadelt zu werden oder vor unangenehmen Überraschungen, wobei sie nach schlechten Nachrichten sofort zu zittern beginnen. Durch die Gefühlsverdrängungen verschlimmert sich auch die angeborene **Schüchternheit**, vor allem gegenüber dem anderen Geschlecht (Synth.: Abneigung der Frauen gegen Männer: am-c., nat-m., puls., sep., staph.), während der Hang zu **Sentimentalität** unnatürlich übersteigert wird. Ihre verletzte Seele können sie in künstlerischen Tätigkeiten mit überzogener Kreativität ausdrücken: Musik, Malen oder Literatur. Auch die sonst bewundernswerte Gewissenhaftigkeit eskaliert unter dem psychischen Leidensdruck. Alles wird in peinlich genauer, zwanghafter Ordnung gehalten.

Einstweilen beginnen sich die Betroffenen selbst zu bemitleiden, verfallen in Lethargie, werden apathisch und teilnahmslos – finden kaum noch Vergnügen am Leben. Sie werden gequält von Gedanken, die sich fast nur noch um erotische Vorstellungen drehen. In ihrer Zurückgezogenheit erwacht als Balance der Gefühlsverdrängung ein **übermäßiges sexuelles Innenleben** (sexuelle Zwangsvorstellungen, grübelt dauernd über sexuelle Dinge nach) mit unwiderstehlicher, exzessiver Neigung zu Masturbation. Dieser unbeherrschte Trieb führt wiederum zu Reuegefühlen und zu **Gewissensbissen**, da sie im Grunde genommen die Liebe nicht in dieser Form entweihen möchten.

Ihre Lieblingsliteratur sind **medizinische Bücher** – doch beim Lesen reagieren sie mit **hypochondrischer Angst.**

Die chronisch belastete Psyche wirkt sich letztendlich auch auf die körperlichen Beschwerden aus. Die unterdrückten Gefühle begünstigen die Anfälligkeit für **Blasenentzündungen** mit Brennen in der Harnröhre, selbst wenn nicht uriniert wird. Staphisagria kommt auch bei der Honeymoon-Zystitis zum Einsatz, d. h. bei Reizblasenbeschwerden jung verheirateter Frauen sowie bei entzündlichen Beschwerden der Blase nach dem ersten Intimverkehr, oft begleitet von Soor, Mykose, Trichomonadeninfektion oder Herpesausschlag.

Bei Männern führt die Gefühlsverdrängung zu **Hodenentzündung** (Orchitis), entzündlichen Prozessen der Vorsteherdrüse (Prostatitis) oder vorzeitiger Vorsteherdrüsen-Vergrößerung **(Prostataadenom).**

Es können sich auch **Hautausschläge** bemerkbar machen, z. B. Schuppenflechte am behaarten Kopf (vorzugsweise am Hinterkopf), Ekzem hinter oder über den Ohren sowie an den Händen und Oberschenkeln, dabei kann die Haut sowohl trocken wie auch nässend sein.

Die unterdrückte emotionale Ebene drängt von innen nach außen und begünstigt Verhärtungsprozesse an Haut und Schleimhäuten. Es bilden sich rezidivierende **Gersten- und Hagelkörner** an den Augenlidern (Hordeolum, Chalazion), Knötchen an den Lidrändern, Nervengeschwülste der Haut, verhärtete Narben, polypenartige Wucherungen, Gichtknoten, Warzen, gestielte Feigwarzen **(Kondylome)** an den Genitalien und im Rektum oder verhärtete Drüsen im Unterkiefer sowie in der Leiste.

Staphisagria ist auch ein großartiges Mittel bei schlimmen Folgen von **Gewebsverletzungen mit messerscharfen Instrumenten**: Hysterektomie, Kaiserschnitt, Laparoskopie, Operation (Bauch, Prostata, Nierenstein, Mammae), mit postoperativem Harn- oder Stuhlverhalten, Narbenschmerzen, Phantom- und Amputationsschmerzen (Synth.: schmerzhaft amputierter Finger: all-c. 2, staph. 2, ph-ac., phos.).

Gleiches gilt für **Insektenstiche. Die Arznei wird auch vorbeugend eingesetzt gegen** Stiche der Aedes-, Anopheles- und Tsetse-Mücken (D4-Potenz), um die Gefahr des Dengue- und Gelbfiebers, der Malaria und Schlafkrankheit (Trypanosomiasis) zu vermindern.

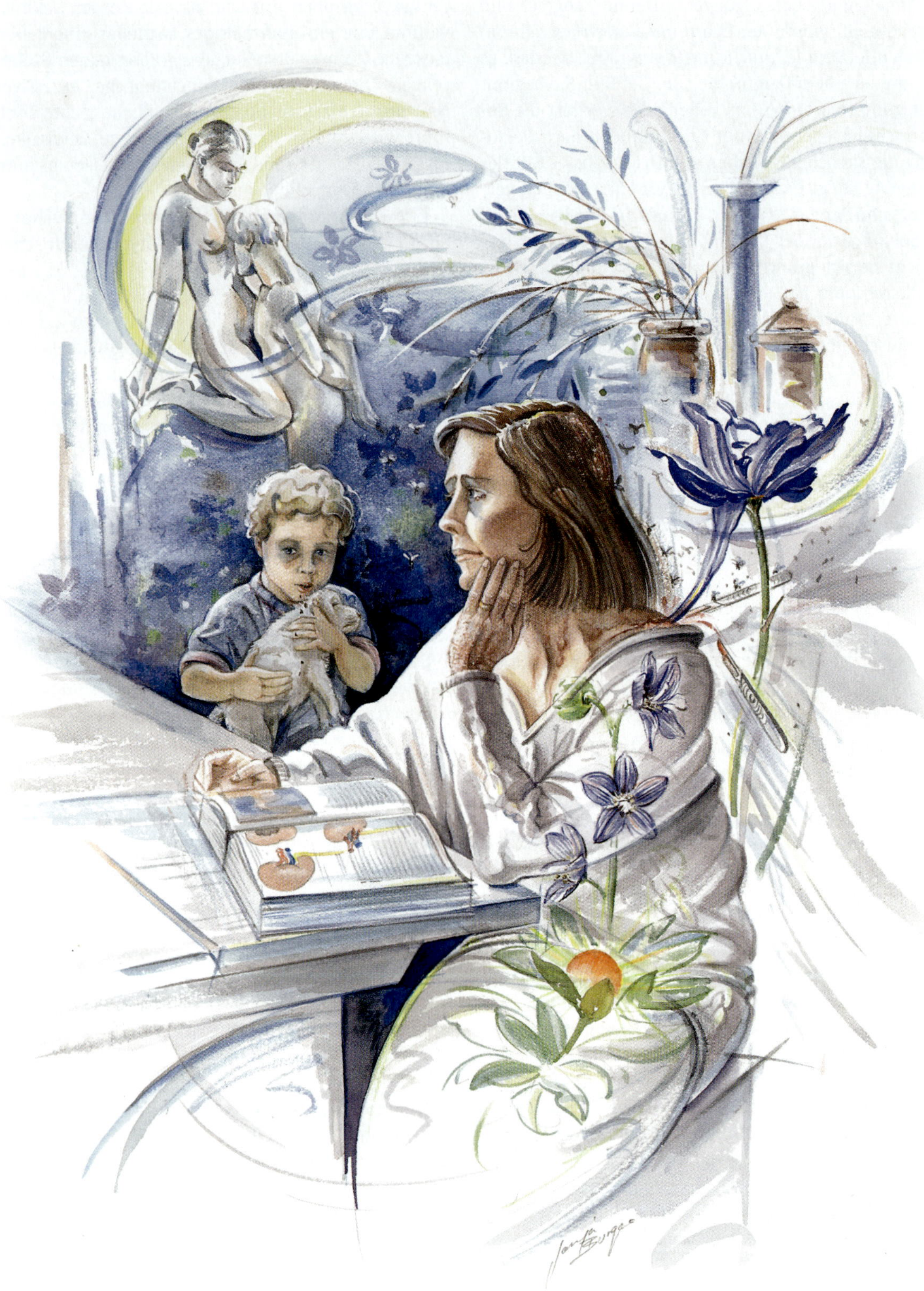

Abb. **43** **Staphisagria-Persönlichkeit:** schlanke Statur, feminine Ausstrahlung, freundlich, würdevoll, romantisch, sentimental, unterwürfig, nachgiebig, bewahrt die Selbstkontrolle, verletzter Stolz, Verdruss durch andauernde Demütigung, unterdrückt die Gefühle, fühlt sich schuldig, kann nicht aus der Haut fahren, künstlerisch begabt, sexuelle Zwangsvorstellungen, hypochondrisch, liest medizinische Bücher, Reizblase reagiert als unterdrückter Tränenkanal, Honeymoon-Zystitis, Gerstenkörner an den Augenlidern, schlimme Folgen von Gewebsverletzungen mit messerscharfen Instrumenten, Operation, Insektenstiche, schlechte Kindheit mit strenger, autoritärer Erziehung.

Verhaltensmerkmale bei der homöopathischen Anamnese

Die Staphisagria-Persönlichkeit verhält sich während der Anamneseerhebung sehr liebenswürdig und freundlich. Sie möchte auch schnell die Sympathie des Homöopathen gewinnen. Weil sie aber den Therapeuten nicht allzu sehr belasten möchte, ist sie von Anfang an sehr zurückhaltend und möchte nicht allzu viel von sich preisgeben. Beim Überlegen und Reden runzelt sie schon mal gerne die Stirn und während des Sprechens kann sie manchmal kaum die richtigen Worte finden (die Gedanken verschwinden, wenn sie sich allzu sehr anstrengen muss). Das bedrückte Erscheinungsbild der Patientin lässt bereits erahnen, dass ein tiefsitzender, seelischer Stachel vorhanden sein muss. Für den Homöopathen ist es meistens sehr schwierig, an die Kernproblematik heranzukommen. Vordergründig scheint alles in Ordnung zu sein. Die Probleme werden verniedlicht oder verharmlost, da sich die Patientin mit den belastenden Situationen längst abgefunden und sich daran gewöhnt hat.

Versucht der Therapeut aber dennoch, mit sensiblem Einfühlungsvermögen die Grundstimmung der Patientin auszuleuchten, kommt allmählich der chronische, tief verborgene, ignorierte seelische Schmerz zum Vorschein. Plötzlich präsentiert sie unter Tränen eine klassisch erduldete Opferrolle mit ausgesprochen geringem Selbstwertgefühl. Es kommt eine Leidensgeschichte zu Tage, die unter großen Hemmungen stückweise aufgedeckt wird.

Die Kranke berichtet zaghaft, unter offensichtlicher Scham, von lang anhaltenden Demütigungen, Beleidigungen, Streitereien und Unterdrückungen aus dem unmittelbaren Beziehungskreis. Dabei zeigt sich, dass das angeblich selbstlos erduldete Schicksal tiefe Wunden in die Psyche geschlagen hat. Widerstandslos ergibt sie sich, trotz großer Verletztheit und innerer Kränkung, der gegebenen Situation und fühlt sich außerstande, sich zur Wehr zu setzen.

Sie unterwirft sich völlig der Autorität des/der Kontrahenten, hat zu hohe Ideale und ist zu stolz um zu kämpfen und zu streiten. Die Konfrontation ist für die Patientin zu schwierig – ihr fehlt nicht zuletzt auch die Courage und sie möchte keine Unannehmlichkeiten bereiten. So können die Gefühle nicht abreagiert werden, d. h. jedes Ventil wird opferwillig unterdrückt.

Es ist zu beachten, dass Staphisagria, wenn es klar indiziert ist, eine seelische Entladung der unterdrückten Emotionen auslösen kann. Das heißt, die angestauten Gefühle explodieren nicht selten bei der geringsten Gabe, wobei plötzlich und völlig überraschend Wut- und Zornausbrüche aufwallen, oft mit dem Drang, Gegenstände um sich zu werfen. In solchen Fällen ist eine intensive Betreuung durch den Homöopathen notwendig.

Psyche

Empfindlichkeit

- jede kleine Bemerkung wird als Beschuldigung aufgefasst
- schnell beleidigt, legt alle Worte auf die Goldwaage, verletzter Stolz
- bei Beleidigungen, schluckt aber den Ärger hinunter
- in Bezug auf die Meinung anderer (Synth.: stann., staph.)
- verträgt keine Kritik, Tadel, Widerspruch, Zurückweisung
- gegen Lärm, Unordnung, Aufregung, Unhöflichkeit

Beherrschung

- hält sich unter Kontrolle, verdrängt die Gefühle
- innerlich gereizt, aufgebracht, verärgert, lässt sich aber nichts anmerken, vermeidet jede Konfrontation

Kummer

- betrübt über lang vergangene Beleidigungen (Synth.: cham. 2, ign. 2, op. 2, staph. 2, op.)
- still mit Entrüstung (Synth.: coloc. 2, staph.)
- unterdrückt die Emotionen über Jahre hinweg

Würde

- möchte sich keine Blöße geben, die Selbstachtung behalten

Erregung

- ärgert sich über ruppiges, ungehobeltes Verhalten anderer
- mit sexuellen Phantasien

Wut

- zornig nach jahrelanger Misshandlung, wirft Gegenstände nach Personen, die sie beleidigt haben

Schuldgefühl
- nimmt bei Streit die Schuld auf sich, klagt nicht
- fühlt sich nach Zornausbrüchen schuldig, entwürdigt

Furcht
- vor Zurückweisung, Tadel, Kritik
- vor hochgelegenen Orten
- vor dem eigenen Schatten (Synth.: calc. 2, calad., lyc., staph.)
- die Selbstkontrolle zu verlieren (Synth.: arg-n. 2, gels. 2, staph. 2, cann-i., mur-ac.)

Angst
- das Haus, den Ehemann zu verlieren, um die gesellschaftliche Position
- hypochondrisch beim Lesen medizinischer Bücher (Synth.: calc. 3, nux-v. 2, puls. 2, staph., sulph.)
- übermäßig um das Seelenheil (Synth.: staph. 3, lyc. 2, ign., ph-ac., sulph.)

Wahnidee
- alles würde sich im Kreise drehen
- jemand würde beim Gehen hinter ihr sein
- das Vermögen verloren zu haben

Leitsymptome

Kälte
- Mangel an Lebenswärme

Leeregefühl
- im Hinterkopf (Synth.: staph. 2, sulph. 2, mang., nat-c., sep.)

Brennen
- in der Harnröhre, auch ohne Urinabgang
- im Urogenitaltrakt bei jung verheirateten Frauen (Reizblase)

Juckreiz
- verschwindet beim Kratzen und tritt an einer neuen Stelle auf

Verhärtung
- Gerstenkörner an den Augenlidern (Hordeolum, Chalazion)

Trauma
- Folgen von scharfen Verletzungen (scharfer Schnitt, Operation)
- mit Harn-Stuhl-Verhalten, empfindliche Schmerzen

Zittern
- durch Erregung, nach unterdrücktem Zorn, durch Müdigkeit, nach Onanie

Schwäche
- nach sexuellen Exzessen, Onanie, Intimverkehr

Libido
- erhöht (auch Impotenz) mit quälenden sexuellen Gedanken (Synth.: staph. 2, aq-mar., canth., con., staph.)
- bei alten Leuten

Schmerzen
- zusammendrückend an Stirn, Scheitel, Hinterkopf
- kolikartig als Folge von unterdrücktem Ärger (in Magen oder Bauch)
- Empfindlichkeit der Genitalorgane

Modalitäten

Verlangen
- medizinische Bücher zu lesen (Synth.: calc. 2, nux-v. 2, puls. 2, staph., sulph.)
- nach Rotwein (Synth.: sulph. 2, calc-s., staph., ther.), Fleisch, Tabak, Süßigkeiten, Milch, Suppe

Unverträglichkeit
- Tadel, Kritik, Streit

Abneigung
- gegen Fett, Milch

Hunger
- Heißhunger, selbst bei vollem Magen

Besserung
- Wärme, Ruhe, Gehen im Freien, nach dem Frühstück

Verschlechterung

- unterdrückter Zorn, Ärger, Empörung, Demütigung, nach Streit, Berührung, nach kurzem Schlaf (nachmittags), bei Kälte, nach sexuellen Exzessen, Masturbation, Operation

Absonderliche Symptome

Schlaf

- träumt erotisch, von Kränkung, Kummer, Streit, Geschäft, Mord
- kann nicht ohne Masturbation einschlafen
- den ganzen Tag schläfrig, aber nachts schlaflos, begleitet von sexuellen Gedanken
- Schlaflosigkeit im dunklen Zimmer (Synth.: puls., stram. 3, sulph. 2, calc., staph.)
- Schlaflosigkeit im erleuchteten Zimmer (Synth.: staph. 3, coff. 2, lach., nux.-v.)

Kopf

- Ohnmacht durch Kummer (Synth.: ign. 2, staph. 2)
- kreisrunder Haarausfall nach unterdrücktem Kummer
- Schmerz bei Erregung nach bedrückenden oder traurigen Nachrichten (Synth.: cocc., ign., nux-v., op., staph.)
- Schmerz nach Fleischgenuss (Synth.: puls. 3, caust., staph.)
- Schmerz in einer Menschenansammlung (Synth.: plb. 2, mag. 2, plat., staph.)
- drückende Schmerzen in der Stirn wie durch eine Kugel (Synth.: staph. 3, bell., con., mag-c.)

Augen

- Augen sind so heiß, dass die Brillengläser anlaufen
- brennende Augen verursachen ein Gefühl der Trockenheit
- Pupillen abwechslungsweise erweitert und verengt (Synth.: arn., staph.)

Ohren

- Kälte im Gehörgang (Synth.: merc. 2, mez. 2, plat. 2, caust., staph.)
- Gefühl, als ob Luft in das Ohr einströmen würde (Synth.: amph., lachn., mang., mez., staph.)

Gesicht

- Farbe bläulich bei Zorn (Synth.: staph. 2, mosch.)
- Farbe rot bei Zorn (Synth.: bry. 2, staph.)

Mund

- Zahnschmerzen während der Menses
- Zahnbehandlung ist unerträglich
- Kiefersperre durch Zahnschmerzen (Synth.: staph.)
- Zahnschmerzen nach Ärger oder Verdruss (Synth.: acon. 2, cham. 2, staph. 2, rhus-t.)

Brust

- Erstickungsgefühl beim Orgasmus (bei Frauen)

Magen

- Gefühl, als hinge der Magen schlaff herab

Bauch

- Schwächegefühl, als würde der Bauch herunterfallen (Synth.: staph. 3)
- Schmerzen nach Verdruss, unterdrücktem Zorn
- Schmerzen nach Beleidigung (Synth.: staph. 3, coloc.)
- Schmerzen nach Erregung (Synth.: ign. 3, cham. 2, staph. 2, acon.)

Verdauung

- Durchfall nach Verdruss (Synth.: staph. 2, aloe, bry., cham., coloc.)

Nieren

- Gefühl, als würde dauernd ein Urintröpfchen durch die Harnröhre fließen

Genitalien

- Blasenentzündung nach jedem Intimverkehr
- berührungsempfindlich, kann während der Regel keine Binde tragen
- schmerzhafte Kondylome (Synth.: Feigwarzen in der Vagina: thuj. 3, nit-ac. 2, phos. 2, staph. 2, tarent.)

Haut

- Gefühl, als ob Würmer über die Haut kriechen würden
- Psoriasis nach unterdrücktem, lang anhaltendem Kummer
- Hautausschlag beim Aufenthalt in der Sonne (Synth.: kali-i. 2, staph. 2, acon., camph.)

Glieder

- Wadenkrämpfe beim Erwachen (Synth.: graph., lob., staph., verat-v.)

Besondere Anzeigen

- Bauchkolik nach operativem Eingriff
- Harnverhaltung, Verstopfung, Darmlähmung nach Operation
- Prophylaxe gegen Mückenstiche

Vergleiche

- ign., nat-m., nux-v., ars., lach., caust., anac., puls., nat-c., ph-ac., coloc., calad., cann-s.

Bewährte Indikationen

Kopfschmerzen

- Folge von Ärger, Zorn, Demütigung, Beleidigung, Tadel, autoritärer Unterdrückung, Schikanen (frisst alles in sich hinein), zusammendrückende (brennende) Schmerzen in der Stirn, auf dem Scheitel, im Hinterkopf (Gefühl wie von einer Kugel oder einem Holzsplitter), schlimmer bei Bewegung oder bei Tragen des Hutes, besser in der Ruhe und beim Liegen

Zystitis

- mit häufigem Harndrang, tropfenweise Entleerung, Gefühl von Brennen in der Harnröhre (auch ohne Urinabgang)

Prostataadenom

- Folge von Kränkung, Beleidigung mit sexualneurasthenischer und hypochondrischer Symptomatik, häufiger Harndrang mit Abgang von kleinen Mengen, Empfindung, die Blase sei nie leer

Arzneianalogien

Aufregend an der Rittersspornblüte ist das dritte hintere Kelchblatt, das in einen kurzen Sporn ausläuft. Mit diesem kleinen Blütenansatz, welcher der Spitze eines Stacheldrahtes ähnlich sieht, besitzt die Pflanze eine wunderbare Signatur: der „Stachel des Lebens" entspricht einerseits den Schnittwunden mit scharfen Instrumenten, andererseits der sensiblen Verletzlichkeit der Staphisagria-Persönlichkeit (Ärger, Demütigung, Beleidigung).

Staphisagria in der Kinderheilkunde

Bei Staphisagria handelt es sich um ernste, beherrschte, aber überempfindliche Kinder, ähnlich wie bei Natrium muriaticum. Sie wachsen in einer streng autoritären Familienatmosphäre auf, wo sie ständig getadelt, zurechtgewiesen und oftmals sogar rücksichtslos behandelt werden. In der Schule lastet der hohe Erwartungsdruck der Eltern auf ihren Schultern, den sie still hinunterschlucken. Sie ziehen sich in ihre eigene Welt zurück und verhalten sich ruhig (hält sich fest unter Kontrolle). Innerlich reagieren sie aber sehr entrüstet. Jede kleinste Bemerkung wird als Beschuldigung aufgefasst.

In der Schule sind sie reserviert. Dem Streit unter Kameraden gehen sie aus dem Weg. Oft haben sie Lernschwierigkeiten (vergisst schnell) mit speziellen Schwierigkeiten in der Mathematik (Synth.: alum., caust., graph., staph.).

Der innere Druck zeigt sich im typischen Verhalten wie Nägelkauen oder Abziehen der Nagelhäutchen und verschiedenen körperlichen Beschwerden, speziell die der Blase mit Bettnässen (insbesondere nach Kränkung und Beleidigung). Es treten auch Hautausschläge auf (Ekzem hinter oder über den Ohren, Psoriasis).

Sobald die Jugendlichen in die Pubertät kommen, werden sie geplagt von extrem sexuellem Gedankendrängen, was sie zur Masturbation treibt und später wieder in Schuldgefühlen endet. Sie entwickeln sich zu hohläugigen, lustlosen, blassen Patienten mit tief liegenden Augen – ein charakteristisches Staphisagria-Naturell. Mädchen sind den ganzen Tag mit sentimentalen, romantischen Gedanken über ihre Schulfreunde beschäftigt. Wenn sie in ihren verliebten Träumen gestört werden, reagieren sie tief beleidigt.

Bei Kleinkindern ist die Zahnentwicklung erheblich gestört. Schon die Milchzähne sind hochgefährdet und anfällig für Karies, sie werden schnell schwarz (Synth.: faule, hohle Zähne, sobald sie durchbrechen: kreos. 2, staph.). Auch das Zahnfleisch ist sehr schwammig. Nach dem Abstillen leiden sie lange an Schlaflosigkeit.

Stramonium

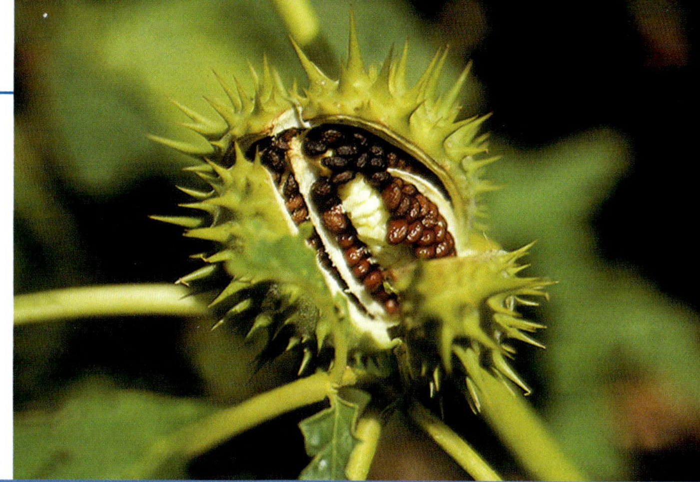

Typus

Beim Stramonium-Typ handelt es sich um sehr **aktive Personen** mit etwas **verkrampftem Habitus**, hervorstehenden Augen und **starrem Blick**, welcher manchmal auf einen festen Punkt fixiert bleibt. Das Gesicht sieht etwas wild und zugleich ängstlich aus. Sie zeigen verschiedene eigentümliche Neigungen: **Grimassen** ziehen, unwillkürliche Muskelbewegungen wie **Tics** oder **Zuckungen**, sich ungewollt auf die Zunge beißen.

Die Betroffenen sind sehr gesellig und haben sich schlecht unter Kontrolle, sei es in Bezug auf ihre **Geschwätzigkeit** (Synth.: Redseligkeit, Geschwätzigkeit: lach. 4, dulc. 3, hyos. 3, stram. 3) oder ihre **streitsüchtigen Ausbrüche**.

Durch Kleinigkeiten (Streit, Auseinandersetzung, Aufregung) geraten sie in Wut und reagieren dabei so wuchtig und **bösartig**, dass man sich geradezu fürchten muss. Dabei entfalten sie vehemente Kräfte und zeigen Reaktionen in verschiedenartigsten Facetten: Hysterie, Raserei, Brutalität, Zerstörungswut, Delirium, Manie und Handgreiflichkeit. Stramonium präsentiert sich als die **rabiateste** Arznei in der Homöopathie. Unbeherrscht brechen die Betroffenen in grobe **Tobsuchtsanfälle** aus, d. h. sie schlagen um sich, zerstören umliegende Gegenstände, beißen, schreien, brüllen, kreischen und fluchen, was das Zeug hält. Auch gegen sich selbst können sie aggressiv werden, indem sie sich an den Haaren ziehen oder die eigenen Kleider zerreißen.

Sie **drohen**, andere oder sich selbst umzubringen, sich die Kehle durchzuschneiden. „Den bring ich um", ist in ihrem streitsüchtigen Vokabular eine gebräuchliche Redewendung. In diesem Sinne ist Stramonium eine häufig indizierte Arznei für junge Männer, die sich im Flegelalter befinden. Sie sind andauernd in **Schlägereien** verstrickt und werden bei geringstem Ärger schnell handgreiflich.

Stramonium zeigt aber noch eine andere Komponente, und zwar bei Menschen, die grundlos gewalttätig werden und sich nach der begangenen Tat an

Allgemeines

Der Stechapfel (Datura stramonium L.) gehört wie die Tollkirsche (Atropa belladonna L.), das Bilsenkraut (Hyoscyamus niger L.) oder der Bittersüße Nachtschatten (Solanum dulcamara L.) zur botanischen Familie der Nachtschattengewächse (Solanaceae). Er besitzt einen bis ein Meter hohen Stängel, an dem lang gestielte, eiförmige, ungleich buchtig gezähnte, grasgrüne Blätter wachsen. Von Juli bis September erscheinen endständig in den Astgabeln trichterförmige, weiße, selten violette, meist aufrecht stehende Blüten mit fünffaltigem Saum. Daraus reifen eiförmige, kastanienähnliche Kapseln mit spitzen Stacheln, welche in vier Teile auseinanderklaffen und zahlreiche linsenförmige, schwarzbraune Samen freigeben. Die Pflanze ist über ganz Europa verbreitet auf Schutt- und Komposthaufen, an Ödplätzen und Wegrändern und bevorzugt auch auf stickstoffhaltigen Böden.

„Datura", der Gattungsname, ist die arabische Bezeichnung des Stechapfels. „Stramonium", der Beiname, ist aus den griechischen Wörtern „strychnon" und „manikon" entstanden, was übersetzt „wahnsinnig machend" bedeutet und auf die Giftwirkung Bezug nimmt. Der deutsche Name „Stechapfel" beschreibt die stachelige Frucht.

Die homöopathische Urtinktur wird aus dem frisch blühenden Kraut hergestellt.

Die Themen der Arznei sind: *Aggression, Gewalt, Krämpfe, Ängste, Zuckungen und Empfindlichkeit gegen Licht und Dunkelheit.*

nichts mehr erinnern können. Unbehandelt landen solche Delinquenten oft in der Psychiatrie und werden mit stärksten Psychopharmaka therapiert. Der Stechapfel als homöopathische Arznei könnte ihnen helfen, ihre Psyche zu entlasten und zu beruhigen; dies gilt auch für debile Sexualverbrecher.

Insbesondere bei **Geisteskrankheit** ist Stramonium ein zu beachtendes Mittel der Wahl und an folgenden Merkmalen zu erkennen: sieht Tiere, Geister, Verstorbene, hört Stimmen, spricht mit nicht anwesenden Personen oder leidet unter krankhaftem Größenwahn. Die Patienten sind äußerst schamlos und verspüren den unwiderstehlichen Drang, sich nackt auszuziehen.

Es plagen sie **Wahnideen**, indem sie glauben, doppelt zu sein, die Glieder seien vom Körper abgetrennt oder im Bauch würde sich ein Lebewesen (Tier) bewegen. Außerdem werden sie von der fixen Idee beherrscht, sie hätten eine unverzeihliche Sünde begangen. Deshalb knien sie mit gefalteten Händen am Boden und verharren in frommem Reden und Beten.

Allgemein, d. h. in harmloseren Zuständen, erkennt man die Stramonium-Persönlichkeit an folgenden Merkmalen. Vielfach besteht eine **Angst** und große Abneigung vor der **Dunkelheit** und schwarzen düsteren Farben. Sie ist unfähig, im Dunkeln oder mit geschlossenen Augen zu gehen. Die Nacht ohne Licht ist für sie ein wahres Labyrinth. Es ist für sie sogar unmöglich, im unbeleuchteten Zimmer zu schlafen und sie verlangt nach **gedämpfter Helligkeit**. Doch auch das **grelle Licht** macht ihr Unbehagen. Strahlend helle Beleuchtungen führen zu Erregung oder Krämpfen – die Patienten wenden sich ängstlich davon ab. Selbst glitzernde Gegenstände bringen sie in Aufruhr wie auch schimmernde Wasseroberflächen oder reflektierende Spiegel.

Im Weiteren besteht eine große **Furcht vor Geräuschen**, die **durch fließendes Wasser** entstehen: Rauschen des Baches, Getöse der Meeresbrandung, laufender Wasserhahn. Im Tunnel (Auto, Zug) kann eine unbeherrschbare Angst auftreten; das gleiche Gefühl entsteht auf Friedhöfen, in geschlossenen Räumen, im Lift und auf hoher See.

Ein typische Eigenart des Stramonium-Typs ist seine große **Religiosität** mit fanatischen Zügen, mit engstirniger, bornierter und sektiererischer Haltung. Hinzu kommt das Problem der **Eifersucht** (hyos.). Er ist besessen von der Idee, der Partner sei untreu und er sucht beharrlich nach entsprechenden Beweisen.

Das Verlangen nach **Gesellschaft** ist sehr ausgeprägt. Bei Erkrankungen möchten die Patienten nicht alleine gelassen werden. Sie bestehen darauf, dass ständig jemand in ihrem Zimmer anwesend ist. Sie haben ein **mangelndes Schmerzempfinden** (außer bei Kopf-, Rücken- oder linksseitigen Hüftschmerzen), trotz heftigster Beschwerden. Ein weiteres typisches Symptom sind die krampfartigen Schmerzen und Zuckungen. Vorwiegend sind es Schlundkrämpfe **(Speiseröhrenkrämpfe),** wobei sich die Kranken fürchten, etwas hinunterzuschlucken. Trotz großer Trockenheit des Mundes verweigern sie das Trinken. Die Krampfneigung zeigt sich auch bei **Fieber**, durch Schockeinwirkung oder bei Unterdrückung der monatlichen Regel. Häufig kommt es zu asthmatischen Beschwerden, bei denen die Stimme plötzlich versagt oder einen hohen Ton annimmt, verbunden mit starkem Erstickungsgefühl, Beengung der Brust und blau gefärbtem Gesicht.

Es können sich **Zuckungen** und **motorische Störungen** der Gliedmaßen (stolpert ständig über die eigenen Füße) bemerkbar machen. Die Kranken leiden unter Gedächtnisschwäche, dabei können sie sich bereits nach fünf Minuten an nichts mehr erinnern. Letztlich neigen sie zu großer **Körperhitze** (bell.) mit eiskalten Füßen und rotem, erregtem Gesicht, starren Augen, erweiterten Pupillen sowie einer großen Schreckhaftigkeit.

Verhaltensmerkmale bei der homöopathischen Anamnese

Das erste, was einem in der Sprechstunde beim Stramonium-Patienten auffällt, ist seine überaus große Redseligkeit. Er kann von einem Thema zum anderen springen und kennzeichnend dabei ist, dass er stets den Zeigefinger in demonstrativer Pose hochhält. Er ist stark verunsichert, zeigt hypochondrische Ängste und glaubt fast jede mögliche Krankheit zu haben, trotz fehlendem Nachweis einer Pathologie. Wenn man ihm klar machen möchte, dass er organisch gesund sei, reagiert er misstrauisch bis abweisend. Lieber verharrt er in seiner fixen Krankheitsidee, als sich der Realität zu stellen. Andererseits fürchtet er sich extrem vor düsteren Prognosen und verliert dabei völlig die Fassung. Ungewissheit ist für ihn wie ein nächtliches Labyrinth, das ihn mit schreckhaften Vorstellungen und absurden Phantasien quält. Er kann dabei fast wahnsinnig werden. Gleiches ist der Fall, wenn während der Anamnese das Thema „Tod“ angesprochen wird. Sterben ist für ihn wie ein dunkler Tunnel, vor dem er sich fast bis zum Verrücktwerden fürchtet.

Ein weiteres Charakteristikum für die Stramonium-Persönlichkeit ist das mangelnde Schmerzempfinden trotz intensiver Beschwerden (Synth.: Schmerzlosigkeit bei gewöhnlich schmerzhaften Beschwerden: op. 3, stram. 3, hell. 2, ant-c., ant-t.).

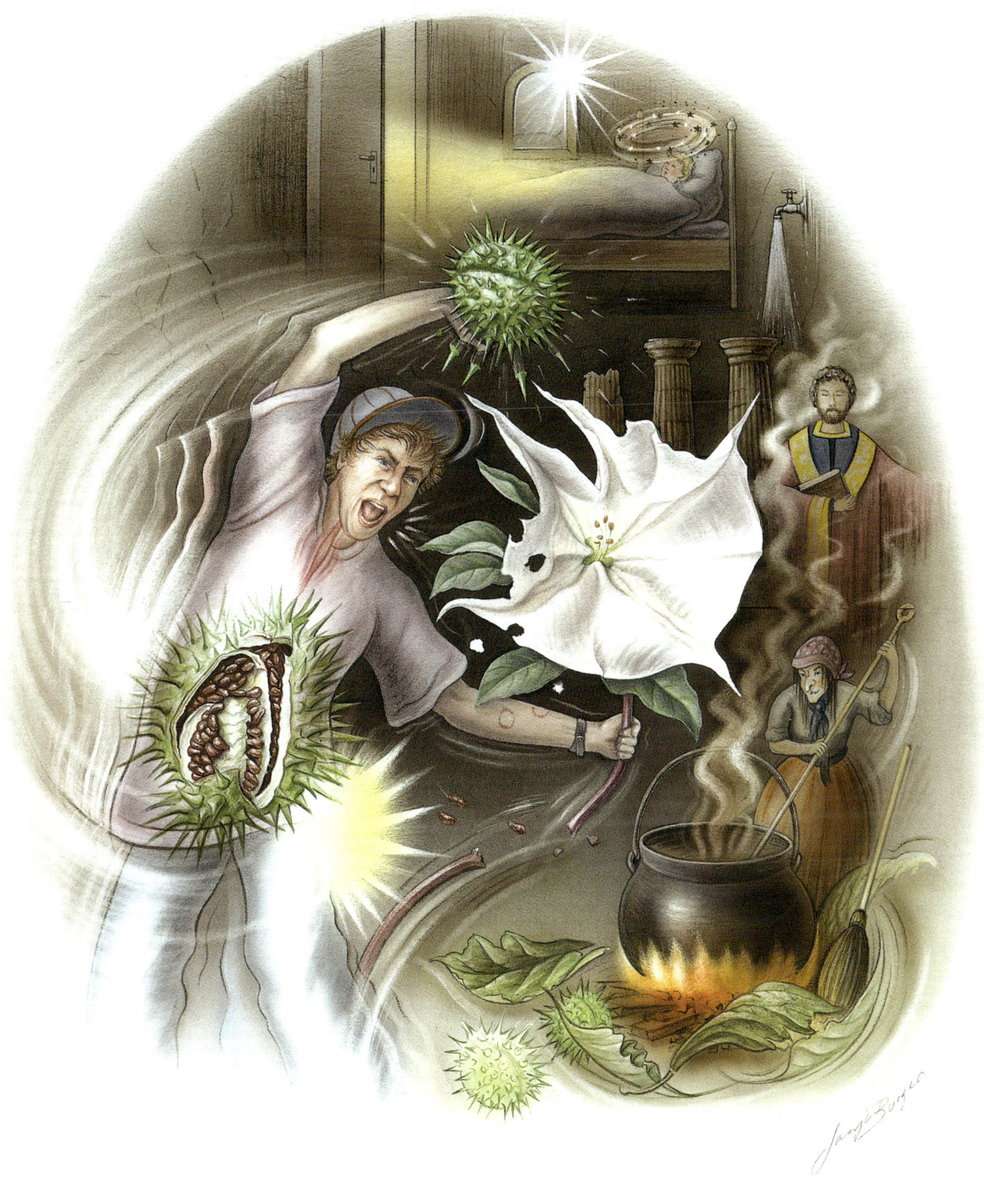

Abb. **44** **Stramonium-Persönlichkeit:** robuste, muskuläre Statur, verkrampfter Habitus, starrer Blick, hyperaktiv, Grimassen, Tics, Zuckungen, geschwätzig, streitsüchtig, tobsüchtige Ausbrüche, schlägt zu, Zerstörungswut, unbeherrscht aggressiv, Wahnvorstellungen, sieht Geister, Gestalten, große Abneigung gegen Dunkelheit, kann nur bei gedämpftem Licht schlafen, Furcht vor grellem Licht, vor dem reflektierenden Spiegel, vor Geräuschen durch fließendes Wasser, Hang zu Religiosität, mangelndes Schmerzempfinden, Krampfneigung, stolpert über die eigenen Füße, Asthma mit Erstickungsgefühl, deliriumartiges Fieber mit hochgradiger Erregung.

Psyche

Streitsucht
- ist nicht zu bändigen, macht rücksichtslos Terror
- zänkisch mit heftigem Geschrei, fuchtelt mit den Händen
- tobt plötzlich, ist völlig unbeherrscht

Eifersucht
- rasend vor Eifersucht, verliert die Kontrolle über sich

Gewalt
- droht sich oder andere umzubringen
- Verlangen, andere anzugreifen (Synth.: hyos. 3, stram. 3, tarent. 3, lyss. 2)
- beißt sich oder Umstehende in die Hand
- zerreißt die Kleider, Kissen mit den Zähnen (Synth.: stram. 3, phos.)
- kann brutal zuschlagen

Schwatzhaftigkeit
- mit stotternder, hastiger Sprache, verzerrt das Gesicht
- führt unzüchtige Reden
- lacht, singt, schreit, bricht in lautes Gelächter aus

Schreckhaftigkeit
- im Dunkeln, beim Alleinsein, bei grellem Licht

Erregung
- außer Rand und Band, tumultös wie ein Erdbeben
- zügellose Wut, tobt im höchsten Grad
- starker Geschlechtstrieb, animalisch triebhaft, Nymphomanie, pervers

Traurigkeit
- bei Sonnenschein (Synth.: merc. 2, stram. 2, gels.)

Furcht
- vor Wasser (Hydrophobie)
- zu trinken, glaubt zu ersticken
- vor geschlossenen Räumen, vor dem Lift
- vor dem Alleinsein, möchte jemanden bei sich haben
- im Dunkeln, auf dem Friedhof, vor allem, was schwarz erscheint
- vor Lichtreflexen, glitzernden Gegenständen
- vor Hunden

Angst
- durch Wasserrauschen (Synth.: lyss. 3., stram. 3), bei Rauschen des Baches, Meeresbrandung, Seesturm, Geräusch von fließendem Wasser
- vor Tunnels (Synth.: stram. 3), sieht Schreckensbilder

Illusion
- Glieder seien vom übrigen Körper abgetrennt
- sei doppelt

Wahnidee
- spricht, als ob Personen gegenwärtig wären
- sieht Gespenster, Fratzen
- glaubt, mit Gott in Verbindung zu stehen
- glaubt, eine unverzeihliche Sünde begangen zu haben, verdammt zu sein
- glaubt, vom Teufel besessen zu sein

Psychose
- im Wochenbett, während der Schwangerschaft (Synth.: bell. 2, stram. 2, cimic., hyos.)

Leitsymptome

Heftigkeit
- intensiv auftretende Beschwerden

Schmerzen
- kein Schmerzempfinden, trotz gravierender Beschwerden (außer Kopf-, Rücken- und linksseitigen Hüftschmerzen)

Krämpfe
- im Schlund, in der Speiseröhre beim Schlucken, Gefühl wie zugeschnürt
- bei Fieber, durch Schock, während der Menses, bei Asthma
- beim Anblick von glänzenden Gegenständen, im grellen Licht, durch Reflexe des Spiegels, durch glitzernde Wasseroberflächen

Trockenheit
- der Kehle, des Mundes, der Zunge und des Rachens

Zuckungen
- der Glieder, macht Grimassen, Tics
- bei grellem Licht

Schlaf

- kann ohne gedämpftes Licht nicht schlafen (Synth.: Schlaflosigkeit im dunklen Zimmer: calc., puls. 3, staph., stram. 3, sulph.)

Fieber

- ohne heftige Entzündung, liegt steif oder zusammengerollt im Bett, starre Augen, erweiterte Pupillen, Krämpfe, Delirium
- plötzlich beginnend hohes Fieber, mittags am intensivsten (bell.: nachmittags/abends) mit mal blassem, mal gerötetem Gesicht, öliger Schweiß
- Halluzinationen, versucht aus dem Bett zu springen oder die Wand hinaufzuklettern

Modalitäten

Verlangen

- nach Gesellschaft, will jemanden um sich haben
- nach gedämpftem Licht im Schlafzimmer mit geöffneter Türe
- zu beißen, zu zerstören
- nach Süßigkeiten, Saurem, Essig

Abneigung

- grelles Licht, glitzernde Gegenstände, Lichtschimmer
- Dunkelheit, alles was schwarz und düster erscheint
- gegen Wassergeräusche jeglicher Art

Unverträglichkeit

- trockenes Brot – glaubt zu ersticken

Durst

- weigert sich trotz Trockenheit des Mundes zu trinken
- heftig, kann aber infolge von Schlundkrämpfen nicht schlucken

Besserung

- gedämpftes Licht, Gesellschaft, Wärme

Verschlechterung

- grelles Licht, Wassergeräusche, Dunkelheit, im Tunnel, beim Schlucken, im Schlaf, Hochheben des Kopfes, bei Kälte, Sonnenbestrahlung

Absonderliche Symptome

Schlaf

- träumt mit offenen Augen
- träumt von Verfolgung durch Gespenster
- fährt wie durch Stromschlag im Schlaf auf
- erwacht aus dem Schlaf mit Schreien

Kopf

- bewusstlos durch Alkohol (Synth.: glon. 2, kali-br. 2, stram. 2, gels., hyos.)
- bewegt den Kopf hin und her (Synth.: stram. 2, ars., nit-ac., op.)
- schwebendes Gefühl im Kopf, als würden die Gedanken außerhalb des Gehirns schweben
- Schwindel beim Eintreten ins dunkle Zimmer
- heftiger Schmerz nach Sonnenbestrahlung

Augen

- alle Gegenstände sehen schwarz aus
- alle Gegenstände erscheinen schief
- Starren, Stieren bei Kopfschmerzen (Synth.: bell. 3, glon. 3, stram. 3)
- Schielen bei Gemütsbewegungen
- sieht Lichtblitze in der Dunkelheit
- Schmerzen beim Eintreten von der Helligkeit ins Dunkle oder umgekehrt
- Herabhängen des Oberlides wie durch einen Krampf

Nase

- Gefühl, als habe sich die Nase verschoben

Gesicht

- krampfartige Bewegungen (Grimassen) mit Verzerrung

Mund

- schaumartiger Speichel vor dem Mund (beim Schlafen)
- alle Speisen schmecken wie Stroh
- Sprachorgane wie gelähmt, Stammeln und Stottern
- Würgen im Hals beim Versuch zu trinken
- Gefühl, als würden die Vorderzähne ausfallen

Brust

- Gefühl, als würde sich die Brust umdrehen
- Husten beim Blick ins helle Licht, ins Feuer
- Auswurf schmeckt wie Holz

Magen

- Erbrechen, sobald der Kopf vom Kissen gehoben wird
- Erbrechen durch grelles Licht

Bauch

- Gefühl, als würde der Nabel herausgerissen
- Leistenbeule

Verdauung

- starke Blähungen im Schlaf, wird aufgeweckt und glaubt, im Bauch würden sich kriechende Tiere bewegen
- Durchfall beim Alleinsein, in der Dunkelheit, durch glitzernde Gegenstände oder grelles Licht

Nieren

- muss einige Minuten warten bis der Urin tropfenweise kommt
- Gefühl wie zu eng in der Harnröhre

Genitalien

- eigenartiger Geruch des Körpers während der Menses
- Geschwätzigkeit während der Regel
- hält die Hände ständig an die Genitalien

Haut

- plötzliches Erröten der Haut

Glieder

- unfähig, koordinierte Bewegungen auszuführen
- beständige Bewegung der Arme und Beine
- eine Seite verkrampft, die andere wie gelähmt

Rücken

- Gefühl, als würde kaltes Wasser über den Rücken fließen

Besondere Anzeigen

- Hirnreizung nach intensivem Studium
- Schielen bei Entzündung oder Verletzung
- bei alten Männern, die die Kontrolle über die Blase oder den Darm verloren haben

Bewährte Indikationen

Kopfschmerzen

- heftige Schmerzen nach Sonnenstich mit Delirium und rotem, aufgedunsenem Gesicht, muss die ganze Nacht aufrecht sitzen, weil die Kopfschmerzen sich beim Hinlegen verschlimmern

Epilepsie

- nach Schreck oder unterdrücktem Hautausschlag (Scharlach)
- mit Schielen, spuckt Speichel, Rucken der Glieder (linker Arm)

Asthma

- mit krampfartigen Beschwerden, Versagen der Stimme, Erstickungsgefühl, Beengung der Brust, schlimmer in der Dunkelheit und bei grellem Licht

Arzneianalogien

Die stachelartige Samenkapsel des Stechapfels sieht wie ein Morgenstern aus, der in früheren Zeiten als Waffe benutzt wurde. Mit dieser Erscheinung signalisiert die Pflanze Gewalttätigkeit und Brutalität. Die spitzen Stacheln verdeutlichen aber auch die „stacheligen" Aggressionen der Stramonium-Persönlichkeit, die sich schnell in eine Schlägerei oder Zänkerei verstricken lässt. Der moschusartige Duft der Blüte steigt uns etwas düster in die Nase und führt zu starren Empfindungen. Diese Steifheit findet sich auch im Arzneimittelbild von Stramonium, einer Pflanze, die Eigenwilligkeit und zerstörerische Kraft ausstrahlt.

Stramonium in der Kinderheilkunde

Die Stramonium-Kinder sind lebhaft, hyperaktiv (können kaum stillsitzen), geschwätzig, widerspenstig, halsstarrig und eigensinnig. Außerdem sind sie sehr schreckhaft und besitzen eine Neigung zu Krämpfen, sei es bei Fieber, Asthma, Keuchhusten oder epileptischen Anfällen. Dabei werden die Füße steif, verkrampft, und das Gesicht erhält einen rötlichen Ausdruck mit starren Augen. Bei Fieber ohne auffällige Entzündung fällt das Kind leicht ins Delirium, unterscheidet sich aber von Belladonna- und Hyoscyamus-Zuständen durch den Grad der Heftigkeit. Es schreit schrill auf und ist nicht mehr zu beruhigen. Aufgrund des anhaltenden Schreiens wird es schnell heiser und verliert die Stimme.

Beim Einschlafen rollt es den Kopf hin und her. Während des Schlafes knirscht es mit den Zähnen. Plötzlich aber schreckt es mit großer Furcht auf, beginnt fast ohrenbetäubend zu kreischen und klammert sich an die Umstehenden.

Die Jugendlichen sind sehr ängstlich in der Dunkelheit. Sie können nur mit gedämpftem Licht schlafen und möchten, dass die Zimmertüre offen bleibt. Morgens erwachen sie mit Schreck und erkennen die eigene Mutter nicht mehr. Tagsüber fürchten sie sich vor fremden Menschen, aber auch vor dunklen Räumen, Kellern, sowie vor Hunden, Katzen, selbst vor Kaninchen. Sie haben auch Angst ins Wasser zu gehen, z. B. beim Schwimmen und Baden. Es besteht eine grundsätzliche Abneigung gegen Wasser, sie waschen sich nicht gerne und weigern sich, aus der Leitung Wasser zu trinken. Wenn sie in den Spiegel schauen, schreien sie laut auf vor Schreck. Bei Zurechtweisung oder Tadel bekommt das Kind weite, starre Pupillen. Durch Erregung beginnt es zu stammeln und zu stottern – es muss sich gewaltig anstrengen, die richtigen Worte zu finden. Dabei verzerrt es beim Sprechen das Gesicht, macht Grimassen oder verschluckt die Worte.

Beim Spiel mit den Gefährten gibt es schnell einmal Streitereien. Das Kind hat einerseits die Neigung zu beißen oder zu drangsalieren, andererseits möchte es, dass alle nett zu ihm sind. Falls sein egozentrischer Wille nicht erfüllt wird, strampelt es trotzig mit den Füßen und weint mit fürchterlichem Gezeter.

Wenn es gruselige Geschichten oder schreckliche Szenen im Fernsehen verfolgt, bekommt es große Angst und schreckt im Schlaf auf mit Schreien. Nach Schreck kann sich Bettnässen einstellen.

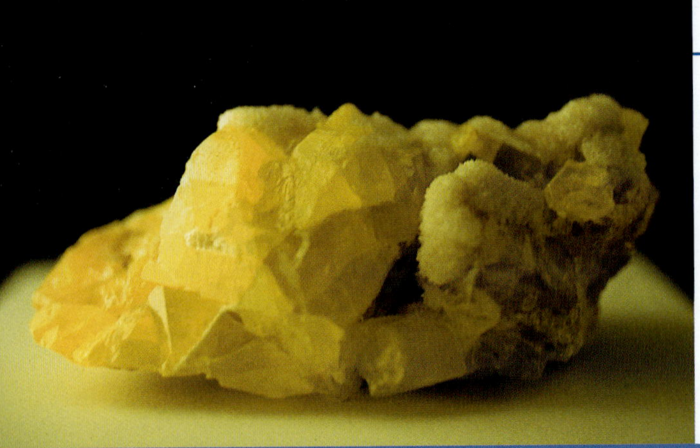

Sulphur

Allgemeines

Elementarer Schwefel befindet sich in der Erdkruste unter der oberflächlichen Vegetation, in höheren Konzentrationen vor allem in der Nähe von erloschenen oder noch tätigen Vulkanen. Durch das Ausschmelzen von Erzen mit anschließender Sublimierung (Destillation) werden die so genannten Schwefelblüten (reiner sublimierter Schwefel) gewonnen. Der Name „Sulphuris flores" leitet sich von „solfer" (= brennen oder heiß sein) ab, erinnert aber auch an das lateinische Wort „sol" (= Sonne) als Hinweis auf die gelbe Farbe des Schwefels.

Schwefel ist für die menschliche Gesundheit unersetzlich. Die Substanz findet sich vor allem als Bestandteil des Eiweißes (Aminosäuren: Cystin, Methionin und Taurin). Durchschnittlich enthält der Körper eines Erwachsenen bis zu 100 Gramm Schwefel, vor allem in Haut, Haaren und Nägeln. Da er somit die äußere Erscheinung beeinflusst, wird er auch als „Schönheitsmineral" bezeichnet. Schwefel wird über die Nahrung, insbesondere durch eiweißreiche Kost wie Fleisch, Käse, Eier, Nüsse, Hülsenfrüchte, Kohl, Zwiebeln und Knoblauch aufgenommen.

Sulphur als homöopathische Arznei wird durch Trituration des sublimierten Schwefels hergestellt. Es handelt sich hierbei um eines der größten Polychreste, dessen Arzneimittelbild mehrere Tausend Symptome beinhaltet. Die vorherrschenden Themen sind: *Chaos, Gleichgültigkeit, Egoismus, Brennen, Kongestion, Röte, Hitze, Juckreiz und Gestank.*

Hahnemann bezeichnete Sulphur als „König der Antipsorica". Erfahrungsgemäß liegt des Öfteren eine Sulphurschicht unter der Oberfläche verschiedener Konstitutionstypen, d.h. in der Vorgeschichte vieler Patienten findet sich ein psorisch bedingter Hautausschlag mit massivem Juckreiz.

Hömöopathisch verabreicht besitzt Sulphur die Fähigkeit, latente Symptome offenzulegen und die Reaktionsfähigkeit des Patienten zu aktivieren. Insbesondere bei Symptomenarmut, zu Beginn einer homöopathischen Behandlung oder wenn ein Patient nach längerer Erkrankung auf Medikamente nicht mehr reagiert, ist der Sulphureinsatz in Erwägung zu ziehen. Wenn sorgfältig ausgewählte Homöopathika keine Besserung erzielen oder wenn ein Patient gegen Ende einer akuten Erkrankung schwach und hinfällig wird, ist der Gebrauch des Mittels angezeigt. Bei Rezidiven, d.h. wenn sich eine Erkrankung nach kurzer Besserung jeweils wieder verschlimmert, kann Sulphur ebenfalls indiziert sein. Die Arznei wirkt reinigend, da sie den Organismus nach den negativen Auswirkungen allopathischer (Antibiotika) oder homöopathischer Medikamente wieder saniert. Sulphur ist ferner ein wichtiges Mittel nach verschiedenster Unterdrückung (homöopathisch und allopathisch) oder wenn ein Ausschlag nicht herauskommen will – die Arznei besitzt die Kraft, alles nach innen Verdrängte (Krankhafte) wieder auf die Haut zu bringen. Letztlich wird die Arznei bei alternierenden Symptomen in Betracht gezogen, z.B. bei Hautausschlag im Wechsel mit Asthma, oder Durchfall abwechselnd mit Verstopfung usw.

Typus

Das Erscheinungsbild der Sulphur-Persönlichkeit (mehrheitlich Männer und Knaben) ist sehr vielseitig, wobei der **„praktische Idealist"** vom **„philosophischen Chaoten"** unterschieden wird.

Der **Praktiker** kennzeichnet sich aus durch seinen stämmigen, wohlgenährten Habitus. Er ist robust, hochgeschossen mit kräftiger Statur, rotem, unreinem Gesicht und dicken Wurstfingern. Auffallend ist seine laute Stimme und sein kräftiger plumper Gang (stampft wie ein Elefant). Voller überfließender Lebensenergie (überschüssig wie ein Vulkan), gibt er sich sehr **kontaktfreudig**, freundlich und charmant (liebt die Gesellschaft). Er ist praktisch veranlagt mit großem Sinn für mechanische und technische Zusammenhänge von Geräten, Maschinen, Apparaten, Motoren und Computern. Er ist ein ausgesprochener Materialist – Geld und Besitz haben für ihn einen großen Stellenwert – und bemüht sich, möglichst schnell wohlhabend zu werden (Synth.: Ehrgeiz, Geld zu verdienen: ars., calc., lyc., nux-v., sulph.). Als Geschäftemacher hat er die Begabung, immer den günstigsten Preis auszuhandeln und sich finanzielle Vorteile zu verschaffen. Mit seiner Begeisterungsfähigkeit und seinem unerschütterlichen **Selbstvertrauen** (mutig, hat vor nichts Angst) eignet er sich insbesondere für leitende Positionen in der Industrie, bei Bankgesellschaften oder Verwaltungsorganisationen. Dabei hat er die Eigenart, die Mitarbeiter oder die Untergebenen dauernd unter Druck zu setzen. Auch sich selbst gegenüber ist er sehr anspruchsvoll. Er arbeitet Tag und Nacht, überfordert sich und betreibt durch den selbst auferlegten Stress Raubbau mit den eigenen Kräften. Eigensinnig, ehrgeizig und **egozentrisch** (lässt sich von niemandem beeinflussen) ist er auf seinen beruflichen Erfolg fixiert und gibt sich dabei oft sehr undiplomatisch (hält sich an keine Regeln), rücksichtslos (macht keine Schnörkel), direkt (hat kein Feingefühl). In seiner Überheblichkeit glaubt er der Beste zu sein und präsentiert ein unerschütterliches Imponiergehabe. Er ist **geltungssüchtig** und versucht, sich durch seine außergewöhnlichen Errungenschaften Anerkennung zu verschaffen und strengt sich an, respektiert und bewundert zu werden (Synth.: verlangt, dass man ihm schmeichelt: sulph. 3). Überall möchte er im Mittelpunkt stehen, wofür er auch schon mal sein hart erarbeitetes Geld freizügig verprasst. Hinter seiner Großzügigkeit steckt aber immer eine Absicht: sie soll ihm zu entsprechendem Ansehen verhelfen. So spendet er z. B. nur für Hilfsbedürftige, wenn sein Name öffentlich bekannt gegeben wird.

Ein weiterer Wesenszug von Sulphur-Persönlichkeiten ist die **Arroganz** und die Kritiksucht. Insbesondere Mitkonkurrenten werden hart angefochten und auseinander genommen. An jedem haben sie etwas auszusetzen. Wenn sie aber selbst angegriffen werden, reagieren sie sehr verletzt und leicht beleidigt. Vor allem ertragen sie es nicht, wenn ihr Image diskriminiert wird oder wenn sie öffentlich verachtet oder zurückgewiesen werden (Synth.: Beschwerden durch Verlust des Ansehens: sulph. 2, kali-br.). Mitunter kommt es zu polemischen Auseinandersetzungen mit explosionsartigen Wutausbrüchen, die aber bald wieder abflauen. Wie bei einem Vulkan, der sich bald nach der Eruption wieder beruhigt, ist die Sulphur-Persönlichkeit aufbrausend, aber auch bald wieder besänftigt.

Der zweite Sulphur-Typ, der **philosophische Chaot,** ist mager, groß gewachsen, schlaksig und hat eine schlechte, vornübergebeugte Körperhaltung (Bindegewebsschwächling) mit **hängenden Schultern** sowie eingefallener Brust. Seine Bindung gegenüber der Gesellschaft, den Freunden und der Familie ist weniger intensiv als bei seinem Dual, dem Praktiker. Es handelt sich mehrheitlich um Einzelgänger mit **intellektueller** Veranlagung (Synth.: naiv aber sehr intelligent: verat. 3, chin. 2, stram. 2, sulph. 2, hyos.). Sie sind geistig aktiv, belesen, wissenschaftlich orientiert, gehen den Dingen auf den Grund (Forschertypen) und können riesige Mengen an Informationen in sich aufnehmen (wissen über alles Bescheid). Ununterbrochen sind sie mit neuen Ideen (erfinderisch) und Plänen beschäftigt, die aber aufgrund ihrer Unbeständigkeit selten zu Ende geführt werden. Sie neigen zum Theoretisieren, lieben lebhafte Debatten (können aber schlecht zuhören), halten Monologe (möchten im Mittelpunkt der Diskussion stehen), haben aufgrund ihrer umfassenden Kenntnisse den Hang, andere dauernd zu belehren (rechthaberisch, können sich schlecht integrieren).

Sie zeigen großes Interesse für **philosophische, religiöse und spirituelle** Themen mit schwärmerischen Interpretationen (Synth.: Philosophie, Fähigkeit zu Träumereien: hydrog., sulph.) oder spekulativen Hypothesen (Synth.: verweilt bei religiösen Spekulationen: sulph. 3).

Charakteristisch ist ihre chaotische **Unordentlichkeit**. Ihr Arbeitsplatz ist ein völliges Durcheinander. Aufräumen ist für sie ein Fremdwort, überall sind Akten, Unterlagen, Bücher, Zeitungsausschnitte und sonstiges Zeug aufgestapelt. Schubladen und Schränke sind mit Plunder, Ramsch und Firlefanz vollgestopft – es herrscht ein richtiges Tohuwabohu. Zusätzlich wird der Mischmasch durch ihren angeborenen **Sammeltrieb** angereichert (Synth.: Feilschen: puls. 2, sil. 2, bry., sulph.). Das heißt, sie hamstern ungeheure Mengen von gebrauchten und wertlosen Sachen zusammen, von denen sie sich nicht mehr trennen können (ihre Wohnstätte ist ein richtiger Trödelladen).

Als **Müßiggänger** sind sie zu faul, um sich aufzuraffen und einen geordneten Zustand zu schaffen. Jede Aufräumarbeit ist ihnen zuwider – sie neigen zu Schlamperei und Trödelei (sie machen nichts, worauf sie keine Lust haben).

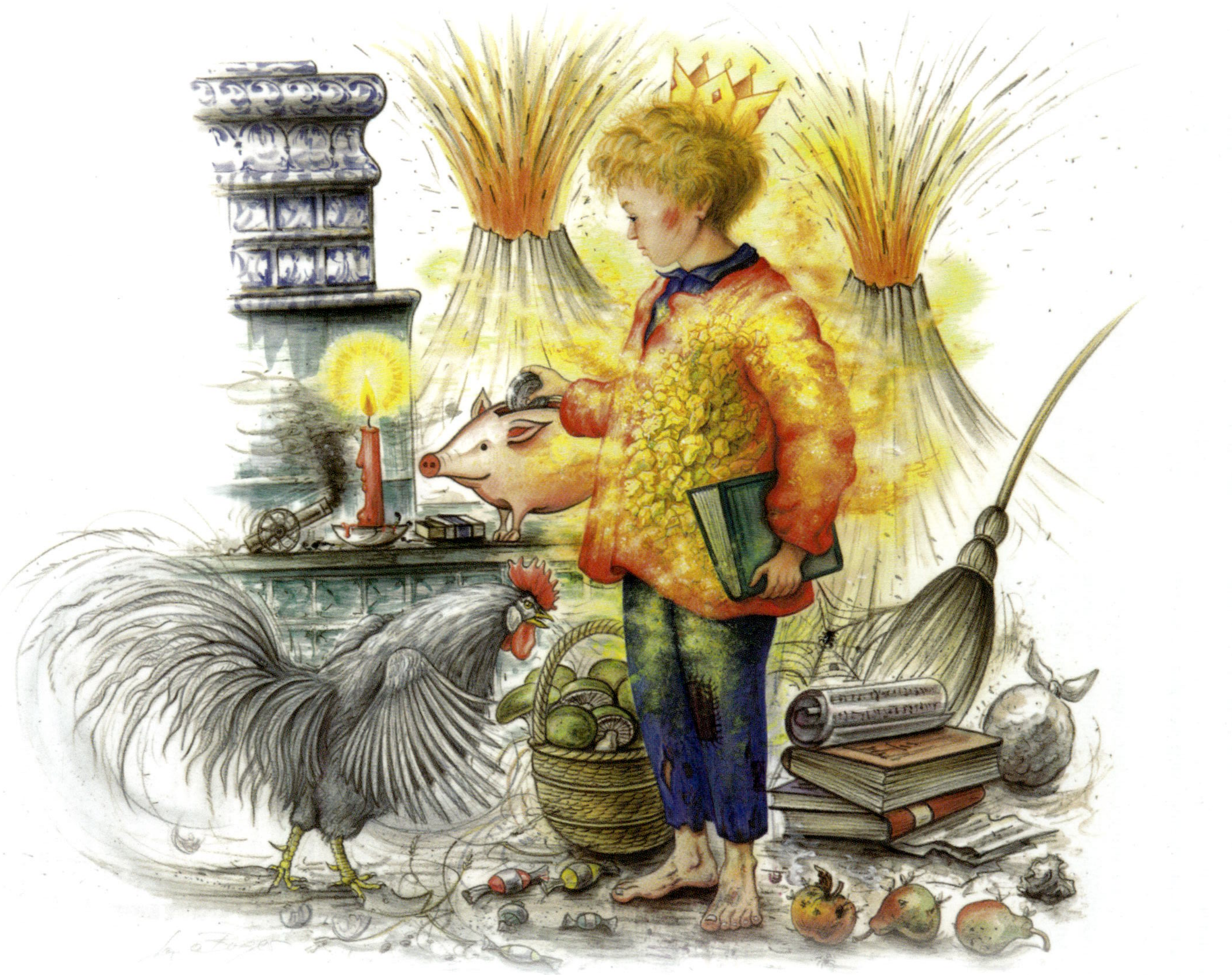

Abb. **45** **Sulphur-Kind:** kräftig, robust, wildes, ungekämmtes Haar, schmutziges Gesicht, rote Lippen, schlampig gekleidet, verwahrlost, warmblütig, hyperaktiv wie ein Vulkan, hitzig, explosiv, lebhaft, unruhig, willensstark, möchte im Mittelpunkt stehen, ehrgeizig, habgierig, hamstert alles zusammen, Materialist, unordentlich, neugierig, voller Ideen, ungesunde Haut, Neigung zu Ekzemen mit Allergien, mit Juckreiz, Verschlimmerung beim Waschen, Baden, stinkender Schweiß, heiße Füße, übel riechende Absonderungen, gerötete Körperöffnungen, Erkältungsneigung mit chronischem Schnupfen, Heißhunger vormittags um 11 Uhr, Abneigungen gegen Sonne und Hitze.

Ihr konfuser Lebensstil zeigt sich auch in der **Unzuverlässigkeit** beim Einhalten von Terminen (unpünktlich) oder bei verantwortungsvollen Aufgaben (leichtfertig).

Beiden Typen gemeinsam ist die **schmuddelige Erscheinung** (Synth.: gleichgültig gegen sein Äußeres: sulph. 3, coca). Sie sehen schlampig aus (das Gegenteil von Arsenicum) und legen keinen Wert auf ihre Erscheinung. Mit ihrem ungekämmten, struppigen, wirren, glanzlosen Haar, dem wächsernen, fettigen Gesicht und dem geröteten Teint (rot glänzende Nasenspitze, rote Lippen), hinterlassen sie einen ungepflegten und ungewaschenen Eindruck. Auch sind sie schäbig angezogen (geschmacklos bei der Wahl der Kleider), was Konstantin Hering zur Bezeichnung „Philosoph in Lumpen" veranlasste. Ihre Garderobe ist schnell verschmutzt und voller Mängel: keine Eleganz, Fettfleck auf der Krawatte, abgerissene Knöpfe, offener Hosenladen usw. Anzüge, Hemden, Pullover und Hosen werden eher selten gewechselt, zu häufige Reinigung scheint purer Luxus zu sein (Dreck stört sie nicht); alte Lumpen gefallen ihnen und werden bevorzugt getragen.

Der entsprechend moderige Geruch wird dann zusätzlich durch die schlechte Hygiene, die **unangenehme Körperausdünstung** und den stinkenden Schweiß noch verstärkt. Hinzu kommt das unanständige, **anstößige Verhalten**: schlechte Manieren, unrasiert, ungehemmtes Nasenbohren, Rülpsen, Furzen, Kratzen an den Genitalien, flegelhaftes Benehmen, vulgäre Sprache („Scheiße", „Arschloch") und mangelnder Respekt (duzt alle).

Außerdem sind Sulphur-Persönlichkeiten **leidenschaftlich**, überschwänglich und genusssüchtig. Sie bevorzugen Extravagantes und sind unersättlich: Essen (Schlemmerei, Viel- und Allesesser, Naschen von Süßigkeiten), Rauchen, Alkohol oder Drogen. Auch der Sexualtrieb ist gesteigert, mit lasziver Neigung und besitzergreifendem Anspruch (wird wie eine Sportart gepflegt).

In der **Partnerschaft** sind sie sehr dominant (alles muss nach ihrem Willen gehen), wobei die Gemahlin oft mit wenig Aufmerksamkeit und Zärtlichkeit, wie eine Magd, behandelt wird.

Auch die **Sulphur-Frau** mit eher straffem Körperbau und ungepflegter Erscheinung charakterisiert sich mit Selbstbezogenheit, praktischer und geschäftlicher Veranlagung, vielseitiger Begabung. Dominant mit männlicher Prägung wirkt sie kompetent, aufgeweckt, scharfsinnig, kritisch, streitsüchtig und reizbar.

Allgemein sind Sulphur-Persönlichkeiten durch ihre Anspannung schnell überfordert, worauf sie mit **Konzentrationsschwäche** (vergisst alles, sogar den Geburtstag oder den eigenen Namen), Zerstreutheit (fahrig, geistesabwesend), Ungeschicklichkeit (schusselig, unaufmerksam) und Erschöpfung (apathisch, lustlos) reagieren. Häufig leiden sie auch an **Kopfschmerzen und Migräne**, speziell am Wochenende, wenn sie sich entspannen könnten. Die schmerzhaften Beschwerden im Kopf können auch durch Missbrauch von Medikamenten (Antibiotika) oder durch Unterdrückung von Hautausschlägen in Erscheinung treten, meistens mit Brennen auf dem Scheitel (kalte Anwendungen bessern), Blutwallung zum Kopf und dem Gefühl von einem Band um den Kopf oder als ob ein Gewicht auf das Gehirn drücken würde. Die Schmerzen verschlimmern sich durch Liegen im Bett und durch Wärme, bessern sich aber durch Druck und Bewegung. Vor dem Anfall flimmert es häufig vor den Augen oder das Sehvermögen ist geschwächt, wobei die Schmerzen oft um 10 bis 11 Uhr vormittags in Erscheinung treten und sich bis zum Abend wieder abschwächen (periodischer Anfallscharakter: alle 7, 14 oder 21 Tage).

Sulphur-Persönlichkeiten haben öfters mit **Konjunktivitis** (Synth.: wiederkehrende Entzündung: calc. 3, sulph. 2, ars., bry.) zu kämpfen. Die Augen sind gerötet, juckend, brennend (Gefühl wie Sand unter den Lidern), mit wundmachendem Tränenfluss und Lidrandentzündung sowie Gerstenkorn. Die Beschwerden verschlimmern sich beim Waschen.

Es besteht ferner, trotz guter Lebenswärme, die **Neigung zu Erkältungen** mit brennend scharfem, wundmachendem, intensiv rötendem (Ulzeration) Schnupfen (schnell auftretend nach Baden), begleitet von Blutandrang zum Kopf, Husten mit übel riechendem Sputum und brennenden Halsschmerzen.

Auch bei **Otitis** treten intensive, brennende Schmerzen (schlägt den Kopf gegen die Wand) mit stinkender Otorrhöe und geröteten Ohren in Erscheinung.

Eine empfindliche Schwachstelle der Betroffenen ist die **ungesunde Haut**. Viele Krankheiten werden von typischen Ausschlägen (trocken, schuppig, rot, juckend, brennend) begleitet, wobei Sulphur (wirkt entgiftend, reinigend) vor allem auch die Kraft besitzt, die Leiden nach außen (Haut) zu treiben. Allerdings sollte Sulphur nicht bei nässenden Hautaffektionen (massive Erstverschlimmerung) verabreicht werden, sondern nur bei Ausschlägen, die trocken sind und später zu Eiterungen neigen. In diesem Sinne bewährt sich die Arznei bei Ekzemen (an den Gelenkbeugen, häufig auftretend nach Antibiotika), Neurodermitis, Psoriasis, Allergien (gegen Tierhaare, Wolle, Kunstfasern, Sonneneinstrahlung, Insektenstiche, Medikamente), Vitiligo, Urtikaria (rote, juckende, brennende Quaddeln), Milchschorf, Herpes, Akne, Acne rosacea und Mykosen (nach Antibiotika oder Cortison), häufig begleitet von übel riechendem Schweiß, Blutwallungen zum Kopf und mit Verschlimmerung durch Waschen und Baden (Kontakt mit Wasser).

Wunden und Verletzungen haben eine schlechte Heilungstendenz (Eiterung), ferner führen Druckstellen rasch zu Dekubitus oder zu entzündlichen Verhärtungen (drückender Schuh verursacht Hühneraugen).

An verschiedenen Körperstellen (Gesäß, Nacken, Gehörgang) können **Furunkel** in Gruppen (einer nach dem anderen) in Erscheinung treten, welche stark brennen und sich bei Bettwärme verschlimmern.

Sulphur-Kranke leiden häufig an **Gastritis** mit starkem Sodbrennen, Aufstoßen von unverdauter Nahrung und zeigen die Bereitschaft zum Ulcus duodeni. Auch die Anfälligkeit für Kolitis (Colitis ulcerosa) ist gesteigert. Charakteristisch ist die **Diarrhöe**, welche den Patienten früh am Morgen (5 Uhr) aus dem Bett treibt mit Abgang von schleimigen, olivgrünen bis schwarzen, übel riechenden Stühlen und nachfolgendem Brennen oder Jucken am After (intensive Rötung).

Der Durchfall kann bisweilen mit **Obstipation** abwechseln, wobei der Stuhl voluminös, hart und trocken (wie verbrannt) ist. Nach schwerem Abgang besteht ebenfalls Brennen und Jucken im Rektum.

Typisch sind innere und äußere **Hämorrhoiden** (Synth.: im Stehen schlimmer: aesc. 2, am-c. 2, caust. 2, sulph.), die stark jucken und brennen, insbesondere nach dem Stuhlgang (stundenlang), in der Bettwärme, mit Ekzem am After (schlimmer nach Waschen).

Die Stauung macht sich auch durch **Varizen** (Synth.: schmerzhaft bei Wärme: fl-ac. 3, sulph. 3) bemerkbar mit brennenden Empfindungen in den Krampfadern und rotem, juckendem, varikösem Ekzem (schlimmer in der Bettwärme und nach dem Waschen/Baden/Duschen).

Rheumatische Erkrankungen – mit heißer Anschwellung der Gelenke und Brennschmerz – haben die Eigenart, von unten nach oben zu wandern und sich bei Bettwärme, in der Sonnenhitze, bei Wetterwechsel und nach kaltem Wind zu verschlimmern. Die entsprechenden Symptome treten bisweilen jeden Frühling oder Herbst in Erscheinung und alternieren oft mit Durchfall.

Gichtbeschwerden sind von innerem Brennen und äußerem Juckreiz begleitet.

Brennende Beschwerden präsentieren sich auch bei **Prostatitis** und bei Urethritis, begleitet von stark übel riechendem Urin.

Die **Menstruation** ist oft zu früh (auch zu spät), zu stark, zu lang mit Abgang von dunklem, übel riechendem, wundmachendem Blut. Vor Eintritt der Regel besteht auffallende Ruhelosigkeit, danach brennender, übel riechender Ausfluss.

Das **Klimakterium** wird von Hitzewallungen – beginnend in der Herzgegend (Brust) und aufsteigend zum Kopf – beherrscht, mit brennendem Scheitel und heißen Händen und Füßen (streckt sie nachts aus dem Bett), wobei die Wallungen oft nach Mitternacht bis 3 oder 4 Uhr auftreten.

Verhaltensmerkmale bei der homöopathischen Anamnese

Eine Anamnese mit einem Sulphur-Patienten ist wegen seiner Redseligkeit, die eine gezielte Befragung erschweren, nur mühsam durchführbar. Er beschreibt seine Beschwerden schwelgerisch, ausschweifend, opulent, ungezügelt, bespickt mit wissenschaftlichen Ausführungen und zahlreichen Kommentaren – die gesundheitlichen Störungen werden erschöpfend dargestellt (laute, kraftvolle Stimme), wobei der Patient die Fallaufnahme selbst in Regie nimmt. Er präsentiert sich selbstdarstellend, ichbezogen und etwas überheblich. Fragebögen werden mit vielen unnötigen Details ausgefüllt, sind versehen mit Schmutzflecken und Eselsohren. Auf Fragen reagiert er sehr unkonzentriert, man muss diese mehrmals wiederholen, bis man eine befriedigende Antwort bekommt. Sein Äußeres ist schmuddelig und ungepflegt; er sitzt mit auffallender Rückwärtslage im Sessel (kann nicht gerade sitzen). Auch ist er unfähig, lange am gleichen Ort stehen zu bleiben, ohne das Gewicht von einem auf das andere Bein zu verlagern oder sich irgendwo anzulehnen. Nach der Konsultation hinterlässt er durch seine unangenehme Körperausdünstung einen übel riechenden Geruch, welcher erst durch längeres Lüften verschwindet.

Psyche

Reizbarkeit

- mürrisch, zieht sich zurück, meidet den Umgang mit anderen

Egoismus

- offenkundiger Egoist, macht keinen Hehl daraus, nimmt keine Rücksicht
- hängt an seinem Besitz, teilt nicht gerne

- Sammler, hamstert alles zusammen, feilscht (Synth.: puls. 2, sil. 2, bry., sulph.)
- knauserig, Geld ist der Maßstab seiner Karriere, prahlt mit seinem Besitz, ist überheblich
- macht nur das, was ihm persönliche Vorteile bringt
- schaut auf Preisvorteile, Sonderangebote

Eigensinn

- kann seine Fehler nicht zugeben, entschuldigt sich nicht

Zorn

- hitzig, explodiert leicht, ist aufbrausend, starke Wutausbrüche, ist aber bald wieder beruhigt
- provoziert Streit
- bärbeißig, nichts kann man ihm recht machen

Ungeduld

- möchte alles schnell erledigt haben
- zeigt wenig Geduld mit anderen
- kann das, was er begehrt, nicht schnell genug erlangen

Temperament

- hält seine Mitmenschen auf Trab
- ergreift immer wieder die Initiative
- ist energiegeladen, voller Ideen
- abenteuerlustig, kann anpacken
- produktiv, rastlos, begeisterungsfähig, unternehmungslustig

Faulheit

- kann plötzlich faulenzen, herumsitzen, nichts tun
- führt viele Pläne nicht zu Ende, lässt alles liegen
- ist zu faul sich aufzuraffen

Ehrgeiz

- möchte der Erste sein, im Mittelpunkt stehen
- achtet darauf, wie er auf Mitmenschen wirkt
- neigt zu Prahlerei, macht allen etwas vor
- Angeber, neigt zum Übertreiben, Größenwahn
- kann nicht verlieren – ist sonst beleidigt

Respektlosigkeit

- gefühlsarm, nimmt keine Rücksicht auf andere
- taktlos, mangelndes Feingefühl, schlechte Manieren

Kritik

- hat an jedem etwas auszusetzen, verträgt selbst aber keine Kritik

Furcht

- vor dem Baden, Waschen, vor schmutzigen Gewässern
- vor ansteckenden Krankheiten, Infektionen
- den Besitz zu verlieren
- seinen religiösen Glauben zu verlieren (Synth.: sulph. 2, coloc., merc., nux-v., staph.)
- das Ansehen verlieren zu können
- vor drohenden ansteckenden Krankheiten (Synth.: calc. 3, sulph. 2, lach., med., syph.)

Angst

- um seine Angehörigen, Familie, Kinder
- um seine Gesundheit, hypochondrisch durch Lesen medizinischer Bücher (Synth.: calc. 3, nux-v. 2, staph., sulph.)
- in der Höhe oder wenn andere sich an einem hochgelegenen Ort befinden
- in einer Menschenmenge
- um das Seelenheil, religiöse Gewissensbisse (Synth.: staph. 3, lyc. 2, ign., ph-ac., sulph.)

Wahnidee

- bildet sich ein, Lumpen seien schöne Kleider
- sieht überall Tiere, Hunde, Tote, Geister, Gestalten, Fratzen
- hört Stimmen, glaubt jemand hätte ihn gerufen
- glaubt, in Ungnade gefallen zu sein
- bildet sich ein, eine hohe Persönlichkeit zu sein
- das Bett sei zu klein, glaubt der Boden würde schwanken

Leitsymptome

Hitze

- fühlt sich immer zu warm (sogar im Winter), verträgt Hitze schlecht, Bettwärme, warmes Wetter verschlimmert, Neigung zu Hitzewallungen von der Brust zum Kopf aufsteigend
- brennende Hitze auf dem Scheitel, an den Fußsohlen
- Hitzewallungen um 11 Uhr vormittags

Kälte

- reagiert empfindlich auf kalte Luft, frostig, Erkältung

Röte

- Körperöffnungen sind gerötet (Blutfülle): Ohren, Nase, Lider, Lippen, After, Vulva (schmerzhaft, überempfindlich)
- Gesicht (Blutandrang zum Kopf), Nase (heiß, juckend)

Brennen

- nächtliches Brennen der Fußsohlen, streckt sie aus dem Bett (Synth.: agar., aloe, apoc-a., calc., cham. 2, fl-ac., mag-c., mag-m., med. 3, phos. 2, puls. 3, sabin., sang. 2, sanic. 2, sulph. 3)
- Brennen von Magen, Zunge, Gesicht, Hals, Rektum, Hämorrhoiden, Harnröhre, Brust, Haut, zwischen den Schulterblättern, von Handflächen, Furunkeln, Hautausschlägen, Vagina, Hämorrhoiden
- Sodbrennen bei geringsten Diätfehlern
- Absonderungen brennen scharf

Jucken

- heftiger Juckreiz von Haut und Schleimhäuten mit Hitze, je mehr man kratzt, umso mehr brennt es, Kratzen verschlimmert, Kälte bessert
- Juckreiz verschlimmert sich in der Bettwärme
- Juckreiz beim Ausziehen der Kleider
- Juckreiz zwischen den Schulterblättern

Entzündungen

- neigen zu Eiterungen (Chronizität), rot, brennend, juckend

Ausscheidung

- sehr übel riechend wie faule Eier, schwefelartig, sauer, ekelerregend, abstoßend, wundmachend, brennend scharf: Schweiß (Fußschweiß), Stuhl, Urin, Mundgeruch, Aufstoßen, Sputum, Atem, Körperausdünstung (lässt sich durch Waschen, Duschen, Baden nicht beseitigen), Regelblut, Ausfluss, Blähungsabgang

Schweiß

- schwitzt viel, am ganzen Körper, übel riechend
- reichlich morgens beim Erwachen (Synth.: sulph. 3, ferr. 2, sep. 2)

Sekrete

- dick, gelb, grünlich, eitrig (Schnupfen, Sputum)

Alternanz

- wechselnde Symptome: Asthma – Hautausschlag, Durchfall – Verstopfung; ständig wechselnde Beschwerden zwischen inneren Erkrankungen und Affektionen der Haut oder der Schleimhäute

Fieber

- remittierend, brennende Hitze mit übel riechendem Schweiß, schlimmer in der Bettwärme, auftretend vormittags 11 Uhr, abends oder nach Mitternacht

Modalitäten

Verlangen

- nach Vergnügen, Gesellschaft, Aktivität, Freiheit, Anerkennung, sich zu entblößen und aufzudecken, medizinische Bücher zu lesen (Synth.: calc. 2, nux-v. 2, puls. 2, staph., sulph.)
- alles zu waschen, Sauberkeitswahn, Reinlichkeitswahn (Synth.: ars., sil., sulph.)
- nach kalten Getränken, Cola (Speisen müssen aber warm sein), Fett (Synth.: nit-ac. 3, nux-v. 2, sulph. 2, ars, hep.), nach rohen Speisen (Synth.: sulph. 3, ail., sil., tarent.), nach Süßigkeiten, Fleisch, Wurst, Pommes, Alkohol

Unverträglichkeit

- Imageverlust, schlechte Gerüche

Abneigung

- sich zu waschen, Baden, Hitze, fremde, üble Körpergerüche (die eigenen stören nicht), gegen langes Stehen (muss sich anlehnen, sucht immer eine Sitzgelegenheit)
- gegen Milch, Eier

Durst

- trinkt viel, ein Glas nach dem anderen (Bier, Wein, Alkohol, eiskalte Getränke), isst wenig
- auf große Mengen in Abständen (Synth.: bry. 3, sulph. 2, hell., podo., verat.)

Hunger

- großer Appetit, isst enorme Mengen, Allesesser
- muss öfters essen, isst aber nur wenig auf einmal
- Heißhunger vormittags 11 Uhr (Synth.: sulph. 3, iod. 2, zinc. 2, ign.)
- Leeregefühl im Magen (Hungerintoleranz) vor dem Mittagessen (Synth.: sulph. 3, lyc., mag-c., nux-v., phos.)
- schlechte Essgewohnheiten, nascht den ganzen Tag (Süßigkeiten)

Zeiten

- vormittags 11 Uhr, abends, nach Mitternacht (meist schlimmer)

Periodizität

- Auftreten der Beschwerden meist um 11 Uhr vormittags (Leeregefühl im Magen, Kopfschmerzen), am Wochenende (Kopfschmerzen), alle 7, 14 oder 21 Tage, jeden Frühling oder Herbst

Seiten

- mehrheitlich linksseitige Beschwerden

Besserung

- Gehen, Bewegung, frische Luft, trockenes und warmes Wetter, nach Schwitzen, Lockern der Kleider, Entblößen, Liegen auf der rechten Seite, durch Absonderungen

Verschlechterung

- Hitze, Bettwärme, heißes, schwüles Wetter, Waschen, Baden, Duschen, warme Kleidung, Sonne, Kratzen, im Stehen, bei Hunger, Zugluft, nasser Kälte, Liegen auf der linken Seite, im Frühjahr, wenn es wärmer wird

Absonderliche Symptome

Schlaf

- träumt von Müll, Schmutz, Toilette, Vulkan, Feuer, Krankheit, Tod, Unternehmungen, von der Höhe zu fallen, von Hunden gebissen zu werden
- Albträume beim Liegen auf dem Rücken (Synth.: sulph. 3, card-m., guaj., ind.)
- Katzenschlaf, erwacht bei geringstem Geräusch, Auffahren
- erwacht um 3 bis 5 Uhr nachts (Synth.: sulph. 3, mand., saroth.) und kann nicht mehr einschlafen
- nächtliche Erstickungsanfälle (Apnoe), muss das Fenster öffnen
- Schlaflosigkeit durch Bettwärme (Synth.: sulph. 3, puls.)

Kopf

- Schwindel bei langem Stehen
- Schwindel beim Gehen auf eine Anhöhe (Synth.: sulph. 3)
- Schwindel beim Gehen über eine hohe Brücke (Synth.: sulph. 3, puls., staph.), über fließendes Wasser (Synth.: arg-met. 2, brom. 2, ferr. 2, sulph. 2)
- Gefühl, als ob das Gehirn hin und her balancieren würde (Synth.: aphis, chin., sul-ac., sulph.)
- Schmerzen in der Stirn besser durch kalte Anwendungen (Synth.: sulph. 3, cycl. 2, phos. 2, chel., merl.)
- Schmerzen mit Schweiß auf der Kopfhaut (Synth.: sulph. 3, calc., mez., phys., sil.)
- Schmerzen nach Medikamentenmissbrauch (Antibiotika)
- Schmerzen vormittags 11 Uhr (Synth.: ip., sol-n., spig., sulph.)
- Schmerzen durch den Geruch von Eiern (Synth.: sulph. 3)
- Schmerzen im Winter (Synth.: sulph. 3, aur-m-n. 2, bism. 2, sil. 2)
- Schmerzen durch Sonne, bei leerem Magen, durch zuviel Schlaf
- Schmerzen mit Bandgefühl um den Kopf, als ob ein Band fest um die Stirn geschnürt wäre
- Schmerzen mit Brennen auf dem Scheitel
- Schmerzen mit dem Gefühl, als ob das Gehirn gegen den Schädel schlagen würde
- Schmerzen besser nach Auftreten des Hautausschlages oder auftretend nach Unterdrückung des Hautausschlages
- Ekzem am Haaransatz von einem Ohr zum anderen (Synth.: sulph. 3, nat-m. 2, kali-sil., nit-ac., petr.)
- Hitze nachts im Bett (Synth.: sulph. 3, carb-an., lyc., nat-m.)
- Hitze auf dem Scheitel in der Menopause (Synth.: lach. 3, sulph. 2, carb-an., cimic., croc.)
- Hitze während der Menses (Synth.: nat-s. 2, sulph. 2, ferr-p.)

Augen

- Brennen in den Augen, Hitzegefühl, gerötet
- Röte der Lider morgens (Synth.: sulph. 3, bry.)
- Gefühl, als ob die Augen zusammengezogen würden
- sieht dunkle Punkte vor den Augen (Synth.: sulph. 3, con. 2, chlf., cic.), dunkle Streifen (Synth.: sulph. 3, cic., zinc.)

Ohren

- Ekzem mit eitrigen Absonderungen (Synth.: calc. 3, hep. 2, lyc. 2, mez. 2, sulph. 2)
- Absonderungen nach unterdrückten Hautausschlägen (Synth.: sulph. 2, aur-s., cist.)
- Geräusche wie Schwappen, Plätschern (Synth.: sulph. 3, sarr., spig.)
- Gefühl von Wasser im Ohr (Synth.: sulph. 2, ant-c., graph., meny., spig.)

Gesicht

- rot bei Erregung (Synth.: ferr. 3, coff. 2, phos., sep., sulph.)

- Hitze und Brennen im Gesicht, gerötet
- Schwellung während der Menses (Synth.: sulph. 2, aeth.)

Nase

- Röte, glänzende Nasenspitze (Synth.: phos. 2, bell., borx., sulph.)
- geruchsempfindlich, Ekel vor fremden Körpergerüchen, nicht aber vor dem eigenen Geruch
- Geruch in der Nase wie von altem Schnupfen, riecht den eigenen Katarrh
- eingebildete Gerüche, als ob etwas brennen würde (Synth.: anac., aur., graph., nux-v., sulph.), wie Rauch (Synth.: sulph. 2, bar-c, cor-r., verat.)
- empfindlich gegen unangenehme Gerüche (Synth.: sulph. 3, acon. 2, all-c., pall., phos.)

Mund

- starker Mundgeruch wie faule Eier oder knoblauchartig
- weiß belegte Zunge mit sehr roter Spitze und roten Rändern
- Gefühl, als ob ein Haar, Splitter oder Klotz im Hals stecken würde

Brust

- Husten abwechselnd mit Hautausschlag (Synth.: crot-t. 2, psor. 2, sulph. 2, ars., mez.)
- Gefühl, als ob die Brust beim Husten in Stücke gerissen würde
- Beklemmung wie von einer schweren Last, Kongestion
- Gefühl, als ob Dampf von der Brust in den Hals steigen würde
- Hitzewallung aufsteigend zum Gesicht (Synth.: sulph. 3)
- asthmatische Atmung abwechselnd mit Gicht (Synth.: sulph. 2, benz-ac., kali-i., lyc.)
- asthmatische Atmung periodisch alle 8 Tage (Synth.: sulph., tab., thuj.)

Magen

- Flauheit, Leeregefühl, Hunger um 11 Uhr vormittags, kann nicht bis zum Mittagessen warten
- Heißhunger vormittags 11 Uhr (Synth.: sulph. 3, iod. 2, zinc. 2, ign.)
- Leeregefühl vor dem Mittagessen (Synth.: sulph. 3, lyc., mag-c., nux-v., phos.)
- Magenverstimmung während der Menses
- Milch verursacht großes Unbehagen
- Aufstoßen riecht nach faulen Eiern
- Sodbrennen vor der Menses (Synth.: sulph. 2)

Bauch

- Gefühl, als ob die Därme verknotet wären

Verdauung

- Durchfall nach Bier
- Durchfall treibt morgens früh aus dem Bett, als ob die Gedärme zu schwach wären, den Inhalt zurückzubehalten
- Durchfall im Klimakterium (Synth.: lach. 3, apis, lil-t., sulph., tab.)
- Flatulenz mit Geruch nach faulen Eiern
- Juckreiz, Brennen im Rektum, besser durch Kälte
- unwillkürlicher Stuhl beim Lachen oder Niesen (Synth.: sulph. 2)
- Stuhl mit übel riechendem Geruch bleibt am Patienten kleben (Synth.: podo., psor., sulph., zinc-s.)

Nieren

- Harndrang durch das Geräusch von fließendem Wasser
- übel riechender Urin wie Fußschweiß (Synth.: sulph.)

Genitalien

- verlangt Süßes vor der Menstruation
- brennende Schmerzen in der Vagina vor der Menses (Synth.: ign. 2, sulph. 2, bufo, nat-m.), nach der Menses (Synth.: sulph. 2, berb., graph., kreos., lyc.)
- Bewegungen wie die Faust eines Fötus (Synth.: thuj. 3, nat-c. 2, sulph. 2)
- Hautausschlag um die Genitalien (Herpes genitalis)
- Haarausfall an den männlichen Genitalien durch übel riechenden Schweiß (Synth.: sulph. 3)

Haut

- Hautausschlag durch Wasser
- schmutzige Hautausschläge (Synth.: psor. 2, sulph. 2, merc., syph.)
- brennt an den Körperteilen, auf denen man liegt (Synth.: sulph. 2, lyss., manc.)

Glieder

- Gefühl, als laufe eine Maus den Arm hinauf
- tagsüber kalte Hände und kalter Fußschweiß, nachts Brennen der Fußsohlen
- Blutandrang zu den Armen (Synth.: sulph. 3, nux-v. 2, calc., rhod., sil.)
- Abszess am Gesäß (Synth.: sulph. 2, carbn-o, thuj.)
- krätzeartige Hautausschläge (Synth.: sulph. 2, ars., bry., tarent.)
- juckende Bläschen zwischen den Fingern (Synth.: sulph. 3, psor. 2, canth., phos.)
- Hitze der Fußsohlen während der Menses (Synth.: petr. 2, sulph. 2, carb-v., cham.)
- Brennen der Füße in der Bettwärme (Synth.: sulph. 3, agar., calc., merc., stront-c.)
- Jucken der Fußsohlen beim Gehen (Synth.: sulph. 3, chin., mur-ac.)

Rücken

- Kreuzschmerzen nach langem Stehen oder Sitzen, Schwäche beim Stehen (Synth.: sulph. 3, chel. 2, cic. 2)
- Schmerzen in der linken Schulter (lyc. rechts)
- brennendes Gefühl zwischen den Schulterblättern
- Urtikaria (Synth.: apis, cann-s., lac-ac., lach., sulph.)
- Jucken nachts in der Bettwärme (Synth.: nat-ar., rhus-v., sulph.)
- Gefühl, als ob eine Maus den Rücken hinauflaufen würde (Synth.: sulph. 3)

Besondere Anzeigen

- Obstipation bei Neugeborenen (Synth.: nux-v. 3, op. 3, sulph. 2, zinc. 2)
- schädliche Nebenwirkungen von Impfungen (ant-t., psor., sil., thuj., sulph.)
- Kindbettfieber durch unterdrückte Lochien (Synth.: sulph. 3, lyc. 2, mill., puls.)
- reinigend nach Amalgamentfernung aus den Zähnen
- Haarausfall als Folge von Arzneimitteln

Vergleiche

- nux-v., puls., arg-n., psor., med., lyc., graph., mez., aloe, ars., bell., hep., iod., merc., nit-ac., phos., rhus-t., sep., sil.

Bewährte Indikationen

Epilepsie

- vor dem Anfall das Gefühl, als ob eine Maus den Arm hinauflaufen würde (Synth.: bell. 3, sulph. 3), nach unterdrückten Hautausschlägen oder Asthma

Asthma

- nach unterdrückten Hautausschlägen
- allergisches Asthma im Wechsel mit Hautausschlägen

Ekzem

- auftretend nach chemischen Medikamenten, insbesondere Antibiotika (Cortison) mit heftigem Juckreiz

Hühneraugen

- welche durch Druck der Schuhe entstanden sind

Wunden

- die leicht eitern, brennen und jucken

Varizen

- mit brennendem Hitzegefühl in den Beinen

Grippe

- anhaltende Schwäche nach Erkältung

Menorrhagie

- hat sich von der Fehlgeburt nicht erholt

Arzneianalogien

Sulphur reagiert wie ein Vulkan, der explodiert und stinkende Schwefeldämpfe ausspuckt, sich aber bald wieder beruhigt. Diese Eigenschaft charakterisiert den hitzigen Charakter von Sulphur, bei dem sich die explosionsartige Reizbarkeit jeweils bald wieder legt. So wie der feuerspuckende Berg Ausbrüche und Ruhephasen hat, demonstriert auch die Sulphur-Persönlichkeit Maßlosigkeit. Ihre Eigenschaften sind häufig konträr: Unterdrückung – Ausscheidung, geizig – freigiebig, aktiv – faul etc. Die Tatsache, dass der Vulkan Verborgenes durch die Eruption zum Vorschein bringt, verdeutlicht die Kraft des Mittels, welches Krankhaftes an die Oberfläche treibt. Elementarer Schwefel verbrennt mit stechendem Gestank, was der übel riechenden Absonderung von Sulphur-Patienten entspricht.

Sulphur in der Kinderheilkunde

Wie bei den Erwachsenen unterscheidet man auch bei den Kindern (mehrheitlich Knaben) zwei Sulphur-Charaktere: Zunächst den kräftigen, robusten, wohlgenährten, hyperaktiven (lebendig wie ein Vulkan), unruhigen (kann kaum stillsitzen), schwierigen, nervenaufreibenden (stellt alles auf den Kopf), egozentrischen (Rebell, ungehorsam, macht was er will), respektlosen (ungehorsam, lässt sich nicht bändigen), selbstbewussten (willensstark, arrogant, aufsässig), dominanten (Anführer, hält andere in Schach), zänkischen (Raufbold), furchtlosen (hat keine Angst vor Fremden, Autoritäten, Gefahren), ehrgeizigen (möchte immer im Mittelpunkt stehen), extrovertierten Typ mit praktischer Veranlagung (technisch begabt, weiß sofort wie etwas funktioniert) und voller Ideen (will alles ausprobieren). Diese Kinder sind sehr materiell ausgerichtet, möchten alles besitzen (kann nicht teilen) und sind geldgierig (macht mit seinen Kameraden Geschäfte, tauscht und handelt). Sie prahlen mit Habseligkeiten und haben den Drang, wertvolle und unbrauchbare Sachen zusammenzuhamstern (Münzen, Bücher, Briefmarken, Jugendzeitschriften, Steine, Pflanzen, Insekten). Der Hosensack ist voller Utensilien und das Zimmer gleicht einem Trümmerhaufen.

Der zweite Typ (mager, schmächtig, in sich gekehrt und mit sich selbst beschäftigt) ist weniger materiell ausgerichtet und hat keinen Sinn fürs Praktische (Abneigung gegen körperliche Arbeit). Seine Aktivitäten konzentrieren sich auf intellektuelle Bereiche (geistig frühreif). Er ist sehr neugierig, möchte alles erforschen, sei es den Lauf des Mondes, wo Gott zu finden ist oder wie ein Gewitter zustande kommt. Als Bücherwurm erarbeitet er sich schon früh ein großes Wissen und stapelt in seinem Zimmer eine Menge Bücher von Lexika über Enzyklopädien, Kompendien bis zu Biologie- und Naturkundewerken. Aufgrund seiner intellektuellen Kenntnisse gibt er sich besserwisserisch und er möchte viele Ideen verwirklichen, die aber infolge seiner Müßigkeit und Bequemlichkeit selten zu Ende gebracht werden. Auch ist er sehr ungeschickt (macht alles kaputt), schwerfällig und tollpatschig.

Beiden Sulphur-Typen gemeinsam ist ihr ungepflegtes Aussehen mit struppigem, wildem, ungekämmtem Haar, schmutzigem Gesicht (rote Lippen) und dreckigen Fingernägeln (Nägelkauen). Sie sind schlampig gekleidet, Hemd und Hosen sind voller Flecken und Löcher. Die Knöpfe sind abgerissen, was sie aber nicht im geringsten stört. Je älter und zerlumpter die Kleider, desto lieber werden sie getragen, am liebsten immer die gleichen. Außerdem haben diese Kinder keinen Sinn für Hygiene, sie baden und waschen sich nicht gerne, gehen ohne die Zähne zu putzen ins Bett und verbreiten durch ihre Unsauberkeit eine schlechte Körperausdünstung mit übel riechendem Schweiß, stinkenden Füßen und Mundgeruch. Unanständig bohren sie hemmungslos in der Nase und nehmen die Krusten in den Mund, furzen (stinkt fürchterlich) oder spielen mit den Händen an den Genitalien.

In der Schule haben sie keine Lernschwierigkeiten, sind sogar sehr talentiert, insbesondere wenn sie an einem Thema interessiert sind (bombardiert den Lehrer mit vielen „Warum?“). Sie können aber auch lasch und faul sein und ihre Hausaufgaben vernachlässigen (Minimalist, macht nur, was unbedingt notwendig ist). Wegen ihrer Bequemlichkeit müssen sie immer wieder vom Lehrer und den Eltern zurechtgewiesen werden, meistens ohne Erfolg. Trotzdem haben sie den Ehrgeiz, die Rolle des Klassenchefs zu übernehmen. Wenn sie aber als „Leader“ keine Zustimmung finden, fühlen sie sich in ihrer Ehre verletzt und werden mürrisch und frech (hat keinen Respekt vor Autoritäten). Auffallend ist, dass sie während des Unterrichts um 11 Uhr mit Konzentrationsschwierigkeiten zu kämpfen haben, insbesondere, wenn sie kein Pausenbrot gegessen haben. Andererseits können Lernschwierigkeiten als Folge von Kinderkrankheiten auftreten.

Werden die Kinder von Masern heimgesucht, ist es möglich, dass der Ausschlag nicht herauskommt und die Haut sich dunkelrot verfärbt. Bei Windpocken besteht heftiger Juckreiz mit verzögerter Abheilung.

Trotz guter Lebenswärme sind sie bei Kälte, Zugluft oder Nässe sehr infektanfällig, wobei rasch wundmachender, brennender Schnupfen mit verstopfter Nase (später dicker, gelber Schleim) in Erscheinung tritt. Sobald sich der Infekt in die Ohren (Otitis mit übel riechender, eitriger Otorrhöe), in den Hals (brennend roh) oder in die Bronchien (Hitzegefühl) ausbreitet, stellt sich remittierendes Fieber (besonders vormittags um 11 Uhr) ein mit Hitzewallungen zum Kopf (gerötetes Gesicht), übel riechendem Schweiß und großem Unbehagen (deckt sich ab, wirft die Bettdecke weg, strampelt die hitzigen Füße frei). Es besteht auch Harnverhaltung bei jeder Erkältung (Synth.: acon. 3, dulc. 2, cop., puls., sulph.).

Sulphur-Kinder haben eine ungesunde Haut. Viele Einflüsse (Medikamente, Antibiotika, Allergie gegen Hausstaub oder Tierhaare, Mykosen, Impfungen, Unterdrückung von Asthma usw.) können Reaktionen auf der Epidermis hervorrufen: trockene Ekzeme, Urtikaria, wundrote Haut, Psoriasis, Neurodermitis, Eiterflechten, Furunkel, Abszesse, wobei die Beschwerden (Jucken, Brennen) oft durch Baden, Waschen, Duschen, Kratzen oder in der Bettwärme verschlimmert werden.

Die Jugendlichen neigen zu übel riechenden Schweißausbrüchen schon bei geringen Anstrengungen (am ganzen Körper, auf der Kopfhaut, an den Füßen) und zu entzündlichen Rötungen (rote, wunde Körperöffnungen). Auch haben sie oft einen knurrenden Magen (besonders um 11 Uhr vormittags) und können kaum aufs Essen warten (ungeduldig, isst hastig). Tagsüber sind sie dauernd am Naschen (Verlangen nach Süßigkeiten), vertragen aber weder Saures noch Milch (liebt Pizza und Eis). Sie trinken gerne eiskalte Getränke, insbesondere Cola.

In der Pubertät machen sich langwierige, rote Akne und Mitesser im Gesicht sowie empfindliche Pusteln auf dem Rücken bemerkbar.

Säuglinge sehen wegen ihrer schmutzigen, trockenen Haut alt aus, haben einen wachen Blick (beobachten alles) und sind äußerst lebhaft. Sie sind sehr hungrig und können schrill aufschreien, wenn sie jeweils nicht sofort gestillt werden oder die Milchflasche bekommen. Oft besteht eine Milchunverträglichkeit mit stinkendem Durchfall oder juckendem Milchschorf, der sich über den ganzen Körper ausbreitet. Auch leiden sie häufig an Windeldermatitis mit Verschlimmerung der Beschwerden nach Baden und Waschen (Wasserkontakt).

Die Kleinkinder entwickeln sich rasch und lernen schnell zu kriechen, zu laufen und zu sprechen. Sie haben es nicht gerne, wenn man sie auf die Arme nimmt, sondern möchten alles selbst erkunden. Während der Dentition leiden sie oft an stinkenden Durchfällen (wunder After) oder juckenden, roten Hautausschlägen.

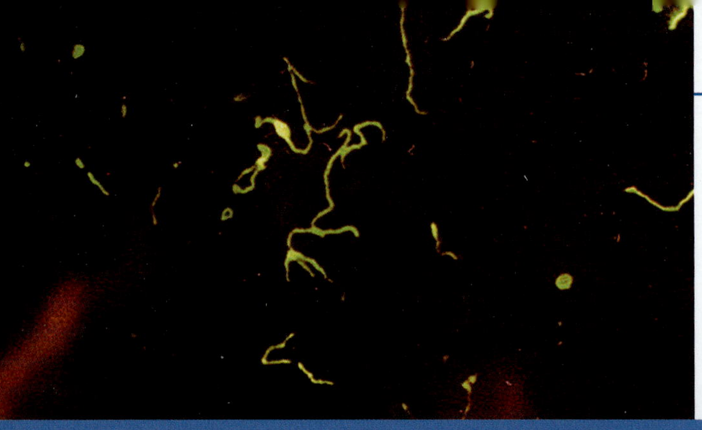

Syphilinum

Allgemeines

Syphilinum, auch Luesinum genannt, ist eine Nosode, welche aus dem Sekret luetischer Geschwüre (Schanker) hergestellt wird.
Die Arznei repräsentiert das syphilitische Miasma.

Die dominanten Themen sind: *Destruktion, Zwanghaftigkeit, Gewalt und Ängste.*

Typus

Syphilinum-Persönlichkeiten haben oft eine von Unterdrückung geprägte Kindheit hinter sich (Alkoholismus oder die Gewalttätigkeit des Vaters). Möglicherweise stammen sie aus **luetisch belasteten Familien** mit zahlreichen Suiziden und plötzlichen Todesfällen (Apoplexie, Herzinfarkt). Sie sind oft stigmatisiert durch angeborene **Missbildungen** wie Gaumenspalte, Hasenscharte, Karies des Nasenknochens, Herzfehler, Strabismus, ungleiche Pupillen, Asymmetrien, Organdefekte, fehlende Nieren, doppelte Harnleiter, mangelnde Körperteile (z. B. vier Finger, Zehen), verzögerte Entwicklung, Minderwuchs, Chromosomendefekte, Klumpfuß, frühzeitiger Zahnzerfall, Knochendegeneration, angeborene Taubheit, Blindheit oder Lähmung.

Die Nosode passt zu Erkrankungen mit rasch voranschreitend destruktivem, zerstörerischem, **degenerativem** Charakter: schnell fortschreitende Verminderung der Knochenstruktur (Osteoporose), progressive Arthritis mit Gelenkdegeneration, rasant sich ausbreitende Ulzeration der Haut und Schleimhäute, aggressive Krebsentwicklung oder sich blitzschnell entwickelnde Akutkrankheit mit Todesfolge (Herzinfarkt, Apoplex usw.).

Von der äußerlichen Erscheinung her sind es meistens blasse, ausgezehrte Persönlichkeiten mit dünner Haut, welche tiefer liegende Gewebsstrukturen durchscheinen lässt. Sie sind schlank, haben eine steife Gangart und wirken mit ihrem Gesichtsausdruck leer, hohl und verloren. Typischerweise kann eine Sattelnase mit breitem Nasenrücken vorhanden sein. Auch sind unwillkürliche Gesichtszuckungen (Tics) charakteristisch. Die Augenlider hängen schlaff herunter (schläfrige Erscheinung) und das Gebiss zeigt viele kariöse Defekte.

In der Gesellschaft geben sie sich gehemmt, zurückgezogen, distanziert und **introvertiert**: Sie verhalten sich asozial, sie fühlen sich wie Fremde in der Welt und möchten am liebsten nicht angesprochen werden. Vorherrschend ist eine **pessimistische** Grundstimmung; alles ist ihnen egal und sie können sich an nichts mehr freuen. Eine Eigenart ist ihr grundloses Lachen

(Synth.: arn., bar-c., bufo, syph., tab.). Sie haben auch die Neigung zu lügen (Synth.: sagt nie die Wahrheit: op. 3, morph. 2, syph. 2, verat. 2, aloe, arg-n., coca, nux-v.). Sie sind von allem **fasziniert, was mit dem Tod zusammenhängt**. Mit Vorliebe unternehmen sie Spaziergänge auf Friedhöfen oder beobachten mit Interesse den Sterbeprozess bei Tieren (z. B. Rivalitäten in der freien Wildbahn der Natur).

Kennzeichnend für die Syphilinum-Patienten sind ihre extremen **Zwangsneurosen**. Sie fürchten sich vor ansteckenden Krankheiten, ekeln sich vor Schmutz. Dies führt zu einem regelrechten Sauberkeitswahn, weshalb sie bis zu hundertmal pro Tag die Hände waschen oder stundenlang duschen oder baden. Sie sind fixiert auf **perfekte Hygiene** und können es nicht ausstehen, wenn Unordnung oder Unsauberkeit vorherrscht. Sobald sie eine Türklinke berühren oder ihre Hand zum Gruß reichen, fühlen sie sich gedrängt sich zu waschen. Auch die Kleider müssen häufig gereinigt und gewechselt werden. Obwohl sie sich selbst über diese Zwangsvorstellungen ärgern, können sie sich nicht dagegen wehren – sie fühlen sich völlig ausgeliefert. Dazu passend ist auch die krankhafte Neigung, alles zweimal zu überprüfen (Synth.: arg-n., carc., caust., luna, syph.), z.B. mehrmals nachzuschauen, ob der Herd abgestellt oder die Haustüre abgeschlossen ist. Nicht zuletzt haben sie die Tendenz, alles analytisch zu hinterfragen oder über ihre Absichten und Pläne schriftliche Listen zu erstellen.

Mentale Schwächen zeigen sich in der Eigenart, sich an nichts mehr zu erinnern, seien es Namen, Orte, Ereignisse oder Gesichter. Die **Gedächtnisschwäche** kann im Alter sehr massiv werden bis hin zu Demenz, Alzheimer oder Parkinson.

Wenn sich die Kranken gereizt fühlen, werden sie sehr dominant, tyrannisch, diktatorisch, ja sogar **bösartig** (zerstörerisch gegen sich selbst). Sexuelle Beziehungen werden sadomasochistisch ausgelebt.

Eine gesundheitliche Schwachstelle sind die **Knochen**. Sie schmerzen vor allem während der Nacht (wie durch eine Säge), beginnend in der abendlichen Dämmerung (anhaltend) bis zum neuen Tagesanbruch. Betroffen sind hauptsächlich die Schädelknochen oder langen Röhrenknochen, dabei verschlimmern sich die Schmerzen in der Bettwärme und verbessern sich durch kalte Anwendungen.

Die Haut und Schleimhäute neigen zu **Ulzerationen** (Mund, Nase, Genitalien, Haut) mit grauem Grund (Synth.: Haut Geschwüre, Wärme bessert: lach. 3, sil. 3, ars. 2, syph. 2). Trotz offenem Bein bestehen bei Ulcus cruris wenig Schmerzen. Eigentümlicherweise können überall auf der Haut kupferfarbene braune Flecken oder Vitiligo in Erscheinung treten. Auch wird die Haut häufig mit eitrigen Prozessen wie Abszessen und Furunkel befallen.

Ein großes Kennzeichen für Syphilinum sind die **kariösen Zähne**, die infolge krampfhaften Zusammenbeißens des Kiefers schnell abbrechen und schwarz oder gezackt (Synth.: lach., med., plb., syph., tub.) aussehen. Frühzeitiger massiver Haarausfall kann den ganzen Körper, selbst die Wimpern befallen (Synth.: Haarausfall büschelweise: phos. 3, mez. 2, carb-v., lyc., sulph., syph., thal.).

Schlaflosigkeit ist ein weiteres Charakteristikum von Syphilinum. Sie kann schon seit frühester Kindheit plagen. Die Betroffenen fürchten sich vor der Nacht (im Winter schlimmer), da durch das stundenlange Wachsein die Dunkelheit kein Ende nimmt. Gerade während dieser Zeit treten Beschwerden wie Kopfschmerzen, Asthma, Muskel- und Gelenkschmerzen bevorzugt auf. Ein merkwürdiges Symptom ist das Gefühl, als ob heißes Wasser durch die Adern fließen würde.

Verhaltensmerkmale bei der homöopathischen Anamnese

In der Sprechstunde gibt sich der Syphilinum-Patient sehr distanziert (Synth.: granit-m. 3, androc. 2, luna, choc., hydrog., syph.) und beantwortet Fragen mit undeutlicher, nuscheliger, heiserer Sprache. Er äußert sich derart, dass er nicht wisse, was mit ihm los sei, er sich nicht mehr so wohl in seiner Haut fühle wie früher und unter schlimmsten Befürchtungen leide. Er wird von quälenden Gedanken beherrscht und glaubt, dass er sich irgendwo mit einer schweren Krankheit angesteckt hätte. Sein Schicksal betrachtet er als eine Strafe für seine ehemals sündige, wenig tugendhafte Lebensweise. Er resigniert, befürchtet das Schlimmste und glaubt, sich nicht mehr erholen zu können. Mit extrem pessimistischer Stimmung zweifelt er an der Genesung. Er möchte Hilfe, reagiert aber auf Mitleid und Trost sehr gereizt. Aufgrund der unerträglichen Schmerzen möchte er am liebsten sterben und droht sich umzubringen. Der Tod wirkt auf ihn faszinierend, beim Gespräch über dieses Thema kann er richtig aufblühen und sich lange darüber unterhalten. Während des Gesprächs vermeidet er den direkten Blickkontakt. Es kann sein, dass an der Nasenspitze ständig ein Schleimtropfen hängt, den er immer wieder abwischen muss. Da die Nase verstopft ist, atmet er durch den Mund. Noch vor Beendigung der Anamnese erkundigt er sich, wo man sich die Hände waschen kann.

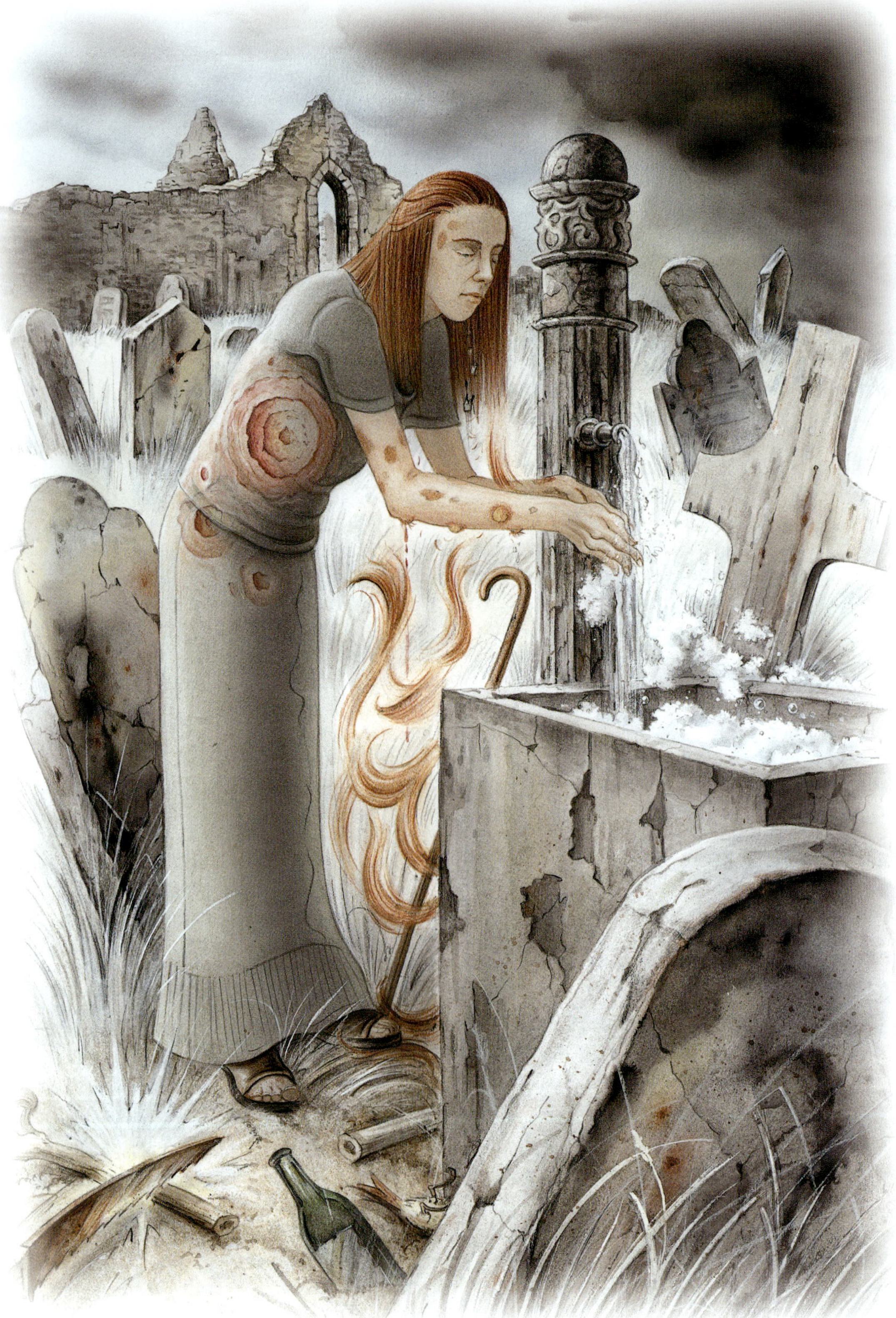

Abb. **46** **Syphilinum-Persönlichkeit:** schlanke Statur, blass, ausgezehrt, Sattelnase, ausfallende Wimpernhaare, herunterhängende Augenlider, schläfrige Erscheinung, steife Gangart, Missbildungen von Organen, introvertiert, pessimistisch, fasziniert vom Tod, makellose Hygiene, Sauberkeitszwang, wäscht sich dauernd die Hände, ekelt sich vor Schmutz, fürchtet sich vor ansteckenden Krankheiten, Ausfallen der Zähne, ständiges Tröpfeln aus der Nase, luetische Belastung, frühzeitige Osteoporose, Degeneration der Gelenke, progressive Arthritis, Schmerzen wie zersägter Knochen, Ulzerationen, Furunkel, Warzen mit Haaren, Gedächtnisschwäche, Weltuntergangsstimmung.

Psyche

Pessimismus
- negativ gestimmt, hoffnungslos, resigniert
- wird von einer Weltuntergangsstimmung beherrscht

Wut
- kann extrem zornig werden, schreit so laut bis die Stimmbänder versagen, extrem reizbar

Gewalt
- kann bei Groll, Hass, Zorn, Eifersucht, Widerspruch kaltblütig zuschlagen
- wird brutal, schlägt mit den Fäusten
- verspürt den Impuls, andere oder sich selbst zu töten

Suizidgedanken
- schwankt hin und her sich umzubringen

Starrsinn
- tyrannisch, feindselig, streitsüchtig, widerspenstig

Depression
- starrt stundenlang Löcher in die Luft, fixierter Blick

Medialität
- übersinnliche Fähigkeiten, hellsichtig, telepathisch veranlagt

Furcht
- vor Ansteckung (Synth.: bor., calc., lach., syph.)
- vor Schlangen (Synth.: lac-c. 3, abel. 2, elaps 2, lach. 2, hep., sep., sulph., syph.)
- die Gesundheit zu verlieren
- verrückt zu werden
- vor der Nacht, infolge Verschlimmerung der Beschwerden

Angst
- vor Apoplex, Lähmung, AIDS, Krebs

Wahnidee
- verrückt zu sein
- gelähmt zu sein
- bildet sich ein, schmutzig zu sein (Synth.: lac-c. 2, syph., hydrog., lycps-v., rhus-t., limest-b.)

Leitsymptome

Kälte
- obwohl frostig, ist ihm der Sommer zu warm und der Winter zu kalt

Destruktion
- rasch fortschreitende, zerstörende, degenerative Krankheitsprozesse

Speichel
- läuft nachts aus dem Mund, nässt das Kissen ein

Geruch
- ekelhaft riechende Körperausdünstung

Schmerzen
- von Sonnenuntergang bis Sonnenaufgang
- schlimmer nachts bis zum Morgengrauen
- sind anormal schmerzlos oder nur wenig schmerzhaft

Modalitäten

Verlangen
- nach peinlicher Sauberkeit
- nach Alkohol, Bier

Abneigung
- Trost, Gesellschaft, Schmutz, Unordnung, Berührung
- gegen Fleisch

Zeiten
- von Beginn der Dämmerung bis zum Tagesanbruch
- nachts, insbesondere schlimmer von 2 bis 4 Uhr

Besserung
- langsame, fortgesetzte Bewegung, Lagewechsel im Liegen, im Gebirge (Synth.: syph. 2, prot.), nach Sonnenaufgang, tagsüber

Verschlechterung

- nachts, von Sonnenuntergang bis Sonnenaufgang (Synth.: cimic., colch., phyt., syph. 3, aur. 2, merc. 2), feuchtwarmes Wetter, extreme Hitze und Kälte, Trost, am Meer, vor und während Gewitter

Absonderliche Symptome

Schlaf

- träumt hellsichtig, von eigener Krankheit, von Erschießen, Skelett, Totenschädel, Reisen
- häufiges Erwachen von 2 bis 4 Uhr nachts
- muss beim Schlafen dauernd die Lage wechseln

Kopf

- Gefühl, als würde der Kopf durch ein Gewicht nach hinten gezogen
- empfindliche Kopfhaut, Schädelknochen, kann sich nicht kämmen
- Schmerzen mit dem Gefühl, die Schädeldecke würde abheben
- starke Schmerzen einige Tage vor epileptischem Anfall
- schneidende Schmerzen auf dem Scheitel wie von einer Säge
- Schmerzen von einer Schläfe zur anderen, eiskalter Scheitel

Augen

- Gefühl, als ob das rechte Auge weit offen wäre
- Gefühl, als würde kalte Luft zu den Augen geblasen

Ohren

- Kalkablagerung auf dem Trommelfell (Synth.: calc-f. 2, syph.)

Nase

- Auswüchse (Synth.: iod. 2, nit-ac. 2, syph.)
- Farbe braun, quer über der Nase

Mund

- blutende Geschwüre (Synth.: carb-v., kreos., merc., sul-ac., syph.)
- Gefühl von etwas Lebendigem in den Zähnen
- Gefühl, als hätten sich die Zähne verschoben und würden beim Schließen des Kiefers nicht richtig zusammenkommen

Brust

- heiser nach wenigen Worten
- asthmatische Atmung bei Gewitter (Synth.: sil., sep., syph.)

Magen:

- muss sich übergeben bei Schmutz
- rasch perforierendes Magengeschwür

Verdauung

- Gefühl, als ob der Enddarm zusammengenäht wäre, hartnäckige Obstipation
- Durchfall bei Aufenthalt am Meer (Synth.: ars. 2, bry., syph.)

Nieren

- kann nur im Stehen urinieren
- Gefühl, als sei die Harnröhre verstopft

Genitalien

- Menses riecht wie faules Fleisch (Synth.: syph. 2)
- Menses übel riechend wie verdorbener Fisch (Synth.: syph. 2)
- nach Menses epileptischer Anfall
- Verhärtung am Samenstrang (Synth.: syph. 2, ph-ac.)
- Verhärtung am Skrotum (Synth.: rhus-t. 3, sulph. 3, syph.)

Haut

- Gefühl, als ob heißes Wasser durch die Blutgefäße fließen würde
- Jucken, wie von einem Käfer gebissen
- Warzen mit Haaren, leicht blutend

Glieder

- Gefühl, die Knochen seien durchgesägt
- Gefühl, als ob ein Bein zu groß wäre
- Krümmung und Biegung (Synth.: calc-p. 2, calc. 2, sil. 2, lyc., syph.)

Rücken

- Gefühl, als sei das Steißbein geschwollen
- Gefühl, als würden die Handflächen und Fußsohlen mit Nadeln gestochen
- Krümmung der Halswirbelsäule (Synth.: calc. 2, syph. 2, phos.)
- Schmerz von Sonnenuntergang bis Sonnenaufgang (Synth.: syph.)
- Schmerz nach Urinieren (Synth.: syph. 2, caust.)

Besondere Anzeigen

- Konjunktivitis Neugeborener mit syphilitischer Belastung
- unaufhörliches, lang anhaltendes Weinen seit Geburt

Vergleiche

- ars., aur., kali-i., merc., nit-ac., phyt., plat., sulph., med., asaf.

Bewährte Indikationen

Migräne

- langjährig, hartnäckig, immer die Seite wechselnd, variable Modalität, undefinierbare Schmerzen, kann sie nicht beschreiben, besser in den Bergen

Kopfschmerzen

- tief im Gehirn, an der Schädelbasis, von Schläfe zu Schläfe, linealer, unerträglicher Schmerz, macht fast wahnsinnig, schlägt vor Schmerz den Kopf an die Wand, extrem reizbar, von Sonnenuntergang bis Sonnenaufgang, besser durch warme Anwendungen (Synth.: kali-ar., mag-p., syph.)

Asthma

- mit Pfeifen und trockenem Husten, nächtlichen Schmerzen mit Unruhe, Angst vor der Nacht, Stimmverlust, häufig im Sommer auftretend, besser im Gebirge

Osteoporose

- schnell fortschreitende Knochendestruktion mit Schmerzen wie von einer Säge

Polyarthritis

- progressive Gelenkdestruktion mit enormer Spastizität, innerhalb kurzer Zeit im Rollstuhl

Varizen

- Gefühl, als würde heißes Wasser durch die Venen fließen

Arzneianalogien

Die Syphilis ist eine äußerst aggressive, destruktive Krankheit, die unbehandelt unaufhaltsam zum Tode führt. Dieses zerstörerische Element finden wir auch in vielen typischen Symptomen des Syphilinum-Arzneimittelbildes.

Syphilinum in der Kinderheilkunde

Syphilinum-Kinder sehen nach der Geburt extrem verschrumpelt, alt und kahlköpfig aus. Es dauert oft bis zu zwei Jahren, bis die ersten Haare am Kopf wachsen. In den ersten Lebensmonaten machen sich die Säuglinge durch viel Weinen mit extremem Heulton bemerkbar (besonders nachts). Aus Angst vor der Dunkelheit und vor dem Alleinsein ist der Schlaf eine richtige Tortur. Nachts läuft ihnen der Speichel aus dem Mund, sodass sie ihre Kissen einnässen. Ihre Entwicklung verläuft verzögert, oft verbunden mit nächtlichen Wachstumsschmerzen. Sie haben einen schlechten Appetit und nehmen kaum an Gewicht zu. Die Zähne sind kariös, asymmetrisch (Lücke) und direkt oberhalb des Zahnfleisches schwarz gefärbt. Die Kinder sind anfällig für Otitis (Schmerzen treten nur nachts auf) mit nachfolgender Hörverminderung. Andererseits treten wiederholte Keuchhustenanfälle in Erscheinung. Bei Milchschorf bilden sich dunkelbraune, nach Liebstöckel (Maggikraut) riechende Schuppen. Mädchen können an chronischem, gelbem Ausfluss erkranken (merc-i-f. 2, syph. 2).

In der Schule sind die Kinder blockiert, unkonzentriert (POS, Lernschwierigkeiten). Sie besitzen kein Verständnis für Zahlen (unbegabt in Mathematik). Aber auch das Gegenteil kann der Fall sein, rechnerische Aufgaben werden blitzschnell verstanden. Bei Streit mit Geschwistern oder Kameraden können sie sehr brutal werden und mit den Fäusten zuschlagen. Sie lügen oft und sind schwer erziehbar.

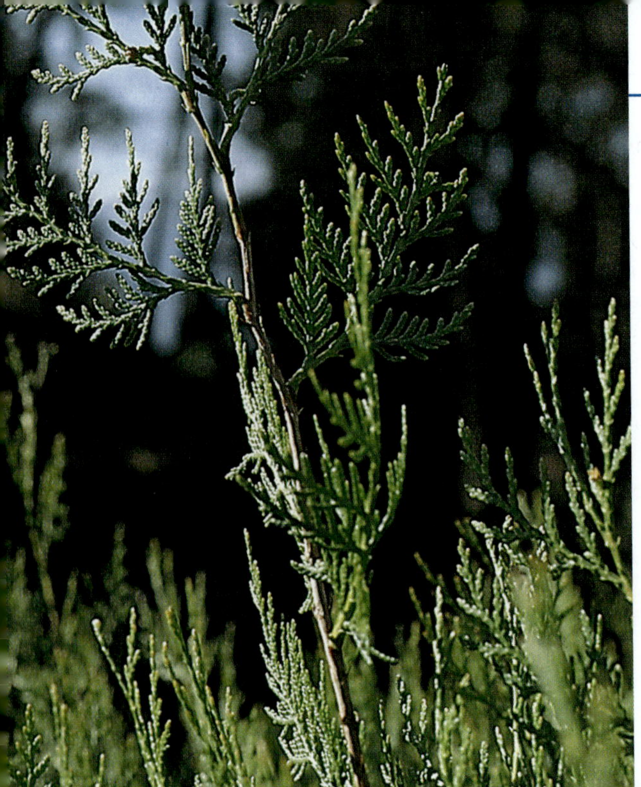

Thuja

Allgemeines

Der Abendländische Lebensbaum (Thuja occidentalis L.), auch Sumpfzeder oder Totenbaum genannt, stammt aus Virginia sowie Kanada und wurde im 15. Jahrhundert in Europa als Zierbaum (Park, Garten, Friedhof) eingeführt. Die obeliskartige immergrüne Konifere (Zypressengewächs – Cupressacea) besitzt einen verdrehten rötlich-braunen Stamm mit verzweigten Ästen samt flachen, zusammengedrückten, oberseits dunkelgrünen, unterseits blassgrünen Blättern. Von April bis Mai erscheinen unscheinbare Blüten, die zu hellgrünen, schuppigen, dachziegelartigen Zapfen, welche später zimtbraun werden, ausreifen. Der bis 20 Meter hohe Baum, welcher im Garten als Grünzaun auch zurückgeschnitten wird, besitzt eine immense Lebenskraft, weshalb er als „Arbor vitae" (Lebensbaum) bezeichnet wird. Der botanische Gattungsname „Thuja" wird aus dem griechischen „thyo" (= opfern) abgeleitet und bringt zum Ausdruck, dass das wohlriechende Holz früher zu Räucherungen bei Opferritualen verwendet wurde. Der Beiname „occidentalis" stammt vom griechischen „occidere" (= untergehen), was auf die Verbreitung in der westlichen Hemisphäre, dem so genannten Abendland, hinweist (der Morgenländische Lebensbaum, Thuja orientalis, ist in der östlichen Welt vertreten).

Die homöopathische Arznei wird aus den frischen Blättern und Zweigspitzen hergestellt. Es handelt sich um eines der wichtigsten Antisykotika, welches als solches wie Medorrhinum als Eröffnungsmittel bei chronischen Erkrankungen mit unklaren Kennzeichen und gonorrhoischer Belastung (Unterdrückung oder familiäre Vorgeschichte) eingesetzt wird. Thuja verändert oft krankhafte Situationen, bei denen andere vergleichbare Homöopathika keine Reaktion zeigen. Allerdings darf die Arznei nicht zu oft wiederholt werden, da sonst möglicherweise eine bleibende sykotische Anlage geschaffen wird.

Bei akuter Gonorrhöe ist Thuja wenig wirksam. Hier bewähren sich: Medorrhinum, Cannabis sativa und indica sowie Sarsaparilla. Wenn hingegen Beschwerden nach Unterdrückung einer Gonorrhöe auftreten, zeigt Thuja seine Wirksamkeit. Als Folge der Suppression können Warzen, Kondylome, Papillome, Blutschwämmchen (Hämangiome), Pigment-, Leberflecken, Hodenentzündungen, Eierstockbeschwerden, Rheuma, Neurasthenie oder Depression in Erscheinung treten.

Die Themen der Arznei sind: *Zurückhaltung, Verschwiegenheit, Selbstzweifel, Täuschung, Fixe Ideen, Schuldgefühle, Unverträglichkeit von Kälte und Nässe sowie Gewebswucherungen.*

Typus

Thuja-Persönlichkeiten (Frauen und Männer) zeigen typischerweise ein unsauberes, krankhaftes Aussehen mit ungesunder Haut, fettigem, öligem oder wächsernem, **glänzendem Gesicht**, trockenen, spröden Haaren, Kopfschuppen, ausgeprägten Falten zwischen den Augenbrauen, **brüchigen Fingernägeln** (Trommelschlegelnägel, Längs- oder Querrillen), Sommersprossen, Leberflecken, Muttermalen, Naevi, **Warzen** und hornigen Gewächsen auf der Haut. Auf dem Handrücken quellen deutlich die Venen hervor und die Haut zeigt zahlreiche braune **Pigmentflecken**. Im Nasolabialbereich bilden sich gestaute Äderchen (Couperose) sowie ein rot gefärbter Ausschlag.

Thuja-Personen wirken in ihrer Haltung **steif**. Sie heben sich ab durch einen dunkleren Teint und schwarzen (seltener blonden) Haaren. Nicht selten sind sie **fettleibig** mit einem Hängebauch (wie ein Holzfass), Doppelkinn und imponieren im Allgemeinen als fleischig-rundliche Erscheinung. Nach von Grauvogl sind es **hydrogenoide Konstitutionen**, die ihren Wasserhaushalt nicht richtig regulieren können (aufgedunsen, Tendenz zu Ödemen). Sie reagieren äußerst empfindlich auf **Feuchtigkeit**, feuchtes Klima, Nebel und regnerisches Wetter. Am Meer oder generell am Wasser fühlen sie sich krank und unwohl. Durchnässung oder feuchte Räume (Wäscherei, Käserei) wirken sich sehr negativ auf ihren Gesundheitszustand aus. Selbst wasserhaltige Speisen wie Obst, Früchte oder Gemüse werden schlecht vertragen. Der Körper ist frostig wegen **Mangel an Eigenwärme**. Sonderbar ist deshalb, dass sich die Betroffenen an der frischen Luft besser fühlen.

Charakterlich sind es gewissenhafte, freundliche Personen mit guten Manieren, die aber alles ein bisschen zu ernst nehmen und sich schnell stressen lassen. Ihr Nervenkostüm steht andauernd unter Spannung, weshalb sie auch immer unter Zeitdruck bleiben (immer in Eile). Sie sind **introvertiert** mit großer Abneigung gegen Gesellschaft (meiden Menschen, möchten ungestört sein, nicht angesprochen werden, sich von der Welt loslösen).

Still mit sich selbst beschäftigt wirken sie **verschlossen**, unnahbar, **zurückhaltend**, geheimnisvoll und ausweichend. Sie lassen sich nicht gerne in die Karten schauen. Allerdings möchten sie von der Öffentlichkeit als ehrliche, rechtschaffene, moralische, gesittete Personen angesehen werden. Sie sind sehr darauf bedacht, dass ihre unvorteilhaften Seiten und Schwächen nicht ans Tageslicht kommen. Aus **Furcht**, man könnte sie **bloßstellen**, versuchen sie ihre vermeintlichen Makel zu überspielen und verstecken sich hinter einer scheinheiligen Fassade (setzen sich eine Maske auf). Wenn sie von den verschiedenen Täuschungsmanövern in die Enge getrieben werden, versuchen sie sich durch allerlei Lügen und Ausreden aus der unangenehmen Lage zu befreien.

Bei Thuja kann es sich um Personen handeln, die über Jahre ein **Doppelleben** führen, das heißt: ehrbar im Beruf – lasterhaft im Privatleben; kollegial, zuvorkommend am Arbeitsplatz – herrschsüchtig, tyrannisch in der Familie; integer in der Partnerschaft – ausschweifend, sexbesessen (Fremdgänger, Neigung zur Prostitution) in der Freizeit; ehrbar in der Gesellschaft – obszön im persönlichen Bereich, usw.

Verhaltensmerkmale bei der homöopathischen Anamnese

Die Thuja-Persönlichkeit zeigt bei der Begrüßung einen weichen Händedruck, manchmal reicht sie dem Homöopathen nur die Fingerspitzen. Sie klagt schon bei Beginn der Anamnese über ihre große Erschöpfung (fühlt sich ausgelaugt). Die Schwäche ist oft so groß, dass sie nicht fähig ist, die Beschwerden klar zu formulieren (ist verwirrt). Auffallend ist, dass beim Sprechen die letzten Worte eines Satzes nur murmelnd geäußert werden (Synth.: verschluckt Worte: cic. 2, staph., thuj.). Der direkte Augenkontakt wird unwillkürlich vermieden (weicht jedem Blick aus). Der Therapeut bekommt während der Befragung den Eindruck, als ob der Patient etwas verschweigen würde, ein Geheimnis zurückhalten würde. Reserviert beobachtet er zuerst genau, was alles auf ihn zukommt und gibt nur das Notwendigste von seinen Problemen preis. Er wirkt kühl, berechnend, ausweichend, und hält sich sehr bedeckt. Immer wieder lenkt er von präzisierenden Fragen ab, sodass es für den Homöopathen äußerst schwierig ist, eine ausführliche Anamnese zu erstellen (muss sich vorerst einmal an die spezifischen, körperlichen Symptome halten). Es braucht lange Zeit, bis der Patient Vertrauen entwickelt. Er möchte sein Inneres ungern offenlegen. Ist jedoch einmal die Zurückhaltung abgelegt, kommt ein regelrechter Redefluss (wie Lachesis) mit hektischen Gesten und nervösen Bewegungen in Gang, welcher möglichst nicht unterbrochen werden sollte, sonst könnte er sehr reizbar und aggressiv werden. Nach Abgabe der Arznei ist er sehr ungeduldig. Sieht er nach wenigen Tagen keinen Erfolg, kann er schon einmal vorschnell den Homöopathen wechseln.

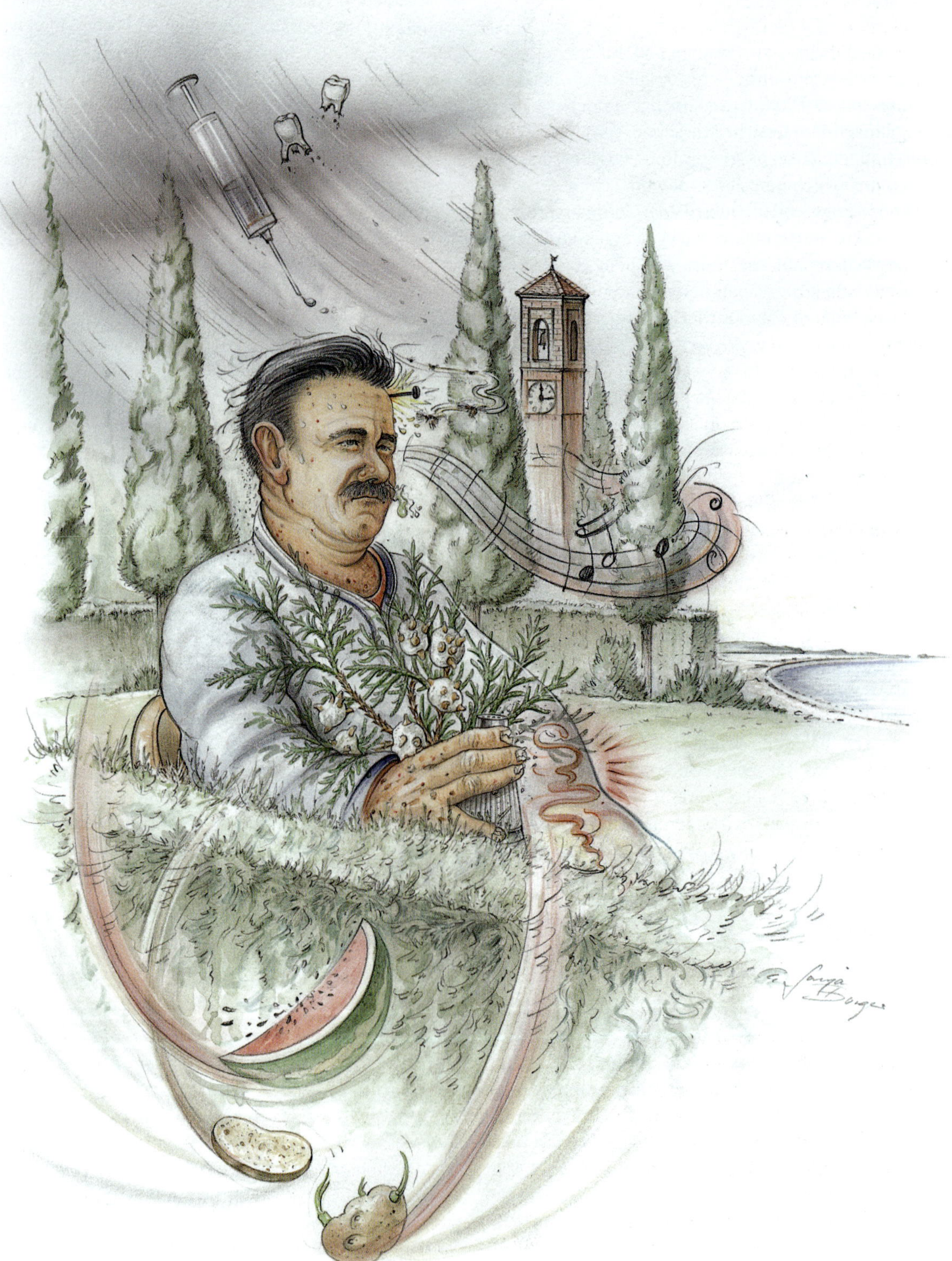

Abb. **47** **Thuja-Persönlichkeit:** unsauberes, krankhaftes Aussehen, ölig wächsernes Gesicht, Doppelkinn, schwarze, spröde Haare, brüchige Fingernägel, introvertiert, meidet Gesellschaft, zurückhaltend, verschlossen, religiös fanatisch, mediale Veranlagung, mürrisch, Leberflecken, Muttermale, Naevi, blumenkohlartige, große Warzen, frostig, reagiert empfindlich auf Feuchtigkeit, Schleimhautentzündungen mit grünlichen Sekreten, fühlt sich besser an der frischen Luft, Verdauungsstörungen, Quietschen im Bauch, Gefühl von etwas Lebendigem im Abdomen, Durchfall nach dem Frühstück, gichtisch-rheumatische Diathese, will nicht berührt werden, Kopfschmerzen wie von einem Nagel, Unverträglichkeit von wasserhaltigen Früchten und Gemüse, Schweiß an den unbedeckten Körperstellen, Abbröckeln, Karies der Zähne, weint bei Musik, Orgelspiel, Folgen von Impfungen.

Ein besonderer Aspekt der Thuja-Persönlichkeiten sind die **Selbstzweifel**, mit denen sie heimlich zu kämpfen haben. Sie fühlen sich unattraktiv (ohne Anmut) und minderwertig (von der Gesellschaft nicht akzeptiert), weshalb sie sich intensiv bemühen, Prestige aufzubauen. Speziell Frauen versuchen ihr Äußeres durch übertriebenes Make-up zu verschönern.

Schuldgefühle sind ein weiteres Thema bei Thuja. Ohne ersichtlichen Grund werden die Betroffenen von Gewissensbissen geplagt, als ob sie ein Unrecht begangen hätten. Nach Zornausbrüchen und streitsüchtigen Auseinandersetzungen sind sie moralisch belastet (emotional beklemmt, Missbehagen). Dieselben Empfindungen zeigen sich im Zusammenhang mit ihrer starken **Religiosität,** die fast fanatisch dogmatischen Charakter annimmt. Die Idee, eine unverzeihliche Sünde begangen zu haben, kann sie tiefgehend quälen. Ähnliche Gewissensbisse in Form von **Selbstvorwürfen** kommen in Bezug auf ihre Sexualität auf. Ihren starken Trieb empfinden sie als unanständig und sündhaft (sind nach Intimverkehr reumütig; Schuldgefühle in Bezug auf die vergangenen sexuellen Aktivitäten).

Charakteristisch für Thuja-Persönlichkeiten ist letztlich auch der Hang zur **Spiritualität** mit ausgeprägter intuitiver, medialer Veranlagung. In der Abgeschiedenheit, fern der irdisch-materiellen Ausrichtung, erfahren sie die Faszination von übersinnlichen Themen und finden ihre innere Balance (Esoterik, New Age, Reinkarnationslehre usw). Sie sind auch künstlerisch talentiert. Dabei sind ihnen ihre visionären, metaphysischen Ideen hilfreich. Ihre Werke zeichnen sich durch überschwängliche Kreativität aus. Leider sind sie aber zu undiszipliniert und zu unsystematisch, um ihre Arbeiten zu Ende zu führen.

Im Krankheitsfalle können Thuja-Typen schnell einmal in **geistige Verwirrung** abdriften. Sie sind dann konfus wie nach einem schlechten Traum und können sich verbal nicht mehr klar ausdrücken. Wortfindungsstörungen und Fehler beim Artikulieren häufen sich (gebraucht falsche Worte, lässt beim Reden Silben aus, verschluckt Vokabeln, nuschelt oder murmelt). Auch die Konzentrationsfähigkeit ist beeinträchtigt. Sie fühlen sich geistig leer (rigides Denken) und sind nicht mehr fähig, Konversationen aufmerksam zu folgen. Es treten Gedächtnisstörungen auf. Sie vergessen soeben Gelesenes oder Gehörtes.

Mitunter sind auch die physischen Kräfte erschöpft. Das Gefühl der **Schwäche** drückt sich in der Empfindung aus, als ob der Körper aus Glas und zerbrechlich wäre. Die Widerstandskraft gegen krankmachende Einflüsse wie Kälte, Nässe, feuchtes Klima ist reduziert (Gefühl, der Körper sei zu dünn, um die Beeinträchtigungen zu verkraften). Es besteht eine starke Neigung zu **Schleimhautentzündungen** und chronischen Katarrhen (Otitis, Rhinitis, Sinusitis, Bronchitis, Zystitis, Adnexitis, Urethritis, Prostatitis) mit Absonderung von **grünlichen Sekreten** und Bildung von wildem Fleisch. Solange die Sekrete fließen, fühlt sich die/der Kranke besser. Im Urogenitaltrakt kommt es zu neuralgischen Schmerzen (bei Frauen speziell im linken Eierstock), dann entstehen auf dem Boden der sykotischen Belastung **fleischige Auswüchse** (Feuchtwarzen, Polypen, spitze Kondylome mit übel riechenden Sekreten) im ganzen Genital- und Analbereich, sowie Myome, Geschwüre, Genitalmykosen oder Herpes genitalis.

Alle Schleimhäute im Hals-Nasen-Ohren-Bereich können von **Polypen** befallen werden. Auf der Haut bilden sich warzenartige Tumoren, die leicht brennen, jucken oder bluten. **Thuja-Warzen** sind meistens groß, gestielt, blumenkohlartig, lappenförmig oder rissig (nicht flach und glatt wie bei Dulcamara und Sepia). Als Folge von radikaler Entfernung der Warzen (Wegätzen, Wegoperieren) können tiefergehende Krankheitsprozesse ausgelöst werden.

Bezeichnend für Thuja sind **braune Flecken** auf der Haut, ganz besonders auf dem Handrücken. Im Weiteren kann die Dermis von verschiedensten Hauterscheinungen geprägt sein: Leberflecken, Muttermale, Dornwarzen, hornige Bildungen durch übermäßiges Gewebewachstum (Fibrome, Hauttumore), Gerstenkörner, Hagelkörner oder Hämangiome.

Hautausschläge manifestieren sich vorwiegend auf den **unbedeckten** Körperteilen, schließlich besteht eine Neigung zu Mykosen (Nagelpilz) und Nagelpsoriasis. Pathologie des **Haarwuchses** ist ein weiteres Indiz für Thuja. Haarwachstum an ungewöhnlichen Stellen (z.B. Oberlippenbart bei Frauen) oder Haarausfall (Augenbrauen, Bart, Achseln oder Genitalien) sind nicht selten Hinweise für Thuja. Dazu gehören auch die **schlechten Zähne** (Synth.: Karies am Zahnfleischrand: thuj. 2, calc., sil., syph.).

Die **Verdauungsstörungen** von Thuja sind sehr spezifisch: Durchfall morgens nach dem Frühstück, herausschießend wie aus einem Spundrohr oder Obstipation mit Zurückschlüpfen des Stuhls, nachdem er teilweise herausgepresst wurde. Verschiedentlich bilden sich am Anus zahlreiche nässende, schleimige Knötchen, feuchte Kondylome oder nässende Risse. Es kommt gerne zu Blähsucht und aufgetriebenem Abdomen mit rumpelnden, kollernden, quietschenden, quakenden Geräuschen. Dies kann so stark werden, dass beim Patienten das Gefühl entsteht, er habe etwas **Lebendiges im Bauch.**

Wichtig sind auch die **gichtisch-rheumatische Diathese** mit starker Empfindlichkeit gegen Feuchtigkeit, nasse Kälte und Durchnässung sowie die Störungen des **hormonellen Gleichgewichts** bei Frauen mit Tendenz zu Vaginalmykosen, Eierstockbeschwerden (links), Abort (im 3. Monat) und Menstruationsbeschwerden.

Ein großartiges Mittel ist Thuja bei üblen Folgen von **Impfungen**, ähnlich wie Malandrinum, Silicea und Kalium muriaticum (Erstimpfung, Auffrischung, Dreifachimpfung, früher nach Pocken). Solche können sich in folgenden Symptomen äußern: Fieber, Hautausschlag (mez.), Kopfschmerzen, Asthma, Drüsenschwellung, Infektionen, Keuchhusten, Bettnässen, Entwicklungsstörung, Schlaflosigkeit (mez.), Augenentzündung, Otitis, Erkältungsneigung, Schlaf-, Essprobleme, Verhaltensstörung (starrt mit den Augen, vermeidet Augenkontakt, Abneigung gegen Berührung), Krampfanfälle, Neuralgien, Rheuma oder Verlust der emotionalen wie intellektuellen Fähigkeiten (Legasthenie, Eigensinn, Schulschwierigkeiten) und v. a.

Psyche

Reizbarkeit

- wird bei Schmerzen, Beschwerden unausstehlich, schikaniert alle, wird jähzornig, tyrannisch
- verdrießlich, wenn es nicht nach seinem Willen geht
- gegen die Familie (Synth.: thuj.), geliebte Personen (Synth.: thuj.)

Unzufriedenheit

- mit sich selbst, fühlt sich minderwertig, unattraktiv, wertlos

Distanz

- argwöhnisch, entfremdet sich, zieht sich zurück
- meidet Konflikte, läuft davon

Reizbarkeit

- wegen geringsten Kleinigkeiten, bei falschem Ton
- bei unschuldigem Spaß (Hahnemann)

Stimmungsschwankung

- einmal liebenswürdig, dann grantig
- einmal rücksichtsvoll, dann hartherzig
- lacht und weint, depressiv abwechselnd mit Hochgefühl

Depression

- bei nebligem, feuchtem Wetter (Herbst, Winter)
- hat keine Interessen mehr, sondert sich ab, düstere Stimmung

Weinen

- nach Musik, nach Orgelspiel

Furcht

- vor der Zukunft, vor Fremden, Annäherung, Krankheit (hypochondrisch)
- vor Wind (Synth.: cham. 2, thuj.)
- vor Imageverlust in der Gesellschaft
- dass seine Verschleierungstaktik ans Tageslicht komme

Angst

- vor Impfung (Synth.: thuj. 2)

Wahnidee

- Gefühl, etwas Lebendiges sei im Bauch (Scheinschwangerschaft), fühlt vermeintliche Kindsbewegungen
- die Seele sei vom Körper getrennt
- als ob er schweben würde, Gefühl, beim Gehen den Boden kaum zu berühren
- doppelt, dreifach zu sein
- aus Glas, Holz zu sein, zerbrechlich zu sein
- der Körper sei dünn
- unter einer höheren Macht zu stehen
- eine Person würde sich neben ihm befinden, spricht mit ihr
- hört Stimmen im Bauch

Leitsymptome

Kälte

- frostig, Mangel an Eigenwärme, reagiert äußerst empfindlich auf Feuchtigkeit, feucht-kaltes Klima, regnerisches Wetter, Nebel, Durchnässung

Feuchte

- fühlt sich unwohl, krank am Meeresstrand, am Wasser
- feuchte Räume sind unverträglich (Wohnung, Wäscherei, Käserei)

Gewebewucherung

- Neigung zu Polypen, Papillomen, Warzen, Kondylomen, Fibromen, Gerstenkörnern

Absonderungen

- schleimig grün, eitrig, dick (der entzündeten Schleimhäute)
- übel riechend nach altem Käse oder Fischlake (Warzen, Schleimhäute, Fluor)

Illusion

- von etwas Lebendigem im Bauch
- als ob Fleisch von den Knochen gezogen würde

Hautausschlag

- vorwiegend auf den unbedeckten Körperteilen
- an den behaarten Körperstellen (Kopfhaut, Bart, Achselhöhle)

Schweiß

- an den unbedeckten Körperteilen (Synth.: bell., puls. 2, thuj. 2)
- während dem Schlaf, hört beim Erwachen auf
- an ungewöhnlichen Körperstellen: unterhalb des Haaransatzes, unter der Nase, an Stellen, die nicht mit Haaren bedeckt sind
- fettig, ölig, übel riechend nach Knoblauch (Synth.: art-v. 2, lach., sulph., thuj.), hornartig, süßlich oder stinkend nach Fischlake
- lockt Fliegen an

Schmerzen

- wandernd, plötzlich auftretend und wieder verschwindend (an die ursprüngliche Stelle)
- plötzlich – bald hier, bald dort
- begleitet von Harndrang
- schlimmer bei zunehmendem Mond

Modalitäten

Verlangen

- nach Salz, kalten Getränken, Süßigkeiten, sauren Speisen

Unverträglichkeit

- Aufenthalt am Wasser, am Meeresstrand, in feuchten Räumen
- wasserhaltige Speisen (Früchte, Obst, Gemüse), Fett, Kaffee, Schwarztee, Kartoffeln, Zwiebeln, Knoblauch

Abneigung

- gegen Gesellschaft, Familie, Partner, Kinder, Arzt, Impfung, Berührung, Annäherung, angesehen zu werden, Kirchenmusik, Orgelspiel, gegen sich selbst
- gegen Zwiebeln, Knoblauch, trockene Speisen, frisches Fleisch

Hunger

- schlechter Appetit, ist schon nach wenigen Bissen satt

Zeiten

- schlimmer nachts gegen 3 Uhr, nachmittags um 15 Uhr

Seiten

- mehrheitlich links (Kopfschmerz, Eierstock, Rheuma)

Besserung

- frische Luft, Abreiben, Frottieren, chronische Beschwerden bessern sich während einer Erkältung, Wärme, warme Anwendungen, Bewegung

Verschlechterung

- Feuchtigkeit, feucht-kaltes Wetter, Nebel, kaltes Baden, am Wasser, am Meeresstrand, feuchte Räume, Bettwärme, Hitze, intensive Sonnenbestrahlung, Impfung, Mondlicht, Ruhe

Absonderliche Symptome

Schlaf

- erwacht um 3 Uhr und kann nicht mehr einschlafen
- kann nicht auf der linken Seite schlafen, ängstliche Träume (Synth.: puls. 2, thuj. 2, lyc., phos., sep.)
- sieht Geister, sobald die Augen geschlossen werden
- träumt vom Fallen (schreckt auf), vom Tod, von Verstorbenen, Gespenstern, Schweben, Friedhof, Abbrechen der Zähne, Liebesabenteuern

Kopf

- Schwindel beim Schließen der Augen, kann nicht mit geschlossenen Augen gehen (Synth.: alum. 2, stram. 2, arg-n., ars., thuj.)
- Schwindel wie in einem Karussell sitzend
- Schmerz, muss das Bett verlassen (Synth.: thuj. 2, coloc., rhus-t., sep.)
- Schmerz wie durch einen Nagel im linken Stirnhöcker (Synth.: thuj. 3, asaf.)
- Schmerz von Schwarztee
- Schweregefühl, als ob das Gehirn nach vorne gedrückt würde (Synth.: bry., canth., laur., thuj.)

Augen

- Gefühl, als ob kalte Luft in die Augen blasen würde
- Entzündung nach Impfung (Synth.: thuj.)
- sieht grüne Streifen vor den Augen

Ohren

- Knarren im Ohr beim Schlucken (Synth.: thuj. 2, agar., graph.)
- Absonderung wie faules Fleisch (Synth.: kali-p. 3, thuj. 2)

Nase

- Schnupfen während des Stuhlgangs
- bekommt beim Naseputzen Zahnschmerzen
- Absonderung riecht nach Fischlake (Synth.: elaps, thuj.)
- eingebildete Gerüche wie saures Bier (Synth.: bell. 2, thuj.), wie Fischlake (Synth.: bell. 2, agn., calc.)
- Nasenpolyp blutet leicht

Gesicht

- glänzend wie Öl (Synth.: nat-m. 2, plb., thuj.)
- Haarwuchs an der Oberlippe bei Frauen (Synth.: cortico.)
- Warzen am Kinn (Synth.: thuj. 3, lyc. 2)
- Warzen an den Lippen (Synth.: nit-ac. 3, caust. 2, kali-s., thuj.)
- Gefühl, als ob kalte Luft ins Gesicht blasen würde (Synth.: coloc., mez., olnd., thuj.)

Mund

- Abbröckeln, Karies der Zähne am Zahnfleischrand bei gesunden Kronen
- weiße Bläschen seitlich der Zunge
- variköse Veränderungen unter der Zunge
- Ranula unter der Zunge
- Gefühl, als sei ein Haar auf der Zunge

Brust

- Polyp der Stimmbänder (Synth.: thuj. 2, berb.), im Kehlkopf
- Asthma nach Impfung (Synth.: thuj.)
- Husten nach unterdrückter Gonorrhöe (Synth.: puls. 2, thuj.)

Magen

- Schmerz nach Impfung (Synth.: corn., thuj.)
- Beschwerden nach Zwiebeln (Synth.: lyc. 3, puls. 2, thuj. 2)
- Würgen während der Menses (Synth.: puls. 2, thuj.)
- beim Schlucken von Getränken hörbares Gurgeln

Bauch

- vogelähnliches Pfeifen oder Quietschen im Bauch
- Rumoren, Kollern nach dem Frühstück (Synth.: all-c., cycl., grat., sulph., thuj.)
- Bewegung im Unterbauch wie von etwas Lebendigem (croc.)

Verdauung

- Durchfall nach Impfung (Synth.: thuj. 2, ant-t., sil.)
- Stuhl fettig, ölig aussehend (Synth.: iod. 2, bol-la., pic-ac., thuj.)
- blumenkohlartige Wucherung im Rektum (Synth.: thuj. 2)
- flache Kondylome im Rektum (Synth.: thuj. 3, euphr. 2, sulph.)

Nieren

- Harnstrahl geteilt, gegabelt
- Gefühl eines brennenden Tropfens, welcher nach dem Urinieren durch die Harnröhre (Synth.: thuj. 2, arg-n.) läuft
- Gefühl, als würde der Urin nach dem Wasserlassen noch fließen (Synth.: aspar., kali-bi., petros., thuj., vib.)

Genitalien

- Schweiß wie verbranntes Horn riechend vor der Menses
- grünlicher Fluor färbt die Wäsche (Synth.: bor., kali-chl., lach., thuj.)
- Kondylome an der Vagina (Synth.: thuj. 3, nit-ac. 2, staph. 2, tarent.)
- warzenförmige Wucherungen am Uterus (Synth.: thuj. 2, sabin.)
- leicht blutende Kondylome riechen nach altem Käse, Fischlake
- Gefühl von Bewegungen in den Hoden

Haut

- Warzen riechen nach altem Käse (Synth.: thuj. 3, calc. 2, graph. 2, hep. 2)

Glieder

- nach Impfung Schwellung des Oberarms (Synth: sil. 3, thuj. 2, sulph.) oder Abmagerung
- nach Impfung Nagelbettentzündung, Umlauf (Synth.: thuj. 3)
- nach Impfung Eiterung der Finger (Synth.: thuj. 3)
- Fingerspitzen geschwollen, rot, fühlen sich wie abgestorben an
- Gefühl, Beine seien zerbrechlich wie Glas
- Gefühl, Knochen würden abgeschabt oder zerschlagen
- Gelenkbeschwerden verschwinden nach unterdrückter Gonorrhöe

Rücken

- steifes Gefühl von der linken Nackenseite zum Ohr
- Steißbeinneuralgie bei feucht-kaltem Wetter

Besondere Anzeigen

- Bewegungen des Fötus stören den Schlaf (Synth.: thuj. 2, arn., con.)
- Bewegungen des Fötus wie von einer Faust (Synth.: thuj. 3, nat-c.)

Vergleiche

- nat-m., med., nit-ac., sil., cinnb., sabin., canth., cann-s., cann-i., ant-t., staph., ter., dulc., nat-s., aran., puls., apis

Bewährte Indikationen

Migräne

- um 3 Uhr morgens beginnend bis nachmittags 15 Uhr mit Schmerzen oberhalb des linken Auges, als würde ein Nagel in den Kopf getrieben, besser durch Gehen in frischer Luft

Sinusitis

- mit dicken, gelb-grünlichen Absonderungen, Schmerzen, als ob ein Nagel in den linken Stirnhöcker getrieben würde, besser durch Neigen des Kopfes nach hinten, Neigung zu Polypen

Otitis

- chronisch purulenter Ausfluss, Beteiligung des Mastoides, Sekrete wie von faulem Fleisch (stinkend), leicht blutend

Asthma

- bei feucht-kaltem Wetter, Herbstasthma, schlimmer um 3 Uhr morgens, gelb-grüner Auswurf, riecht nach altem Käse

Zystitis

- mit reißend brennenden Schmerzen in der Harnröhre und dem Gefühl, als ob ständig ein Tropfen Urin durch den Urether fließen würde

Urethritis

- mit grünlichem Ausfluss aus der Harnröhre, morgens Meatus verklebt

Prostatitis

- häufiger Harndrang, unterbrochener Urinabgang, geteilter Strahl, Urinfluss einige Male unterbrochen während der Entleerung, Nachtröpfeln nach dem Wasserlassen

Rheuma

- der Gelenke bei nasskaltem Wetter (Herbst) mit Entzündung der Prostata, sykotische Belastung

Arzneianalogien

Das Erscheinungsbild des Abendländischen Lebensbaumes zeigt in verschiedener Hinsicht signaturenhafte Verwandtschaften zur Thuja-Persönlichkeit: Einerseits durch die intensiv dunkelgrüne Farbe der Pflanze mit ihrem strengen, fast aufdringlichen Duft, die den kühlen, berechnenden und argwöhnischen Typus charakterisieren, andererseits wird die Thuja-Hecke vielerorts als grüner Grenzzaun rund um Haus und Hof angepflanzt und versinnbildlicht dadurch Abgrenzung, Distanz, Zurückhaltung sowie Ablehnung des Kranken. Der verdrehte Stamm des Baumes, der hinter dichten Zweigen versteckt ist, möchte die undurchsichtige bis unaufrichtige, täuschende Art veranschaulichen. Die ursprünglichen Standorte des Lebensbaumes sind die Sumpfgebiete, was die Empfindlichkeit gegen Nässe und Feuchtigkeit kennzeichnet. Betrachten wir die Früchte der Konifere, erkennen wir die klinischen Entsprechungen von warzenartigen Tumoren.

Thuja in der Kinderheilkunde

Thuja-Kinder stammen oft aus zerrütteten Familienverhältnissen, sei es durch frühe Trennung der Eltern, Adoption, Vernachlässigung (Drogen-, Alkoholsucht der Eltern), Missbrauch oder Erziehungsprobleme. Vielfach besteht eine sykotische Belastung in der Vorgeschichte der Eltern. Als Säuglinge haben sie eine große Abneigung gegen fremde Personen (sie verstecken sich oder beginnen zu weinen). Selbst gegen die eigene Mutter kann sich eine Aversion entwickeln.

Vielfach sind es Kinder mit aufgedunsenem und wächsernem Gesicht sowie fleischiger Statur mit schlaffen Muskeln. Sie schwitzen viel, selbst am Abend beim Ausziehen der Kleider oder im Schlaf, meistens aber nur an den unbedeckten Körperstellen. Häufig treten an denselben Stellen auch Hautausschläge auf. Sie sind oft erkältet mit großer Empfindlichkeit gegen nasskaltes Wetter oder Feuchtigkeit. Die Kinder leiden unter chronischem Schnupfen mit grünlicher Schleimsekretion und an Durchfall morgens nach dem Frühstück, wobei der wässrige Stuhl explosionsartig wie aus einem Spundrohr herausschießt (Gurgeln und Rumoren im Bauch). Möglicherweise besteht übermäßig häufiger Harndrang mit fast stündlichem Wasserlassen. Auffallend sind die tumorös besetzten Gewebe mit blumenkohlartigen Warzen, Polypen, Muttermalen oder Leberflecken sowie der Karies am Zahnfleischrand.

Die Jugendlichen haben trotz Frostigkeit eine Vorliebe für kalte Getränke; auch Salziges mögen sie. Auf Süßigkeiten, Fett, fettes Fleisch, Brot und Kartoffeln reagieren sie sehr ablehnend.

Charakteristisch sind auch hier die Folgen von Impfungen, wobei Fieber, Husten, Konvulsionen, Bettnässen, Verhaltensstörungen oder Lernschwierigkeiten in Erscheinung treten können. Vielfach handelt es sich um widerspenstige, verschlossene, zurückhaltende Jugendliche, die Schwierigkeiten beim Sprechen haben (Wortfindungsstörungen, Verschlucken von Silben, Verhaspeln, Nuscheln oder Murmeln). In der Schule machen sie viele Lese- und Schreibfehler. Wegen ihres Minderwertigkeitsgefühls (fühlen sich zerbrechlich) zeigen sie kaum Selbstvertrauen. Sie sind sehr unflexibel mit großer Abneigung gegen Veränderungen (Wechsel des Wohnortes, der Schule oder der gewohnten Umgebung). Auch während wechselnden Entwicklungsstadien wie Zahnen, Krabbeln, Laufen, Sprechen reagieren sie sehr verstimmt. Selbst der Übergang vom Schlafzum Wachzustand (morgens beim Erwachen) kann bei ihnen zur Tortur werden (ist mürrisch).

In der Pubertät werden die Jugendlichen äußerst rebellisch mit sehr veränderlichen Stimmungslagen (freundlich – garstig). Sie leiden unter schwerer Akne mit der Tendenz zu Narbenbildungen, wodurch wiederum ihr Selbstwertgefühl stark angeschlagen wird (fühlt sich hässlich). Diese künstlerisch begabten und altklugen Kinder sind große Musikliebhaber und bei jedem Festival und in jeder Diskothek anzutreffen.

Tuberculinum

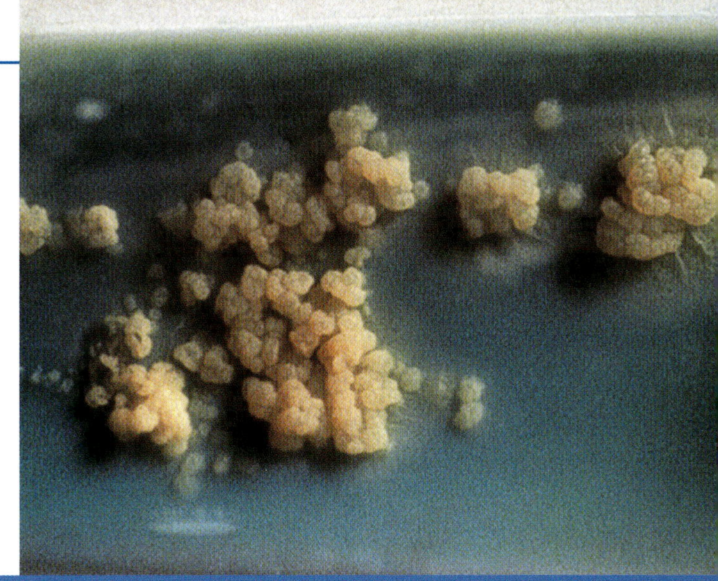

Allgemeines

Tuberculinum ist eine Nosode, welche aus dem Krankheitserreger Mycobacterium tuberculosis hergestellt wird. Der Bazillus wurde 1882 von Robert Koch entdeckt. Rund ein Drittel aller Menschen ist heutzutage (vor allem in der Dritten Welt) mit dem Bazillus infiziert (Tendenz zunehmend). Als Folge der Auseinandersetzung des Immunsystems mit dem Erreger kommt es in der Regel zu schweren Schädigungen des betroffenen Gewebes (Lunge, Niere, Knochen, Haut usw.). Meistens ist die Lunge betroffen. Durch Streuung der Bakterien im Blut können aber auch andere Organe befallen werden. In den häufigsten Fällen wird die Tuberkulose, welche früher als Schwindsucht bezeichnet wurde (weist auf den massiven Gewichtsverlust im Verlauf der Krankheit hin), durch Tröpfcheninfektion oder durch infizierte Kuhmilch übertragen. Nach primärer Entzündung entstehen Nekrosen (Tuberkel) und eine fortschreitende Gewebsdestruktion. Die Terminologie stammt vom lateinischen „tuberculum", was „Höckerchen" bedeutet.

Homöopathisch wird die Tuberculinum-Nosode aus verschiedenen Ausgangsstoffen hergestellt. Tuberculinum Koch stammt aus der Kultur des menschlichen Tbc-Erregers; Bacillinum Burnett aus dem tuberkulösen Lungengewebe samt Sputum von tuberkulosekranken Menschen und Tuberculinum bovinum Kent (lat.: bovinum = vom Rind stammend) aus infiziertem Lymphdrüsengewebe von Rindern. Weniger bekannt sind Tuberculinum avis (von Vögeln stammend), Tuberculinum Marmorek (nach Marmorek), Tuberculinum Denys und Tuberculinum Spengler.

Bei Tuberculinum (meistens wird Tub. Koch oder Tub. bovinum eingesetzt) handelt sich um eine tief wirkende Arznei, welche dem tuberkulinischen, psorisch-syphilitischen Miasma zugeordnet wird. Die Nosode sollte nicht zu häufig wiederholt werden. Vielmals besteht eine eigene oder familiäre Tbc-Vorgeschichte.

Wichtigste Themen des Mittels sind: *Aggressionen, Freiheitsdrang, Sehnsüchte, Triebhaftigkeit, Unzufriedenheit, Rastlosigkeit, Wechselhaftigkeit und Erkältlichkeit.*

Typus

Tuberculinum-Persönlichkeiten (mehrheitlich bei Männern indiziert) erinnern in ihrem Erscheinungsbild an Phosphor. Sie sind meistens **groß gewachsen, schlank**, „dürr" wie eine Bohnenstange, **untergewichtig, schmalbrüstig**, hellhäutig mit blassem, knochigem, eingefallenem Gesicht (Sommersprossen), blondem, feinem Haar (weniger Brünette), blauen Augen, langen Wimpern, dünnen Lippen und hängenden Schultern. Sie kleiden sich extravagant und haben eine Vorliebe für hellgrüne Farben (Synth.: sep. 2, tub. 2, ign., nux-v., sil.). Trotz ihrer zerbrechlichen Statur sind sie sehr aufgeweckt, vergnügt, enthusiastisch und humorvoll (leichtlebiger, spritziger Typ). Um das Leben in vollen Zügen genießen zu können, halten sie sich durch Sport (Joggen, Radfahren, Bergwanderungen) fit. Sie sind sehr abenteuerlustig und werden von einem massiven **Freiheitsdrang** getrieben. Ununterbrochen haben sie das Gefühl etwas zu verpassen, weshalb sie hektisch und rastlos jeder „Seifenblase" nachspringen. Dabei möchten sie **unabhängig** bleiben und ihren eigenen Willen durchsetzen. Gesellschaftliche Formen empfinden sie als eine Fessel, als Beengung; sie lassen sich keinen fremden Willen aufzwingen (fühlt sich sonst in Ketten gelegt und glaubt zu ersticken). Selbstbezogen, selbstsicher, raffiniert, einfallsreich und rücksichtslos (gegen andere oder die eigene Gesundheit) laufen sie stetig als **„Hansdampf in allen Gassen"** auf Hochtouren. Vom Gefühl getrieben, etwas zu versäumen (glaubt das Leben sei zu kurz, weshalb man es unbedingt auskosten muss), möchten sie immer wieder Neues erleben. Sie genießen das gesellschaftliche Leben, sind auf jeder Party zu finden und pflegen zahlreiche Kontakte (möchte immer neue Leute kennenlernen). Ihr **Bedürfnis nach Abwechslung**, Veränderung und Abenteuer (liebt das Risiko bei gefährlichen Sportarten wie Drachenfliegen, Fallschirmspringen, Motorradssport usw.) ist oftmals kaum zu stillen. Sie haben **kein Sitzfleisch**, sind stets auf Trab. Häufig wechseln sie auch ihre Interessen, ihre Freunde, ihren Wohnort oder den Beruf. Sobald Routine einkehrt, fühlen sie sich gelangweilt und unzufrieden. Wenn etwas nicht nach ihrer Vorstellung verläuft, reagieren sie gereizt und frustriert. Sie erwarten, dass all ihre Ziele, Begierden, Wünsche, Hoffnungen, Träume und Sehnsüchte sofort in Erfüllung gehen.

Das Leben bedeutet für die Tuberculinum-Persönlichkeiten Bewegung. Heute hier, morgen dort, so treiben sie von einem Ort zum anderen. Diese **Rastlosigkeit** zeigt sich auch in der ausgesprochenen **Reisefreudigkeit**. Es sind Weltenbummler, Kosmopoliten, Globetrotter, die dem täglichen Einerlei entfliehen möchten. Laufend orientieren sie sich in der Reiseliteratur nach neuen Abenteuern und blühen richtig auf, wenn sie endlich wieder losziehen können. Einmal am Ziel angekommen, werden sie von neuen Sehnsüchten geplagt. Ferienorte werden selten zweimal aufgesucht; immer wieder locken neue Urlaubsziele.

Auch in der **Partnerschaft** sind Tuberculinum-Persönlichkeiten sehr **unstet**. Obwohl sie sich nach familiärer Geborgenheit sehnen, können sie nur schwer eine enge Beziehung eingehen. Zu starke Bindungen engen ein – es fehlt ihnen die Luft zum Atmen. Zwar verlieben sie sich schnell und stürmisch, aber es bleibt bei einem Strohfeuer. Beherrscht von Abenteuerlust wechseln sie von einem Flirt zum anderen. Sexuell überaktiv, haben sie viele One-Night-Stands. Sie sind zwar sinnlich, aber mit einer gewissen Distanz – eine Hintertür muss immer offen bleiben.

Wissbegierig (für wissenschaftliche Fortschritte) und begeistert von allem Neuen haben sie viele Pläne im Kopf. Sie besitzen ein **rasches Auffassungsvermögen** und einen scharfen, sprunghaften Verstand. Allerdings fehlt es ihnen an Tiefe und Ausdauer; sie können nicht lange bei einem Thema verharren. Andererseits

Verhaltensmerkmale bei der homöopathischen Anamnese

Die Tuberculinum-Patienten ersuchen homöopathische Hilfe, wenn sie aufgrund ihres hektischen, ruhelosen Lebensstils (Tanz auf dem Vulkan) schon ziemlich geschwächt und ausgepowert sind. Sie sehen dürr, mager, ausgezehrt, untergewichtig, zerbrechlich und äußerst blass (anämisch) aus. Bei geringstem Zipperlein beginnen sie zu jammern, wobei die Symptome zu großer Reizbarkeit führen. Die Betroffenen können sogar wütend werden, weil sie glauben, durch die aufgetretene Krankheit etwas zu verpassen. Sie fürchten, zu früh sterben zu müssen oder ihr Leben nicht richtig genießen zu können. Schnellstens möchten sie wieder gesund werden. Ungeduldig bombardieren sie den Homöopathen mit Fragen nach der Krankheitsdauer und wann endlich Heilung eintreten werde. Für den Genesungsprozess besitzen sie wenig Ausdauer und sind deswegen schnell unzufrieden, was sie veranlasst, bei ausbleibendem therapeutischem Erfolg bereits nach wenigen Tagen oder Wochen den Therapeuten zu wechseln. Typisch ist, dass sie kurz nach der Anamnese den Homöopathen erneut beanspruchen, weil sie vergessen haben, verschiedene Details, die ihnen wichtig und bedeutend erscheinen, mitzuteilen.

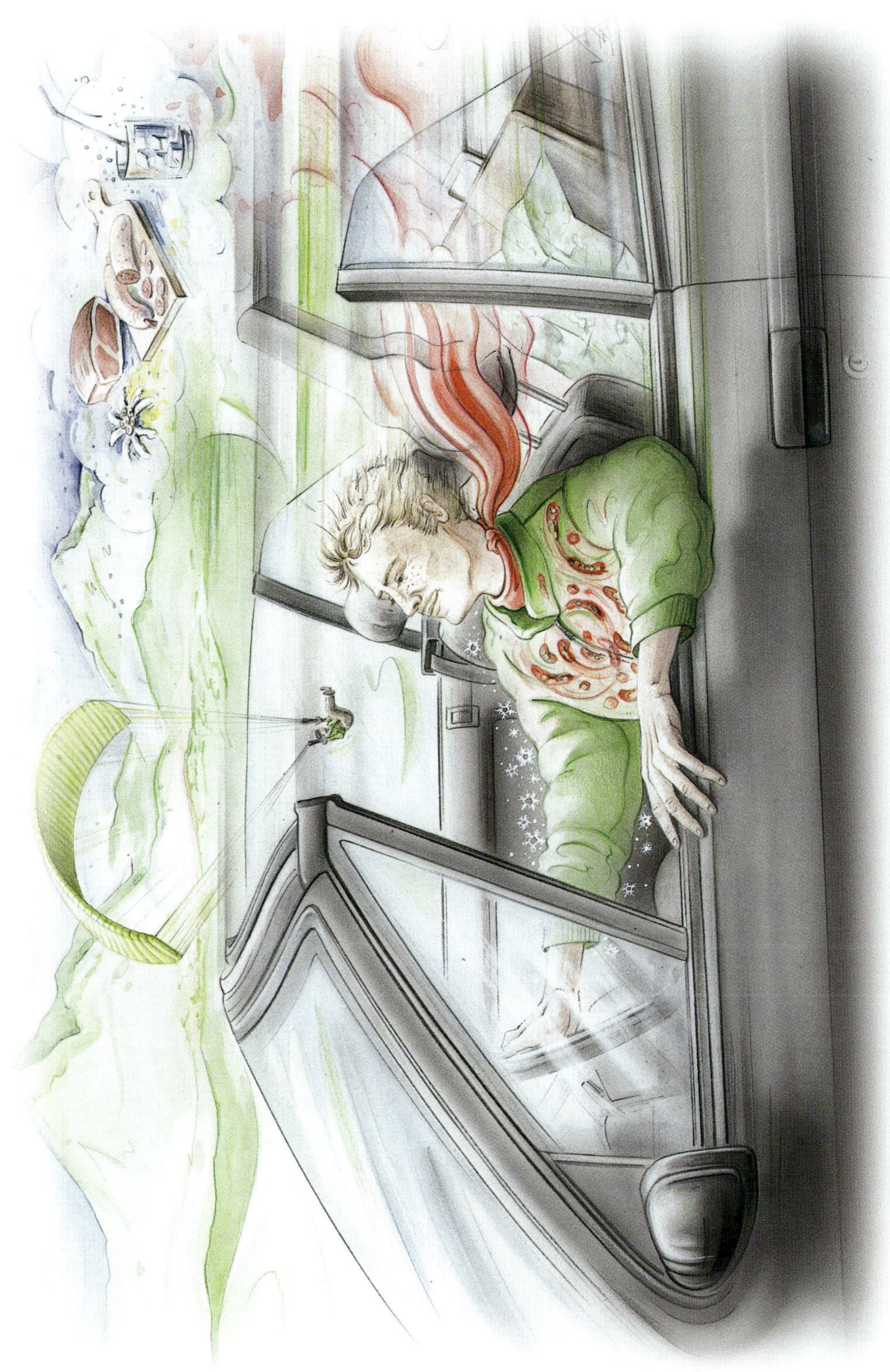

Abb. 48 **Tuberculinum-Persönlichkeit:** groß gewachsen, schlank, untergewichtig, schmalbrüstig, eingefallenes Gesicht, Sommersprossen, extravagant gekleidet, vergnügt, abenteuerlustig, Freiheitsdrang, „Hansdampf in allen Gassen", Bedürfnis nach Abwechslung, rastlos, Globetrotter, viel auf Reisen, liebt den Fahrtwind, fährt im Cabriolet, hat gerne frische Luft, fühlt sich wohl im Gebirge, pflegt gefährliche Sportarten (Gleitschirmfliegen), künstlerisch begabt, liebt Musik, Frostgefühl, ist schnell erkältet, Atemwegsinfekte mit hartnäckigem trockenem Husten und Schweißausbrüchen, hüllt sich warm ein, bevorzugt Geräuchertes und eiskalte Getränke.

haben sie eine große **Abneigung gegen zu starke geistige Aktivität**. Auch künstlerisch sind sie sehr begabt (Gedichte, Musik, Zeichnen, Malen), aber oftmals lassen sie sich von neuen Interessen ablenken und verschwenden dabei ihre angeborenen Talente. Letztlich haben sie eine außerordentliche Vorliebe für klassische Musik, während sie Jazz und Rock verabscheuen.

Tuberculinum-Frauen zeigen ähnliche Wesenszüge wie Männer. Sie sind **maskulin**, sportlich, lebensfroh, **unternehmungsfreudig, reiselustig** und voller Energien. Man erkennt sie oft an ihrem **dünnen Körperbau** (Hühnerbrust) und ihrer massiven Rastlosigkeit. Haushalt, Familie und Mutterrolle machen sie sehr unzufrieden, da sie diese Pflichten an ihrem genussvollen Lebensstil hindern.

Das Immunvermögen der Tuberkulinum-Persönlichkeiten ist oftmals angeschlagen. Es besteht eine große **Tendenz zu Erkältungen**, wobei sich die Infekte in den Atemwegen festsetzen. Ein **Katarrh** folgt dem anderen. Kaum ist eine Grippe, eine Mittelohrentzündung oder ein Schnupfen abgeheilt, tritt bereits der nächste in Erscheinung und dies oft infolge des geringsten Luftzugs. Die Beschwerden setzen sich in der Brust fest mit **hartnäckigem trockenem Husten** (besonders abends und nachts). Der dicke, gelb-eitrige Schleim löst sich erst im Laufe des Morgens. Oft bleiben die Symptome den ganzen Winter bestehen, während rezidive Fieberzustände ohne sichtbaren Grund auftreten.

Die Kranken neigen zu **übermäßigen Schweißausbrüchen** (besonders nachts oder durch Anstrengung), wobei die Bettwäsche und das Nachthemd total durchnässt werden.

Die Patienten sind völlig entkräftet. Bei kleinster Anstrengung fühlen sie sich ermattet und sind kaum mehr imstande, sich auf den Beinen zu halten **(Schwäche der unteren Extremitäten)**. Sie fühlen sich ausgebrannt, ausgelaugt **(Burnout)** und müssen sich bei körperlicher Betätigung aufstützen. Im Bett können sie nicht ruhig liegen bleiben, sie sind zappelig und nehmen zum Schlafen eine sitzende Stellung ein.

Tuberculinum-Persönlichkeiten zeigen letztlich eine große **Allergieneigung** gegen Tierhaare (Katzen, Hunde, Pferde, Meerschweinchen), Pollen und Milch, wobei Asthma oder trockene, juckende Ekzeme in Erscheinung treten. Der **Pruritus** wird durch **Wärme gelindert**.

Psyche

Aggression

- aufgebracht, muss sich zurückhalten, um nicht zu fluchen (Synth.: anac., med., sanic., tub.)
- wird wütend, wenn ihm etwas aufgezwungen wird, lässt sich nicht dominieren oder einschränken

Zorn

- wirft Gegenstände um sich, nach Personen (Synth.: agar., bell., lil-t., lyss., tub.)
- Zerstörungswut durch unterdrückte Gefühle (Synth.: anac., bell., ign., nux-v., tub.)
- kann sich nicht beherrschen, schlägt zu, ist blind vor Ärger, entwickelt übermenschliche Kräfte

Frust

- schlägt mit dem Kopf gegen die Wand, gegen den Boden
- provoziert ständig, macht Szenen, ist streitsüchtig

Unzufriedenheit

- bei permanenter Routine, Langeweile, möchte ausbrechen
- ständiges Bedürfnis nach Veränderungen
- nichts kann ihn wirklich befriedigen

Egoismus

- sucht nur seinen eigenen Vorteil, nimmt keine Rücksicht
- lebt auf Kosten anderer, Schmarotzer
- kann sich nicht anpassen, will seinen Willen durchsetzen

Lügen

- glaubt seine eigenen Lügen

Rastlosigkeit

- unstet, ungeduldig, kommt nie zur Ruhe
- ideenreich, kann aber nichts zu Ende führen

Reizbarkeit

- launisch, besonders morgens beim Erwachen
- verdrießlich bei Verlust der Gesundheit

Wankelmütigkeit

- freundlich – gereizt, optimistisch – pessimistisch
- unberechenbar, einmal sanft, dann bösartig
- kein Durchhaltevermögen bei Entschlüssen, z. B. das Rauchen endgültig aufzugeben, wird rückfällig, kann nicht bei der Stange bleiben

Furcht

- vor Katzen, Hunden, Kühen, Pferden
- vor dem Gang zum Arzt, Zahnarzt (Synth.: Erwartungsspannung: gels. 2, phos. 2, tub. 2, calc-i., mag-c.)
- ein Unheil würde der Familie drohen (Synth.: tub. 3)

Angst

- etwas im Leben zu verpassen
- zu früh sterben zu müssen
- vor Langeweile, Eintönigkeit

Wahnidee

- dass sich jemand hinter ihm befinden würde
- das Bett würde schaukeln wie eine Hängematte
- von der eilenden Menschenmenge erdrückt zu werden
- er könne fliegen

Leitsymptome

Kälte

- frostig, fühlt sich aber an frischer Luft besser (unwohl im stickigen, warmen Raum), Lufthunger trotz Frieren

Wärme

- Verlangen nach warmer Einhüllung

Abmagerung

- trotz gutem Appetit (Heißhunger)

Zunge

- roter Streifen in der Mitte, Himbeerzunge

Wechselhaftigkeit

- Symptome wechseln den Ort, den Charakter, die Modalität
- Symptome tauchen einmal morgens, dann abends auf
- körperliche Symptome wechseln mit psychischen ab
- wird melancholisch reizbar, wenn die Schmerzen verschwunden sind
- Gesicht einmal blass, dann rot
- enormer Appetit, dann appetitlos
- Kopfschmerz gefolgt von Katarrh oder umgekehrt
- Schlaflosigkeit wechselt mit Schläfrigkeit
- Hyperaktivität wechselt mit Trägheit, Apathie
- Heuschnupfen wechselt mit Rheuma

Schmerzen

- variabel, wechseln den Ort, kommen und verschwinden
- wechselnder Art: pulsierend, stechend, drückend, ziehend, dumpf

Immunschwäche

- Neigung zu Erkältungen bei geringstem Luftzug, ein Katarrh folgt dem anderen, Neigung zu trockenem, hartnäckigem Husten (abends/nachts), geschwollene Halsdrüsen

Fieber

- periodisch auftretend, steigt gewöhnlich von 15 bis 16 Uhr, mäßige Temperatur, Schweißausbrüche, Verlangen nach frischer Luft, nach eiskaltem Wasser, ist redefreudig

Modalitäten

Verlangen

- nach frischer Luft, Fahren im Wind (Motorrad, offenes Cabriolet)
- nach offenem Fenster
- nach Abwechslung, Veränderungen (Synth.: bry. 2, cham., hep., sep., tub.), Reisen, Abenteuer, Nervenkitzel
- nach Geräuchertem (Synth.: caust. 3, tub. 3, calc-p. 2, kreos.), Salami, Schinken, Speck, Fleisch, Delikatessen, Extravagantem
- nach Eiscreme (Synth.: phos.3, calc.2, eup-per.2, tub., verat.)
- eiskalte Getränke, kalte Milch, Erfrischendes

Unverträglichkeit

- Routine, Eintönigkeit, stickige Räume (Atemnot)

Abneigung

- gegen geistige Arbeit, gegen Musik, Mütze zu tragen, Pelze
- gegen Fleisch, warme Milch

Hunger

- muss etwas essen vor dem Schlafen, erwacht nachts mit Leeregefühl im Magen

Durst

- nach eiskalten Getränken im Fieber, bei Frost

Zeiten

- morgens beim Erwachen (reizbar), abends, nachts (Husten)

Besserung

- in frischer Luft, im Gebirge, Hochgebirge, Kiefernwald, Höhenluft, Wechseln der Körperhaltung, Bettwärme, warmes, trockenes Wetter, auf Reisen, Fahren im kalten Wind (Synth.: arg-n. 2, tub. 2)

Verschlechterung

- Nässe, nasskaltes Wetter, Feuchtigkeit, kaltes Baden, Wetterwechsel von kalt zu warm, vor Gewitter, Zugluft, am Meer, Denken an die Beschwerden, Stillsitzen, im Liegen, im Stehen, bei geistiger Anstrengung, in stickigen Räumen

Absonderliche Symptome

Schlaf

- träumt von Reisen, Flucht, Tieren, verfolgt zu werden, prüde zu sein
- kann ohne etwas zu essen nicht einschlafen, Schlaflosigkeit besser durch Essen
- schläft auf dem Rücken mit den Händen über dem Kopf
- schreit auf im Schlaf vor der Menses (Synth.: tub. 3, zinc. 2, carb-v., sep., sul-ac.)
- quälende Gedanken nachts (Synth.: ant-c., arg-n., kali-ar., kali-c., tub.)

Kopf

- Gefühl, als ob das Gehirn von einer Seite zur anderen rollen würde
- Gefühl eines eisernen Ringes um den Kopf
- heftige Schmerzen tief im Kopf, rauft sich die Haare, schlägt mit dem Kopf gegen die Wand

Ohren

- rezidive Gerstenkörner am rechten Oberlid, grünlicher Eiter

Nase

- schwitzt auf der Nase
- Sekret riecht wie Käse (Synth.: tub. 3, hep., merc.)
- Schnupfen durch den Geruch von Rosen (Synth.: all-c. 2, sabad. 2, sang. 2, tub. 2, wye.)

Gesicht

- geschwürige Kondylome (Synth.: sil. 2, tub. 2, dig.)

Mund

- Gefühl, als ob die Zähne ineinander verkeilt wären
- Zähne gezackt (Synth.: lach., med., plb., syph., tub.)

Brust

- Husten bei Heben der Arme (Synth.: trom., tub.)
- empfindliche Schwellung der Mammae vor der Menses
- Milchfluss vor der Menses (Synth.: tub. 2, cycl.)
- Milchfluss während der Menses (Synth.: puls. 2, tub. 2, merc., pall.)

Verdauung

- Durchfall mit heftigem Drang morgens 5 Uhr
- Morgendurchfall vor dem Frühstück
- Durchfall während Schlaf (Synth.: sulph. 2, tub. 2, bry.)
- Geruch des Stuhles wie verdorbener Käse (Synth.: bry. 3, hep. 3, sanic. 2, tub.)

Nieren

- kann kein Wasser lassen ohne gleichzeitig zu stuhlen

Genitalien

- Menses zu früh, zu reichlich, zu lang
- Dysmenorrhöe, je stärker die Blutung, umso stärker die Schmerzen

Haut

- Juckreiz besser durch Hitze und bei Ofenhitze (Synth.: tub. 3, rumx. 2, calc-sil., clem.)
- knötchenförmiges Ekzem über den ganzen Körper
- fleckige, unregelmäßige Pigmentation nach Sonnenbad

Extremitäten

- Fingerspitzen braun verfärbt
- zerschlagene Schmerzen in Knochen und Knochenhaut
- Wehtun der Oberschenkel bei Fieber (Synth.: tub. 3, ip. 2, pyrog.); der Unterschenkel (Synth.. rhus-t. 3, tub. 3, pyrog. 2, puls.)

Rücken

- Gefühl wie von feuchter Kleidung

Besondere Anzeigen

- Folgen von Tbc-Impfung

Vergleiche

- phos., calc-p., sulph., med., puls., sep., cham., con., stann., sil., sep., ign., rhus-t.

Bewährte Indikationen

Kopfschmerzen

- mit dem Gefühl, als ob der Kopf zusammengedrückt würde, mit Schmerzen tief in den Augen, wöchentliche Attacken
- mit der Empfindung eines eisernen Bandes um den Kopf

Bronchitis

- mit starken Schmerzen im linken oberen Lungenflügel, leichtem Fieber, pfeifender Atmung, vergrößerten Halslymphknoten und zähem, gelbem Schleim; besser an der frischen Luft, im kühlen Wind, schlechter bei feuchter Witterung

Bronchialasthma

- besser an frischer Luft, beim Fahren im kühlen Wind, abwechselnd mit Hautallergie

Arthritis

- wandernde Schmerzen mit Verschlimmerung nachts, bei nasskaltem Wetter, morgens beim Aufstehen zerschlagenes Gefühl, besser bei fortgesetzter Bewegung und durch Wärme, ruhelos

Arzneianalogien

Die Tuberkulose-Erkrankung ist gekennzeichnet durch starken Gewichtsverlust (Schwindsucht), was die dürre, ausgezehrte, untergewichtige Statur der Tuberculinum-Persönlichkeit charakterisiert. Kuranstalten für Tuberkulose-Patienten finden sich ausschließlich im Hochgebirge, was die Besserung der Beschwerden bei Höhenluft kennzeichnet.

Tuberculinum in der Kinderheilkunde

Tuberculinum-Kinder haben einen hellen Teint, blaue Augen, lang gezogene Wimpern, sind untergewichtig mit Trichterbrust und schwachem Rücken. Auffallend sind die schlechten Zähne (gezackte Zahnschneiden, Fehlstellung) und die Behaarung entlang des Rückens. Als Säugling müssen sie ständig gestillt werden (gieriges Trinken), ansonsten reagieren sie sehr reizbar und schreien, was das Zeug hält. Ihre Wut zeigen sie, indem sie die Mutter in die Brustwarze beißen. Sie ertragen es nicht, wenn Fremde ihnen zu nahe kommen. Selbst Augenkontakt löst ein schrilles Schreien aus. Obwohl sie sehr hungrig sind und viel essen, nehmen sie kaum an Gewicht zu. Andererseits sind sie von Geburt an sehr infektanfällig. Ihre Entwicklung geht nur zögerlich voran. Die Dentition erfolgt spät (kann auch vereinzelt früh sein) und sowohl Knochenwachstum (Neigung zu Skoliose) als auch Sprechenlernen sind verlangsamt. Nicht etwa „Mama", sondern „nein, nein" sind ihre ersten Worte und sie weisen vehement zurück. Schon früh lässt sich beim Kind eine Starrköpfigkeit erkennen. Wenn ihm der Schnuller oder das Spielzeug nicht passt, wirft es die Gegenstände in hohem Bogen aus dem Bettchen heraus. Sobald es gelernt hat, zu kriechen, geht es im ganzen Haus auf Entdeckungsreise. Es hat kein Sitzfleisch und wird bei Zurechtweisung sehr störrisch. Seine Widerspenstigkeit wird mit zunehmendem Alter immer stärker. Andauernd möchte es seinen Kopf durchsetzen und macht grundsätzlich das Gegenteil von dem, was man von ihm erwartet. Den ganzen Tag ist das Kind auf Hochtouren (hyperaktiv, energetisch geladen).

Überdrüssig sucht es ständig nach neuen Anregungen. Es braucht Abwechslung und kann sich nicht lange mit dem Gleichen beschäftigen. Wird es angehalten, bei der Sache zu bleiben, reagiert es jähzornig, wirft Dinge wild um sich oder zerstört, was ihm in die Hände kommt. Die Ausbrüche sind bösartig und von deftigen Schimpfworten (Fluchen, Obszönitäten) begleitet. Bei Streit mit den Geschwistern kann es vorkommen, dass es die anderen brutal an den Haaren zerrt oder seine Fäuste gebraucht. Es schreckt nicht einmal davor zurück, die Eltern zu schlagen (tritt mit den Füßen), wenn es getadelt oder gemaßregelt wird. Gegenüber Bestrafungen verhält es sich sehr gleichgültig – es macht einfach weiter. Bereits morgens beim Erwachen ist das Kind schlecht gelaunt. Während des ganzen Tages wiederholen sich dauernd die trotzigen Szenen. Auch in der Schule gibt es Schwierigkeiten. Zwar haben die Kinder eine gute Auffassungsgabe, können sich aber schlecht konzentrieren und sind bei geistigen Anstrengungen schnell überfordert. Hausaufgaben machen sie mit großem Widerwillen, sie trödeln und kommen nicht vom Fleck. Wenn ihnen etwas nicht im ersten Anlauf gelingt, sind sie verärgert und werfen die Arbeit zu Boden. Auch im Unterricht verhalten sie sich sehr provokativ (schlechte Manieren), es gibt oft streitsüchtige Auseinandersetzungen mit den Kameraden.

Die Kinder sind sehr lebhaft und besitzen wenig Abwehrkräfte. Schon geringe Kälteexpositionen führen zu Erkältungen und Infektionen (Otitis, Pseudokrupp, Bronchitis, Schnupfen, Tonsillitis), verbunden mit hartnäckigem, trockenem Husten (abends, nachts – morgens Auswurf von dickem, gelbem, eitrigem Schleim), geschwollenen Halsdrüsen, Nachtschweiß und mäßigem Fieber. Andererseits neigen sie zu chronischen Allergien (Tierhaare, Pollen, Milch, Nahrungsmittelzusätze) mit trockenem, rissigem, juckendem Ekzem. Der Juckreiz verschlechtert sich jeweils beim Baden, durch Wasser, beim Kleiderwechseln, bessert sich aber bei Wärmeanwendungen. Krankheiten führen schnell zu Gewichtsverlust (trotz gutem Appetit mit Verlangen nach kalter Milch). Es besteht die Neigung zu Durchfall (morgens vor dem Frühstück – rennt mit großem Drang zur Toilette).

Das Kind leidet unter Schlafstörungen (unruhig, zappelig, nächtliches Erwachen mit Schweißausbruch). Beim Einschlafen rollt es den Kopf hin und her oder bohrt ihn ins Kissen (schläft auf dem Rücken mit den Händen über dem Kopf oder in Knie-Ellbogen-Lage). Ein weiterer Schwachpunkt ist das Bettnässen, wobei meist eine familiäre Veranlagung besteht. Das Einnässen (träumt vom Urinieren, schlimmer bei Vollmond) erfolgt während der ganzen Nacht, wobei ein aufdringlicher Geruch entsteht, der lange in der Matratze hängen bleibt.

Außerdem leiden die Jugendlichen häufig unter Kopfschmerzen, insbesondere nach geistigen Anstrengungen (Schule, Hausaufgaben) oder durch Sehschwäche (Brillenwechsel). Mädchen (dünne, magere Statur) haben Kopfweh vor, während und nach der Menstruation, verbunden mit Dysmenorrhöe und Schwellung der Mammae.

Ein schwieriges Stadium für Tuberculinum-Kinder ist die Pubertät, mit Verstärkung der Aggressivität, des Starrsinns und des zerstörerischen Verhaltens samt intensiver Unruhe und Rastlosigkeit. Die Jugendlichen (Akne mit tief sitzenden Knoten) sind nicht mehr zu bändigen, nehmen Reißaus und haben einen unbezähmbaren Drang nach Freiheit und Abenteuern.

Veratrum album

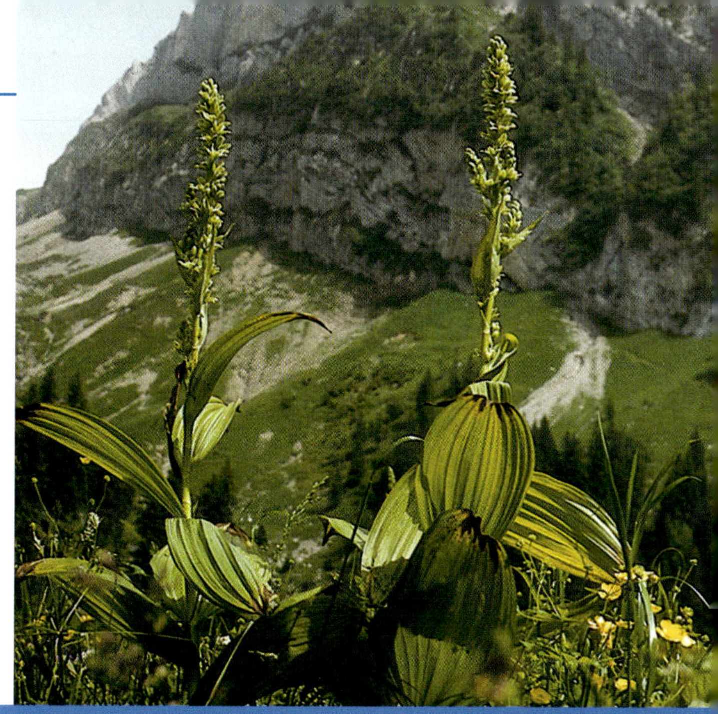

Typus

Bei Veratrum album handelt es sich um Persönlichkeiten (Frauen und Männer) von **hagerer Statur** mit knochigem, ausgezehrt erscheinendem Gesicht und spitzer Nase. Sie sind kopflastig veranlagt (intelligent, aber etwas naiv), emotionslos, **kühl**, distanziert und haben ein unhöfliches Benehmen. Aufgrund ihres **ehrgeizigen** (Synth.: Ehrgeiz, setzt alle erdenklichen Mittel ein: verat. 2, lyc., plat.), geltungssüchtigen Charakters können sie eine enorme Aktivität mit bemerkenswertem Ausdauervermögen entwickeln. Die Puste scheint ihnen nie auszugehen. Immer auf Draht und voller **Tatendrang** (geschäftig, überdrüssig, aktiv) wird alles in Bewegung gesetzt, um ans Ziel zu kommen. Sie möchten rasch reich werden, das schnelle Geld machen; wenn sich aber der Erfolg nicht sofort einstellt, fühlen sie sich in ihrer sozialen Stellung bedroht. Sie fürchten, als Bettler zu verarmen. Aus diesem Grund können sie skrupellos, ungehalten, **intolerant**, herrisch und diktatorisch werden (Synth.: hart mit Untergebenen, freundlich zu Vorgesetzten: lach., lyc., plat., verat.). Andererseits sind sie extrem **selbstgefällig** (stolz auf sich) mit affektierten, extravaganten Verhaltensweisen. Sie setzen alles daran, um ein vornehmes, vermögendes Image zu präsentieren oder auch vorzutäuschen. Mit prahlerischer, wichtigtuerischer Fassade verschwenden sie ihr Geld, als ob sie zu den Reichsten der Welt gehören würden. Um sich hervorzuheben, benutzen sie falsche Namen und lügen wie gedruckt. Wegen ihrer **Unaufrichtigkeit** und **Überheblichkeit** ist es für jedermann sehr schwierig mit ihnen zusammenzuleben. Sie wissen alles besser und lassen kaum eine andere Meinung

Allgemeines

Die Weiße Nieswurz (Veratrum album L.), auch Germer genannt, ist auf den feuchten Bergfluren der Alpen und Pyrenäen verbreitet. Das stattliche, 120 Zentimeter hohe Liliengewächs (Liliacea) besitzt einen weißlichen Wurzelstock, der anhand von ineinander geschobenen Blattscheiden einen aufrechten Stängel bildet. Die giftige Pflanze wird oft mit dem Gelben Enzian (Gentiana lutea L.) verwechselt, besitzt aber als evidentes Unterscheidungsmerkmal nicht gegenständige, sondern **wechselständige** Blätter. Von Juni bis August erscheint endständig eine 20 bis 40 Zentimeter lange Blütenrispe, welche mit vielen sternförmigen, grünlich-weißen Blüten samt sechs Perigonblättern besetzt ist. Bei starker Sonnenbestrahlung verströmen sie einen betäubenden Duft.

Der Gattungsname „Veratrum" stammt vom lateinischen „vertere", was „wenden" bedeutet und zum Ausdruck bringt, dass die toxische Pflanze den Geist wenden, d. h. wahnsinnig machen kann. Der Beiname „album" weist auf den weißlichen Wurzelstock hin.

Die homöopathische Arznei wird aus dem frischen, im Juni vor der Blütezeit gegrabenen Wurzelstock (bisweilen auch vom getrockneten) hergestellt. Sie wird wegen des Gebrauchs bei Gastroenteritis mit Brechdurchfall und Sinken der Lebenskräfte auch als pflanzliches Arsenicum bezeichnet.

Die Themen des Mittels sind: *Größenwahn, Manie, Kräftezerfall, Kollaps und eisige Kälte.*

gelten. Ihren Angehörigen und Mitarbeitern gegenüber verhalten sie sich sehr schroff und **tadelsüchtig** (ertragen aber selbst keine Kritik). Ununterbrochen haben sie an allen etwas auszusetzen und ärgern sich über die anderen. Sie sind der Überzeugung, die einzigen Normalen unter Verrückten zu sein und denunzieren (Neigung zu Verleumdung), bespitzeln und kontrollieren ihre Nächsten.

Bezeichnend ist ihre extreme **Geschwätzigkeit**, manchmal mit exzentrischer, frivoler und lasziver Ausgelassenheit (schamloses Reden). Sie ziehen herablassend und belustigend oder mit albernem Lachen (Synth.: merc. 2, bell., hyos., verat.) über andere Leute her.

Hervorzuheben ist ihre exaltierte **Religiosität** mit fanatischem und missionarischem Eifer (Synth.: redselig über religiöse Themen: verat. 2). Dies kann in die Wahnidee ausarten, unter einem göttlichen Auftrag zu stehen, die Menschen bekehren zu müssen. In ihrer selbstgerechten Art, über Moral und Unmoral zu urteilen, mahnen sie zur Buße und predigen gerne (an der Straßenecke) vom Weltuntergang.

Ein weiterer Wesenszug von Veratrum-Persönlichkeiten ist die **Manie**. Oft stehen die Betroffenen unter dem Zwang, alles zerschneiden oder zerreißen zu müssen (Synth.: zerreißt Kleider: tarent. 2, verat. 2, nux-v.; reißt sich an den Haaren: bell., canth., stram., tarent., verat.). Sie haben die Neigung zu Wiederholungshandlungen (alles wird immer wieder gereinigt, aufgestapelt, aufgestellt) oder sie sind wie besessen von einem Pünktlichkeitswahn (verhält sich bei Verspätungen wie von Sinnen).

Es sind sehr **unruhige Menschen**, rastlos (können nicht stillsitzen) und **sexuell überaktiv** (Nymphomanie während der Menses). Bei Verliebtheit werden sie überschwänglich (schmeichelt), wobei die/der Angebetete pausenlos umarmt und geküsst wird.

Therapeutisch besitzt Veratrum eine große Bedeutung bei Kreislaufschwäche mit **Kollapszuständen**, sei es bei Herzerkrankungen (Herzinfarkt, Angina pectoris, Apoplex oder Blutdruckbeschwerden), wie auch bei Infektionskrankheiten mit Anfallscharakter (kalter Schweiß auf der Stirn, kalter Atem, Kräftezerfall, Zyanose, großer Durst auf kaltes Wasser und profusem Durchfall). Der Puls ist häufig fadenartig, kaum fühlbar, verlangsamt oder beschleunigt, und obwohl die Betroffenen sehr frostig sind, möchten sie nicht zugedeckt sein.

Die Arznei ist ferner bei **ohnmachtsartigen** Zuständen (Schwarzwerden vor den Augen beim Aufsitzen vom Liegen) mit Kälte der Haut indiziert, insbesondere nach Gemütsbewegungen, Angst, Schock (nach Operation), während des Stuhlgangs, bei Durchfall, beim Erbrechen, durch Schmerzen, bei Menstruationskrämpfen, während der Wehen, beim Anblick von Blut oder nach geringster Anstrengung.

Hervorzuheben ist der Einsatz des Mittels bei **Brechdurchfall** (heftiges Erbrechen mit Diarrhöe gilt für Veratrum als Keynote), wobei die Entleerungen (nach oben und unten – es macht den Eindruck, als würde sämtliche Flüssigkeit aus dem Körper fließen) äußerst reichlich sind. Wässriger (reiswasserähnlicher), grünlicher Stuhl (wie gehackter Spinat) schießt periodisch und schwallartig heraus und verursacht Krämpfe, die sich über den ganzen Körper ausbreiten. Gleichzeitig werden die Kranken von heftigem Erbrechen geplagt, was zu enormer Entkräftung führt. Auffallend bei diesen Attacken ist der kalte Schweiß auf der Stirn und die Totenblässe, z. B. bei Gastroenteritis, Sommerdurchfall oder Diarrhöe jeden Frühling oder Herbst.

Veratrum bewährt sich aber auch bei **Obstipation** mit übermäßig großem, hartem, schwarzem Stuhl (wie Ballen), der mit kaltem Schweiß (unter Ohnmachtsanfällen) herausgepresst wird (kein Drang).

Ebenso werden **intensive Schmerzzustände**, die zu Ruhelosigkeit (muss aufstehen und sich bewegen), Durchfall, Erbrechen, kaltem Schweiß, Ohnmacht oder starker Entkräftung führen, durch das Mittel gelindert. Gleiches gilt bei Rheumaprozessen, ausgelöst durch Feuchtigkeit mit äußerst heftigen Schmerzen (fast zum Wahnsinn treibend), verbunden mit enormer Kälte der Haut.

Eine weitere Indikation für Veratrum sind **Gemütsbeschwerden**, seien es Wochenbettpsychosen, Depressionen in der Schwangerschaft oder manisch-depressive Zustände mit allerhand Wahnvorstellungen.

Bei Frauen stellt sich die **Menstruation** zu früh, zu stark und erschöpfend ein, verbunden mit kaltem Schweiß auf der Stirn (vor und während der Periode), Eisnadelgefühl in den Extremitäten, starken wehenartigen Schmerzen (Dysmenorrhöe), Durchfall, Kälte, Erbrechen, Ohnmacht, verrückt machenden Kopfschmerzen und sexueller Erregung (Nymphomanie – will alle küssen, umarmen).

Letztlich wird das Homöopathikum bei **Fleisch- und Fischvergiftungen** sowie bei Schwangerschaftserbrechen – begleitet von großem Durst auf kaltes Wasser, welches jedoch nicht gut bekommt (wird wieder erbrochen) – empfohlen.

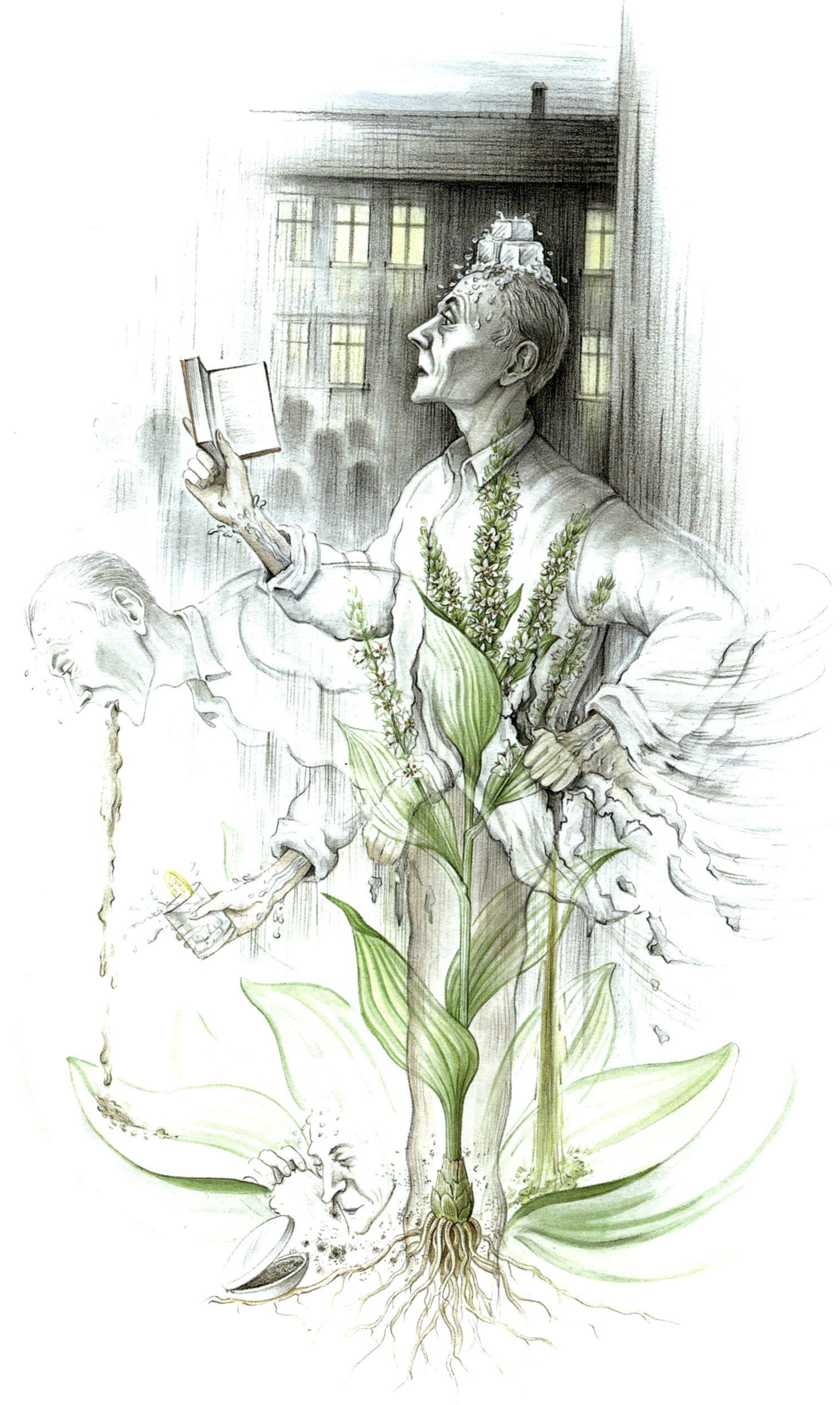

Abb. **49** **Veratrum-Persönlichkeit:** hagere Statur, ausgezehrtes Gesicht, spitze Nase, bläuliche, blasse Haut, kühl, distanziert, ehrgeizig, egozentrisch, exaltiert, aktiv, voller Tatendrang, gutes Ausdauervermögen, intolerant, tadelsüchtig, überheblich, religiös fanatisch, dogmatisch, Mangel an Lebenswärme, Kälte bis in die Knochen, Kollaps, Ohnmacht mit Zyanose, kaltem Schweiß auf der Stirn, Gefühl von Eis auf dem Kopf, fadenartigem Puls, großem Durst auf kaltes Wasser, Brechdurchfall, Zuckungen, intensive Schmerzen mit Ruhelosigkeit, Depressionen mit Wahnvorstellungen.

Verhaltensmerkmale bei der homöopathischen Anamnese

Wenn Veratrum-Persönlichkeiten mit ängstlich besorgtem Gesichtsausdruck einen Homöopathen aufsuchen, geben sie sich mit einem merkwürdig befremdenden und selbstbewussten Verhalten zu erkennen. Noch bevor sie sich hingesetzt haben, beginnen sie über ihre Beschwerden zu klagen (warten nicht, bis die ersten Fragen gestellt werden). Sie reden unangemessen laut (lachen auch dröhnend) mit Stakkatoeffekt und arroganten, vorwurfsvollen und zynischen Bemerkungen. Während ihrem Geschwätz machen sie übertriebene, extravagante Gesten und Gebärden (Synth.: verat. 2, stram.). Aufgrund ihrer intensiv verspürten Symptome (Schmerzen, Kräftezerfall, Schwermut) werden sie von Ängsten geplagt. Sie glauben, nicht mehr gesund zu werden und lassen den Kopf hängen. Krankheit ist für sie tragisch und entmutigend, da sie ihren Geschäften nicht mehr nachgehen können und sich fürchten, ihre soziale Stellung zu verlieren. Nach Abgabe der homöopathischen Arznei bekommt der Therapeut selten eine Rückmeldung über Erfolg oder Misserfolg. Wie auch immer – der Patient lässt nichts mehr von sich hören.

Psyche

Reizbarkeit

- wenn etwas nicht nach seinem Willen geht, reißt sich an den Haaren
- verdrießlich mit Durchfall nach Ärger
- bei Widerspruch, Kritik, Tadel, Zurechtweisung

Streitsucht

- ist andauernd in Streitereien verwickelt, beschwert sich ununterbrochen, führt Gerichtsprozesse
- beschimpft, beleidigt, schmäht Ehemann, Ehefrau vor den Kindern (Synth. lach. 3, verat. 3, anac. 2, ars., nux-v., verat.)
- Raserei während Tobsucht (Synth.: agar. 2, verat. 2), ist in wilder Aufregung, schreit und flucht
- wechselt zwischen Tobsucht und Verschlossenheit

Zorn

- rasend vor Wut, beißt zu

Eifersucht

- zwischen Männern (Synth.: ars., lach., puls., verat.)

Arroganz

- abweisend nach Verletzung, kann nicht verzeihen

Dominanz

- ist auf seine eigene Meinung konzentriert, herrisch, diktatorisch, intolerant

Hochmut

- prahlt mit seinem Reichtum und Erfolg, seiner sozialen Stellung
- beklagt sich ununterbrochen über andere, hebt sich hervor

Depression

- entfremdet sich von der Familie, ist aber freundlich zu Fremden (Synth.: lyc., nux-v., puls., verat.)
- entfremdet sich von Freunden, Verwandten, ignoriert sie (Synth.: bell., hyos., merc., verat.)
- ist untröstlich, lässt den Kopf hängen, stumpfsinnig, brütet vor sich hin über eingebildetes Unglück, schwelgt stundenlang

Furcht

- springt aus dem Bett, verzweifelt bei Krankheit
- vor dem Tod, nicht mehr gesund zu werden
- vergiftet zu werden

Angst

- um das Seelenheil, verdammt zu sein
- vor bevorstehendem Unglück

Wahnidee

- glaubt, mit Gott in Verbindung zu stehen, spricht mit ihm
- glaubt, Christus oder eine andere religiöse Autorität zu verkörpern
- glaubt, eine Person höchsten Ranges zu sein, hält sich für etwas Besonderes, ist der Überzeugung auserwählt zu sein
- im Ausland zu sein
- blind zu sein
- die Welt würde in Flammen stehen

Psychose

- mit wildem Blick, fühlt sich verfolgt, spuckt den Menschen ins Gesicht, Zerstörungswut

- Bulimie, abwechselnd mit Verweigerung des Essens bei Geisteskrankheit (Synth.: hyos., ip., stram., verat.)
- Wahnsinn durch unerträgliche Schmerzen (Synth.: acon. 3, verat. 3, colch. 2, hyper. 2, stram. 2, lach.)
- Wahnsinn durch Verlust des Vermögens (Synth.: calc., ign., rhus-t., verat.)
- Geisteswahnsinn, hochmütig, arrogant (Synth.: lyc. 3, verat. 3, hyos. 2, stram. 2, lach.)

Leitsymptome

Kälte

- Mangel an Lebenswärme mit dem Gefühl eisiger Kälte von Kopf bis Fuß oder an einzelnen Körperstellen
- Haut ist kalt wie bei einem Toten, als ob Eis darauf liegen würde, verbunden mit innerem Brennen
- Schwäche durch Kälte (Synth.: carb-v. 3, verat. 3, ars. 2)
- Gefühl, als ob kaltes Wasser durch die Adern fließen würde

Kollaps

- mit kaltem Schweiß auf der Stirn, kalter Atem, Zyanose und schnelles Sinken der Kräfte

Ohnmacht

- mit Kälte der Haut, kaltem Stirnschweiß bei Gemütserregung, beim Anblick von Blut, durch Schock, während der Menses, Wehen, Stuhlgang, Erbrechen, Schmerzen, bei geringster Anstrengung oder durch Überessen

Blässe

- des Gesichts (bläulich), zyanotische Lippen, hippokratisches Aussehen

Schwäche

- rasches Absinken der Kräfte bei Kollaps, Ohnmacht, Erbrechen, Durchfall, liegt ermattet im Bett (schwarz vor den Augen beim Aufsitzen)

Schweiß

- kalter Schweiß auf der Stirn bei Kollaps, Kräftezerfall, Erbrechen, Durchfall, während der Menses, Pneumonie

Ausscheidungen

- plötzlicher, übermäßiger Flüssigkeitsverlust (Dehydratation) (Schweiß, Speichel, Erbrechen, Durchfall, Schnupfen, Regelblutung), führt zu Erschöpfung

Zuckungen

- von Muskeln und Gliedern bei Schmerzen, zwingen zum Niederlegen

Krämpfe

- in den Extremitäten (Waden, Fingern), wehenartige Periodenkrämpfe

Schmerzen

- zum Wahnsinn treibend, unerträglich, plötzlich auftretend
- Delirium durch Schmerzen (Synth.: hyos. 3, verat. 3)

Fieber

- große Kälte mit Frost, trotzdem Durst auf kalte Getränke, kalter Schweiß, besonders an der Stirn

Modalitäten

Verlangen

- sich niederzulegen, davonzulaufen, Kot zu essen (Psychose)
- nach Eis (Synth.: verat. 3, elaps 2, med. 2, nat-s. 2, merc-c.)
- nach kaltem Wasser, kalten Sachen, Erfrischendem, Saurem, Obst, Sardinen, Salz (alles wird nachgesalzen)

Unverträglichkeit

- Kritik, Tadel, Widerspruch

Abneigung

- gegen Ehemann, Kinder (Synth.: glon. 2, verat. 2), Familie
- zu antworten
- gegen warmes Essen, heiße Getränke

Durst

- auf große Mengen kalter Getränke (trotz Frost), welche jedoch nicht gut vertragen werden (wird erbrochen)

Hunger

- Leere im Magen wird durch Essen nicht besser

Zeiten

- nachts schlimmer

Besserung

- nach Wärme, warmen Anwendungen, Niederlegen, horizontale Lage, Ruhe

Verschlechterung

- Bewegung, Anstrengung, Nässe, Kälte, im Winter, Wetterwechsel von warm zu kalt, vor und während der Menses

Absonderliche Symptome

Schlaf

- träumt erotisch, von Tieren, Hunden, verfolgt zu werden, gebissen zu werden, von der Jagd, vom Ertrinken
- schläft beim Reden vor Schwäche ein
- verlängert, einige Tage lang (Synth.: verat. 2)

Kopf

- Schwindel beim Überqueren von fließendem Wasser
- Ohnmacht beim Anblick von Blut (Synth.: alum. 3, verat. 2, nux-m.)
- Gefühl, als würde kalter Wind durch den Kopf blasen
- Gefühl, als würde Wasser auf den Kopf tropfen
- Gefühl, als ob das Gehirn in Stücke zerrissen würde
- Frost auf dem Scheitel wie eisige Kälte (Synth.: laur. 2, verat. 2, agar., arn., valer.)
- Frösteln auf dem Scheitel während der Menses (Synth.: sep. 2, verat. 2, sulph.)
- Empfindung von einem Eisklumpen auf dem Scheitel
- Gefühl, als ob der Kopf in Eis gepackt wäre
- Gefühl, als wäre das Haar elektrisiert

Augen

- Gefühl, als würden Hunderte feiner Nadeln durch die Lider stoßen
- aufwärts verdreht, hervorstehend, starr auf etwas gerichtet
- glanzlos, umgeben von blauen oder dunklen Ringen

Ohren

- Gefühl, als würde andauernd kalte Luft aus den Ohren strömen
- Geräusche, Sausen, Brausen während der Menses (Synth.: ars. 2, petr. 2, verat. 2, borx., kreos.)

Nase

- eisige Kälte (Synth.: cedr. 2, verat. 2, laur.), bei Gastroenteritis, Kollaps
- wird spitzer bei Beschwerden
- Nasenbluten im Schlaf, meistens rechts
- Nasenbluten verschwindet während der Regel

Gesicht

- bläuliche Blässe, eingefallen, entstellt, hippokratisches Gesicht
- bläulich gegen Ende der Menses
- rot im Liegen, wird blass, sobald er sich erhebt

Mund

- trocken mit Kältegefühl wie von Pfefferminze (Synth: Gefühl von Pfefferminze: camph. 2, lyss. 2, rhus-t., tell., verat.)
- hat das Gefühl, dass die Flüssigkeit beim Trinken an der Außenseite des Halses herunterlaufen würde
- Gefühl, als wären die Zähne mit Blei gefüllt

Brust

- Husten mit blauem Gesicht
- Husten tritt beim Trinken von kaltem Wasser auf
- Husten kommt aus der Tiefe (Synth.: verat. 3, eug.)
- heftiges, sichtbares Herzklopfen

Magen

- Gefühl, etwas Lebendiges würde vom Magen in den Hals hinauflaufen
- Erbrechen wie Reiswasser (Synth.: cupr., kali-bi. 2, verat. 2, colch.)

Bauch

- Brennen im Bauch wie von glühender Kohle
- äußerliche Kälte (Synth.: verat. 3, med., merc.)

Verdauung

- Durchfall nach Birnen, Gurken, nach Kartoffeln, Weintrauben, Pfirsichen
- Durchfall nach kalten Getränken im Sommer (Synth.: nux-m. 3, carb-v. 2, nat-s. 2, verat.)
- Durchfall bei Kopfschmerzen (Synth.: aloe, cham., podo., verat.)
- beim Stuhlgang kalter Schweiß, Erschöpfung oder Ohnmacht

Nieren

- Schmerz zu Beginn der Menses (Synth.: berb. 2, verat. 2, raph.)

Genitalien

- Metrorrhagie mit Kälte des Körpers (Synth.: carb-v. 3, camph. 2, sil. 2, verat. 2)
- Metrorrhagie mit kaltem Schweiß (Synth.: carb-v. 3, sel. 2, verat. 2)
- Mangel an Lebenswärme bei der Menses, eisige Kälte des Körpers
- während der Menses vermehrtes Zärtlichkeitsbedürfnis
- Nymphomanie vor oder während der Menses
- ist bei der Menses so schwach, dass sie zwei Tage lang nicht stehen kann

Haut

- blau, violett, kalt
- Gänsehaut nach dem Trinken (Synth: chin. 2, cadm-s., verat.)
- eisige Kälte an kleinen Stellen (Synth.: verat. 3, agar. 2, par. 2, arg-met., petr.)

Glieder

- Krämpfe in den Waden während der Menses (Synth.: cupr. 2, phos., verat.)
- kalter Schweiß an den Extremitäten während der Menses (Synth.: verat. 3, ars. 2, phos., sec.)
- Kälte der Füße während der Schwangerschaft (Synth.: verat. 3, lyc. 2)
- Kälte der Extremitäten bei Durchfall
- Krämpfe in den Waden während Stuhlgang (Synth.: podo., verat.)
- Schmerzen in den Unterschenkeln bei nassem Wetter (Synth.: verat. 3, colch. 2, rhus-t. 2)
- blitzartige Schmerzen durch die Muskeln

Rücken

- Kälte erstreckt sich in die Arme
- der Nacken ist zu schwach, um den Kopf zu tragen
- Schmerzen vor Stuhlgang

Besondere Anzeigen

- verschleppter Keuchhusten mit Komplikationen
- schmerzhafte Kindsbewegungen bei Schwangeren (führt zur Ohnmacht)
- Schwächeanfall bei niedrigem Blutdruck, Blässe, Kälte

Vergleiche

- camph., cupr., ars., tab., tarent., tub., hyos., stram., carb-v., chin., ip., anac., sulph., bell., sec.

Bewährte Indikationen

Kopfschmerzen

- mit Übelkeit, Erbrechen, Durchfall, feucht-kaltem Gesicht, neuralgische Schmerzen, fast zum Wahnsinn treibend

Asthma

- mit Zusammenschnüren des Kehlkopfes, Erstickungsanfällen, besser beim Hinlegen (Kopftieflage) und bei Wärme, mit hervortretenden Augen, mit tiefem, hohlem Husten

Hypotonie

- mit taumeligem Schwindel, Unsicherheit beim Gehen, besser beim Hinlegen (Kopftieflage), Kreislaufkollaps, Kräftezerfall

Dysmenorrhöe

- Gebärmutterkrämpfe mit starkem Frost, Neigung zu Ohnmacht, Kreislaufkollaps, Kräftezerfall, eisiger Kälte im ganzen Körper
- Wärme bessert (Wärmeflasche), depressiv

Arzneianalogien

Die Weiße Nieswurz trägt einen aufrechten, hochschießenden Blütenstand, der an der Sonne einen düsteren Duft verbreitet. Dieses Erscheinungsbild charakterisiert die Überheblichkeit, die Arroganz und den Hochmut der Veratrum-Persönlichkeit, während der Duft auf die dunklen, psychotischen Zustände Bezug nimmt.

Veratrum in der Kinderheilkunde

Bei Veratrum handelt es sich häufig um frühreife, altkluge Kinder mit rasanter geistiger Entwicklung und lebhafter Auffassungsgabe. Sie sind an allem interessiert und stellen laufend Fragen. Die Ruhelosigkeit lässt sie nie stillsitzen. Selbst beim Essen sind sie dauernd beschäftigt; sie singen, malen und spielen ohne Unterlass. Allerhand Gegenstände werden aufgestapelt. Ferner haben sie eine unwiderstehliche Neigung, Papier mit der Schere in kleine Schnipsel zu zerschneiden oder sie möchten alles aufschlitzen (Zerstörungswut, machen alles kaputt). Wenn man sie zurechtweist, werden sie sehr ungehalten, wütend und stampfen mit den Füßen. Zwischen den Geschwistern gibt es ununterbrochen eifersüchtige Auseinandersetzungen. Die Jugendlichen können den Eltern richtig zur Last werden, da sie dauernd auf Trab und kaum zu bändigen (Verhaltensstörungen) sind. Auch in der Schule sind sie sehr unfolgsam und überaktiv (Synth.: naiv aber intelligent: verat. 3, chin. 2, stram. 2, sulph., hyos.). Mit enormem Ehrgeiz und einer gewissen Härte möchten sie die Klassenbesten werden.

Schon frühzeitig haben die Pubertären, mit Veranlagung zu Arroganz und Überheblichkeit, den Drang, das Elternhaus zu verlassen, um ungehemmt ihre Wege zu gehen und das Leben genießen zu können. Mädchen neigen nach der Menarche zu Dysmenorrhöe mit eiskalten Extremitäten, kaltem Schweiß und Depressionen. Sie sind hoffnungslos (düstere Miene), man kann ihnen kaum ein Lächeln abgewinnen.

Zincum

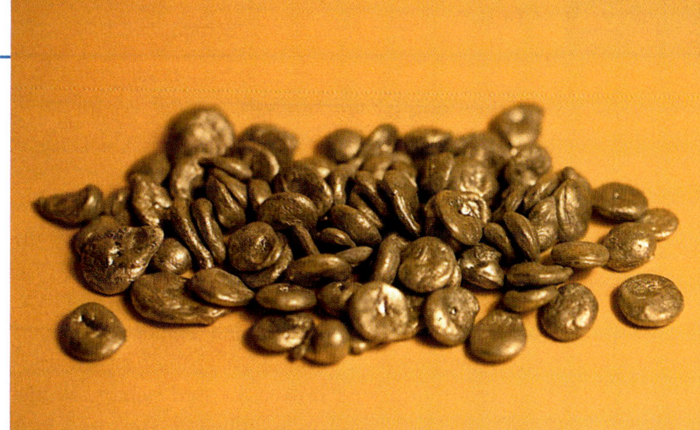

Typus

Zincum-Persönlichkeiten (mehrheitlich Männer und Kinder) mit dunkelblonden Haaren und blauen Augen haben meistens ein ausdrucksloses, blasses, **runzeliges Gesicht** (sieht früh gealtert aus), dicke, aufgesprungene Lippen und Risse (Rhagaden) an den Mundwinkeln. Möglicherweise handelt es sich um Individuen mit emotional unterdrückter, psychisch belasteter Vorgeschichte, entweder durch dominante, **unterjochende Erziehung** oder durch **freiheitsraubende Lebensverhältnisse** in diktatorisch geführten Ländern (Ostblock). Die Betroffenen fühlen sich wie in ein Korsett eingezwängt und sind durch ihre Unterwürfigkeit nicht in der Lage, sich zur Wehr zu setzen. Es fehlt ihnen an der Fähigkeit, Konflikte zu bewältigen und Probleme zu lösen (die innere Balance ist gestört). Trotz Anspannung und Verletztheit können **sie kaum aus sich herausgehen** (sind unfähig, aus der Haut zu fahren) und passen sich gezwungenermaßen den gegebenen Situationen an (fühlt sich unterlegen und zieht sich zurück). Mit der Zeit führen die psychischen Belastungen zur **Überreizung des Nervensystems**, welches völlig aus der Kontrolle gerät. Es machen sich ambivalente Reaktionen bemerkbar, sei es nervöse Erschöpfung oder **ruhelose Hinfälligkeit**. Dabei besteht der innere Drang, sich ständig in Bewegung zu halten **(Zappeln der Hände und Füße),** oder es machen sich **Zuckungen** (Tics, Grimassen), Rucken, Zittern (der Hände), Vibrieren (des ganzen Körpers) oder Rollen (mit den Augen oder des Kopfes) bemerkbar. Die Unruhe zeigt sich auch im **hastigen Essen und Trinken** oder durch das überreizte Verhalten. Auffallend ist beispielsweise auch das überdrehte, krampfhafte, **anhaltende Lachen** (Synth.: cann-i. 3, hyos. 2, verat-v. 2, zinc. 2, verat.).

Die komplexen Verhaltensweisen sind für das Umfeld entnervend.

Der schwierige Charakter äußert sich in schlechter Laune und Unzufriedenheit (Synth.: jammert, quält andere mit seinen Beschwerden: zinc. 3, agar., psor. 2).

Allgemeines

Zink (Zincum metallicum) ist ein bläulich-weißes, sprödes Metall (Schmelzpunkt 412,6 °C), welches als Rostschutz zur Ummantelung (Verzinken) von Drähten, Eimern und Blechen verwendet wird. Die Nomenklatur stammt aus dem mittelhochdeutschen „Zinke" (= Zacke), was die zackenartigen Sublimate beim Schmelzprozess charakterisiert. Das Metall in seiner reinen Form kommt in der Natur nicht vor, es gibt lediglich Schwefel- oder Karbonat-Verbindungen wie bei Zinkblende (ZnS) oder Zinkspat ($ZnCO_3$).

Als Spurenelement spielt Zink für die menschliche Gesundheit eine wichtige Rolle. Es aktiviert mehrere Enzyme (z. B. Bildung von Wachstumshormonen, Insulinproduktion des Pankreas), steigert die Abwehrkräfte, wirkt antiallergisch, ist wundheilungsfördernd und festigt Haare und Nägel.

Die homöopathische Arznei wird gemäß Hahnemann (1828) aus reinem, pulverisiertem Zink durch Verreibung in Milchzucker hergestellt. Sie ist laut Kent vorwiegend dem psorischen Miasma zuzuordnen. Nach der Einnahme des Mittels können Ausscheidungsreaktionen wie Erbrechen, Durchfall oder Fieber auftreten, was als gutes Ansprechen gewertet wird und nicht unterdrückt werden darf.

Die Themen von Zincum sind: *Unruhe, Erregung, Erschöpfung, Bipolarität, fehlende Balance und Unterdrückungsfolgen.*

Die **Stimmung ist wechselhaft**, einmal verdrießlich, dann wieder fröhlich vergnügt; Niedergeschlagenheit und Bedrücktheit wechseln ab mit Frohmut oder Überreiztheit. Sie fühlen sich oft einsam und haben Verlangen nach Gesellschaft, außer bei depressiven Zuständen; dann möchten sie in Ruhe gelassen werden.

Das zwanghafte Verhalten zeigt sich auch im Beruf. Zincum-Persönlichkeiten möchten **Höchstleistungen** vollbringen und halten sich gewissenhaft an vorgegebene Regeln und Vorschriften. Es sind richtige Workaholics wie Nux vomica, ständig auf Trab und sich kaum Ruhe und Entspannung gönnend. Ihr enormer Energieumsatz verhindert, dass sie abschalten können. Falls aber der Dauerstress trotzdem eine Erholungspause abverlangt, werden sie bei Müßiggang vom schlechten Gewissen geplagt.

Ähnliche Reaktionen zeigen sich auch bei **überarbeiteten Studenten**, die sich mit ihrem Wissensdrang und ihrer Strebsamkeit regelrecht überfordern. Als Folge ihres anhaltenden Kräfteverbrauchs (übermäßiges Studium rund um die Uhr), entwickelt sich eine krankhafte **Kopfmüdigkeit**, dabei ist vor allem die Begriffsfähigkeit beeinträchtigt (geistig abgestumpft), und Schlaflosigkeit, Kopfschmerzen, Unruhe sowie Nervosität führen zu Erschöpfung.

Zincum-Persönlichkeiten sind oft **zwanghaft religiös** veranlagt. Ihre extreme Haltung führt nicht selten zu manischen Gewissensängsten, Schuld- und Reuegefühlen (Furcht, für die begangenen Sünden bestraft zu werden). Andererseits sind ihre Gedanken häufig mit dem Sterben (ist von Nahtod-Erfahrungen fasziniert) beschäftigt.

Letztlich zeigen sich **sexuelle Spannungen** mit unbeherrschbaren, exzessiven Begierden (Nymphomanie in der Schwangerschaft, im Wochenbett) und häufigem Partnerwechsel. Dazu kommt die Neigung, ununterbrochen mit den Genitalien zu spielen.

Es zeigt sich auch eine Bereitschaft zu wiederkehrenden **Kopfschmerzen** (Migräne) mit schmerzhaftem Druck (von außen nach innen) an der Nasenwurzel, begleitet von Sehstörungen. Die Schmerzen werden durch festen Druck, in frischer Luft und durch Waschen des Kopfes besser, jedoch durch geistige Überarbeitung, Stress und Weingenuss schlimmer. Häufig ist die Ursache der Kopfschmerzen eine in der Kindheit durchgemachte Meningitis (Hirnhautentzündung) oder Enzephalitis (Hirnentzündung).

Die Veranlagung zu **Anämie** und **Diabetes mellitus** (Ekel vor Süßigkeiten) ist häufig und mit extremer Schwäche, Abmagerung, welker Haut, blassem Gesicht und unruhigem Verhalten verbunden.

Es besteht die Tendenz zu **Iritis** (Entzündung der Regenbogenhaut), die mit nächtlichen Schmerzen und Sandgefühl in den Augen (Reiben bessert) einhergeht.

Der **Schlaf** ist gestört. Unruhige, zappelige, kribbelige Beine beim Einschlafen (findet nicht die richtige Lage) und Gähnzwang (oft um 11 Uhr vormittags) lassen keine Entspannung aufkommen.

Bei **Infektionen** werden häufig Gehirn und Nervensystem in Mitleidenschaft gezogen, begleitet von Ruhelosigkeit, Erregbarkeit, Krampfneigung, Konvulsionen und nachfolgender Apathie.

Typisch sind auch variköse Beschwerden mit schmerzhaftem **Brennen in den Krampfadern.**

Frauen klagen häufig über neuralgische Schmerzen im linken Eierstock, die sich bei Einsetzen der **Regelblutung** verringern (je stärker die Blutung, umso geringer die Schmerzen). Sie sind während der Menses hysterisch und sexuell erregt (nymphomanisch), ferner beginnen sie zu zittern und können die Beine nicht ruhig halten. Die Blutungen verstärken sich nachts; 3 bis 4 Tage vor der Periode tritt ein blutiger Ausfluss auf.

Verhaltensmerkmale bei der homöopathischen Anamnese

Das auffallendste Symptom der Zincum-Persönlichkeiten ist ihr unruhiges Verhalten. Im Sitzen zappeln sie ununterbrochen mit den Beinen (Synth.: Ruhelosigkeit der Füße im Sitzen: zinc. 3, puls. 2, alum., bar-c.), und auch die Hände (Zittern) sind dauernd in Bewegung. Während der Anamnese haben sie oft Schwierigkeiten dem Gespräch zu folgen (geistesabwesend, apathisch, verwirrt) und neigen dazu, die Fragen des Homöopathen zu wiederholen, bevor sie antworten: Sie sprechen den Satz des Therapeuten leise für sich nach und geben dann nach langem Nachdenken (schaut starr vor sich hin) einsilbig mit „Ja" oder „Nein" Auskunft (Synth.: sil., tub., zinc). Auch das Gegenteil kann der Fall sein, indem Fragen schon zu Beginn unterbrochen und blitzschnell beantwortet werden. Charakteristisch ist ihr lautes, sardonisches Lachen und ihre Abneigung gegen zu tief gehende, intensive Gespräche (empfindlich auf die durchdringende, erschöpfende Menschenstimme). Auch reagieren sie verdrießlich, wenn andere Personen (Begleitung, Gefährte oder Praxisangestellte) dazwischen reden. Andererseits sind sie sehr hypochondrisch, sie befürchten, nicht mehr gesund zu werden.

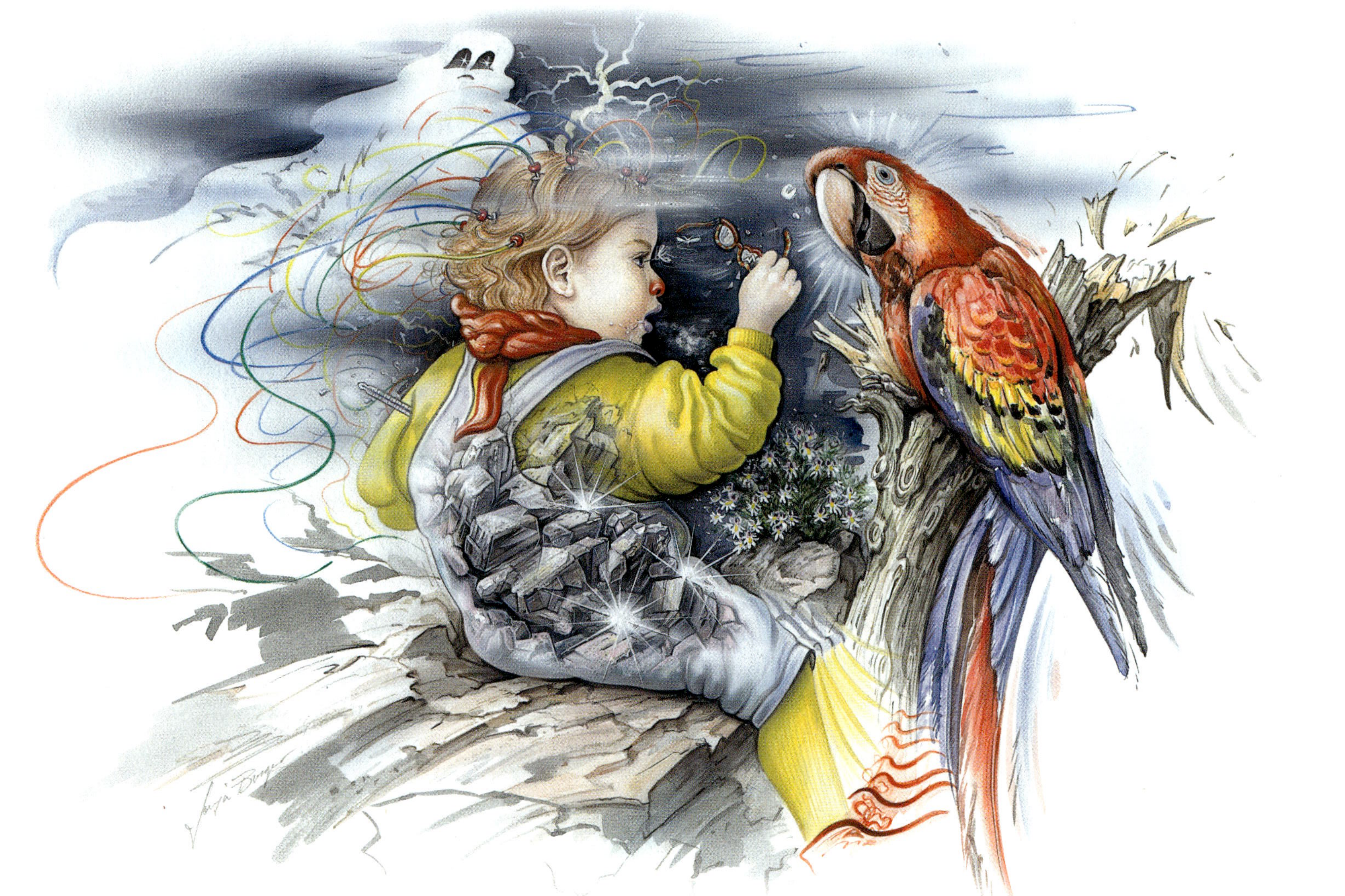

Abb. **50** **Zincum-Kind:** blass, schlechte Sehkraft, Strabismus, Rhagaden an den Mundwinkeln, gehorsam, angespannt durch dominante Erziehung, Verhaltensstörungen, kann nicht aus sich herausgehen, Unruhe, kann nicht stillsitzen, zappelige Beine, Nervosität, Zittern, Zucken, Krampfneigung bei Fieber, Legasthenie, Konzentrationsstörungen, Lernschwierigkeiten, Schulkopfschmerzen, wiederholt Fragen wie ein Papagei, Schlafstörungen mit Unruhe, Rucken und Zappeln, Kopfrollen, Zähneknirschen, Ausschläge treten nicht richtig an die Oberfläche, Meningitis, Enzephalitis, Besserung bei Einsetzen von Absonderungen.

Psyche

Reizbarkeit
- zittert bei Zorn, regt sich über Kleinigkeiten auf

Nervosität
- unruhig, zappelt, zittert, vibriert, ist dauernd in Bewegung

Eifersucht
- reagiert ärgerlich, boshaft, brutal

Empfindlichkeit
- gegen Lärm, Musik (Klaviermusik klingt im Kopf nach), menschliche Stimme, lautes Sprechen

Depression
- apathisch, will seine Ruhe haben, abweisend
- Gedanken an Selbstmord, hat aber nicht den Mut dazu

Furcht
- vor Krankheiten, Hypochondrie, vor Schlaganfall
- angegriffen zu werden
- vor Gefängnis wegen eingebildeter Straftaten
- schlechtes Gewissen, als ob eines Verbrechens schuldig
- Gefühl, etwas Falsches gemacht zu haben
- vor Polizei, Räubern, Dunkelheit

Angst
- während der Menopause bei Frauen
- während der Menses besser (Synth.: zinc. 2)

Wahnidee
- verfolgt, angeklagt zu werden
- habe etwas Böses getan, sollte eingesperrt werden
- hört Stimmen in sich, die vulgär sind
- sieht Phantome, Hunde, Pferde, Gespenster, Monster
- er werde bald sterben

Leitsymptome

Kälte
- friert, fröstelt viel, Hände und Füße kalt, wie abgestorben
- Neigung zu Erfrierungen: Nasenspitze, Ohrläppchen

Ausscheidungen
- reichlicher Schleim bleibt in den Bronchien hängen
- mangelnde Kraft, Sputum auszuwerfen
- Beschwerden bessern sich nach Abgang von Schleim, Urin, Stuhl, Regelblutung, Hautausschlag

Urinieren
- kann nur im Sitzen, mit überkreuzten Beinen oder beim Zurücklehnen Wasser lassen

Inkontinenz
- bei Husten, Niesen, Erschütterung, Stress

Hautausschlag
- will nicht richtig herauskommen (Masern, Windpocken, Röteln)
- Juckreiz bessert sich nach Kratzen
- Folgezustände von Unterdrückung: Krämpfe, Fieber, Asthma, Unruhe, Verhaltensstörungen

Krämpfe
- Konvulsionen anfallsartig, oft mit Kontrollverlust der Blase
- Gähnkrampf (vormittags 11 Uhr)

Zuckungen
- nervöser Art, Rucken der Muskeln, unwillkürliche Bewegungen
- in wechselnden Muskelpartien

Zittern
- nach Schreck, Gemütsbewegung, Zorn, während der Menses

Taubheit
- Kribbeln, Ameisenlaufen in den Gliedmaßen

Schmerzen
- scheinen zwischen Haut und Fleisch zu sein

Modalitäten

Verlangen

- nach Gesellschaft, enge Kleider zu tragen
- nach kaltem Essen, Bier

Unverträglichkeit

- kann bei Schweiß keine Bedeckung (Kleider, Bettdecke) ertragen
- Alkohol, Wein (sofort betrunken, verwirrt, Kopfschmerzen, Weinallergie)

Abneigung

- berührt zu werden, ist kitzelig (Synth.: kali-c. 3, solin., zinc.)
- gegen geistige oder körperliche Arbeit, Alleinsein
- gegen Fleisch, Fisch, Süßigkeiten, Warmes

Durst

- enorm auf kaltes Wasser beim Frühstück (aber kein Hunger)
- nach großen Mengen kalter Getränke

Hunger

- Heißhunger um 11 Uhr vormittags (Synth.: sulph. 3, iod. 2, zinc. 2, ign.) (Hypoglykämie), wird unruhig, muss unbedingt etwas essen, isst hastig

Zeiten

- schlimmer vormittags 11 Uhr (Kräftezerfall), nachts

Besserung

- Wärme, nach Ausscheidungen, Regelblutung, Auswurf, Ausfluss, Durchfall, Stuhlgang, Ausbruch von Exanthem, Schwitzen, nach Kratzen, durch Ruhe, harter Druck

Verschlechterung

- Kälte, Entblößen, Baden, beim Alleinsein, nach Lockern der Kleider, durch Schreck, im Sitzen, bei Berührung, Schlafentzug

Absonderliche Symptome

Schlaf

- träumt eingeschlossen zu sein, verfolgt zu werden, von Räubern, Gänsen, Leichen, vom Erwürgen, Versagen bei Prüfungen
- zuckt im Schlaf (Synth.: zinc. 3, graph., nat-c., petr., sel.)
- Ruhelosigkeit der Füße abends im Bett (Synth.: zinc. 3, sulph.)
- ständige Bewegung des großen Zehs im Schlaf
- kreischt und schreit im Schlaf, morgens zerschlagen
- rollt beim Einschlafen den Kopf von einer Seite zur anderen

Kopf

- Schweregefühl, Tendenz seitwärts zu fallen
- Bewusstlosigkeit nach Unterdrückung von Hautausschlägen (Synth.: zinc. 2)
- Schwindel nach Stuhlgang besser (Synth.: cupr. 2, phos., zinc.)
- kalt an der Stirn, warm am Hinterkopf
- Kopfschmerz während der Menses besser (Synth.: verat. 2, zinc. 2, all-c., bell., puls.)
- Kopfschmerz mit enormem Druck (von außen nach innen) über der Nasenwurzel

Augen

- lichtempfindlich, alles ist zu hell
- sieht feurige Kreise und Punkte, vernebelt
- die eine Hälfte des Gesichtsfeldes ist verschwommen
- verzogene, verlängerte, ovale Bilder
- kann morgens die Augen nicht öffnen, jucken und stechen in den Augenwinkeln
- Starren, Stieren beim Erwachen (Synth.: arn. 2, zinc. 2, bell., ip.,stram.)
- Gefühl, als würden die Augen in den Kopf gedrückt
- Flügelfell (Pterygium)
- Entzündung während der Menses (Synth.: zinc. 3, ars. 2)

Ohren

- Klingen im Ohr nachts (Synth.: carb-an., cycl., ph-ac., sulph., zinc.)

Nase

- Nasenspitze eiskalt, rot
- ständiger Druck in der Nasenwurzel
- Nasenbluten nach dem Essen (Synth.: zinc. 2, am-c., arg-n., kali-c.)

Gesicht

- Kiefersperre durch Muskelkrampf beim Gähnen

Mund

- metallischer oder süßlicher Geschmack
- reichlicher Speichelfluss, kann kaum reden
- Gefühl, die Zähne seien zu lang

Brust

- greift sich beim Husten an die Genitalien
- Husten trocken, morgens vor der Menses (Synth.: zinc. 3, graph.)
- starker Husten durch Süßigkeiten
- Atemnot wird nach Auswurf besser (Schleim bleibt hängen)

Magen

- Sodbrennen durch Süßigkeiten, Zucker
- Aufstoßen nach Süßigkeiten (Synth.: arg-n. 2, caust. 2, raph., zinc.)
- Übelkeit nach Wein (Synth.: zinc. 3, ant-c. 2, bry., carb-an., phos.)
- Gefühl, ein Wurm oder eine Kugel würde vom Magen in den Hals steigen

Bauch

- hat gerne enge Kleidung, enge Gürtel, trotz Blähungen
- Kolik nach Weingenuss
- Bewegungen wie von einem Wurm im Bauch (Synth.: nat-c., zinc.)

Verdauung

- Diarrhöe nach Wein (Synth.: zinc. 2, lach. 2, lyc.)
- Obstipation nach Wein (Synth.: zinc. 2)

Nieren

- Harnverhaltung nach Aufregung, Ärger
- Wasserlassen verzögert, muss warten, bis der Harn zu laufen anfängt, kann nur im Sitzen urinieren (Synth.: zinc. 3, caust.)
- Urinieren verzögert, muss warten, bis der Harn zu laufen anfängt, kann nur Wasser lassen, wenn er Wasser fließen hört (Synth.: lyss., tarent., zinc.)

Genitalien

- Ausfall der Schambehaarung
- Varizen an der Vulva
- bohrende Schmerzen Ovar links (Synth.: zinc. 3, brom., sumb., thuj.)
- Abgang von Prostatasekret bei Erregung, beim Küssen

Haut

- rotes, juckendes, nässendes oder verkrustendes Ekzem an der Innenseite der Gelenke

Glieder

- Fersenschmerzen nach Weingenuss
- schmerzende Fußsohlen beim Gehen
- zitternde Hände während der Menses (Synth.: hyos. 2, zinc. 2, agar.)
- Ruhelosigkeit der Füße während der Menses (Synth: zinc. 2, thuj.)

Rücken

- brennende Schmerzen im Sitzen (Synth.: zinc. 2, ars., asar., borx., kali-n.)
- Reißen in den Nackenmuskeln, als würde der Kopf nach hinten gezogen
- kitzelig an der Wirbelsäule und am Rücken
- Hitze nach Wein (Synth.: zinc. 2, gins.)

Besondere Anzeigen

- wenn die Menarche nicht einsetzen will, müde, Krämpfe
- Obstipation bei Neugeborenen (Synth.: nux-v. 3, op. 3, sulph. 2, zinc. 2)
- geistige Erschöpfung nach Stillen (Synth.: nit-ac. 2, zinc. 2)
- Nackensteifigkeit bei längeren Autofahrten

Vergleiche

- cupr., nux-v., stram., rhus-t., agar., caust., lach., ign., ph-ac., picr-ac., arg-n., kali-p.

Bewährte Indikationen

Migräne

- durch Überarbeitung (Nachtarbeit), nach Unterdrückung von Hautausschlägen, als Folge von Kopfverletzungen, Meningitis, Narkose, Schulstress, Weingenuss, begleitet von Sehbeschwerden (wird plötzlich schwarz vor den Augen), vorausgehendes verschwommenes Sehen, sieht klarer, wenn die Schmerzen auftreten

Meningitis, Enzephalitis

- mit Kopfrollen, Aufschreien, Bewusstseinsverlust, Krämpfen, Unruhe, Reaktionslosigkeit auf äußere Reize

Asthma

- beklemmt, kann den reichlichen Schleim fast nicht auswerfen, besser nach Auswurf des Sputums, Unruhe, kälteempfindlich

Operationstrauma

- nach Augenoperation: Konjunktivitis, sieht Lichtblitze, leuchtende Körper, farbiger Hof um Lichtquellen

Restless Legs

- zappelige und unruhige Beine nachts, schlaflos durch Ameisenlaufen in den unteren Extremitäten, als ob ein Käfer über die Haut krabbeln würde

Arzneianalogien

So wie Zink zum Abdecken (Rostschutz) von Metallteilen verwendet wird, schirmt sich die Zincum-Persönlichkeit gegen dominante Einwirkungen (Erziehung, Politik) ab. Diese Verhaltensweise führt jedoch zu Spannung und Überreizung, da sich die Ergüsse nicht nach außen abreagieren können.

Zincum in der Kinderheilkunde

Zincum-Kinder sind blass mit ausdruckslosem Gesicht, aufgesprungenen Lippen und rissigen Mundwinkeln. Charakteristisch ist ihr schlechtes Sehvermögen (Strabismus). Sie tragen dicke Brillen, die oft verstärkt werden müssen (fortschreitende Myopie).

Vielfach werden sie von den Eltern unter Druck gesetzt (dominante, beengende Erziehung), worauf sie unterwürfig reagieren und sehr gehorsam sind. Die Bedrängung führt zu emotionaler Anspannung mit charakteristischen Verhaltensstörungen: Bewegungsdrang, nervöse Unruhe, Zittern, Krampfneigung und ruhelose Erschöpfung.

Bereits die Säuglinge werden von Krämpfen heimgesucht, sei es im Fieber, bei entzündlichen Prozessen (Meningitis, Enzephalitis) oder während der Zahnung.

Ihre Entwicklung ist gestört: nimmt nicht an Gewicht zu, spätes Laufen und Sprechen oder verzögerte Dentition (Synth.: Zucken bei der Zahnung: cham. 2, zinc. 2, ter.). Außerdem wollen sie nicht getragen oder in den Arm genommen werden, sind kitzlig (besonders am Rücken).

In der Schule sind die Kinder motorisch unruhig (können nicht stillsitzen, rutschen immer wieder hin und her) und haben große Lernschwierigkeiten. Sie brauchen lange, bis sie etwas begriffen haben. Ferner leiden sie unter schlechtem Gedächtnis und Konzentrationsmangel (geistig wie benebelt). Beim Lesen und Schreiben machen sie viele Fehler und verwechseln Buchstaben oder Zahlen (POS – Legasthenie). Durch den Schulstress reagieren sie häufig mit chronischen Kopfschmerzen (Druck an der Nasenwurzel; Gegendruck bessert).

Außerdem haben sie die Eigenart, Fragen wie ein Papagei zu wiederholen oder sich bei Nervosität an die Genitalien zu fassen. Häufig leiden sie durch die Überforderung unter Stimmungsschwankungen: Traurigkeit wechselt mit Stur- und Dickköpfigkeit. Charakteristisch ist ihre große Angst vor der Polizei.

Die Kinder sind sehr krankheitsanfällig und leiden unter Schlafstörungen (unruhige Beine, Kopfrollen, Zucken, Zähneknirschen, Aufschreien, Angst vor Gespenstern, Albträume usw.). Obwohl sie abends müde sind, können sie infolge innerer Unruhe und Nervosität lange nicht einschlafen. Anderntags sind sie entkräftet, schlapp und haben bereits um 11 Uhr vormittags einen entkräftenden Heißhunger (stürzt sich gierig aufs Essen). Die Augen sind entzündlich, brennen und tränen bei geringstem Lichteinfluss. Nach Scharlach bleibt eine chronische Otitis zurück mit stinkenden Sekreten und verstärktem Ohrenschmalz. Masern, Röteln oder Windpocken und deren Hautausschläge haben die Tendenz, nicht richtig an die Oberfläche zu treten (sind begleitet von enormer körperlicher Schwäche und Zuckungen). Nach durchgemachten Kinderkrankheiten lösen sich vielfach die emotionalen Anspannungen und Verhaltensstörungen.

Es besteht die Veranlagung zu Bettnässen mit Kontrollverlust des Blasenschließmuskels (auch tagsüber – Urin geht nach Niesen, Husten oder Erschütterung ab). Die Kinder haben auch große Mühe beim Stuhlgang, der richtig herausgepresst werden muss. Letztlich werden sie oft von Würmern befallen mit einem krabbelnden Gefühl im After (kratzt sich am After und an der Nase).

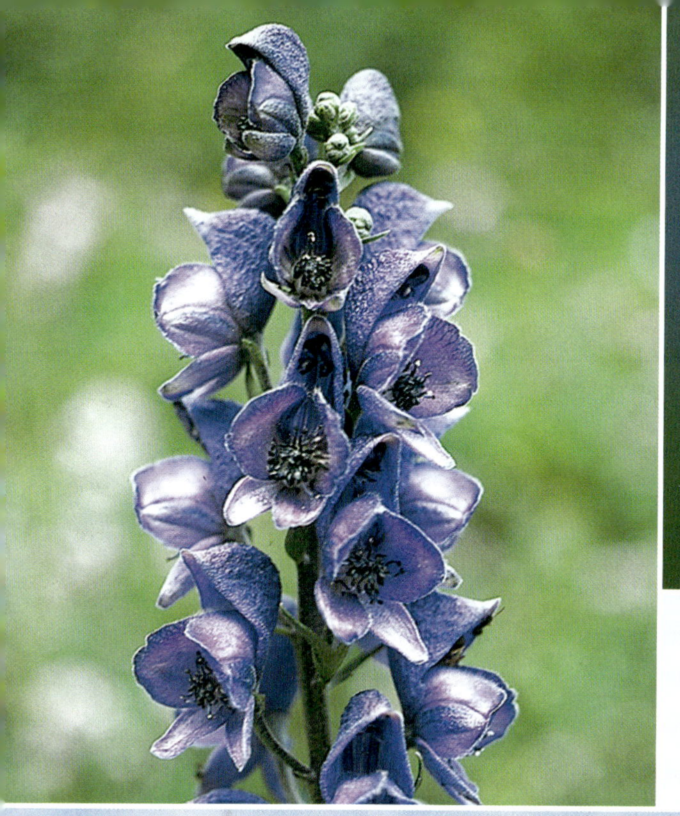

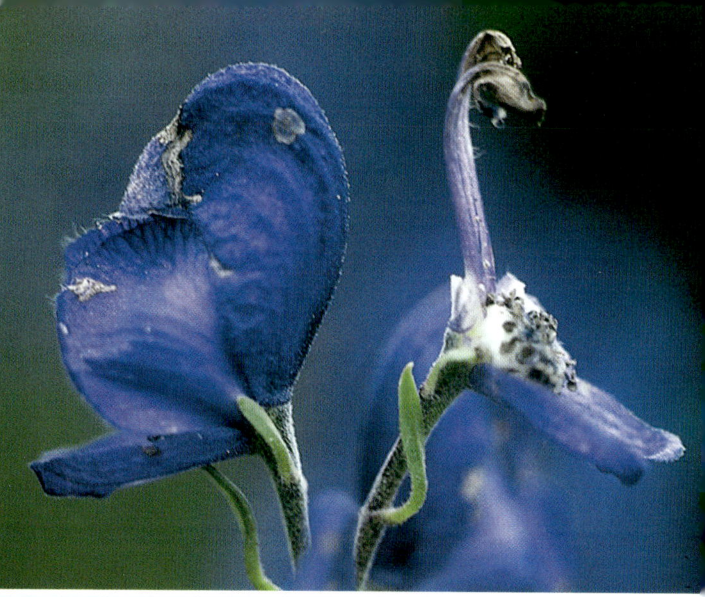

Anhang

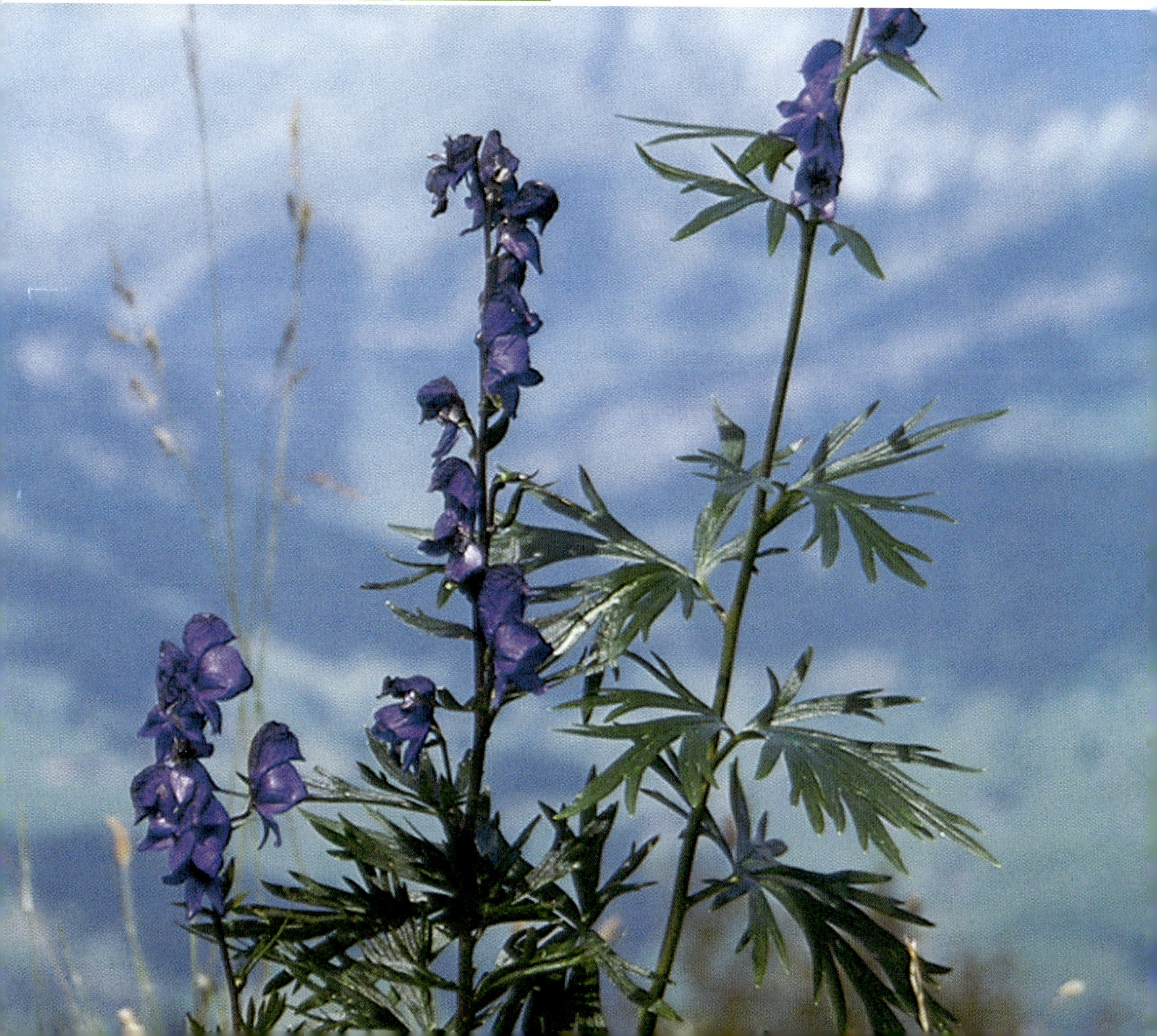

Literatur

Allen HC: Leitsymptome wichtiger Mittel der homöopathischen Materia Medica. Göttingen: Ulrich Burgdorf Verlag; 1994.

Böericke W: Handbuch der homöopathischen Materia medica. Heidelberg: Haug; 1996.

Clarke JH: Der Neue Clarke. Bielefeld: Verlag Stefanovic; 1990.

Coulter CR: Portraits homöopathischer Arzneimittel, Band I + II + III. Heidelberg: Haug; 1998.

Bailey PM: Psychologie Homöopathie. München: Knaur Verlag; 2000.

Enders N: Bewährte Anwendung der homöopathischen Arznei. Heidelberg: Haug; 1998.

Hahnemann S: Apothekerlexikon, Band I + II. Heidelberg: Haug; 1986.

Helfferich M: Knaurs Großes Handbuch der Homöopathie. München: Knaur Verlag; 2002.

Herscu P: Die homöopathische Behandlung der Kinder. Groß Wittensee: Kai Kröger Verlag; 1993.

Jus MS: Kindertypen in der Homöopathie. Zug: Homöosana Verlag; 1998.

Jus MS: Praktische Materia medica, Band 1–3. Zug: Homöosana Verlag; 2003.

Kent JT: Kents Arzneimittelbilder. Heidelberg: Haug; 1997.

Kent JT: Kent's Repertorium, Band I, II, III. Heidelberg: Haug; 1993.

Köhler G: Lehrbuch der Homöopathie. Stuttgart: Hippokrates; 1991.

Lathoud H-A: Materia medica. Schäftlarn: Barthel & Barthel Verlag; 1994.

Leeser O: Pflanzliche Arzneistoffe, Band I + II. Heidelberg: Haug; 1993.

Lutze A: Lehrbuch der Homöopathie. Coethen: P. Schettler Verlag; 1878.

Mezger J: Gesichtete Homöopathische Arzneimittellehre, Band I + II. Heidelberg: Haug; 1999.

Morrison R: Handbuch der homöopathischen Leitsymptome. Groß Wittensee: Kröger Verlag; 1997.

Nash EB: Leitsymptome in der Homöopathischen Therapie. Heidelberg: Haug; 1996.

Raba P: Göttliche Homöopathie. Murnau: Andromeda Verlag; 1999.

Raba P: Homöo-Vision. Murnau: Andromeda Verlag; 2001.

Tyler ML: Homöopathische Arzneimittelbilder. Göttingen: Burgdorf Verlag; 1993.

Vermeulen F: Kindertypen in der Homöopathie. Regensburg: J. Sonntag Verlag; 1997.

Vermeulen F: Homöopathische Substanzen. Stuttgart: Sonntag Verlag; 2004.

Vermeulen F: Synoptische Materia Medica. Groß Wittensee: Kröger Verlag 1996.

Vithoulkas G: Essenzen homöopathischer Arzneimittel. Frankfurt/Main: Verlag Sylvia Faust; 1986.

Voegeli A: Leit- und wahlanzeigende Symptome der Homöopathie. Heidelberg: Haug; 1996.

Vonarburg B: Homöotanik: Farbiger Arzneipflanzenführer der klassischen Homöopathie, Band 1–4. Heidelberg: Haug; 2001.

Bildnachweis / Illustrationen

Fotos

Peter Barthel, Flogeln: S. 193

Heinz Günter Beer, Oberasbach: S. 81

Naturbild – Buff, Biberach: S. 59

Olaf Richter, Butzbach, und Michael Hadulla, Heidelberg: S. 185, 293

Staufen-Pharma, Göppingen: S. 37

Dr. Roland Spohn, Uhingen-Holzhausen: S. 101, 137, 164, 286, 312

aus Kayser FH, Bienz KA, Eckert J & Zickernagel: Medizinische Mikrobiologie. Verstehen – Lernen – Nachschlagen. 10. Aufl. Stuttgart: Thieme; 2001: S. 209, 268, 338, 353

Bruno Vonarburg, Teufen: S. 3, 4, 11, 19, 24, 31, 46, 53, 66, 74, 87, 94, 107, 113, 119, 125, 131, 144, 150, 157, 172, 179, 203, 216, 224, 234, 240, 250, 258, 275, 303, 319, 326, 344, 361, 369, 377

Konstitutionsbilder

Sonja Burger, Hemmental: S. 6, 13, 21, 26, 33, 39, 48, 55, 61, 68, 76, 83, 89, 96, 103, 109, 115, 121, 127, 133, 139, 146, 152, 159, 166, 174, 181, 187, 195, 205, 211, 218, 226, 236, 242, 252, 260, 270, 277, 288, 295, 305, 314, 321, 328, 340, 346, 355, 363, 371

Verzeichnis der deutschen Arzneibezeichnungen